核医学与分子影像 第**4**版

Nuclear Medicine and Molecular Imaging

主　编　黄　钢　李亚明
副主编　陈　跃　兰晓莉　张　宏　赵长久

编　委（以姓氏笔画为序）

王　峰　南京医科大学附属南京医院　　　　　李雪娜　中国医科大学附属第一医院
叶　慧　中南大学湘雅医学院附属肿瘤医院　　张　宏　浙江大学
兰晓莉　华中科技大学同济医学院附属协和医院　张　青　南昌大学第一附属医院
刘建军　上海交通大学医学院附属仁济医院　　陈　跃　西南医科大学附属医院
刘增礼　苏州大学附属第二医院　　　　　　　武志芳　山西医科大学第一医院
孙夕林　哈尔滨医科大学附属第四医院　　　　赵长久　哈尔滨医科大学附属第一医院
李小东　北京大学国际医院　　　　　　　　　袁　超　蚌埠医学院第一附属医院
李亚明　中国医科大学附属第一医院　　　　　袁耿彪　重庆医科大学附属第二医院
李芳巍　牡丹江医学院　　　　　　　　　　　黄　钢　上海健康医学院
李忠原　齐齐哈尔医学院　　　　　　　　　　韩星敏　郑州大学第一附属医院
李贵平　南方医科大学南方医院　　　　　　　景红丽　北京协和医学院
李素平　川北医学院

编写秘书
汤玲琳　上海交通大学医学院附属仁济医院

人民卫生出版社
·北 京·

图书在版编目（CIP）数据

核医学与分子影像/黄钢，李亚明主编. —4 版
. —北京：人民卫生出版社，2022.7（2025.10重印）
全国高等学校医学影像学专业第五轮规划教材
ISBN 978-7-117-33181-4

Ⅰ. ①核… Ⅱ. ①黄…②李… Ⅲ. ①核医学－医学
院校－教材②影像诊断－医学院校－教材 Ⅳ. ①R81
②R445.9

中国版本图书馆 CIP 数据核字（2022）第 102494 号

人卫智网	www.ipmph.com	医学教育、学术、考试、健康， 购书智慧智能综合服务平台
人卫官网	www.pmph.com	人卫官方资讯发布平台

核医学与分子影像
Heyixue yu Fenzi Yingxiang
第 4 版

主　　编：黄　钢　李亚明
出版发行：人民卫生出版社（中继线 010-59780011）
地　　址：北京市朝阳区潘家园南里 19 号
邮　　编：100021
E - mail：pmph @ pmph.com
购书热线：010-59787592　010-59787584　010-65264830
印　　刷：北京盛通印刷股份有限公司
经　　销：新华书店
开　　本：889×1194　1/16　　印张：26
字　　数：733 千字
版　　次：2005 年 8 月第 1 版　　2022 年 7 月第 4 版
印　　次：2025 年 10 月第 6 次印刷
标准书号：ISBN 978-7-117-33181-4
定　　价：98.00 元
打击盗版举报电话：010-59787491　E-mail：WQ @ pmph.com
质量问题联系电话：010-59787234　E-mail：zhiliang @ pmph.com
数字融合服务电话：4001118166　E-mail：zengzhi @ pmph.com

全国高等学校医学影像学专业第五轮规划教材修订说明

医学影像学专业本科教育始于 1984 年，38 年来我国医学影像学专业的专业建设、课程建设及教材建设都取得了重要进展。党的十九大以来，国家对高等医学教育提出了新要求，出台了《"健康中国2030"规划纲要》《国家积极应对人口老龄化中长期规划》《关于加强和改进新形势下高校思想政治工作的意见》等重要纲领性文件，正在全面推动世界一流大学和世界一流学科建设。教材是教学内容的载体，不仅要反映学科的最新进展，而且还要体现国家需求、教育思想和观念的更新。第五轮医学影像学专业"十四五"规划教材的全面修订，将立足第二个百年奋斗目标新起点，面对中华民族伟大复兴战略全局和世界百年未有之大变局，全面提升我国高校医学影像学专业人才培养质量，助力院校为党和国家培养敢于担当、善于作为的高素质医学影像学专业人才，为人民群众提供满意的医疗影像服务，为推动高等医学教育深度融入新发展格局贡献力量。

一、我国高等医学影像学教育教材建设历史回顾

1. 自编教材 1984 年，在医学影像学专业建立之初，教材多根据各学校教学需要编写，其中《放射学》《X 线物理》和《X 线解剖学》在国内影响甚广，成为当时教材的基础版本。由于当时办医学影像学（原为放射学）专业的学校较少，年招生人数不足 200 人，因此教材多为学校自编、油印，印刷质量不高，但也基本满足当时教学的需要。

2. 协编教材 1989 年，随着创办医学影像学专业的院校增加，由当时办医学影像学专业最早的天津医科大学发起，邀请哈尔滨医科大学、中国医科大学、川北医学院、泰山医学院、牡丹江医学院等学校联合举办了第一次全国医学影像学专业（放射学专业）校际会议。经协商，由以上几所院校联合国内著名的放射学家共同编写本专业核心课与部分基础课教材。教材编写过程中，在介绍学科的基础知识、基本理论、基本技能的基础上，注重授课与学习的特点和内容的更新，较自编教材有了很大进步，基本满足了当时的教学需要。

3. 规划教材 1999 年，全国高等医学教育学会医学影像学分会成立后，由学会组织国内相关院校进行了关于教材问题的专题会议，在当年成立了高等医药院校医学影像学专业教材评审委员会，组织编写面向 21 世纪医学影像学专业规划教材。

2000 年，由人民卫生出版社组织编写并出版了国内首套 7 部供医学影像学专业使用的统编教材，包括《人体断面解剖学》《医学影像物理学》《医学电子学基础》《医学影像设备学》《医学影像检查技术学》《医学影像诊断学》和《介入放射学》。

2005 年，第二轮修订教材出版，增加了《影像核医学》和《肿瘤放射治疗学》，使整套教材增加到 9 部。同期，我国设立医学影像学专业的学校也由 20 所增加到 40 所，学生人数不断增长。

2010 年，第三轮修订教材完成编写和出版，增加了《医学超声影像学》，使该套教材达到 10 部。此外，根据实际教学需要，将《人体断面解剖学》进行了系统性的修改，更名为《人体断面与影像解剖学》。此时，我国设立医学影像学专业的学校也增加到 80 所，年招生人数超过 1 万人。第三轮教材中的《医学影像检查技术学》《医学影像诊断学》《介入放射学》《影像核医学》和《肿瘤放射治疗学》还被评为了普通高等教育"十二五"国家级规划教材。

2017 年，第四轮修订教材完成编写和出版。在广泛征求意见的基础上，将《人体断面与影像解剖学》更名为《人体断层影像解剖学》，将《影像核医学》更名为《影像核医学与分子影像》。该套教材编写更加规范，内容保持稳定。全部理论教材品种都配有相应的数字化网络增值服务，开启移动学习、线上学习新模式。同步配套编写的学习指导与习题集，更加便于学生复习和巩固理论知识。

前四轮规划教材的编写凝结了众多医学教育者的经验和心血,为我国的高等医学影像学教育做出了重要贡献。

二、第五轮医学影像学专业规划教材编写特色

近年来,国家对高等教育提出了新要求,医学影像学发展出现了新趋势,社会对医学影像学人才有了新需求,医学影像学高等教育呈现出新特点。为了适应新时代改革发展需求,全国高等学校医学影像学专业第四届教材评审委员会和人民卫生出版社在充分调研论证的基础上,决定从 2020 年开始启动医学影像学专业规划教材第五轮的修订工作。

1. 修订原则

(1)教材修订应符合国家对高等教育提出的新要求。以人民满意为宗旨,以推动民族复兴为使命,以立德树人为根本任务,以提高质量为根本要求,以深化改革为根本出路,坚持"以本为本",推进"四个回归",培养合格的社会主义建设者和接班人。

(2)教材修订应反映医学影像学发展的新趋势。医学影像学多学科交叉的属性更加明显,人工智能技术在医学影像学领域的应用越来越普遍,功能影像和分子影像技术快速发展。

(3)教材修订应满足社会对医学影像学人才的新需求。社会对医学影像学人才的需求趋于多样化,既需要具有创新能力和科研素养的拔尖人才,又需要具有扎实的知识和较强实践能力的应用型人才。

(4)教材修订应适应医学影像学高等教育的新特点。医学影像学高等教育的新特点包括:信息化技术与医学影像学教学的有机融合,教师讲授与学生自学的有机融合,思想政治教育与专业课教育的有机融合,数字资源与纸质资源的有机融合,创新思维与实践能力的有机融入。

2. 编写原则与特色

(1)**课程思政融入教材思政**:立德树人是高等教育的根本任务,专业课程和专业教材的思政教育更能充分发挥润物无声、培根铸魂的作用。通过对我国影像学发展重大成果的介绍,对我国医学影像学专家以及普通影像医务工作者勇于担当、无私奉献、生命至上、大爱无疆精神的解读,引导当代高校医学生树立坚定的文化自信。

(2)**统筹规划医学影像学专业教材建设**:为进一步完善医学影像学专业教材体系,本轮修订增加三本教材:新增《医学影像学导论》,使医学影像学专业学生能够更加全面了解本专业发展概况;新增《医学影像应用数学》,满足医学影像学专业数学教学的特殊需求;新增《医用放射防护学》(第 3 版),在前两轮教材编写中,该教材作为配套辅导教材获得良好反馈,鉴于目前对医学生提高放射防护意识的实际需要,本轮修订将其纳入理论教材体系。

(3)**坚持编写原则,打造精品教材**:坚持贯彻落实人民卫生出版社在规划教材编写中通过实践传承的"三基、五性、三特定"的编写原则:"三基"即基本知识、基本理论、基本技能;"五性"即思想性、科学性、创新性、启发性、先进性;"三特定"即特定对象、特定要求、特定限制。精练文字,严格控制字数,同一教材和相关教材的内容不重复,相关知识点具有连续性,内容的深度和广度严格控制在教学大纲要求的范畴,力求更适合广大学校的教学要求,减轻学生负担。

(4)**为师生提供更为丰富的数字资源**:为提升教学质量,第五轮教材配有丰富的数字资源,包括教学课件、重点微课、原理动画、操作视频、高清图片、课后习题、AR 模型等;并专门编写了与教材配套的医学影像学专业在线题库,及手机版医学影像学精选线上习题集系列供院校和学生使用;精选部分教材制作线上金课,适应在线教育新模式。不断发掘优质虚拟仿真实训产品,融入教材与教学,解决实践教学难题,加强影像人才实践能力的培养。

第五轮规划教材将于 2022 年秋季陆续出版发行。希望全国广大院校在使用过程中,多提宝贵意见,反馈使用信息,为下一轮教材的修订工作建言献策。

2022 年 3 月

主编简介

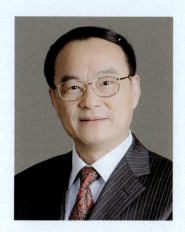

黄 钢

男，1961 年 7 月出生于湖南长沙。二级教授，博士生导师，现任亚洲大洋洲核医学和生物学联盟主席，教育部高等学校医学技术类专业教学指导委员会副主任委员，教育部临床医学专业认证工作委员会副主任委员，全国医用电器标准化技术委员会第五届医用电子仪器标准化分技术委员会（SAC/TC10/SC5）主任委员，中国医师协会核医学医师分会候任会长，上海医师协会副会长，上海高等教育学会副会长。曾任中华医学会核医学分会第九届主任委员，《中华核医学与分子影像杂志》第九届总编辑。

从事核医学临床及教学工作近 40 年。先后在 *Chemical Review*、*Science* 等发表 SCI 论文 300 余篇，多次入选 Elsevier 中国高被引学者及全球顶尖前 10 万科学家并位列前 40%；作为首席专家主持科技部重点研发计划、国家自然科学基金重点项目与面上项目、"重大新药创制"项目和"973"项目等 30 余项课题；主编全国医学院校规划教材及专著 20 余部，英文专著 3 部；获国家级教学成果特等奖及二等奖、国家科学技术进步奖二等奖、华夏医学科技奖一等奖、上海医学科技奖一等奖等十余项奖励。

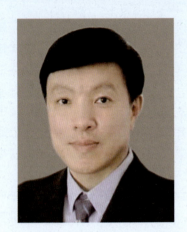

李亚明

男，1960年10月出生于辽宁沈阳。二级教授，博士生导师，享受国务院政府特殊津贴专家。担任中国核学会核医学分会理事长，中华医学会核医学分会第十届委员会主任委员，《中华核医学与分子影像杂志》总编辑，国家卫生健康标准委员会放射卫生标准专业委员会（放射卫生防护组）委员，辽宁省核学会理事长，辽宁省核医学临床医学研究中心负责人，辽宁省普通高等学校医学技术类专业教学指导委员会主任委员，中国医科大学影像医学与核医学学科带头人。荣获"国之名医·卓越建树"称号、"中国核医学医师奖"、"中国产学研促进会工匠精神奖"和"辽宁省优秀科技工作者"称号。

从事核医学教学工作近40年，获"辽宁省普通高等学校本科教学名师""辽宁省优秀教师"称号。主编"十一五""十二五"普通高等教育本科国家级规划教材，在^{131}I治疗甲状腺功能亢进症、分化型甲状腺癌，放射性核素治疗恶性肿瘤骨转移、皮肤血管瘤等疾病方面具有丰富的临床经验，是我国SPECT/CT、PET/CT等检查和诊断方面的知名专家，牵头我国多部核医学相关指南、专家共识及规范的编写，承担包括国家自然科学基金、教育部博士点基金等国家、省市级科研课题多项，获辽宁省自然科学奖和科技进步奖一、二等奖等多项奖励。培养硕士、博士研究生70余名。

副主编简介

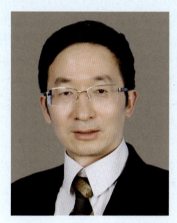

陈 跃

男，1968 年 6 月出生于四川自贡。二级教授，博士生导师。现任西南医科大学附属医院核医学科主任，核医学与分子影像四川省重点实验室主任，四川省核医学科医疗质控中心主任，四川省学术和技术带头人，中国医师协会核医学医师分会常委。获第三届"中国核医学医师奖"。

从事核医学专业医教研工作 30 年。获得省部级科技进步奖二等奖 3 项，主持国家自然科学基金区域联合重点项目 1 项、面上项目 3 项，发表 SCI 论文 100 余篇，获发明专利 5 项。主编、副主编教材 10 部，主编专著 2 部。培养硕士、博士研究生 60 余名。

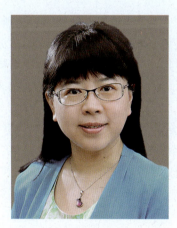

兰晓莉

女，1973 年 7 月出生于辽宁沈阳。二级教授，主任医师，博士生导师。现任华中科技大学同济医学院附属协和医院核医学科主任、教研室主任，华中科技大学医学影像系副主任，中国核学会核医学分会副理事长，中华医学会核医学分会委员。担任 *European Journal of Nuclear Medicine and Molecular Imaging* 编委，《中华核医学与分子影像杂志》《中国医学影像技术》等期刊常务编委。获"国家卫生健康突出贡献中青年专家""国之名医·优秀风范"称号。

从事核医学临床和科研工作 20 余年。临床以 PET/CT、PET/MRI 诊断为专长；科研上在多模态分子影像、分子探针的临床转化方面做了大量工作。先后主持国家自然科学基金重点项目 2 项、面上项目 4 项。2018 年以第一完成人获得湖北省科学技术进步奖一等奖。发表学术论文 200 余篇，其中以第一或通信作者被 SCI 收录 100 余篇；获国家发明专利 7 项。

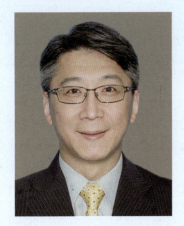

张　宏

男，1969年1月出生于湖北武汉。国家杰出青年科学基金获得者，国家重点研发计划首席科学家，浙江大学"求是"特聘教授。现任浙江大学生物医学工程与仪器科学学院院长，浙江大学核医学与分子影像研究所所长，浙江大学医学PET中心主任，浙江大学医学院附属第二医院核医学科主任，中国认知科学学会分子影像分会副理事长、中国医学装备知识产权联盟副理事长。

从事核医学分子影像教学工作近20年。聚焦重大疾病的分子影像精准诊治研究，获教育部科学技术进步奖一等奖、中国产学研合作创新成果奖一等奖、中国感光学会科学技术奖一等奖、日内瓦国际发明展金奖。

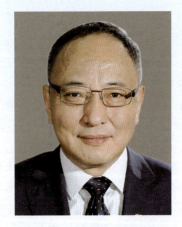

赵长久

男，1963年1月出生于黑龙江。教授，博士生导师。现任黑龙江省医学科学院副院长，哈尔滨医科大学附属第一医院党委书记，黑龙江省领军人才梯队带头人，中华医学会核医学分会常务委员，中国核学会核医学分会候任理事长，《中华核医学与分子影像杂志》编委，享受黑龙江省政府特殊津贴。

1985年开始从事核医学专业医教研工作，为我国较早从事分子影像学研究的学者。主持国家自然科学基金2项，省自然科学基金重点项目1项，发表论文50余篇，获得黑龙江省科技进步奖一等奖1项、二等奖2项。培养硕士、博士研究生30余名。

前　言

随着现代医学及分子生物学的迅速发展，核医学分子影像技术广泛应用于临床，并在分子水平揭示了疾病的发生与发展过程，为临床精准认识疾病并有效指导治疗提供了客观依据。为了满足学科知识的不断更新及医学专业教育的提升发展，以"十四五"规划提出的"建设高质量教育体系"为引领，创新纸数融合的出版模式，修订本教材。

本教材修订根据国家卫生健康委员会全国高等学校规划教材编写指导思想和基本要求，以高等医学院校医学影像学专业本科学生为主要教学对象，坚持继承发展，坚持科学论证，坚持反映时代要求，突出医学影像发展的主流特点。核医学分子影像技术已经广泛应用于临床，在临床诊断、疾病分期、疗效评价与治疗决策等方面展示出独特价值，充分彰显了核医学分子影像的精准优势。期望学生在学习中客观科学地了解核医学分子影像不同于其他影像学的本质，即通过影像方式显示细胞及分子水平的活体功能表现及动态过程。

教材内容共分为17章，包括核医学与分子影像的基础和临床应用两部分。前5章重点介绍与影像核医学相关的物理概念、仪器设备、示踪剂、相关影像学技术的融合与比较、核医学分子影像的应用发展前景与价值、分子影像学的基本概念及转化应用的成功案例等，使学生初步掌握核医学与分子影像所涉及的成像原理及基本技术，对核医学分子影像的发展与精准医学的联系有较为全面的认识。后12章重点是核医学与分子影像的临床部分，包括神经、内分泌、心血管等各个系统的显像及常用的核素治疗，重点强调基本原理和图像分析要点，通过对各种典型影像的特征与规律的分析，使学生能较为明确地掌握核医学在疾病诊断中的作用、特点及适用范围，并通过与各种影像学的比较，客观理解核医学的优势与价值，以临床应用为导向，重在解决实际问题。

24位具有多年核医学、分子影像学临床实践和教学经验的专家参与本教材的修订工作。在修订过程中，编委们根据"紧扣国家需求、紧扣时代潮流、紧扣学科规律"的编写共识，彼此支持、相互合作，严谨务实、辛勤编著，期望以高质量的教材内容，为医学影像学专业的教育教学改革作出更大的贡献。但由于编委的水平及时间所限，本书难免存在一些不足之处，恳请广大读者给予斧正，在此先致谢意。

黄　钢　李亚明

2022 年 3 月

目　录

总 论

核医学（nuclear medicine）作为临床医学的重要组成部分，在机体生理与病理状态下，不仅能有效而灵敏地动态反映脏器组织的功能、代谢、血流的变化，而且能在细胞水平上定量评价代谢、受体分布与基因表达等分子间相互作用。因此，核医学在疾病诊断、临床分期、疗效判断、耐药预测及预后评价中有着更为精准的价值，尤其在精准医学的转化探索中，分子核医学将发挥出不可替代的关键作用。

一、核医学的定义与内容

核医学是一门应用核技术在医学与健康领域中进行诊疗实践、机制探索及其理论构建的学科。作为现代医学不可分割的重要内容，核医学是多学科相互融合的产物，主要是应用放射性核素、核射线或稳定性同位素进行疾病诊断、治疗、研究及生命探索。核医学的问世为临床疾病的精准诊治提供了安全、有效的重要手段，也为医学科学的进步作出了重要贡献。由于涉及领域多、应用范围广、技术手段先进、方法学内涵丰富，需要从多个角度说明核医学的内容与作用。从技术领域看，核医学涉及核物理学、电子学、化学、生物学、药物学、计算机及医学等多学科领域；从技术手段看，核医学不仅代表了当今核技术、医学影像技术、生物示踪技术及分子生物技术等尖端科技发展的水平，而且融入了现代生命科学研究的重要成果，使疾病的诊断、治疗与研究进入到分子时代；从应用领域看，核医学的应用范围几乎涉及医学及生命科学的各个学科和专业，不仅在临床诊断和治疗中价值独特、意义显著，也广泛应用于医学科学研究；从学科内容上看，核医学不仅包括有影像诊断、功能测定、体外分析和核素治疗，还包括基础医学研究领域的各种示踪实验。因此，核医学不是一项简单的技术，而是由放射性药物学、分子生物学与核探测设备组成，并广泛应用于临床疾病诊治和基础研究领域的一门独立医学学科。

二、核医学的学科分类与范畴

核医学根据其应用和研究的范围可分为基础核医学和临床核医学（图0-1），其中基础核医学主要包括放射性药物学、核物理基础、核医学仪器与测量、辐射生物学与辐射防护、放射性核素示踪技术、放射性药物代谢动力学、体外放射分析、活化分析、放射自显影与磷屏成像技术等，有些技术虽然与其他学科有所交叉，但仍是基础核医学不可缺少的内容，需要仔细学习与掌握。基础核医学是核医学的理论与实践基础，其主要任务是建立放射性核素检测与标记技术，探索新的诊疗技术和方法，利用其示踪技术进行医学研究与临床转化。

临床核医学作为临床医学的重要组成部分及现代医学的重要标志之一，根据其临床的作用可分为诊断核医学和治疗核医学两部分。诊断核医学是利用放射性核素及其标记物的物理、化学和生物原理、技术、方法，通过检测设备评价

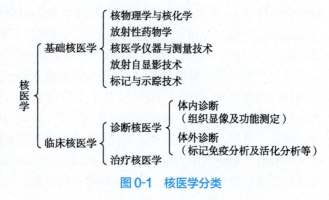

图0-1　核医学分类

机体在正常与异常状态下的生理与病理、生化与功能结构、分子与靶点表达等变化，实现疾病的诊断、分期、疗效评价、预后判断及研究探索等目的。诊断核医学根据放射性核素是否引入机体可分为体内诊断与体外诊断，前者包括脏器或组织显像、脏器功能测定等；后者是获取机体血液、尿液、分泌物及组织标本等，在体外通过标记示踪技术进行诊断的方法，包括放射性标记分析技术及非放射性标记技术等。治疗核医学则应用放射性核素及其标记物与相关靶组织的特异性结合或相互作用，或在相关组织及器官的滞留特性，实现有效地靶向定位与持续照射治疗。纵观核医学治疗的发展与起源，在某种意义上看，核医学的 ^{131}I 治疗甲亢及甲状腺癌，应该是最早的医学靶向治疗，也是至今为止最有效的靶向治疗之一。根据核医学治疗的方式不同，可分为内照射治疗和外照射治疗两类，外照射治疗主要利用低剂量放射源进行敷贴或近距离照射治疗疾病。如果以放射性核素归类，^{60}Co 以及 ^{137}Cs 等放射性核素后装机治疗技术应该属于核医学治疗的一部分，但这类核素治疗在开始应用时已归入传统放射治疗学科，核医学失去了一个主要的治疗领域。内照射治疗是治疗核医学的主要应用范畴，也是核医学最具有发展前景的领域之一，随着新的治疗药物，尤其是各类靶向药物的应用和治疗方法的研究进展，治疗核医学将成为临床治疗肿瘤等多种疾病的重要方法。

随着现代医学的快速发展，临床核医学的应用范围越来越广，现已逐步形成了各系统核医学学科，如心血管核医学、内分泌核医学、神经核医学、肿瘤核医学以及消化、呼吸、造血和泌尿系统核医学等。

三、核医学的发展历史及其与相关学科的关系

回顾核医学的发展历史，能够清晰地感受到其与现代科学技术的紧密关系及其学科交叉与融合的突出特性。

1. 核物理学与放射化学是核医学的重要基础　核物理学应该是核医学的重要发端，更是核医学的关键理论与实践基础。1896 年，法国物理学家贝克勒尔（Henri Becquerel）受到伦琴发现 X 线的启发，探索矿物在阳光的激发下，是否也能发射使感光胶片产生影像的射线。结果发现，如果将铀矿物和感光胶片包在一起，无论是否经阳光照射，均可使感光胶片产生感光影像。贝克勒尔检验了他所有的铀矿物样品，结果类似，由此他意外地发现了铀的天然放射性。这是一种从铀矿石不断地自发放射的某种肉眼看不见的、穿透力强的射线，通常人们将这一重大发现看成是核物理学的开端。两年后，在法国工作的波兰裔物理学家及化学家玛丽·居里（Marie Curie）在实验研究中，设计了一种测量仪器，不仅能测出某种物质是否存在射线，而且能测量出射线的强弱。她经过反复实验发现：铀射线的强度与物质中的含铀量成比例，而与铀存在的状态以及外界条件无关。在分析已知的化学元素和所有的化合物后，居里夫人发现，发出射线的现象绝不仅仅是铀的特性，而是有些元素的共同特性。她将这种现象称为放射性，将具有这种性质的元素称为放射性元素。由此她发现一种比铀放射性高四百倍的新放射性元素，居里夫人建议以她的祖国波兰的名字构造新元素钋（Polonium），并建立了最早的放射化学工作方法。随后，玛丽·居里与她的丈夫皮埃尔·居里从沥青铀矿内提炼出比铀的放射性高百万倍的新的放射性元素，命名为镭（Radium）。1903 年，居里夫妇和贝克勒尔共获诺贝尔物理学奖；1911 年因分离出高纯度的金属镭，居里夫人又获得诺贝尔化学奖，成为世界上第一位两次获得诺贝尔奖的科学家。镭虽然不是人类第一个发现的放射性元素，但却是放射性最强的元素之一。医学研究发现，镭射线对于各种不同的细胞和组织，作用大不相同，那些增殖快速的细胞对镭的照射格外敏感，这个发现使镭成为治疗肿瘤的有力手段。肿瘤细胞增殖速度快、代谢力强，对镭的辐射更为敏感。这种新的治疗方法很快在世界各国发展起来。在法国，镭照射治疗被称为居里疗法。

在放射性的研究中，英国物理学家卢瑟福（Ernest Rutherford）做了一系列开创性的工作。他通过巧妙的实验设计，有效区分出射线的不同类型。他把铀、镭等放射性元素放在一个铅制的容

器里,在铅容器上只留一个小孔。由于铅能阻挡放射线,因此只能从小孔中射出部分射线束。卢瑟福在放射线束附近放了一块很强的磁铁,结果发现有一种射线不受磁铁的影响,保持直线行进,说明这组射线不带电。进一步研究发现,这组不带电的射线具有很强的穿透力,一般的材料如纸、木片等物质难以阻挡,只有较厚的铅板才可完全屏蔽,称为 γ 射线。第二种射线受磁场影响而偏向一侧,根据磁场的方向判断为带有正电,这组射线的穿透力很弱,只用一张纸即可完全挡住,这就是卢瑟福发现的 α 射线。第三种射线根据其偏转方向为带有负电,性质同快速运动的电子一样,称为 β 射线。卢瑟福对 α 射线进行深入研究后提出,α 射线是带正电的粒子流,这是氦原子的离子,即少掉两个电子的氦原子。因发现铀能发射 α 和 β 射线,确立了放射性是源于原子内部的变化。放射性是能使一种元素到另一种元素的嬗变,并首次提出了放射性半衰期的概念,这一发现打破了元素不会变化的传统观念,使人们对物质结构的研究进入到原子内部这一新的层次。为此,卢瑟福荣获 1908 年诺贝尔化学奖。卢瑟福的伟大不仅仅是提出了放射性半衰期及创建了卢瑟福原子模型(行星模型),更重要的是卢瑟福的胸怀和育人的成果。在他的助手和学生中,先后有 12 人荣获诺贝尔奖,他的实验室被后人称为"诺贝尔奖得主的幼儿园"。在卢瑟福实验室,作为卢瑟福的助手,索迪(Frederick Soddy)于 1910 年提出了著名的同位素假说:存在原子量和放射性不同,但其他物理、化学性质完全一样的化学元素变种,即质子数相同而中子数不同,在化学元素周期表列入同一位置,则互为同位素。索迪因放射性物质及天然同位素的研究,获得了 1921 年诺贝尔化学奖。1922 年卢瑟福的学生、物理学家阿斯顿(Francis William Aston)因质谱仪的发明、同位素和质谱的研究荣获了诺贝尔化学奖。1927 年,康普顿(Arthur Holly Compton)因发现康普顿效应荣获诺贝尔物理学奖。康普顿曾在 1919—1920 年间在卢瑟福实验室以访问学者的身份进行了 γ 射线的散射实验,他发现用经典理论无法解释实验结果。回到美国实验室后,他用单色 X 射线和布拉格晶体光谱仪作实验,X 射线通过实物物质发生散射,散射光中除了有原波长 λ_0 的 X 光外,还产生了波长 $\lambda > \lambda_0$ 的 X 光,其波长的增量随散射角的不同而变化,该现象就是著名的康普顿效应(Compton effect)。康普顿的学生,从中国赴美留学的吴有训先生对康普顿效应的进一步研究和检验有很大贡献,并证实了康普顿效应的普遍性。伊雷娜·居里(Irène Joliot-Curie,玛丽·居里的女儿)与丈夫弗雷德里克共同研究发现,用 α 粒子轰击铝时,可以产生磷的放射性同位素。这是第一次用人工核反应方法生产了放射性核素,他们的发现为放射化学开辟了新的途径,为此,1935 年伊雷娜和弗雷德里克同时获得了诺贝尔化学奖。同年,Chadwick 发现了中子而获诺贝尔物理学奖。1936 年,安德森(Carl David Anderson)因发现了正电子获诺贝尔物理学奖,为当今正电子发射断层显像(PET)奠定了开创性基础。安德森在研究宇宙线时,在云室的轨迹中发现了一种质量与电子相当,但是带有正电荷的新粒子——正电子。实际上,在正电子的发现中,中国物理学家赵忠尧教授早于安德森 2 年,即 1930 年首次捕捉到正电子,卢瑟福在赵忠尧先生写的《硬 γ 射线与原子核的相互作用》论文前加了按语:"这一结果提供了'正 - 负'电子对产生的又一证据。"1934 年费米在已有辐射理论和中微子理论基础上提出了 β 衰变的费米理论,并用实验演示了几乎所有元素在中子轰击时都会发生的核变化。这个工作促使了慢中子和核裂变的发现。由于他在中子轰击,尤其是热中子轰击方面的成绩,费米于 1938 年获得诺贝尔物理学奖。1942 年,费米等人建立了世界上第一座核反应堆,使得人工放射性核素的大批量生产成为可能,为核医学的发展提供了必要的条件。1929 年,劳伦斯(Ernest Orlando Lawrence)提出回旋加速器的构造原理,即利用一个均匀磁场,使加速粒子沿螺旋形路径运动。在运动平面内,粒子将越过一个加速间隙,间隙里有一外加射频电场,其变化频率与离子旋转频率同相,以保证粒子每一次通过加速区时都能得到加速。次年,在美国加州大学的 Berkeley 校园里,劳伦斯安装出第一台回旋加速器,为人工生产短半衰期放射性核素创造了条件,并于 1939 年获得诺贝尔物理学奖。

　　2. 核技术的医学应用与转化　　放射性核素的发现,激发了人们探索其在临床诊治的应用前

3

景。海维西（George Hevesy）首先提出了"示踪技术"的概念，被后人尊称为"基础核医学之父"。海维西曾在英国与卢瑟福一起工作，并对放射性核素在生命代谢中的研究颇感兴趣。他发现放射性铅与普通铅在化学性质上没有差别，1923年他尝试用含有天然的放射性核素 ^{212}Pb 的溶液来浇灌植物，用于观察铅在植物中的吸收和分布情况。通过放射性监测仪器跟随放射性元素的踪迹，可观察生命组织内部新陈代谢反应的动态变化。随后因人工放射性核素及加速器与反应堆等生产放射性同位素的技术的出现，为放射性同位素示踪法的更快发展和广泛应用提供了基本条件和有力保障。因同位素示踪法揭示了生命代谢的创举性贡献，1943年海维西荣获诺贝尔化学奖。1926年，美国波士顿内科医师布卢姆加特（Blumgart）等首先应用放射性氡研究人体动、静脉血管床之间的循环时间，开创了人体内示踪研究的先河，布卢姆加特也被誉为"临床核医学之父"。在居里夫妇发现了放射性元素镭之后，人们尝试用镭的强放射性对皮肤病变及肿瘤进行治疗，并取得了良好的效果。镭在衰变过程中放出 α、β 和 γ 三种射线，治疗上主要利用其 γ 射线能大量杀伤及破坏癌组织，使肿瘤缩小，缓解病症。在20世纪中叶之前，镭锭治疗是很重要的肿瘤治疗方法，上海肿瘤医院的前身曾是中比镭锭治疗院。进入20世纪30年代，随着人工放射性核素的研制成功，核素治疗得到了进一步发展：1936年，^{32}P 用于白血病的治疗；1942年，^{131}I 用于甲状腺功能亢进症的治疗；1946年，放射性 ^{131}I 治疗功能性转移性甲状腺癌，标志着治疗核医学进入了临床应用。1959年，耶洛（Rosalyn Sussman Yalow）与伯森（Solomon Berson）创建了放射免疫分析（radioimmunoassay，RIA）技术，开创了生物体微量分析的全新领域。该技术从免疫反应逐步扩展到非免疫反应，标记物从放射性标记抗原、标记抗体发展到标记其他配体，如受体配体、激素、氨基酸、微生物等。放射免疫分析的原理也应用到其他非放射性标记免疫分析中。所有这些微量分析技术都具有灵敏度高、特异性强和测量精确的特点，现已成为现代医学诊断和研究的重要手段。耶洛与伯森因放射免疫分析法，荣获1977年诺贝尔生理学或医学奖。

3. 核医学仪器的发展历程　　核医学技术的基本组成包括放射性核素及其标记的化合物与核医学检测设备。放射性核素标记的化合物是核医学诊疗最为重要的工作，也是核医学不同于其他影像学科并能独特地探测组织器官功能、代谢、血流、受体与基因表达等的关键所在，有关放射性标记的化合物内容将在第二章放射性药品中详细介绍。核医学设备的发展直接推动了核医学的进步与应用。盖革-米勒计数器（Geiger-Müller counter）是最早用于射线测定的设备，根据射线对气体的电离性质设计，当有高速粒子射入管内时，粒子的能量使管内气体电离导电，在丝极与管壁之间产生迅速的气体放电现象，从而输出一个脉冲电流信号。用于探测电离辐射的粒子探测器，通常可灵敏探测 α 粒子和 β 粒子，有些型号的盖革计数器可以探测 γ 射线及 X 射线，但探测灵敏度较低。1948年 Hofstadter 研发了用于 γ 闪烁测量的碘化钠晶体，随后碘化钠闪烁计数器提升了 γ 射线的探测效果。1951年，美国加州大学的卡森（Cassen）研制出第一台闪烁晶体扫描机，并获得了第一幅人甲状腺扫描图，标志着核医学影像的诞生，为此美国核医学协会专门设立了"Cassen 奖"；1952年，美国宾夕法尼亚（Pennsylvania）大学的医学生戴维•库赫（David Kuhl）设计了扫描机光点打印法。1959年，他又研制了双探头扫描机进行断层扫描，并首先提出了发射断层重建技术，为日后发射计算机断层显像仪（ECT）的研制奠定了基础。1957年 Anger 研制出第一台 γ 照相机，与核素扫描机比较，图像分辨率明显提高，并使核医学由静态显像进入动态显像。1976年，Keyes 和 Jaszezak 分别成功研制出第一台通用型单光子发射计算机断层显像仪（SPECT）及头部专用型 SPECT，从此核素显像进入到三维断层时代。SPECT 不仅具有断层功能，与 γ 照相机比较，其在灵敏度与分辨率方面也有大幅提升。1991年，美国加州大学的 Hasegawa 与 Lang 等将 SPECT 与 CT 组合成为双模态影像系统，推出了 SPECT/CT 的原型机。正电子发射断层显像设备（PET）的研发似乎早于 SPECT。早在1950年，Brownell 等开发出正电子符合探测系统，1975年 Ter-Pogosian 等成功研制第一台环形探测器的正电子符合成像系统，确定了 PET 的基本技术路线并沿用至今，1992年 PET 用于全身显像，1995年 Townsend 等研制出集 PET 与 CT 于一体的 PET/CT,1998 年第一台专用 PET/CT 的原型机安装在美国匹兹堡大学(University of Pittsburgh)医学中心,2001 年广泛应用于临床,2010 年第一台 PET/MRI 一体机问世。应该说,SPECT/CT、PET/CT、PET/MRI 等多模式分子影像的临床应用,不仅融合了 CT 和 MRI 解剖分辨率高的优势,克服了传统核医学功能影像图像分辨率及定位精度不佳的问题,而且通过不同影像技术的融合,推进了影像学科间的交叉与密切合作,使医学影像进入到高灵敏、更特异、优分辨的分子影像时代,展示出功能代谢影像与高分辨解剖形态影像的完美结合,多模式分子影像进入了一个崭新的阶段。

从 20 世纪 70 年代中期,因电子计算机应用于核医学领域,全面提升了核医学影像处理能力,使核医学成像由定性分析进入到定量分析,由平面显像进入到断层显像,而核医学影像存储与传输系统(PACS)更是将核医学影像资源与专家资源从局部科室扩展到网络共享,让链接交流无处不在,使远程会诊及虚拟现实的专家支持随时可得。以 ^{99m}Tc 为代表的短半衰期核素促进了 SPECT 的发展与普及;以 ^{18}F-FDG 为主的正电子代谢示踪剂,有效提升了核医学在临床诊断,尤其是肿瘤早期诊断、临床分期、疗效判断及预后评价的重要价值,使核医学影像成为临床诊断与治疗指导不可或缺的重要方法。

以上核医学的发展历程已充分显示,虽然核医学是医学的重要组成部分,但它的起源与核物理学密切相关;核医学的示踪与化学、药物学及生物学密不可分;而核医学设备的进步,则依赖于电子学、材料学、计算机等多学科的转化应用。核技术在医学及生物学中的探索及关键价值,又让人们的认识进入到细胞与分子水平。通过放射性核素的灵敏示踪技术,可在生理与病理状态下,从分子水平,动态监测机体内各种物质的代谢变化、基因表达、受体功能及分布等重要的生命信息。在现代生物学的发展中,核医学示踪技术也发挥了至关重要的作用,如 RNA-DNA 反转录、遗传密码、胆固醇的合成与代谢研究、细胞周期以及细胞膜受体、人体各种激素与微量物质的定量分析等,许多创新性工作甚至改写了医学与生物学的历史,有多项标志性成果获得了诺贝尔奖。

而分子生物学的突飞猛进,又使相关技术与成果融入核医学示踪与靶向应用转化,形成了核医学又一新的分支学科,即分子核医学与分子影像。在当今的分子影像中,核医学的分子影像已经走在前列并广泛应用于临床,特别是 PET/CT 及 PET/MRI 代谢显像、受体显像等技术在临床诊断、疾病分期、疗效评价与治疗决策等展示独特价值,已成为临床最为成熟的分子影像。

四、中国核医学的发展历程

我国核医学的发展较国外晚 30 余年,1956 年在西安第四军医大学(现空军军医大学)举办了生物医学同位素应用训练班,由丁德泮和王世真两位留美归国的知名教授担纲讲席,这是我国第一个同位素技术应用培训班,标志着中国实验核医学的起步。同年,根据当时的中苏协议,中国派出一批医学专家赴苏联学习核医学和放射医学。1958 年,在北京、天津、上海及广州依次举办了四期放射性同位素临床应用训练班,成为临床核医学的关键起点,并培养了第一代中国临床核医学工作者。此时拥有的设备较为简单,主要是 64 进位定标器和盖革计数管,所用同位素主要是苏联进口的 ^{131}I 和 ^{32}P,而临床应用为 ^{131}I 诊治甲状腺疾病及 ^{32}P 测定组织血流及血液病治疗等。1958 年,中国原子能科学研究院(401 所)实验性重水反应堆的建成与运行,为堆照放射性核素的生产创造了条件。1961 年,国家科委与卫生部联合下达医用同位素试制任务书,由 401 所研制 $Na^{131}I$ 及 ^{32}P,从此核医学有了国产的放射性核素。从 60 年代起,全国各地先后引进各类扫描机、甲状腺功能测定仪、肾图仪、放射性计数仪等,^{131}I 的临床诊治开始普及,为临床核医学的专业发展奠定了良好基础;70 年代之后,中国核医学发展进入了黄金发展期,γ 相机的引进与国产化、彩色扫描机的研发与应用,放射性核素的国产化研制,尤其是钼 - 锝(^{99}Mo-^{99m}Tc)发生器与锡 - 铟(^{113}Sn-^{113m}In)发生器及其配套药盒在临床的推广,核医学显像的临床价值日渐凸显,各医院分别建立了核医学科，促进了核医学的临床普及。80年代开始，国内分别引进了SPECT，进入了核医学影像的三维断层时代；90年代中期，第一台PET引进中国，作为核医学最先进的设备，引发了业界的高度关注；21世纪初，PET/CT的引进与临床应用，有力提升了核医学在临床的地位与价值；进入21世纪的第二个10年，PET/CT在临床逐步普及，其诊断与治疗指导的价值日益凸显，已成为肿瘤临床分期与疗效评价的关键依据；目前，PET/MRI业已应用于临床，并发挥着重要作用。

加强国内外学术交流，是提高中国核医学学术水平的主要路径。中华医学会核医学分会自成立以来，不仅促进了丰富多样的国内学术交流，推动核医学的人才培养与普及提升，而且在国际交流与合作中也亮点频繁。80年代以后，大批核医学专业人员通过各种途径出国学习与培训，参观、考察及参加各类国际学术交流，包括美国核医学年会、欧洲核医学年会、世界核医学与生物学联盟大会及亚大核医学与生物学联盟会议等。多边地区性核医学交流不断增加，建立了中日韩核医学交流会议等，世界知名的核医学专家来华交流也日渐频繁。进入21世纪，中国核医学从"走出去"学习交流到"走出去与请进来"并举，核医学专家不仅参加国际会议并展示中国核医学的经验，而且主办或承办各类核医学国际会议。2004年，在北京首次承办了"第八届亚洲大洋洲核医学与生物学联盟大会"；2019年，在上海又一次承办了"第十三届亚洲大洋洲核医学与生物学联盟大会"，本次会议同时嵌入多个不同类型的国际专题会议，参加的中外嘉宾人数近2 000人次，场面盛况空前。2021年7月，由中国核医学专家正式当选亚洲大洋洲核医学与生物学联盟主席及东亚核医学会主席，这是中国核医学专家首次在国际常设机构担任重要职务。作为常设国际学术组织，亚洲大洋洲核医学与生物学联盟设有《亚大核医学与生物学杂志》、继续教育学院、核医学会士考试委员会等机构，承担亚洲大洋洲核医学应用推广与人才培养等。目前国际主要的核医学学术组织有美国核医学与分子影像学会（SNMMI）、欧洲核医学学会（EANM）、亚洲大洋洲核医学与生物学联盟（AOFNMB）及世界核医学与生物学联盟（WFNMB）等。相信未来将有更多的中国核医学专家出任国际相关核医学的学术组织领导人，共同参与核医学在世界各地的发展与人才培养，不断提高中国核医学在国际的地位与影响力。

核医学发展的关键在人才。1977年，我国将核医学作为医药院校本科生必修课，此后教育部和卫生部先后组织编写了多部适用于不同专业和层次的国家规划教材，涵盖本科临床医学专业、影像专业以及临床医学专业长学制、研究生及住院医师规范化培训等，并设立了"影像医学与核医学"的硕士学位授予与博士学位授予资格，同时将核医学科的设立作为三级甲等医院的重要条件之一。为积极发挥学术组织的重要作用，1980年中华医学会核医学分会正式成立，各省市核医学分会也陆续成立；1981年《中华核医学杂志》正式创办，2012年更名为《中华核医学与分子影像杂志》；2011年4月中国医师协会核医学医师分会成立。经过数十年的发展，我国核医学与世界发达国家的核医学水平差距已逐渐缩小，核医学显像仪器由引进转变为自主研发，PET/CT与PET/MRI完全实现了国产化，并达到或超过了国际水平，尤其是我国首创的2米PET/CT，引领全身动态成像的新模式，使我国核医学的设备条件与发达国家处于同一水平。

展望未来，中国核医学将与世界同步并快速发展，新型显像剂的自主研发与临床应用，有效展示了核医学的代谢与分子生物功能特性，一些集诊断与治疗于一体的核素及其标记物已转化临床，如^{177}Lu、^{188}Re等核素既发射适合单光子显像的γ射线，又发射适合治疗的β粒子，标记靶向分子（如单抗、配体及靶向药物等），有望实现影像诊断与治疗一体化（theranostics）的目标。靶向放射性药物载体研究是核素治疗的主要内容，目前具有临床发展前景的有：放射免疫靶向治疗、放射标记小分子靶向治疗及多靶点联合治疗、受体介导的靶向治疗、放射性核素基因治疗、放射性核素粒子肿瘤组织间定向植入治疗等。可以预想，未来治疗核医学的发展，尤其是核素偶联靶向药物、双偶联靶向与毒性药物等将实现放射性照射与毒性药物对肿瘤的双重杀伤，由此改变传统的肿瘤治疗模式与思维，具有靶向性的核素治疗将成为继化学治疗、手术治疗及外放射治疗及免疫治疗后又一具有发展前景的新兴治疗模式。随着科学技术的发展，特异性靶向核素治疗的发展有可能超过核医学影像诊断，成为现代治疗学的重要手段。

综上所述，核医学不仅是一个独立的、快速发展的临床医学学科，更是应用基础研究向临床转化的关键桥梁，它为人类探索生命现象、观测机体内物质代谢和生命活动提供了重要的路径与方法，同时也是疾病治疗的重要手段。随着现代医学及分子医学的发展，分子核医学的重要性将日益凸显，人才需求也越来越多，发展前景将越来越广阔。

（黄　钢）

第一章　核医学基础与影像设备

影像核医学是通过成像设备对放射性核素释放的射线（γ射线）进行灵敏与实时的检测，对人体正常与异常变化进行动态与静态、全身与断层成像的影像技术。了解放射性核素及其释放射线的物理特性和变化规律对于深刻理解和掌握核医学影像技术，充分发挥核医学影像技术在医学应用中的优势具有重要意义。近年来，影像核医学发展迅速，由功能、代谢、血流的脏器成像，全面进入到代谢、受体及基因成像，成为目前真正用于临床的分子影像技术，实现了从脏器成像到动态的分子水平成像，成为现代医学与分子医学不可或缺的重要技术手段。

第一节　核医学物理基础

一、放射性和放射性核素

原子是物质结构的基本组成单位。原子主要由位于中心的原子核（nucleus，n）及核外带负电荷的高速旋转电子（electron，e）组成。原子核由带正电荷的质子（proton，p）和不带电荷的中子（neutron，n）组成。原子核中的质子数与中子数可以发生转换。

（一）元素与核素

原子核中的质子数相同的同一类原子统称为元素（element）。对特定元素而言，其质子数是恒定不变的，但中子数是可以变化的，中子数的数量决定了该原子核的稳定性。

原子核中的质子数、中子数及能级状态均相同的同一类原子统称为核素（nuclide）。每种元素可以包括若干种核素，目前已知的核素有 2 300 多种，分别属于 100 多种元素。核素可分为稳定性核素和放射性核素。

（二）同位素与同质异能素

原子核中的质子数相同、中子数不同的核素，在元素周期表中处于相同的位置，属于同一种元素，互称为该元素的同位素（isotope）。

原子核内质子数和中子数都相同但能级不同的核素，互称为同质异能素（isomer）。它们均具有相同的化学性质，但物理学性质各有不同。

（三）放射性与放射性核素

放射性（radioactivity）主要是指特定元素中不稳定的原子核自发释放射线，形成稳定元素不再发射出射线的一种自然现象。由不稳定原子核释放的射线主要包括 α 粒子、β 粒子和 γ（X）射线等。这个过程也称之为核衰变（nuclear decay）。

放射性核素是指能够自发发生放射性衰变，并发射出放射线［α 粒子、β 粒子和 γ（X）射线］的核素，统称放射性核素（radioactive nuclide），也称为不稳定性核素（unstable nuclide）。放射性核素转变为稳定性核素往往需要多次衰变才能完成，也称为递次衰变。放射性核衰变转变成稳定性核素的过程遵循质量和能量守恒定律。在已经发现的 2 300 余种核素中稳定性核素只有297 种。放射性核衰变释放的 α 粒子、β 粒子及 γ（X）射线均具有固定的物理特性。这些射线与物质的相互作用是核医学影像设备成像的基本原理。

二、核 衰 变

放射性核素自发地发生核内结构或能级的变化,同时发射出某种射线(如 α、β、γ 射线)而转变为另一种核素的现象称为核衰变。根据放射性核素所发射的射线类型不同,核衰变主要分为 α 衰变、β 衰变和 γ 衰变。

(一)核衰变规律

具有不稳定原子核的特定放射性核素衰变的变化规律是恒定的。放射性核素衰变不因温度、压力、磁场等理化性质而改变,遵守一种普遍的指数函数衰变规律。其原子数随时间遵从负指数函数规律而衰减。以公式表示:

$$N = N_0 e^{-\lambda t}$$

N_0 为 $t = 0$ 时的放射性核素的原子核数。

N 为经过一定时间 t 后的放射性核素的原子核数。

e 为自然对数的底($e \approx 2.718$)。

λ 为衰变常数(decay constant),是反映放射性核素衰变速率的特征性参数,是指每个原子核在单位时间内衰变的概率。表示为单位时间内某种放射性核素自发衰变的母核数和当时存在的母核总数之比。每一种放射性核素均有固定的衰变常数。

(二)半衰期

为了形象地描述放射性核素随时间衰变的规律,常规使用半衰期代替衰变常数对放射性核素衰变规律进行描述。

1. 物理半衰期 放射性核素在自然衰变过程中,所有的原子数减少至一半所需的时间称物理半衰期(physical half life, $T_{1/2}$),简称半衰期($T_{1/2}$)。这是放射性核素所特有的物理性质。半衰期与衰变常数的转换关系为:

$$T_{1/2} = 0.693/\lambda$$

核医学常用的各种放射性核素的物理半衰期如表 1-1 所示。

表 1-1 各种常用放射性核素的物理半衰期

放射性核素	物理半衰期	放射性核素	物理半衰期
^{99m}Tc	6.0h	^{13}N	9.97min
^{201}Tl	3.0d	^{15}O	2.03min
^{67}Ga	3.3d	^{18}F	109.8min
^{131}I	8.02d	^{68}Ga	67.8min
^{111}In	2.8d	^{82}Rb	1.26min
^{11}C	20.3min		

2. 生物半衰期(T_b) 指进入生物体内放射性核素经过生物排泄,放射性活度减少到原来一半所需要的时间。

3. 有效半衰期(T_{eff}) 指放射性核素引入生物体内后,放射性活度在生物排泄和自然衰变双重作用下,减少到原来一半所需要的时间。

物理半衰期、生物半衰期和有效半衰期三者之间的转换关系为:

$$T_{eff} = (T_{1/2} \cdot T_b)/(T_{1/2} + T_b)$$

(三)核衰变类型

放射性核素衰变释放的射线主要包括 α 粒子、β 粒子及 γ(X)射线。根据释放的射线种类不同,放射性衰变的类型分为 α 衰变、β 衰变以及 γ 衰变。放射性衰变前的原子核一般称为母核,发生衰变后的核称为子核。

1. α衰变 指放射性核素衰变过程中放射出一个α粒子的衰变类型。主要发生于 Z>82 的核素（图 1-1）。α粒子是由两个带正电子的质子和 2 个不带电荷的中子组成。具有能量高、电离能力强和射程短的特点。主要应用于核医学治疗。

$$_{Z}^{A}X \rightarrow _{Z-2}^{A-4}Y + _{2}^{4}He + Q$$

$$_{88}^{226}Ra \rightarrow _{86}^{222}Rn + _{2}^{4}He + 4.879MeV$$

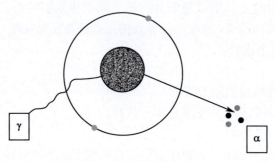

图 1-1 α衰变模式图

2. β衰变 指放射性核素衰变过程中放射出一个β粒子的衰变类型。主要包括 β⁻ 衰变、β⁺ 衰变和电子俘获（EC）（图 1-2）。β粒子包括带有高速的负电子（β⁻）或正电子（β⁺），质量极小，容易受到电磁场影响。其穿透能力较α粒子稍强。主要适用于核医学治疗。

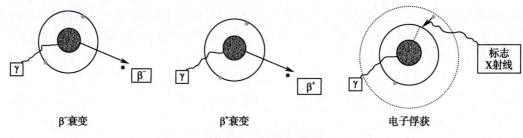

图 1-2 β衰变模式图

（1）β⁻ 衰变：主要发生于富中子核素。指不稳定原子核内一个中子转换成质子，放射出一个电子（β⁻ 粒子）。同时伴随着反中微子（$\bar{v}$）的释放。

$$_{Z}^{A}X \rightarrow _{Z+1}^{A}Y + \beta^- + \bar{v} + Q$$

$$_{15}^{32}P \rightarrow _{16}^{32}S + \beta^- + \bar{v} + 1.71MeV$$

（2）β⁺ 衰变：主要发生于贫中子核素。指不稳定原子核内一个质子转换成中子，放射出一个正电子（β⁺ 粒子）。同时伴随着中微子（v）的释放。

$$_{Z}^{A}X \rightarrow _{Z-1}^{A}Y + \beta^+ + v + Q$$

$$_{9}^{18}F \rightarrow _{8}^{18}O + _{+1}^{0}e + v + 0.633MeV$$

（3）电子俘获（EC）：又称为逆β衰变，主要发生于贫中子核素。指不稳定原子核吸收一个核外轨道电子，使核内的一个质子转变为中子和中微子的衰变类型。新产生的子核一般以不稳定激发态的形式存在，在跃迁到基态的同时可以释放γ（X）光子。

$$_{Z}^{A}X + _{-1}^{0}e \rightarrow _{Z-1}^{A}Y + v$$

$$_{26}^{55}Fe + _{-1}^{0}e \rightarrow _{25}^{55}Mn + v$$

3. γ衰变 γ衰变是指激发态原子核回到基态或低能状态，放射出γ光子的衰变类型。γ光子是一种波长小于 0.2Å 的电磁波。具有穿透能力强，组织电离密度低等特点。主要适用于核医学显像。

激发态原子核在由激发态向基态跃迁时，可以将多余的能量直接传给核外电子，使其获得足够的能量脱离轨道成为自由电子，这一过程称内转换（internal conversion）。内转换也是一种常见的γ衰变类型。

$$^{Am}_{Z}X \rightarrow ^{A}_{Z}Y + \gamma$$

$$^{99m}_{43}Tc \xrightarrow{6.02h} ^{99}_{43}Tc + \gamma$$

$$^{113m}_{49}In \xrightarrow{1.7h} ^{113}_{49}In + \gamma$$

（四）放射性计量

描述放射性核素的计量单位主要包括放射性活度、比放射性活度和放射性浓度。

1. 放射性活度（radioactivity）　放射性活度是放射性核素最基本的计量单位。定义为单位时间内发生的核衰变次数。放射性活度的国际制单位是贝克勒尔（becquerel，Bq），定义为每秒发生一次核衰变。衍生单位有千贝克（kBq）、兆贝克（MBq）和吉贝克（GBq）等。

$$1GBq = 10^3MBq = 10^6kBq = 10^9Bq$$

常用单位是居里（curie，Ci）。衍生单位包括毫居里（mCi）和微居里（μCi），它们的关系为：

$$1Ci = 10^3mCi = 10^6\mu Ci$$

常用单位居里与国际制单位贝克勒尔的转换关系是：

$$1Ci = 3.7 \times 10^{10}Bq$$

2. 比放射性活度和放射性浓度　比放射性活度（specific activity）是指单位质量物质内含有的放射性活度，简称比活度，单位是 Bq/g 或 Bq/mol。放射性浓度（radioactive concentration）是指单位体积溶液内含有的放射性活度，单位是 Bq/L。

三、射线与物质的相互作用

射线与物质的相互作用包括直接带电粒子（α粒子、β粒子、电子、质子等）或非带电粒子（如 X 射线、γ 射线、中子等）等与入射物质中的原子发生作用所引起的效应。射线与物质的相互作用是进行放射性探测、显像及放射性治疗等应用的基础。

（一）带电粒子与物质的相互作用

1. 电离（ionization）　入射带电粒子使原子的轨道电子获得足够能量，脱离原子造成原子的电离，形成正负离子对。电离的强弱常用电离密度（ionization density）来表示，即带电粒子在单位路径上产生的离子对数。一般说，带电粒子的电荷量越大，速度越慢，所经过物质的密度越大，则电离密度越大。

2. 激发（excitation）　入射带电粒子所携带的能量不足以使原子内的轨道电子脱离原子，只能使低能级的轨道电子跃迁到高能级轨道上去，整个原子处于能量较高的状态的过程，这个过程称激发。处于激发态的原子很容易自发跃迁回到基态，同时释放出特征 X 射线或俄歇电子。

3. 散射（scattering）　入射带电粒子在原子核库仑电场作用下，运动方向和速度发生变化，但不辐射光子，也不激发原子核的过程。α粒子由于质量大，其径迹基本上是直线进行的，散射不明显。β粒子的质量较轻，散射较明显。

4. 韧致辐射（bremsstrahlung）　入射带电粒子在原子核库仑场的作用下，运动方向和速度发生变化，带电粒子的部分动能转化为连续能谱的电磁辐射，这种辐射称韧致辐射。产生韧致辐射的能量与带电粒子能量成正比，与原子序数 Z^2 成正比，与带电粒子的质量平方成反比。因此，在防护韧致辐射时应采用低密度材料，如有机玻璃、铝等（图 1-3）。

5. 湮灭辐射（annihilation radiation）　入射的带电粒子与其反粒子发生碰撞时，其质量可能转化为γ射线的过程。如正电子与物质相互作用完全耗尽其动能前，与物质中的自由电子相结合，正负两个电子的静止质量转化为方向相反、能量各为 0.511MeV 的两个γ光子（图1-4）。

正电子发射断层显像仪（PET）的显像原理即是通过符合探测放射性核素发射的正电子湮灭辐射释放的两个γ光子进行成像。

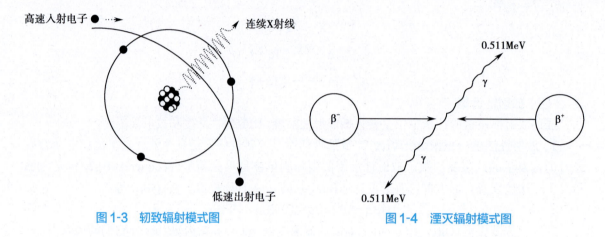

图1-3 韧致辐射模式图　　　　　　　图1-4 湮灭辐射模式图

6. 契伦科夫辐射（Cherenkov radiation） 当高速带电粒子在透明介质中以大于光在这种介质中的传播速度运动时，带电粒子的部分能量以电磁波的形式辐射出来，这种现象称为契伦科夫辐射。

7. 吸收作用（absorption） 带电粒子与物质相互作用产生电离和激发等效应，使射线的能量逐渐消耗，当能量全部耗尽，该射线则不再存在，称为被吸收。吸收前射线在物质中的运动走行距离称为射程。

（二）光子与物质的相互作用

X（γ）射线既是一种电磁辐射，也是一种粒子（光子）。X（γ）光子与物质相互作用时不能直接引起物质的电离，主要是发生光电效应、康普顿效应和电子对效应等作用（图1-5）。

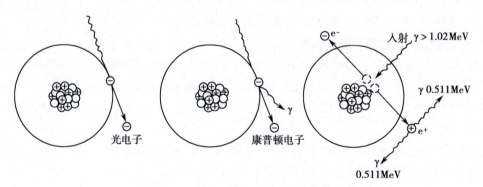

图1-5 光子与物质的相互作用模式图

1. 光电效应（photoelectric effect） 是低能时X（γ）光子与物质相互作用的最主要形式。X（γ）光子与物质原子的轨道电子发生相互作用，将其全部能量传递给轨道电子，使其脱离原子成为自由电子（光电子）的过程，称为光电效应。随原子序数增加，光电效应发生的概率增加；X（γ）光子的能量越大，光电效应发生的概率越小。相对于水，光电效应发生概率占优势的能量范围为10～30keV。

2. 康普顿效应（Compton effect） 主要发生在X（γ）光子能量较高范围时。X（γ）光子和物质原子内的轨道电子发生相互作用，部分能量传递给轨道电子，X（γ）光子本身能量减少，运动方向发生改变；获得能量的轨道电子脱离原子成为自由电子（反冲电子）。这种过程称为康普顿效应。相对于水，康普顿效应发生概率占优势的能量范围为30keV至25MeV。

3. 电子对效应（electron pair effect） 仅发生在入射 X（γ）光子能量高于 1.02MeV 时。相对于水，光电效应发生概率占优势的能量范围为 25～100MeV。当 X（γ）光子从原子核旁经过时，在原子核库仑场的作用下形成一对正负电子，称为电子对效应。形成的正电子可继而在物质中与一个自由电子结合发生电子对湮灭作用，产生湮灭辐射。

核医学诊疗常用的放射性核素释放的 γ 射线能量范围主要位于 10～500keV，与人体组织（Z≤20）的主要作用是康普顿散射；与防护用铅（Z=82）的主要作用是光电效应。但是，它产生的次级电子及正负电子对仍会产生电离效应。

（三）中子与物质的相互作用

中子不带电，它和 γ 射线一样都不能直接使物质电离，要通过与物质相互作用时产生的次级粒子才能使物质发生电离。中子与原子核的作用方式有弹性散射和核反应等。中子将一部分能量传递给被碰撞的原子核，使它受到反冲脱离壳层电子作用成为反冲核运动，从而引起物质的电离和激发。

第二节　核医学成像基础

γ 光子（流）在穿透一定厚度的吸收物质时，可与吸收物质发生光电效应、康普顿散射及电子对效应而被吸收。核医学成像主要指通过成像设备对 γ 射线与吸收物质相互作用后产生的电离对、荧光等信号进行探测和计数，并重建成图像的过程。1957 年，Anger 发明伽马相机（γ camera），奠定了影像核医学发展的基础。随着技术的发展，核医学显像仪器 SPECT、PET、SPECT/CT、PET/CT 及 PET/MRI 目前均已经进入到常规临床应用。

一、γ 射线探测器

γ 射线探测器是核医学成像设备的基础单元，由闪烁晶体和光电倍增管组成。入射的 γ 光子与闪烁晶体发生光电效应和康普顿散射，产生次级电子；这些次级电子随后与闪烁晶体发生电离或激发作用；晶体发生退激，部分能量以可见光（荧光）形式释放。荧光光子经光学窗进入光电倍增管，将荧光信号转化为电流脉冲信号，进行数据处理或重建成像。

（一）闪烁晶体

闪烁晶体是可将入射 γ 光子相互作用后沉积能量转换为可见光（荧光）的一类材料。晶体材料的组成直接决定着对 γ 射线探测的灵敏度，能量分辨率及计数效率等性能。理想的闪烁晶体主要应具备下列特性：原子序数较大，对射线有很高的吸收系数；发光效率高，发光强度与入射线的能量有良好的线性关系；荧光衰减快、光学均匀性好以及对产生的荧光透明性好；等等。目前核医学仪器中常用的闪烁晶体主要包括碘化钠 [NaI（Tl）]、锗酸铋（BGO）、硅酸镥（LSO）或硅酸钆（GSO）等（表 1-2）。

表1-2　常用闪烁晶体的性能指标

晶体类型	密度 /（g/cm）	Z_{eff}	辐射长度 / mm	光电效应概率 /%	光输出 /（ph/MeV）	衰减时间 / ns	闪烁发射波长 /nm	折射指数
NaI（Tl）	3.67Z	51	29.1	17	41 000	230	410	1.85
BGO	7.1	75	10.4	40	9 000	300	480	2.15
LSO	7.4	66	11.4	32	30 000	40	420	1.82
GSO	6.7	59	14.1	25	8 000	60	440	1.85

NaI(Tl)晶体是目前核医学仪器中使用最为广泛的闪烁晶体。NaI(Tl)晶体是γ光子的良好吸收物质,产生的荧光光子数与入射γ光子的能量成正比,可用来测量γ光子的能量。一定厚度的NaI(Tl)晶体可以将入射的γ光子的全部能量沉积,且大部分转变成可见光,光输出量高,荧光信号强,探测的灵敏度高。NaI(Tl)晶体产生的荧光自吸收损失小,荧光持续时间短,可满足高计数率的要求。

锗酸铋(BGO)、硅酸镥(LSO)或硅酸钆(GSO)等闪烁晶体主要用于正电子发射断层显像。BGO晶体的密度是NaI(Tl)晶体的2倍,具有较大的原子序数和密度,使得它对γ光子具有很好的吸收,有效增加其对511keV光子探测的灵敏度。它的主要缺点是衰变时间较长,不利于3D采集。LSO只有约40ns的衰变时间,高光输出量使得它成为非常适合3D采集的快速晶体。GSO能量分辨率远高于BGO和LSO,衰变时间也较短,也非常适合3D采集。

(二)光电倍增管

光电倍增管是利用光电效应和二次电子发射制成的将微弱光转换成电信号的真空管。主要由光阴极、倍增极、阳极组成。光电倍增管放大倍数可达$10^3 \sim 10^9$。闪烁晶体的光信号首先进入光电倍增管,在光阴极上发出光电子,经过8～12个倍增极的连续倍增,二次电子簇流最后被阳极收集,形成电流脉冲。光电倍增管中阳极上获得的电子簇流与进入的荧光信号强度成正比,也与入射闪烁晶体的γ光子的能量成正比。因此,闪烁探测器是一种能量探测器。

早期的γ照相机只有十几个圆形光电倍增管。目前的γ照相机已经增加到37～107个光电倍增管,形状也不仅是圆形,还有正方形、六角形等。这些光电倍增管均匀地排列在晶体的后面,紧贴着晶体。当射线进入晶体,与晶体相互作用产生的信号,被该部位一个或多个光电倍增管吸收,转变成电压信号输出。这些输出信号经过综合和加权最终形成图像。每一个光电倍增管感受到信号的多少和强弱决定射线发出的位置。光电倍增管数量的多少与定位的准确性密切相关。数量多则探测效率和定位的准确性就高,图像的空间分辨率和灵敏性也高,图像质量就能得到很大的提高。

(三)前置放大器

由光电倍增管阳极输出的电脉冲一般都很微弱,如果直接把这种微弱信号通过电缆传输,送到离探头较远的主放大器进行放大,将会造成信号的损失和畸变。为了防止这种情况的出现,经常采用射极跟随器作为前置放大器。射极跟随器具有输入阻抗高、输出阻抗低的特点,同时起到稳定电压和温度的作用,其输出与输入呈线性变化,具有比较好的跟随特性,比较适合与光电倍增管合作。通过功率放大作用,将闪烁计数器输出的微弱信号进行放大,并传送到主放大器。

(四)记录和分析脉冲信号的数据处理系统

1. 定标器 是一种控制和记录电脉冲信号的数字化电子仪器装置。它常由稳压直流电源、放大器、甄别器、数据处理系统等部分组成。

甄别器的作用就是用来排除本底和噪声信号的干扰,保证目标信号的正常输出。甄别器除了限制幅度过小的脉冲通过以外,还起到对输入脉冲的整形作用。对一切大于限制电压的脉冲均可进入计数器进行计数,对一切小于限制电压的脉冲皆被剔除掉。这种甄别器称为下限甄别器。此外还有上限甄别器,它的作用是对一切小于限制电压的脉冲均可进入计数器来计数,对大于限制电压的脉冲皆被剔除掉。此限制电压称为甄别阈,甄别阈的阈值可根据实际测量需要来确定。

2. 脉冲幅度分析器 也叫脉冲高度分析器。它记录的是脉冲幅度,反映的是电压高度。有些定标器还带有脉冲幅度分析器。它是一种能把不同幅度的输入电压脉冲加以甄别分组,并加以记录的仪器。它主要由上限甄别器、下限甄别器及反符合电路组成。

每次能同时划分并记录脉冲的组数称为"道数",每道电压的范围称为"道宽"或"窗宽",也就是两个甄别电压的差。每次只能测量一组的脉冲幅度分析器称为单道脉冲幅度分析器。每次能同时测两道以上的脉冲幅度分析器称为多道脉冲幅度分析器。

如果脉冲幅度都小于下限甄别阈，那么整个电路就没有脉冲信号输出；如果脉冲幅度大于下限甄别阈而又小于上限甄别阈，那么这种脉冲信号就能被电路输出到后续电路。如果脉冲幅度都大于上限甄别阈，那么整个电路也会没有脉冲信号输出，这个任务是由反符合电路来完成。只有脉冲幅度刚好落在道宽范围内时，才能被记录下来。这种测量方式称为微分测量。

二、常用核医学仪器

核医学仪器从结构上看，基本上有两大部分组成：一是闪烁探测器，由闪烁体、光电倍增管、电源和放大器 - 分析器 - 定标器系统等组成；二是记录和分析脉冲信号的数据处理系统。大部分核医学仪器均采用集成化、数字化的计算机系统进行数据处理，大大加快了射线探测的处理速度，使其更适合于医学临床应用。目前常用的核医学仪器主要包括井型 γ 计数器、液体闪烁计数器、放射性活度计、脏器功能测定仪（如甲状腺功能测定仪）及脏器显像仪器（如 γ 相机、SPECT、PET）等。

（一）井型 γ 计数器

井型 γ 计数器由井型 NaI（Tl）晶体探测器和线性脉冲放大器、脉冲幅度分析器、定标器等组成。井型 γ 计数器是核医学工作最常使用的仪器之一，主要用于血液、尿液、分泌物和其他样品的体外放射分析。

（二）液体闪烁计数器

液体闪烁计数器是由包括两个光电倍增管的符合探头和电子测量装置组成。主要用于测定 ^3H 和 ^{14}C 等放出低能 β 射线的核素和其他低能射线。例如，俄歇电子、内转换电子、质子、慢中子、β 粒子和低能 γ 射线等。液体闪烁技术在生物医学中已经广泛用于物质代谢、体外放射分析、遗传工程以及生物大分子结构与功能有关的研究。

（三）脏器功能测定仪

脏器功能测定仪由探头、线性脉冲放大器、脉冲幅度分析器和计数率仪以及计算机系统组成。在计算机系统软件支持下，可进行多种脏器功能的测量。如甲状腺吸碘率、肾小球滤过率、肾有效血浆流量、心功能仪等。

1. 甲状腺功能测定仪　甲状腺功能测定仪又称甲功仪，由准直器、闪烁探测器、光电倍增管、放大器、配套电子线路以及计算机构成，是一种利用放射性碘作为示踪剂测定人体甲状腺功能的仪器。放射性 ^{131}I 作为碘的同位素可被甲状腺组织摄取并参与甲状腺激素的合成，其被摄取的数量和速度与甲状腺功能密切相关。

2. 肾功能测定仪　肾功能测定仪又称肾图仪。肾图仪一般有两个探头，分别固定在可以升降和移动的支架上。检查时将两个探头分别对准左、右侧肾脏，由静脉弹丸式注射显像剂后，通过两套计数率仪电路，记录左右两肾区对放射性显像剂的积聚和排泄过程，所得到的时间 - 放射性曲线就是肾功能曲线（即肾图）。

3. 手持式 γ 射线探测器　手持式 γ 射线探测器是一种小型便携式 γ 射线探测器。由探头和信号处理显示器两部分组成，具有体积小、准直性能好、灵敏度高、使用方便等特点。探头有闪烁型和半导体型两类，信号处理显示器由数字显示装置和声控信号处理系统组成，主要应用于术中探测前哨淋巴结，有利于准确、彻底地清扫前哨淋巴结。

（四）γ 照相机

γ 照相机由准直器，闪烁晶体，光电倍增管（PMT），预放大器，放大器，X、Y 位置电路，总和电路与脉冲高度分析器（PHA），以及显示或记录器件等组成。它能够获取放射性示踪剂在生物体内特定脏器或组织内的运动和分布状况，以二维图像的形式反映该脏器或组织的生化代谢功能的变化，是高级核成像设备（如 SPECT、PET 等）的成像基础。

（五）SPECT（SPECT/CT）

单光子发射计算机断层显像仪（SPECT）是γ照相机与计算机技术相结合而进一步发展的核影像装置，它既继承了γ照相机的功能，又应用了计算机断层的原理，较γ相机增加了断层显像的能力，是目前影像核医学中最重要的显像设备之一。随着集功能成像和结构成像为一体的SPECT/CT融合设备的发明和商品化，SPECT已经逐渐被SPECT/CT所取代。

（六）双探头符合线路断层显像仪

双探头符合线路断层显像仪（dual head tomograph with coincidence，DHTC）至少有两个探头，并带有符合探测电路，同时还带有X线或γ射线的透射衰减校正。它不仅能进行常规单光子核素显像而且能完成 ^{18}F 标记物正电子核素显像。由于DHTC的NaI（Tl）晶体必须兼顾高低能两类核素的有效探测，过薄的晶体将明显降低高能核素的探测效率，因此此类仪器多采用5/8或3/4in（1in=2.54cm），甚至1in等厚晶体。DHTC虽然可以进行正电子核素显像，但仍属于SPECT的一种。图像分辨率较PET明显要低，且无法完成PET的动态采集、定量分析等功能。但由于价格远低于PET，许多基层医院仍在使用。

（七）PET（PET/CT与PET/MRI）

正电子发射断层显影仪（PET）是当前影像核医学中最先进的显像设备。主要用于显示正电子发射体的放射性核素在组织或脏器中的分布。PET/CT融合结构性成像和功能性成像技术为一体，克服了PET在临床实践应用中的定位缺陷，在现代临床医学中已经成为一个关键的分子影像技术。另外，随着技术进步，最新研制成功的PET/MRI一体机已经能够实现在同一个设备上同时进行PET和MRI信号采集，并通过一次扫描得到融合PET和MRI信息的全身成像，为临床诊断的准确性提供了更为可靠的保障。

第三节　单光子发射计算机断层显像

SPECT 是针对每次衰变仅发射单个γ光子的放射性药物进行断层显像的技术。1979年，Kuhl等采用旋转γ照相机探头采集数据和计算机影像重建的技术，研制出世界上第一台单光子发射计算机断层显像仪（SPECT），并利用该技术将扫描图像进行三维重建，使影像核医学成像技术取得了革命性的进步。2004年，第一台商业化SPECT/CT进入临床，影像核医学成像技术进入到功能与结构成像融为一体的新发展阶段。目前SPECT/CT已经成为影像核医学的主流设备之一。

一、SPECT 成像的基本原理

SPECT 主要由γ照相机探头和计算机影像重建技术组成，探头（探测器）是 SPECT 的核心部件。

（一）成像准直器

放射性核素衰变发射的γ光子是各向同性的，任一位置的γ光子均可以到达闪烁晶体的任一部分，仅仅闪烁晶体无法进行成像。成像准直器主要由铅或钨合金等吸收物质制成，厚度足以吸收不同能量的γ光子。其主要作用是仅允许特定方向前进的γ光子和晶体发生作用，大多数γ光子被准直器阻挡。

准直器的主要参数包括孔数、孔径、孔长（或称孔深）及孔间壁厚度等，这些参数也决定了系统的空间分辨率、灵敏度和适用能量范围等成像性能（表1-3）。

成像准直器按照几何结构也可以分为平行孔准直器、扩散型准直器、会聚型准直器、针孔准直器等类型。其中平行孔准直器是目前临床最常使用的。

表1-3　不同类型准直器的物理性能

准直器类型	孔径/mm	孔数/个	长度/mm	壁厚/mm	系统灵敏度/（kps/Ci）	系统分辨率/mm	适用能量范围/keV	应用核素
低能通用准直器	1.9	32 900	35	0.2	270	8.7	75～170	^{99m}Tc
低能高分辨准直器	1.5	18 100	35	0.2	160	7.9	75～170	^{99m}Tc
中能通用准直器	2.3	10 000	33	1.5	190	10.7	170～300	^{67}Ga
高能通用准直器	2.6	5 400	36	2.6	140	10.4	270～360	^{131}I

（二）SPECT探测器

SPECT探测器是二维探测器。晶体一般采用矩形NaI（Tl）晶体，尺寸约50cm×60cm。NaI（Tl）是高原子序数晶体，对于140keV的γ光子，大部分相互作用发生在NaI（Tl）晶体前端2～5mm内。因此，SPECT探测器通常采用9.5mm（3/8in）厚度的薄晶体，最适合的γ光子能量为100～200keV。带有符合探测功能的SPECT系统，为兼顾511keV的γ光子的探测效率，一般使用15.9～25.4mm（5/8～1in）厚度的晶体。

SPECT探测器的光电倍增管一般呈蜂房式排列，通过光导覆盖在NaI（Tl）晶体的背面。这些PMT除了把微弱的荧光信号转换成电信号外，还担负着定位的功能。NaI（Tl）晶体发射荧光时，每个光电倍增管电流脉冲的幅度取决于它离荧光发射点的远近，通过类似求重心的方法，可以从各个光电倍增管的输出估计荧光发射的位置。

（三）SPECT电子学线路

1. X、Y位置电路　光电倍增管产生的信号一般比较小，难以进行处理，所以必须放大。信号放大分为两步：预放大器和线性放大器。预放大器对PMT输出脉冲作初步放大，同时匹配PMT与后续电路之间阻抗，以便系统对该脉冲的进一步处理。经过预放大器后脉冲有一定幅度，再通过线路送到线性放大器。线性放大器进一步放大来自预放大器的信号，并输出到X、Y位置电路。PMT数目越多，图像上所有脉冲的X、Y位置精度越好，即图像空间分辨率越好。

2. 脉冲高度分析器　Z脉冲在总和电路形成后进入脉冲高度分析器（PHA），PHA分析Z脉冲的幅度，选择具有所需要能量的脉冲。设置PHA窗位置和宽度，则落入该窗的脉冲（即所需能量的γ光子）可以通过PHA。对于X、Y脉冲，只有在其Z脉冲落入选定的PHA能窗范围内才能被显示和记录。如果Z脉冲不能通过PHA，则X、Y脉冲无效。在设置能窗时，窗中心要对准感兴趣的能峰，窗的宽度基本包括整个光电峰。在临床中，窗宽一般设置为20%。

3. 模数转换器（ADC）　γ相机输出的模拟信号在进入计算机之前，必须进行数字化处理。这一过程主要通过模数转换器（ADC）进行。常用的ADC为8位和16位，即将一个模拟信号转换为8位或16位二进制数。ADC位数影响图像空间分辨率，一幅相同尺寸的图像，转换位数越多，图像就越精细。

二、SPECT的成像技术与应用

SPECT主要由准直器、晶体、光电倍增管矩阵、位置和能量电路、机架和计算机影像处理系统等部分组成。SPECT的突出优点仍然是反映人体功能和代谢方面的变化，这是与X线、CT、MRI和其他影像技术不同之处。SPECT断层图像与普通γ相机平面图像相比有明显优点。SPECT断层显像克服了平面显像对器官、组织重叠造成的小病灶掩盖，提高了对深部病灶的分辨率和定位准确性。

（一）SPECT图像采集

1. 能窗选择　SPECT的探头能够根据应用放射性核素发射γ光子的能量选用不同的能窗。一种放射性核素具有多种γ光子能量，显像时可以设置1～3个能量窗，实现单核素多能量采集或多种放射性核素发射 γ 光子能量，显像时设置多个能量窗实现多核素采集。

2. 矩阵　矩阵指将视野分割成很多正方单元，以 X 和 Y 方向分割数表示，如 128×128 等。通常矩阵越大，分辨率越高，但是它受探头系统分辨率的限制，临床应用时像素的大小等于 1/2 半高宽（FWHM）最为合适。旋转型 γ 照相机的 FWHM 常为 12～20mm，因此要求像素为 6～10mm，对大视野探头采用的是 64×64 矩阵。此外，矩阵增到 128×128，每一像素的计数将会下降 4 倍，这会大大降低统计学的可靠性。就单独为贮存所采集的数据来说，贮存容量就需增加 4 倍。再加上由于图像重建、滤波、衰减校正等运算量的增加，以及全部断层数据量的增加，就更需要增加贮存容量和处理的时间。

3. 采集模式

（1）静态采集：预置计数或预置时间采集，最后由存入众像素中的总信息量组成一帧影像。通常采用较大的矩阵（256×256 或 128×128）。

（2）动态采集：一般用帧模式（frame mode）采集，即将收集到的计数信号直接按位置信号存入相应的像素，预置帧率及总帧数。一次采集最多可设置三个时相的帧率和帧数，连续自动采集，逐帧直接成像。也可用列表式（list mode）采集，即将采集的计数信号连同位置信号一起按时间先后排列贮存，然后根据需要重新排列成像，较为灵活，但所用容量较大。通常采用较小的矩阵（64×64），增加处理速度。

（3）门控采集：门控采集是以生理信号对动态帧模式采集进行门控，例如用心电图的 R 波触发 R-R 间期内等时（如 1/15、1/32 R-R 间期）动态采集。由于 R-R 间期时间很短，计数不多，故不可能只采集一个 R-R 间期的信息即能成像，而需重复上述采集数百次，将各次采集到的相同时相的信息都按像素贮存，当计数足够时停止采集，用各像素积累起来的信息乃可以建成一个心动周期内不同时相的心脏影像。通常采用较小的矩阵（64×64），图像总计数不小于 5 000K。

（4）全身扫描采集：根据身体指定部位的计数率，自动确定床速或探头移动速度，进行从头到足或从足到头的采集。总计数一般不小于 1 000K。

（5）断层采集：SPECT 探头围绕身体旋转 360° 或 180°，获得不同角度的一维放射性分布曲线，称投影截面。信号经放大和模数转换后送入计算机，按预定程序重建图像后，由横向断层影像的三维信息再经影像重新组合可以得到矢状、冠状断层和任意斜位方向的断层影像。矩阵一般采用 64×64 或 128×128，每帧计数应不小于 100K。

（二）SPECT 衰减校正

SPECT 重建图像的变量是放射性活度。衰减效应对活度造成的减少并不代表脏器的吸收和代谢功能，必须加以校正。对一些大脏器，尤其是实质性脏器，衰减形成的图像是使脏器的中心放射性减低，脏器的边缘放射性增高。为了消除这些组织衰减所造成的图像，重建图像要进行衰减校正。衰减校正的结果是把脏器深部丢失的放射性补偿上去。衰减校正可以在重建前、重建中或重建后进行。衰减校正有均匀衰减校正和非均匀衰减校正两类，因均匀衰减校正运算容易实现，是目前最常用的方法。

（三）SPECT 散射校正

衰减效应是指有用的光子数减少，散射效应则是指无用的光子数增加。散射效应是原始 γ 光子在组织或其他物质中产生次级辐射，而产生的次级 γ 光子的能量又在主放射性核素的能窗内。散射效应可降低图像对比度。散射校正（scatter correction）比较复杂，有的设备已采取了一些校正措施。

（四）SPECT 图像重建

图像重建是指利用一个物体在多个（轴向）投影图重建目标图像的过程，其将图像的投影视为退化过程，将重建的过程视为恢复。广泛应用于 SPECT 图像重建的方法有滤波反投影法和有序子集最大期望值法（OSEM）。

1. 滤波反投影法 反投影法就是将原始图像在各个方向上的投影数值反向投影回图像矩阵中去,其先将原投影值沿投影方向填充到图像矩阵中的各个单元中,然后将单元中的值相加。

直接反投影系统的缺点是,在重建过程中会丢失许多高频成分(图像的细节、物体的边缘、噪声在频域中通常表现为高频成分),换言之,它可以使得点源发散,周围产生许多本底影,导致中心值的相对降低,在图像上的直观表现为星状伪影。

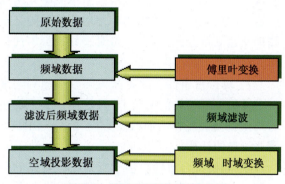

图1-6 滤波反投影过程示意图

为了保证图像的复原,需要在投影之前,对高频成分进行加强,所以在临床应用时,引入了恢复滤波函数,利用褶积(卷积)计算,将投影数据高频部分过度放大后,再进行反投影,从而形成了滤波反投影法(图1-6)。

由于高频成分中包含有大量的噪声数据,如果简单地依照恢复滤波函数的标准进行选择,重建后图像的品质会很低。在临床应用时,需要应用者结合具体成像过程,合理选择函数及其参数来保证图像的精度与分辨率。

2. 迭代重建算法 此类算法又称代数重建法(algebraic reconstruction technique,ART)、级数展开重建法。其基本做法是:先假设一个断层图像的计数分布,然后将其与实测数据相比较,对不符的部分进行修正后得一修正影像,再将其与实测值比较,如此逐步逼近。与计算量较少的滤波反投影法相比,迭代重建法有着如下特点:可以重建出对比度较高的图像,这对于内部密度突变或中心与周围计数率相差较大的影像尤其重要。对于投影面较少的图像,可以借助多次迭代的手段,重建出清晰的影像。但由于其计算量较大,对于硬件的要求较高,目前仅在PET或3D重建中应用。SPECT系统仍然广泛使用滤波投影。

(1)最大似然最大期望值法(maximum likelihood expectation maximization,MLEM):每一帧图像都要与各方向的投影多次比较多次迭代,计算烦琐,时间耗费长。

(2)有序子集最大期望值法(ordered subsets expectation maximization,OSEM):OSEM的收敛速度取决于每迭代子集的数目。设投影方向为N,则OSEM较之MLEM的运算速度快N倍。

第四节 正电子发射断层显像

正电子(β^+)与物质的相互作用主要是发生湮灭反应,转变为两个运动方向相反的511keV的γ光子。正电子发射断层显像(PET)通过符合探测技术同时进行γ光子对的探测并成像,是专门用于正电子类放射性药物显像的影像设备。正电子类放射性核素(如^{11}C、^{15}O、^{13}N)都是构成有机体基本元素的同位素,标记生物活性物质后,几乎不改变机体的生理、生化过程。PET在脑功能科学研究和恶性肿瘤的临床应用中具有非常巨大的价值。

一、PET成像的基本原理

(一)湮灭符合探测

正电子类放射性核素(如^{11}C、^{15}O、^{13}N)发生衰变时释放出正电子。正电子很快(约10^{-10}s)与周围介质中的普通电子发生湮灭反应,转变成两个方向相反,即两个光子成180°,能量511keV的γ光子。相对位置的两个探测器可以对γ光子对进行同时探测。符合电路通过预设符合时间窗(5~15ns)对湮灭光子进行甄别接受,只对两个探测器之间的连线上真正的湮灭光子对有响应。两个探测器之间的连线又称为响应线（line of response，LOR）。因此，湮灭符合探测又称做电子准直（图1-7）。PET通常使用大量探测单元组成探测器环，环中的每一个探测单元均与相对的许多探测单元建立符合探测关系，可对有效视野内任何方向的湮灭光子进行探测。

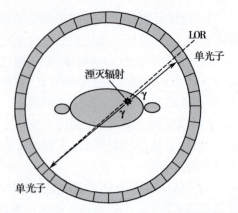

图1-7　正电子湮灭辐射和符合探测原理示意图

1. 真符合事件　两个探头同时探测到的来自一个湮灭辐射事件的γ光子，且这两个光子均没有和周围物质发生作用而改变方向。这是PET真正需要测量的计数。

2. 随机符合事件　由于存在符合线路的分辨时间，在此时间范围内进入两个探头的任何无关的两个光子也会被记录下来。这种不是由湮灭辐射产生的γ光子符合称随机符合。有两种方法可以估计随机符合的数量：一是由两个探头采集到的计数率和符合时间由数学公式计算；另一种方法是在符合时间窗之外再开一个延迟时间窗，根据延迟窗内的计数估计随机符合。随机符合的存在会增加图像本底，降低信噪比。利用上述两种方法虽然可以对其进行估计和校正，但实际上对于落在符合窗内的一对计数，机器是无法真正区分它是真符合还是随机符合。计数率增加1倍，随机符合增加2倍，所以通过增加计数率来提高图像质量有一个极限，超过这个极限，再增加计数率，图像质量反而下降。

3. 散射符合事件　γ光子在飞行过程中还会产生康普顿散射，γ光子和吸收物质的一个电子作用，改变了电子动能的同时使γ光子改变了运动方向，这个光子和与它相对应的另一个光子同时进入两个相对的探测器，记录下来的事件称为散射符合。它虽然是一次湮灭辐射事件，但反映出的位置已经不准确了。散射事件与计数率无关，对于特定的物体和放射性分布模式，它是固定的。

（二）PET探测器

为提高符合探测的效率，PET大部分是由多个探测器模块组成环状，可以同时接受任意方向上的LOR符合事件，灵敏度高，且利于快速成像。通过在轴向组合多列探测器环，可以同时对一定轴向长度的机体进行成像，增加纵向视野。探测器模块是PET的基本单元，主要由闪烁晶体和光电倍增管组成。

由于湮灭光子的能量比较高，PET探测器的闪烁晶体主要采用锗酸铋（BGO）、硅酸镥（LSO）或硅酸钆（GSO）等高原子序数和高密度材料。BGO晶体是早期PET探测器最常采用的晶体材料，对高能γ光子具有很好的阻止能力，2.4cm厚即可捕获90%的511keV光子，对高能γ光子有很好的探测效率和空间分辨率。硅酸镥（LSO）或硅酸钆（GSO）目前已经成为主流的PET探测器晶体材料。其对高能γ光子的阻止能力虽然略低于BGO晶体，但发光半衰期短，适合高计数率的湮灭符合探测。

传统PET探测器模块的普通光电倍增管没有空间分辨能力，通过少量PMT与晶体阵列耦合，采用重心计算γ光子的入射位置。探测器的空间分辨率受到光电倍增管大小的影响，极限约4～5mm。随着技术的发展，目前新的PET探测器模块也采用多通道光电倍增管、位置灵敏光电倍增管、半导体光电读出器件等新技术，用于取代普通光电倍增管，增加信号输出和空间分辨率，减少外界磁场影响。

（三）PET电子学线路

由于PET探测器的计数率非常高，PET电子学线路主要采用快电子学技术。主要包括ADC母板、符合电路板、查找表电路以及数据采集电路等组成，由计算机统一处理。

湮灭光子入射到 PET 探测器模块引发电流脉冲，令 ADC 母板将位置信号转换成数字信号并汇集到 ADC 母板，进行正确符合；符合电路接在接受并甄别为符合事件后进入查找表电路；查找表电路根据符合电路输送的位置信号，确定相对位置探测器的 LOR，构成成像视野。

二、PET 的成像技术与应用

PET 的结构框图与 X 线、CT、SPECT 基本相同，由数据采集系统、数据处理系统、图像显示及检查床四部分组成。

（一）PET 数据采集

1. 成像类型　PET 数据采集按照成像的模式主要分为静态采集、动态采集、门控采集和全身采集等。

（1）静态采集：是临床最常用的显像方式。将显像剂引入体内，经过一定时间，当显像剂在体内达到平衡后进行采集的一种显像方式。一般静态采集有充足的时间采集到足够的信息量。

（2）动态采集：是在注射显像剂的同时进行的一种连续、动态的数据采集方法，获得连续、动态的图像序列，可以观察显像剂在体内的时间和空间变化，研究显像剂的体内动态分布过程。与 SPECT 不同的是 PET 动态采集获得的是断层图像。动态采集每帧采集的时间短、信息量低，图像一般不适合肉眼直接观察分析，需要进一步处理，显示研究部位内显像剂随时间变化的趋势或规律。

（3）门控采集：主要用于心脏显像检查。心脏的舒缩运动具有明显的周期性特点，利用门控方法采集心动周期同步信息，以消除心脏运动对采集的影响。具体方法是利用受检者自身心电图 R 波为触发信号，启动 PET 采集开关，将 R-R 间期分成若干等时间间隔，连续、等时地采集 1 个心动周期各时相内心脏的系列影像数据，将足够的心动周期的各个相同时相的数据叠加起来，即生成具有代表性的一个心动周期的系列影像。同样，门控采集通过呼吸门控用于肺显像检查，以减少呼吸运动对肺癌病灶显示的影响。呼吸门控主要用于肺癌的精确放疗。

（4）局部采集：多用于某些脏器（如大脑、心脏等）显像检查，如果已知病灶可能局限于身体某个区域，可进行身体某些部位的局部显像检查。

（5）全身采集：主要用于恶性肿瘤的诊断及了解全身的转移情况。全身采集是连续分段静态采集的组合，经计算机处理将多个相邻的静态采集连接起来，获得全身图像。通常全身采集扫描范围应包括：从颅顶至大腿中段或颅底至大腿中段（脑部单独进行 3D 采集），获得脑以及从外耳道至大腿中部的病灶分布情况。对于可能累及头皮、颅骨、脑组织或者累及下肢的肿瘤，扫描范围应当从头顶至足底，为探查肿瘤全身累及范围提供依据。

2. 数据采集　PET 数据采集投影的不同方向的空间分布主要分为 2D 数据采集和 3D 数据采集（图 1-8）。

（1）2D 数据采集：早期的 PET 主要应用 2D 数据采集。2D 数据采集是在每一探测器环之间装备约 1mm 厚的钨制环状隔板（septa），避免斜入射光子进入探测器，可有效减少随机符合时间和散射符合事件。

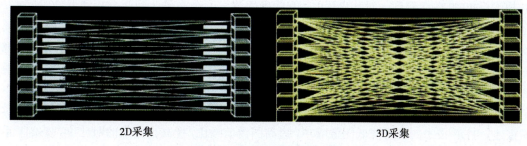

2D采集　　　　　　　　3D采集

图 1-8　2D、3D 采集示意图

21

（2）3D 数据采集：目前的 PET 大部分均采用 3D 数据采集。3D 数据采集在撤除隔板的条件下进行采集，探测器能够探测到轴向任何角度的入射光子。与 2D 数据采集相比，3D 数据采集探测到的光子对信号可提高 8～12 倍，有利于缩短采集时间，减少放射性药物注射剂量，提高图像信噪比。但是，由于散射符合及随机符合量也明显增加，要获得较好的图像，必须进行有效的校正。另外，3D 数据采集由于数据量大，对计算机处理的要求也非常高。

3. 数据存储　PET 数据采集按照数据存储格式也可分为投影模式和表模式。

（1）投影模式：投影模式数据通常按照正弦图的方式进行组织。数据采集后，每出现一个有效符合事件，就记录在对应的 LOR 的内存单元上，一条 LOR 就是一条投影线。投影模式数据可以直接进行图像重建。

（2）表模式：表模式采集是将每个湮灭事件的 LOR 空间位置、时间、能量等信息以数据列表的形式进行记录。表模式数据必须重组为静态、动态或门控的投影数据后才能进行图像重建。

（二）PET 衰减校正

湮灭辐射产生的 γ 光子与人体发生相互作用，可以发生光电吸收或康普顿散射，这两者均可以造成 γ 光子对在其发生的 LOR 上计数减少，称为衰减效应。康普顿散射后改变运动方向的 γ 光子也可能在另外的 LOR 探测到假计数，也称为散射效应。因此，PET 成像必须对这两种效应都进行校正，才能获得高质量的图像。PET 衰减校正一般采用实际测量获得衰减数据进行校正。

1. 外置放射源透射扫描　主要采用正电子放射源 ^{68}Ge，通过在人体外放置正电子放射源获得衰减校正因子。在放射性棒源围绕身体旋转时，采集放射性源从体外透射人体后所剩余的光子。透射扫描和空白扫描的结果相结合可以计算得到组织的衰减系数。

2. 同机 CT 透射扫描　随着 PET/CT 融合设备的发明，目前主要通过同机 CT 扫描获得衰减数据，既可以提供优良的透射图像，又节省了 PET 成像的时间。由于 CT 球管产生的 X 线能谱（70～140kV）与湮灭光子的能量 511keV 不同，在人体的衰减情况不同，实际应用需要进行两者之间衰减系数的转换。CT 扫描仅用于衰减校正和解剖定位，可采用低毫安/秒设置，以减少患者的辐射剂量。

（三）PET 图像重建算法

图像重建算法是决定 PET 图像质量的关键因素之一。PET 使用的重建算法主要包括解析算法和迭代算法。

1. 解析算法　主要基于 Radon 线积分模型。建立投影数据的二维傅里叶变换与图像的三维傅里叶变换之间的关系，求得图像重建问题的解析解。解析算法具有重建速度快的优势，但也存在 PET 数据的统计噪声严重，重建图像的精确度受到限制。

2. 迭代算法　采用泊松随机模型描述 PET 成像过程，能够更好地解决统计数据噪声对图像质量的影响问题，但重建速度慢。目前，最常用的迭代重建算法是经过有序子集最大期望值法（OSEM）。优点是具有较好的分辨率和抗噪声能力，重建的图像解剖结构及层次清楚，伪影少，病灶变形少，定位、定量较准确。

3. 飞行时间（time of flight，TOF）技术　TOF 技术是降低图像噪声的有效图像重建方法。TOF 技术是 PET 在探测到一对 γ 光子时，能精确探测出两个光子达到两个探测器的时间差，根据光子的飞行速度，精确计算出湮灭事件在 LOR 上的位置。也就是可以直接确定体内湮灭事件发生的位置，得到湮灭事件发生位置的直接分布图像，因此，获得的 PET 图像清晰，噪声低。TOF 技术需要测量出光子的精确飞行时间，对 PET 系统的硬件提出了更高的要求。目前，最新的 PET 系统对光子飞行时间的测量精度，即时间分辨率为 200ps（200×10^{-12}s），反映在湮灭事件的定位上约是 3cm 范围以内的定位精度。因此，可以完全消除 3cm 以外的图像噪声影响，实现局部重建。TOF 技术的应用降低图像噪声，提高图像信噪比，提高了图像的对比度，提高了系统的灵敏度，缩短了扫描时间。

第五节 SPECT/CT、PET/CT、PET/MRI等融合影像

图像融合（image fusion）是将通过不同显像模式获得的同一对象的图像数据进行空间配准，然后采用一定的算法将各图像数据中所含的信息进行整合，形成新的图像数据的信息技术。通过图像融合，可以将各种信息结合在一起，弥补不同显像方法各自的信息不完整、部分信息不准确引起的缺陷，合理利用医学信息资源，为临床医生提供更加全面和准确的资料。

一、SPECT/CT

核医学图像主要反映示踪剂在体内的功能分布，加之核医学图像信息量偏小，分辨率偏低，因此所能提供的解剖学信息非常有限。CT或MRI与之相比，分辨率高，具有精细解剖结构，但缺乏功能信息。将有价值的功能信息与精确的解剖结构影像结合在一起，可以给临床医生提供更加全面和准确的资料。同时，CT图像获得的人体组织的密度数据，使SPECT图像能获得精确的衰减校正，这就是SPECT/CT的优势。SPECT/CT中SPECT和CT的结构原理及性能此处不再赘述，本节仅对SPECT/CT特有性质进行描述。

（一）SPECT/CT的结构特点

1. 硬件同机 将CT的X线球管和探测器安装在SPECT系统的旋转机架上，使患者可同机进行CT和SPECT扫描（图1-9）。

SPECT/CT中SPECT与CT的结合有两种设计方式，一种是在SPECT探头机架上安装一个X线球管，对侧安装探测器，也就是SPECT和CT位于同一机架；另一种是在SPECT机架后再并排安装一个高档螺旋CT，SPECT与CT位于不同的机架。SPECT/CT扫描过程中，系统会自动移动检查床的位置，使检查部位位于X线球管下或SPECT探头下。

2. 同机图像融合 一次摆位获得CT图像和SPECT图像，以实现同机CT图像和SPECT图像的融合。同机融合对位准确，可获得精确的融合图像。

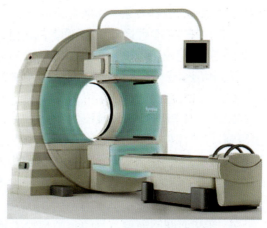

图1-9 SPECT/CT

（二）SPECT/CT中CT的作用

早期的SPECT/CT中，CT为单排，扫描一个探头视野需约10min，其功能仅提供SPECT的衰减校正及SPECT图像的融合定位。目前的SPECT，其CT的档次已提升为多排诊断CT，除上述衰减校正及融合定位功能外，还可以提供诊断信息。但是，由于患者同时接受X线及放射性核素的辐射，所受辐射剂量会增加。

二、PET/CT

PET/CT是把PET与CT两种影像设备有机结合在一起，形成的一种新设备。PET/CT的产生是医学影像技术的又一次革命，它能将体内功能代谢及解剖信息以同机扫描的方式融合成像。因此，自2000年PET/CT问世，立即得到医学界的瞩目，得以迅速发展。PET/CT中PET和CT的原理、结构与性能此处不再赘述，本节仅对PET/CT特有性质进行讨论。

（一）PET/CT 的结构性能

PET/CT 的探头由分离的 PET 探头和 CT 探头组成，CT 探头在前，PET 探头在后。有的设备将 PET 探头和 CT 探头装在同一个机架上，有的设备则将 PET 探头和 CT 探头分别装在不同的机架上，使之能单独移动（图 1-10）。

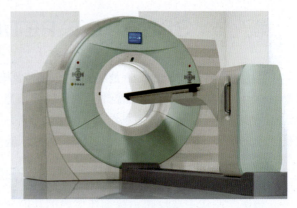

图 1-10　PET/CT

PET/CT 是先进行 CT 扫描，然后检查床自动移动到 PET 视野，进行 PET 扫描。把 CT 扫描得到的图像和 PET 扫描得到的图像通过软件进行融合，获得 PET/CT 融合图像。PET/CT 也可以单独进行 PET 扫描或 CT 诊断扫描。

对于 PET/CT 的整体性能，通常需要考虑以下两点。

1. 检查床的性能指标　由于目前的 PET/CT 中，PET 探头和 CT 探头是分离的，要通过检查床的移动将成像部位置于 PET 或 CT 视野，如果检查床水平重复定位及在 PET 和 CT 视野垂直方向有偏差，会导致 PET 图像和 CT 图像融合时的位置错位。因此 PET/CT 对扫描床的水平及垂直偏差有较高要求。通常要求称重 180kg 时，水平及垂直偏差小于 0.25mm。

2. PET 图像和 CT 图像的融合精度　PET 图像和 CT 图像的融合精度除与检查床的偏差有关外，还与融合软件及系统性能有关。

（二）PET/CT 图像与 PET 图像的区别

PET/CT 图像和单独的 PET 图像有如下区别。

1. 解剖信息　PET/CT 图像上不仅有 PET 的功能代谢信息，还增加了 CT 的解剖位置信息，CT 对病变具有精确的定位作用。

2. CT 对 PET 图像衰减校正　单独 PET 采用放射性核素棒源进行衰减校正，由于棒源的活度限制，每个床位一般需要 2min 左右的投射扫描，所用时间与发射扫描接近。CT 扫描在数秒内即可获得高分辨率、大信息量的衰减校正图像，提高了衰减校正的精度，缩短了扫描时间。

3. CT 的诊断信息　充分利用 CT 的诊断信息，和 PET 提供的信息相互印证、补充，对临床诊断更有帮助，提高诊断的准确率。

4. 采集时间的缩短　与 ^{68}Ge 放射源采集透射图像相比，CT 扫描的时间很短，CT 机从颅底到股骨中段的采集可以在 10~30s 内完成，而使用外部放射源进行投射扫描则需要 15min，所以 PET/CT 的采集时间要比常规单机 PET 短得多。采集时间的缩短，能使患者在扫描过程中确保体位一致，避免图像出现躯体位移的伪影。

三、PET/MRI

PET/CT 显示了融合图像的强大优势，也预示了医学影像的发展方向。MRI 比 CT 具有更好的软组织对比度及空间分辨率，还能提供一些功能信息，如水弥散成像，灌注成像及磁共振波谱成像（magnetic resonance spectroscopy，MRS）等。因此，PET/MRI 可能为临床提供更加丰富的解剖及功能代谢诊断信息。

（一）PET/MRI 的结构及技术难点

目前，PET/MRI 中的 PET 和 MRI 有三种组合模式。一是将 PET（或 PET/CT）和 MRI 设置在不同房间，采用一套运送和支持系统将两个房间的设备连接起来以减少患者在两次检查间的体位变化，图像通过软件进行融合。二是将 PET 和 MRI 以同轴方式分开置于两侧，中间设置一个可以旋转的公用扫描床，分别扫描 PET 和 MRI 后进行图像融合（图 1-11）。以上两种组合模式的问题是 PET 和 MRI 分步采集，易产生体位变动，需要时间长，给临床和科研带来一些问题及不便。三是 PET/MRI 一体机，也是真正意义上的 PET/MRI。

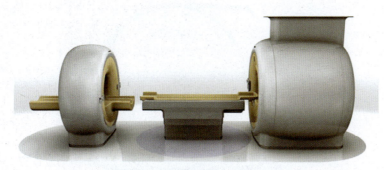

图 1-11　同轴分置式 PET/MRI

然而，PET/MRI 一体机的研发需要设计一种既能在磁场中正常工作，又不影响 MR 成像，还要能承受射频磁场的 PET 探测模块。PET 探测器常规采用的是 PMT，磁场能使电子偏离运动轨迹，导致 PMT 不能正常工作。因此，解决 PET 和 MR 的相互干扰是关键问题，MR 强静态磁场、梯度场和射频场会影响 PET 性能。PET 电器部分引入的射频噪声、PET 材料插入导致的磁场不均匀、位于 PET 机架和电路板的传导结构内的梯度系统诱导涡电流产生，这些都会降低 MR 图像质量。另外，PET/MRI 一体机还要解决 PET 图像的衰减校正问题。PET/CT 的衰减校正可通过将 CT 投射扫描图像转换为 511keV 的衰减系数图获得，PET/MRI 则无法提供这样的投射扫描数据。这是因为 PET/MRI 中没有空间容纳一个发射源，而且一个旋转的含金属的放射源，无论是 X 线球管、棒状或点状都会与 MR 磁场产生串扰。同时 MR 是基于质子密度成像，不同于 CT 扫描是基于组织密度成像。因此，PET/MRI 要求采用 MR 扫描数据进行衰减校正的新方法。

为解决 PET 的探测问题，尝试了以下几种解决方案。一是使用 3～5m 长的光纤将磁场内闪烁晶体产生的光子传输到磁场外的 PMT 和电子学元件，以减少磁场的影响。缺点是较长的光纤导致 50%～75% 的光子丢失，降低了 PET 的性能。二是采用分裂磁体（split-magnet）低场强的 MRI 制造 PET/MRI，将 PET 探测器置于场强几乎为 0 的磁体间隙内。缺点是低场强降低了 MRI 的性能。三是采用对磁场不敏感的雪崩光电二极管（avalanche photodiode，APD）代替 PMT。经检测在 9.4T 场强下，仍能保持 APD 的性能。APD 探头为 PET/MRI 一体机的研制提供了可能。

（二）PET/MRI 一体机

目前，PET/MRI 设计中的技术问题已基本得到解决。PET/MRI 一体机是在 MR 大孔径磁体和紧凑型 PET 探测器的基础上，PET 与 MRI 的同机同中心复合设计。采用 APD 代替受磁场干扰的 PMT，节省了空间，也解决了强磁场对 PET 探测器的干扰。将 APD 探测器植入 MRI 磁体内，采用有效的屏蔽系统消除磁场对 PET 数据处理链的干扰，使 PET 和 MRI 融于一体。PET 是由内置于磁体腔内的 PET 探测器环系统和设置在磁体外部安全区域的电子学系统及连接两者的电缆组成。因此 MR 磁体腔的直径越大，其所能容纳的内置 PET 探测器系统的有效内径也就越大。另外，一体化 PET/MRI 要实现广泛的临床应用，必须突破传统 MR 线圈的限制。常规 MR 扫描会受到线圈及其扫描范围的限制，一次只能扫描一个部位，如果扫描多个部位，需要更换线圈和重新摆位；而常规 PET 显像多为全身扫描，两者难以相互匹配。MR 的全景成像矩阵（total imaging matrix，TIM）技术，实现了全身 PET/MRI 的图像采集。TIM 技术的特点是矩阵线圈概念，它允许在 32 个射频信号中最多组合 102 个线圈元件，通过加长的并行接收链来完成全身成像矩阵、自动病床移动、自动线圈开关控制以及在线技术,无需更换线圈及重新摆位,数据采集一次完成。TIM技术解决了PET/MRI的全身扫描问题(图1-12)。

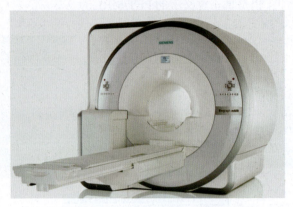

图1-12　PET/MRI一体机

PET/MRI尚处于起步阶段,难免会存在一些问题没有彻底解决,如PET与MR探测器的相互影响,一方面PET探测器会影响MR磁场的梯度和均匀性,另一方面MR的磁场也会影响PET探测器的稳定;MR图像不是组织脏器的密度图像,采用MR对PET图像进行衰减校正的准确性还需要进一步在实践中验证。

(三)MRI对PET的作用

MRI的引入使得PET/MRI图像包含更多信息,MRI对PET的主要作用或影响体现在以下几个方面。

1.MRI与PET协同可提高病灶检出率及定位精度　MRI技术具有无电离辐射、多参数、多层面及可对软组织成像等特点,目前已被广泛应用于临床的影像检查中。通过提供多种对比度的成像,MRI可将图像分辨率提升至毫米甚至亚毫米级别。MRI可以帮助评估PET检查中的低代谢病灶和疑似异常的病灶,通过协同作用提升病灶检出率,对于临床诊断的结构定位和病灶位置定位也有重要意义。

2.MRI数据可用于PET图像的衰减校正　湮灭辐射产生的光子在穿透组织的过程中,会与组织发生光电效应和康普顿散射,导致射线衰减。由于不同人体组织在体积和结构等存在一定差异,需要针对性地对不同组织图像进行射线衰减校正。MRI提供的结构信息,有助于评估分析组织的衰减系数,辅助PET图像的衰减校正。

3.MRI定量辅助PET进行精准定量分析　MRI除了提供正常的解剖结构信息以外,还可以为PET提供一些定量、半定量的信息。随着MRI技术的进步,MRI能够通过多参数、多序列对组织血流、氧耗、扩散等特性进行表征,为PET结果提供组织生理信息的支持,增加PET图像完整度、确定性、可信度。

4.MRI禁忌物品无法进行PET/MRI成像　MRI的禁忌物品包括铁磁性物质、金属植入物、宫内节育器等,存在MRI扫描禁忌的患者同样无法进行PET/MRI检查。

第六节　核医学质量控制理论与实践

为确保获得的核医学图像准确无误,需要采取恰当的质量保证措施。核医学实践中,需要定时对仪器进行常规维护和预防维护,保证仪器处于良好的工作状态,避免可能出现的问题,以确保仪器测定指标符合出厂要求。

一、SPECT（SPECT/CT）的质量控制

高质量的重建图像，来自高质量的 SPECT 原始投影图像。对于 SPECT 系统，要严格按照要求完成每日、每月和季度、年度的质量控制程序。

（一）SPECT 的质量控制

1. 均匀性的评价和校正 均匀性指有效视野内各部位对均匀分布的放射源响应的差异，是 SPECT 最基本和最重要的性能参数，直接关系到是否能如实反映所测体内放射性分布的情况。显像系统的不均匀性可以产生显像伪影，影响显像质量。SPECT 中的均匀性分为：固有均匀性、系统均匀性、断层均匀性。

2. 空间分辨率 表示 γ 照相机探头分辨两个点源或线源最小距离的能力。它同样分为固有分辨率和系统空间分辨率。系统空间分辨率由固有分辨率加准直器共同决定。空间分辨率的测定有 3 种方法：四象限铅栅测定法、线伸展函数测定法、线性模型测试法。

3. 平面源灵敏度 指某一采集平面对平行于该面放置的特定平面源的灵敏度。平面源灵敏度测试主要用来检验仪器工作是否正常和比较各种准直器的计数效率。灵敏度明显下降反映 γ 照相机有问题，灵敏度增高则是有污染等因素造成。

4. 空间线性 空间线性描述 γ 照相机的位置畸变。分为固有线性和系统空间线性两种。空间线性应在中心视野（CFOV）和有效视野（UFOV）中测量。

5. 最大计数率 反映 γ 照相机对高计数率的响应特性。

6. 多窗空间位置重合性 不同能量窗对一点源图像的 X、Y 方向的最大位置偏移是检验多窗重合性的指标。测量点源为准直的 ^{68}Ge 点源。

7. 固有能量分辨率的测定 卸掉准直器，置点源于探头下方，使点源照射探头全视野，用多道分析器测量能谱曲线，能谱曲线峰值为分母、半高宽为分子的相对百分比即为照相机的能量分辨率。

8. 旋转中心（center of rotation，COR）漂移的测量和校正 旋转中心指探头的机械旋转中心，应与计算机矩阵中心相一致，表现为置于矩阵中心的点源的重建影像成点状，其中心与矩阵中心重合。如影像中心偏离矩阵中心，表明旋转中心有漂移，通常以偏离的像素数表示漂移的程度，超过规定标准应进行校正。

9. 显像系统的综合评价 采用含放射性的体模来进行测试，可得到图像对比度、显像噪声、视野均匀性、衰减校正的准确性等参数。本试验有助于观察在近似临床实际情况下 SPECT 的整体性能。

（二）CT 的质量控制

CT 的质控主要侧重于 CT 值准确性的检测上。在进行 SPECT/CT 图像采集前，要先完成 CT 的质量控制检测。将水模放置在检查床上，水模的上下表面要和床板垂直，按标准质控程序检测，整个水模和水模不同区域的 CT 值均数和 SD、均匀度达标后，才能进行 CT 图像的临床采集，才能保证准确空间定位的目的。

（三）SPECT/CT 的质量控制

SPECT/CT 的质量控制是在完善的 SPECT 和 CT 质量控制的基础上，加上 SPECT/CT 融合的质量控制才得以实现的。SPECT/CT 质控关键在于两种图像的准确配准。

1. SPECT/CT 配准 同机图像融合技术的关键是两种影像系统的准确对位。造成影像对位误差的主要原因可能是两种因素的协同作用：①重力导致的检查床下垂；②床板伸出的距离越长变形越大，下垂距离越大。

2. 检查床的位置 在图像采集过程中，要采取措施控制 SPECT 和 CT 采集过程中床板下沉不一致性所导致的两者图像失匹配。如果床板的高度没有调节达到这一要求，必须请工程师予

以调整。此外,患者的受检查部位要放在检查床上规定的区域内。

3.SPECT/CT 图像采集过程中的要求 患者不能有位置的移动。患者移动会使 CT 和 SPECT 几何位置失配准,导致 CT 在融合图像中定位不准确,核素显像衰减校正不正确,图像采集失败。

二、PET(PET/CT、PET/MRI)的质量控制

PET 是一个精密影像设备,在临床应用过程中必须保证系统始终处于良好的工作状态。因此,必须对 PET 进行质量控制。

(一)PET 的性能参数与质控指标

PET 性能评价主要有空间分辨率、散射、灵敏度、计数特性和随机符合、均匀性、散射校正精度等。

1.空间分辨率(spatial resolution) 反映了 PET 系统所能分辨的两点间的最近距离。包括径向、切向和轴向分辨率。通常使用点扩张函数(point spread function,PSF)、半高宽(FWHM)和等效宽度来描述。半高宽越大,点源的扩展程度就越大,分辨率就越低。

2.成像灵敏度(sensitivity) 指在计数损失和随机符合均可以忽略的情况下,PET 系统对湮灭事件的真符合探测比率。灵敏度的决定因素包括探测器所覆盖的立体角和探测器效率,还取决于衰减、散射、死时间及数据的采集模式。如以三维采集代替二维采集,灵敏度将显著增加。在一定的统计误差条件下,灵敏度又制约扫描的时间和所需的示踪剂剂量,当示踪剂剂量一定时,灵敏度越高,所需的扫描时间越短。

3.散射分数(scatter fraction) 散射分数是散射符合计数在总符合计数中所占的百分比,它描述 PET 系统对散射计数的敏感程度,散射计数越小,系统对散射符合排除的能力越强。

4.计数率特征 反映了由于计数损失引起的,真符合计数率、随机符合计数率、散射符合计数率等与放射性活度的偏差。随着视野内的辐射源强度增加,PET 的计数率也随之增加,但到一定程度后,由于死时间的影响而不再增加,即达到饱和,在辐射源进一步增加时,计数率开始下降。

5.噪声等效计数(noise-equivalent count) 反映系统散射符合及随机符合引起的噪声对图像质量的影响。等于真符合计数率与总计数率的比值乘以真符合计数率,可以用来评估 PET 成像质量。

6.计数损失及随机符合校正精度(accuracy of corrections for counts losses and random) 计数损失及随机符合校正精度描述 PET 系统对随机符合及由死时间引起计数丢失的校正精度。

7.散射校正精度(accuracy of scatter correction) 散射校正精度描述 PET 系统对散射符合事件的剔除能力。

8.衰减校正精度(accuracy of attenuation correction) 衰减校正精度描述 PET 系统对射线在介质中衰减的校正能力。

9.图像质量(image quality) 通过人体模型,在模拟临床采集的条件下,用标准的成像方法来比较不同成像系统的图像质量。用不同大小热灶、冷灶的对比恢复系数及背景的变异系数来描述图像的质量。

(二)CT 的质量控制

PET/CT 仪器对 CT 的质量控制主要包括以下九个方面:水膜平均 CT 值测试、水膜 CT 值标准偏差测试、高对比度分辨率的测试、低对比度分辨率的测试、CT 值的均匀性测试、检查床定位精确性的测试、定位线指示灯的精确性测试、扫描野范围内的 CT 值误差测试和噪声水平的测试。以上测试达标后才能进行 CT 图像的临床采集,才能保证准确的定位目的。

（三）MRI 的质量控制

MR 常规性能参数和模型：均匀度、信噪比、线性、空间分辨率、伪影和弛豫时间 T_1 和 T_2 的测量等。在 MR 每日的质量控制中，需要采用专用的 MR 模型测试，一般测量重影等级和几何精度。在美国医学物理学家协会（AAPM）和美国放射学会（ACR）2015 联合发布的报告中提供了 MR 整体性能测试模型。该报告也指出可以选用其他模型，前提是所采用的模型可以生成与 ACR MR 模型等价的性能测试报告，并提供详细的测试方案。

（四）PET/CT 的质量控制

为了确保 PET 和 CT 图像的质量和融合精确对准，容积对准质量控制（volumetric quality control，VQC）是必须要执行的，目的是检查 PET 和 CT 重建图像的容积对准，计算和应用软件重新对准以获得良好对准。

容积对准质量控制执行时间在最初安装后的 4~8 周，每周执行 1 次，然后，每月应执行 1 次，在涉及移动 PET 扫描架或扫描床的任何维修过程之后，都应执行容积对准质量控制。容积对准质量控制模型由厂家随机配备，由许多含有玻璃纤维的低衰减材料制成，在容积校准过程中使用的是同一模型。

对于测量精确度和校准来说，图像质量是很重要，必须完全校准 CT 和 PET 系统。扫描 VQC 模型之前，应执行一次快速 CT 校准和高质量 PET 空白扫描校准 30min。容积质量控制过程按给定顺序及以下步骤执行：①定位 VQC 模型；②模型扫描和重建 VQC 图像；③ VQC 处理和软件重新对准。这样才能使 PET/CT 扫描仪处于最佳工作状态，使 PET/CT 显像检查获得的数据及图像准确、可靠。

（五）PET/MRI 的质量控制

尽管一体化 PET/MRI 已经实现了两种成像模式的同容积同步采集，PET 和 MRI 的数据采集性能和最终的图像质量是否受到整合仪器的影响，以及图像质量是否会随着系统的使用发生改变，仍是临床使用中需要关注的重要问题。目前发表的针对 PET/MRI 系统的评估研究中，研究者通常会提供 MRI 开启和关闭状态下 PET 的空间分辨率、图像质量参数和定量的对比，而评估 PET 对 MRI 成像质量影响的研究还比较少。因此，在日常图像分析时，需要注意 PET 与 MRI 图像是否配准，是否存在 PET 对 MRI 图像影响或 MRI 对 PET 图像影响，以及是否存在图像伪影。目前，尚未有专门针对一体化 PET/MRI 系统的性能评估标准发布，亦没有专用的工具和流程来进行评估，因此在临床使用中应更加注重两种模式成像质量控制的各个环节及两者潜在的影响。

本章小结

影像核医学临床应用的基础。了解放射性核素及其释放射线的物理特性和变化规律对于深刻理解和掌握核医学影像技术，充分发挥核医学影像技术在医学应用中的优势具有重要意义。本章首先介绍了与核医学影像相关的物理知识和概念，为进一步学习显像设备奠定基础；其次介绍了核医学显像的基础知识和基本概念，并着重介绍了 SPECT 和 PET 两种常用设备的结构以及显像原理和质量控制。期望通过本章的学习为后续影像核医学的临床应用奠定基础。

思考题

1. 什么是同位素、同质异能素、核素？
2. 带电粒子、光子等与物质的相互作用中，哪些是核医学诊断和干预的基础？
3. 什么是放射性强度、放射性比活度、放射性浓度？
4. 常用的核医学成像仪器及其原理？

（张　宏）

第二章 放射性药品

放射性药物（radiopharmaceuticals）是指用于临床诊断或治疗的放射性核素或其标记化合物，是核医学发展应用的基石。放射性药物与普通药物不同的是，它的化学量极微，没有药理作用，是利用其发射的射线来进行诊断和治疗。按照我国《药品管理法》将放射性药物列入特殊管理的药品，需同时遵循普通药品和放射性药品的法律法规。获得国家药品监督管理部门审批的放射性药物称为放射性药品（radioactive drugs）。根据用途不同，通常将其分为放射性诊断药物与放射性治疗药物两大类。

第一节 放射性药品及作用机制

一、放射性核素的来源

临床使用的放射性核素一般是由人工方法获得，主要通过核反应堆（nuclear reactor）、放射性核素发生器（radionuclide generator）和回旋加速器（cyclotron）生产获得。

（一）核反应堆生产

原子核在具有一定能量的其他粒子或原子核的撞击下转变为另一种原子核的物理过程称为核反应。将容易发生核裂变并自己维持连续不断的核裂变反应的物质（如 ^{235}U 和 ^{239}Pu）作为核燃料，并将可人为控制其反应速度的装置叫作核反应堆。所以，核反应堆是可控制的核裂变装置，它可使辐射能（radiation energy）比较平缓地释放出来，以其强大的中子流轰击各种靶核产生放射性核素。反应堆生产的放射性核素品种多，成本低，并且能同时生产多种核素，是目前医用放射性核素的主要来源。反应堆生产的放射性核素大多是丰中子核素，它们主要通过（n,γ）、（n,p）、（n,α）、（2n,γ）、（n,nγ）、（n,f）等反应得到。重水型反应堆（图 2-1）生产的核医学诊断和治疗常用放射性核素有：^3H、^{14}C、^{32}P、^{51}Cr、^{99}Mo、^{113}Sn、^{125}I、^{131}I、^{133}Xe、^{153}Sm、^{198}Au、^{203}Hg 等。

此外，核反应堆的核燃料 ^{235}U 和 ^{239}Pu 发生核裂变后可产生 400 多种裂变产物，但有实际分离提取价值的仅有十余种。对核医学诊断和治疗有意义的裂变核素有：^{90}Sr、^{99}Mo、^{131}I 和 ^{133}Xe 等。

（二）放射性核素发生器

从长半衰期核素（母体核素）中分离出短半衰期核素（子体核素）的装置称为放射性核素发生器（radionuclide generator），临床上也称之"母牛"。放射性核素发生器使用十分方便，核医学常用的有 ^{99}Mo-^{99m}Tc、^{188}W-^{188}Re、^{82}Sr-^{82}Rb、^{81}Rb-^{81m}Kr、^{68}Ge-^{68}Ga 等放射性核素发生器。其中 ^{99}Mo-^{99m}Tc 发生器（图 2-2）是目前核医学科最常用的发生器。

^{99}Mo-^{99m}Tc 发生器中 ^{99}Mo（钼）的半衰期为 66h，其衰变产物中 87% 为 ^{99m}Tc（锝），其余为稳定的 ^{99m}Tc。^{99m}Tc 的半衰期为 6h，发射能量为 140keV 的 γ 射线，为 SPECT 显像中最常用的放射性核素。^{99}Mo-^{99m}Tc 淋洗后 ^{99m}Tc 增长到最高活度需 22.8h，故 ^{99}Mo-^{99m}Tc 可每天淋洗一次，24h 再次淋洗得到的 ^{99m}Tc 的活度约为前次获得的 80%。

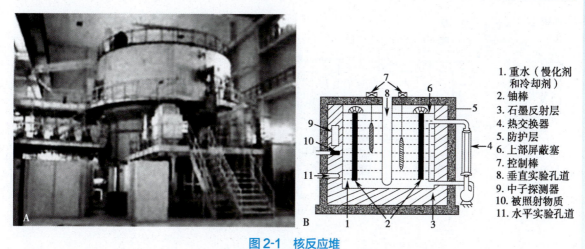

图 2-1　核反应堆
A. 核反应堆外观；B. 重水型核反应堆构造示意图。

1. 重水（慢化剂和冷却剂）
2. 铀棒
3. 石墨反射层
4. 热交换器
5. 防护层
6. 上部屏蔽塞
7. 控制棒
8. 垂直实验孔道
9. 中子探测器
10. 被照射物质
11. 水平实验孔道

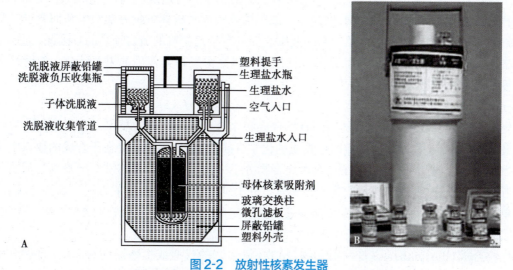

图 2-2　放射性核素发生器
A. 放射性核素发生器示意图；B. 发生器及配套药品。

目前我国生产的医用 ^{99}Mo-^{99m}Tc 发生器有两种，即裂变型和堆照凝胶型 ^{99}Mo-^{99m}Tc 发生器。前者的优点是体积小，洗脱液内的 ^{99m}Tc 比活度高，便于使用；缺点是成本较高、工艺较复杂并产生大量的放射性废物。后者的优点是生产工艺较简单，价格较低廉；缺点是一周后 ^{99m}Tc 洗脱液的比活度明显下降，难以进行有效的"弹丸式注射"（bolus injection），从而影响动态显像的质量。

（三）回旋加速器生产

加速器（accelerator）有多种类型，生产医用放射性核素的加速器主要是回旋加速器（图 2-3）。回旋加速器是一种可将带电粒子加速到特定能量后轰击靶原子核制造放射性核素的装置。回旋加速器由磁场系统、射频系统、离子源、真空系统、靶系统和冷却系统组成。

加速器能加速质子、氘核、氚核、α 粒子等带电粒子，加速器工作时，离子源产生离子，在电场作用下，离子进入磁场系统中做圆周飞行，当离子通过磁场中两个半圆的 D 形电极缝隙时，电极的极性改变，离子加速，飞行半径加大，当离子被加速到一定速度后，带有巨大能量的离子被引出轰击各种靶核，可引起不同核反应，生成多种放射性核素。医学中常用的回旋加速器生产的放射性核素有 ^{11}C、^{13}N、^{15}O、^{18}F、^{67}Ga、^{111}In、^{123}I、^{201}Tl、^{68}Ga、^{64}Cu、^{89}Zr、^{124}I 等。

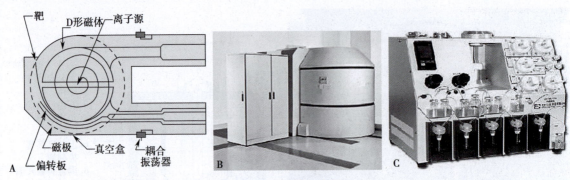

图 2-3 回旋加速器

A. 回旋加速器结构示意图；B. 医用小型回旋加速器；C. 化学合成模块。

二、放射性药品的制备

人体是一个极其复杂的生物有机体，加之不同病变组织的物质代谢过程也不同，因此简单的放射性核素无机化合物型的放射性药品虽具有很好的临床应用价值，但种类相对较少，更多的是以放射性核素与配体结合型的放射性药品。故影像核医学对机体各种脏器组织和病变进行显像时，必须具备能分布在不同脏器组织和病变细胞的具有特定结构的放射性药品。因此，选择合适的方法，制备出优质的放射性药品是影像核医学得以充分发挥其作用的重要环节。放射性药品的制备主要有以下几种方法。

（一）化学合成法

化学合成（chemosynthesis）是借助有机合成和化学工程相结合的技术。本法是制备放射性药品最经典的方法，其原理与非放射性物质的化学合成法相似，不同之处在于合成的原料中含有放射性。化学合成法可分为取代法（有机化合物分子中的原子基团被放射性核素或其基团所置换的方法）、加成法（通过加成反应将不饱和有机分子制备成标记化合物的方法）、逐步合成法（以最简单的放射性化合物按预定的合成路线逐步合成复杂的有机标记化合物的方法）等。

（二）生物合成法

生物合成（biosynthesis）是利用动物、植物、微生物的代谢或生物活性酶作用，将放射性核素转运到所需的化合物分子上的技术。本法主要用于氨基酸类物质的合成，如用于胰腺显像的^{75}Se［硒］甲硫氨酸就是采用生物合成法制备的。生物合成法包括微生物发酵、植物细胞培养和酶促合成等方法。

（三）同位素交换法

同位素交换（isotope exchange）是标记化合物分子上的一个或几个原子被不同质量数的同种原子所置换的标记方法。如将要制备的普通化合物 AX 和放射性化合物 BX* 混合，在特定条件下，放射性化合物中的 X* 与普通化合物中的 X 发生交换反应后可获得 AX*。其反应通式如下：

$$AX + BX^* \rightleftharpoons AX^* + BX (\text{* 号表示该核素具有放射性})$$

本法获得的 AX* 与 AX 比较除核素效应不同外，其他理化性质和生物学性质均相同。同位素交换法包括气相曝射交换法（gas-exposure exchange method）、液相催化交换法（liquid-catalytic exchange method）等方法。

（四）络合反应法

络合反应（complexing reaction）是将中心原子（或离子）与一定数目（多于中心离子的氧化数）的负离子或中性分子直接结合，组成复杂的离子或分子络合物的方法。本法是制备放射性药品的常用方法，尤其在影像核医学显像用 ^{99m}Tc 放射性药品的制备中应用最多。

络合反应法合成的放射性药品，有些需加入双功能螯合剂（chelate agent），经螯合作用（chelation）

后生成复杂的"放射性核素 - 螯合剂 - 被标记物"形式的螯化物（chelate compound）。例如 ^{111}In 标记单克隆抗体程序：①将 pH 8.2 的单克隆抗体和 0.05mol/L 碳酸氢钠缓冲液与二亚乙基三胺五乙酸（DTPA）酸酐混合，在 20s 内完成连接反应，通过 Sephadex G50 色谱柱除去其水解产物 DTPA，获得"单克隆抗体 - 螯合剂"连接体。②将 ^{111}In 与适当配体形成 ^{111}In- 络合物再与单克隆抗体 - 螯合剂连接体混合，即可获得"^{111}In- 螯合剂 - 单克隆抗体"螯化物。

用 DTPA 作螯合剂时，酒石酸盐、乙酸盐和 8- 羟基喹啉均可作为 ^{111}In 的配体，其标记率可达 100%，并无需进一步纯化。^{99m}Tc 也可由 DTPA 酸酐进行类似的标记。

需要注意的是，由于此类药品中含有螯合剂，被标记物的理化性质和生物学性质可能发生变化，在临床应用前应予注意。

（五）其他制备方法

除上述常用制备方法外，还有以下一些应用较少的方法。

1. 热原子反冲标记法（hot atom recoil labeling method） 是利用核反应过程中产生的高动能反冲热原子与被标记化合物结合的方法。

2. 加速离子标记法（accelerated ion labeling method） 在电场中加速放射性核素或其化合物经电离形成的离子，使该离子达到一定的能量，轰击被标记化合物的方法。

3. 辐射合成法（radiation synthesis method） 是利用辐射源照射有机化合物可分解产生多种自由基，从而引起原子和分子的跃迁获得一系列标记化合物的方法。

（六）化学合成模块的发展

由于正电子放射性药品大多应用加速器生产的超短半衰期 ^{11}C、^{13}N、^{15}O、^{18}F 等制备而成，其制备时间应控制在 3 个半衰期之内完成，故此类正电子放射性药品的制备基本全部在计算机控制的具有严密防护的自动合成装置和特制的化学合成模块（chemistry process control unit CPCU）中进行。

^{18}F 的物理半衰期较长（110min），可灵活标记多种有机化合物，是最常用的正电子核素，其标记的正电子药品通常的制备的方法有：亲核氟代标记法和亲电氟代标记法。如应用最广泛的正电子药品 ^{18}F-FDG 就是在脱氧葡萄糖（DG）上加氟制备的。合成起始原料为三氟甘露糖，经 CPCU 氟化、水解两步合成制得。

^{11}C 为碳的正电子放射性同位素，物理半衰期为 20.4min。碳是构成生物分子的重要元素之一，^{11}C 可取代生物分子中任意位置上的 C，其标记的药品不影响该分子的生物化学性质，因此 ^{11}C 标记的放射性药品也是 PET 的重要显像剂。由于在生物分子中的 C 处于骨架上，所以 ^{11}C 的标记不能采用取代法获得，而且 ^{11}C 的半衰期很短，故 ^{11}C 的放射性药品通常采用较少步骤的快速化学合成法和酶促合成法制备。

^{68}Ga、^{82}Rb、^{62}Cu 等正电子放射性药品的制备与 ^{99m}Tc 放射性药品相似，多采用配套的配体药盒。

三、放射性药品的分类

放射性药品有多种分类方法：按放射性核素的物理特性（半衰期、辐射类型）的不同可分为长半衰期、短半衰期、超短半衰期、单光子、正电子和 β^- 粒子等放射性药品；按放射性核素的来源不同可分为核反应堆（包括裂变）、加速器和放射性核素发生器产生的放射性药品；按放射性药品的理化性质、剂型和用药途径的不同可分为离子型、胶体型、络合物型、注射剂型、口服溶液型、胶囊剂型、气雾剂型等。

临床核医学通常根据放射性药品的不同用途，将其分为放射性诊断药品与放射性治疗药品两大类，依其使用方法的不同又可分为体内诊断、体内治疗和体外分析用放射性药品；体内诊断用放射性药品又可分为显像和非显像用放射性药品；显像用放射性药品还可分为单光子和正电子放射性药品。此外，核医学治疗也有少量的体外治疗用放射性药品，如 ^{32}P、^{90}Sr 等用于某些浅表病变的敷贴治疗。

（一）诊断用放射性药品

1. 显像用放射性药品 也称为显像剂（imaging agent），系指可通过某种途径和方法引入体内后，可被核医学探测仪器在体外探测到，从而适用于显像和功能测定的一类放射性药品。此类放射性药品除必须符合药典要求：如化学性质、生物学分布、无菌、无热原、无毒性等。此外根据显像的需要，其发射核射线的能量、衰变方式、半衰期及生物学特性方面也有一定的要求。

（1）射线能量：SPECT 显像的 γ 光子能量以 100～200keV 为宜。能量过低射线穿透组织时衰减明显，能量过高不利于防护。^{99m}Tc 为纯 γ 光子发射体，能量 140keV，$T_{1/2}$ 为 6.02h；其化学性质易于标记特定的显像用配套药品；且由发生器生产，容易获得。^{99m}Tc 的这些优良性能使其在 SPECT 显像中最为常用。而 PET 则可通过电子准直的符合探测技术探测正电子湮没辐射时发射出的能量为 511keV 的 γ 光子。

（2）衰变方式：理想的用于 SPECT 显像的核素最好是纯单能、纯 γ 射线发射体，如 ^{99m}Tc。带电粒子由于电离能力强，组织穿透能力差，体外不容易探测，且容易造成组织损伤而不用于显像。

PET 显像则为正电子衰变，通过湮灭辐射产生的一对方向相反的 511MeV 光子成像。此类药品的放射性核素大多为超短半衰期生理性同位素，如 ^{18}F（$T_{1/2}$ 110min）、^{11}C（$T_{1/2}$ 20min）、^{13}N（$T_{1/2}$ 10min）、^{15}O（$T_{1/2}$ 122s）等，故通常多由安装在医院内的小型回旋加速器即时生产，就地使用。此外，近年来已可通过正电子放射性核素发生器获得正电子核素，如 ^{68}Ge-^{68}Ga、^{82}Sr-^{82}Rb、^{62}Zn-^{62}Cu 等，这为正电子放射性核素的临床应用开辟了一条新的途径。

（3）半衰期：放射性核素物理半衰期应能保证药物的制备、给药和检查。半衰期过长增加了受检者的辐射剂量，也不利于重复检查。而有效半衰期应为检查的 1.5 倍左右，这样可以通过增加药物剂量来提高影像质量，并降低受检者的辐射剂量。

（4）生物学特性：显像剂应具有在靶组织中聚集快、血液中清除快，靶/非靶比值（target to nontarget ratio，T/NT）高的特性。靶/非靶比值即显像剂在靶组织中的放射性活度与相邻组织的非靶组织的放射性活度比。通常平面显像要求比值在 5:1 以上，断层显像要求在 2:1 左右。

常见的显像用放射性药品见表 2-1 和表 2-2。

表 2-1　常见的 ECT 显像剂

显像剂	用途
^{99m}TcO$_4^-$	甲状腺、唾液腺、Meckel 憩室显像
^{99m}Tc-MIBI	心肌灌注、肿瘤、甲状旁腺显像
^{99m}Tc-ECD，^{99m}Tc-HMPAO	脑灌注显像
^{99m}Tc-DTPA	肾、尿路，脑脊液，肺通气显像
^{99m}Tc-MDP	骨关节显像
^{99m}Tc-MAA	肺血流灌注、血栓显像
^{99m}Tc-硫胶体	消化道出血、肝胶体、肺通气、淋巴显像
^{99m}Tc-RBC	血池、消化道出血显像
^{99m}Tc-DMSA	肾皮质、肿瘤显像
^{99m}Tc-MAG3	肾显像
^{99m}Tc-PMT	肝胆动态显像
^{99m}Tc-HL91	乏氧显像

续表

显像剂	用途
^{99m}Tc-TRODAT-1	受体显像
^{123}I/^{131}I-NaI	甲状腺、甲状腺癌转移灶显像
^{131}I-6-IC	肾上腺皮质显像
^{131}I-MIBG	肾上腺髓质显像
^{131}I-OIH	肾显像
^{201}Tl-TlCl$_2$	心肌灌注、肿瘤显像
^{67}Ga-枸橼酸镓	肿瘤、炎症显像
^{123}I-IAZA	乏氧显像
^{123}I-VIP	受体显像

表2-2　PET 显像剂

显像剂	用途
^{18}F-FDG	葡萄糖代谢显像
^{18}F-FET/FPT	氨基酸代谢显像
^{18}F-氟代甲基/乙基胆碱	胆碱代谢显像
^{18}F-FLT	核酸代谢显像
^{18}F-FMISO	乏氧显像
^{18}F-NaF	骨血流、骨盐代谢显像
^{18}F-RGD	血管生成显像
^{18}F-FESP	多巴胺 D$_2$ 受体显像
^{18}F-β-FP-CIT	多巴胺转运蛋白显像
^{18}F-FES	雌激素受体显像
^{18}F-Annexin V	凋亡显像
^{15}O-H$_2$O	血流灌注显像
^{13}N-NH$_3$•H$_2$O	血流灌注显像
^{82}RbCl	血流灌注显像
^{62}Cu-Cu（PTSM）	血流灌注显像
^{11}C-MET	氨基酸代谢显像
^{11}C-乙酸盐	脂肪酸代谢显像
^{11}C-胆碱	胆碱代谢显像
^{11}C-β-CIT	多巴胺转运蛋白显像

　　需要说明的是，随着核医学检查方法的不断创新，有些体内诊断用放射性药品并非用于显像和功能测定，如用于诊断幽门螺杆菌（Helicobacter pylori，Hp）感染的 ^{14}C-尿素呼气试验（^{14}C-urea breath test，^{14}C-UBT），该试验虽将放射性药品引入体内，但与显像和功能测定无关，而是采集患者呼出的气体进行检测的方法。

　　2. 体外分析用放射性药品　系指不引入体内，仅在实验室内通过体外放射分析（in vitro radio-assay）技术，如放射免疫分析（radioimmunoassay，RIA）、免疫放射分析（immunoradiometric assay，IRMA）、放射受体分析（radioreceptor assay，RRA）、受体的放射性配体结合分析（radioligand binding assay of receptors，RBA）、放射性酶分析（radiometric method of enzyme assay，REA）等实验中应

用的放射性药品。临床习惯将其称之为放射性试剂（radioactive reagent）。该类放射性药品一般使用较长半衰期、发射低能 γ 或 β 射线的放射性核素，以保证其有较长的试剂有效期，同时射线容易测量，辐射防护简单或无需特殊防护。常用的有 ^{125}I、^{3}H 等。

（二）治疗用放射性药品

系指可通过一定途径和方法将其引入体内后，能够浓聚在病灶处，利用其发射的放射线对病变组织产生电离辐射生物效应，起到治疗疾病作用的一类放射性药品。放射性治疗药品是利用其发射射线的电离辐射生物效应而非药理作用达到治疗目的，与显像用放射性药品在核射线的能量、衰变方式、半衰期及生物学特性方面的要求不完全相同。

1. 射线能量　从治疗角度考虑，射线能量越高越好，但通常认为 β⁻ 射线最大能量在 1MeV 较理想。

2. 衰变方式　目前主要使用的核素是 β⁻ 衰变方式，β⁻ 射线组织射程短（数毫米），电离能力强。浓聚于病灶后能在局部产生较强的生物效应，达到既治疗病灶又减少稍远正常组织损伤的效果。伴有 γ 射线的 β⁻ 衰变核素因可通过显像探测药物在体内的分布，因此伴有 γ 射线的 β⁻ 衰变核素被认为是较理想的用于放射性治疗的核素。

虽然高线性能量传递射线（high linear energy transfer）的 α 核素比 β⁻ 更适于治疗，但由于 α 核素价格昂贵，不易获得，且通常发射 α 射线的核素都有化学毒性，而且标记化合物的制备仍需进一步研究，这限制了 α 核素在治疗中的应用。此外，由于俄歇电子能量低、射程短，能从分子水平上治疗疾病，因此俄歇电子核素在治疗中的应用也引起了人们的关注。

3. 半衰期　有效半衰期不能太长，也不能太短，一般认为数小时至数天为宜。

4. 生物学特性　放射性治疗药物的靶 / 非靶比值越高越好。靶 / 非靶比值太低时，通常病灶达不到足够的治疗，且有可能会对骨髓或其他辐射敏感性较高的组织脏器带来较大的辐射损伤。

治疗用放射性药品相对较少，^{131}I 是目前治疗甲状腺疾病最常用的放射性治疗药品，^{89}SrCl$_2$、^{153}Sm-EDTMP、^{117m}Sn-DTPA、^{117}Lu-EDTMP 等放射性药品在骨转移癌的疼痛缓解治疗中也获得了很好的疗效，其他的放射性治疗药品还有 ^{32}P、^{90}Y、^{131}I-MIBG 等。^{188}Re 治疗或预防血管成形术后再狭窄和 ^{131}I、^{188}Re 碘油介入治疗肝癌也得到了应用。放射性粒子（^{125}I、^{103}Pa）植入治疗肿瘤也已经应用于临床。

常见的治疗用放射性药物见表 2-3。

表 2-3　常见的放射性治疗药物

治疗药物	用途
^{131}I-NaI	甲亢，分化型甲状腺癌及其转移灶
^{131}I-MIBG	嗜铬细胞瘤，神经母细胞瘤
^{89}SrCl$_2$	骨转移瘤
^{153}Sm-EDTMP	骨转移瘤
^{188}Re-HEDP	骨转移瘤
Na$_2$H^{32}PO$_4$/NaH$_2$^{32}PO$_4$	真性红细胞增多症 原发性血小板增多症 慢性白血病
放射性胶体（^{32}P、^{198}Au、^{90}Y、^{186}Re）	癌性胸、腹腔积液
^{90}Y- 替伊莫单抗	非霍奇金淋巴瘤（RII）
^{131}I- 托西莫单抗	非霍奇金淋巴瘤（RII）
^{131}I-chTNT	中晚期肺癌（RII）
^{90}Y-SSA/^{177}Lu-SSA	生长抑素受体阳生肿瘤（RRI）

四、放射性药品的作用机制

无论是诊断用放射性药品还是治疗用放射性药品，其化学量极微，无药理作用，发挥作用的是放射性核素发射的射线。核医学显像是通过探测体内各组织脏器发出射线的强弱，给出放射性药品在体内的分布图。核素治疗是通过高LET射线的电离辐射生物效应对病灶细胞的杀伤达到治疗的目的。

（一）诊断用放射性药品作用机制

1. 细胞选择性摄取

（1）特需物质：某些细胞完成某种功能所特需的物质可被该细胞选择性摄取。例如 ^{131}I 和 ^{131}I 标记的胆固醇与天然碘和胆固醇一样，是合成甲状腺激素和肾上腺皮质激素必要的特殊原料，可用于甲状腺和肾上腺皮质显像；^{18}F 标记的脱氧葡萄糖（^{18}F-FDG）与天然葡萄糖一样可被脑细胞和心肌细胞当作能源物质摄取，且其聚集量明显高于其他组织，故可使脑组织和心肌显像。

（2）特价物质：有些细胞可以选择性摄取特价物质。例如心肌细胞能摄取正一价金属阳离子和正一价小分子化合物，如类似 K^+ 特性的 ^{201}Tl 和 ^{99m}Tc-MIBI 的正一价部分可被心肌摄取，使心肌显像；又如 ^{99m}Tc 标记的脂溶性零价小分子物质 ^{99m}Tc-HMPAO，可通过血脑屏障进入脑细胞使脑组织显影。

（3）代谢底物和异物：特定的脏器组织细胞具有选择性摄取并清除机体代谢产物和入侵异物的功能。例如 ^{131}I 标记的玫瑰红（^{131}I-rose Bengal）、^{99m}Tc 标记的亚氨二乙酸（^{99m}Tc-iminodiacetic acid，^{99m}Tc-IDA）类放射性药品可被肝细胞摄取并随胆汁排出，故可用于肝胆系统显像。微粒状 ^{99m}Tc 硫化锑胶体（^{99m}Tc-antimony sulphide colloid，^{99m}Tc-ASC）可被肝、脾、骨髓和组织内的单核-吞噬细胞当作异物吞噬，使肝、脾、骨髓和淋巴系统显像；^{131}I-邻碘马尿酸（^{131}I-orthoiodohippurate，^{131}I-OIH）由肾小管上皮细胞摄取，随尿液排出，故可用于肾脏和尿路显像。

2. 化学吸附和离子交换　羟基磷灰石晶体是骨骼的主要无机物成分，其表面富含 PO_4^{3-}、Ca^{2+}、OH^-、Na^+、K^+、Mg^{2+}、Sr^{2+}、F^-、Cl^- 等阳性和阴性离子，他们能与血液和组织中相同的离子或化学性质类似的物质进行交换。当静脉注射 ^{99m}Tc 标记的磷酸盐类放射性药品，如 ^{99m}Tc-MDP，可以和羟基磷灰石晶体表面的离子交换并吸附在骨盐中，使骨骼显像。

急性心肌梗死时，钙离子迅速进入死亡心肌细胞形成羟基磷灰石晶体，^{99m}Tc-焦磷酸钠（^{99m}Tc-PYP）可进入死亡心肌细胞与羟基磷灰石晶体结合，使心肌梗死灶显像。

3. 特异性结合　放射免疫显像（radioimmunoimaging，RII）是以放射性核素标记单克隆抗体作为显像剂，引入机体后可与相应的抗原形成特异性结合物，使含有该抗原的病变显像。临床多用于恶性肿瘤的定位诊断，也称导向显像。利用受体与配体特异性结合的显像称为放射受体显像（radioreceptor imaging，RRI）。放射性标记白细胞和纤维蛋白可以特异性地集聚在炎性病灶和血栓部位，是探测深部炎性病灶和血栓的有效方法。

4. 微血管栓塞　静脉注射大于肺毛细血管直径（>7μm）的颗粒型放射性药品，如 ^{99m}Tc-大颗粒聚合人血清白蛋白（^{99m}Tc-macroaggregated albumin，^{99m}Tc-MAA）可随血流进入肺毛细血管床，并暂时性栓塞在肺部，而使肺显影。

5. 生物区通过和容积分布　将不参与代谢过程，只是作为示踪剂的放射性药品如 ^{99m}Tc-二乙三胺五醋酸（^{99m}Tc-DTPA）引入蛛网膜下腔或侧脑室，它将随脑脊液流动并均匀地分布在各脑池、脑室和蛛网膜下腔，从而获得不同部位脑脊液中放射性的分布图像。

^{99m}Tc-RBC 经肘静脉"弹丸式"注射，它将依序通过上腔静脉、右心房、右心室、肺血管床、左心房、左心室、升主动脉、主动脉弓、降主动脉，使这些管腔陆续显影，称为放射性核素心血管造影（radionuclide cardiac angiography）。^{99m}Tc-RBC 随血流从动脉进入相应脏器的血管床，可获得

相应脏器的动脉灌注影像，称血池显像（blood pool imaging）。本法可使某些含血量明显增高的病变如出血部位、血管瘤等显像。

（二）放射性治疗药品的作用机制

放射性核素治疗是临床核医学的重要组成部分，是一些疾病的常规治疗方案，有的已经成为首选治疗方案（骨转移肿瘤）。随着分子医学的发展，放射性核素特异性分子靶向治疗也逐步进入临床应用。核医学治疗主要为核素内照射治疗，小部分为外照射治疗。

1. 特异性摄取　利用脏器特异性摄取放射性药品，致脏器内浓聚放射性药品，其发射的射线对病灶细胞进行杀伤，像 ^{131}I 治疗甲亢、甲状腺滤泡细胞癌，^{153}Sm-EDTMP、^{89}SrCl 治疗骨转移肿瘤，^{131}I-MIBG 治疗嗜铬细胞瘤等。

2. 特异性结合　利用抗原抗体的特异结合、受体与配体的特异结合机制，用放射性核素标记相应抗体、配体制备的放射性药品可特异性地结合到富含相应抗原或受体的肿瘤细胞上，从而杀死肿瘤细胞，达到治疗的目的。

3. 介入治疗　通过穿刺、插管、植入等介入方法将放射性药品引入病灶并滞留其中，从而对病灶处进行治疗。如 ^{32}P-玻璃微球治疗肝癌，放射性胶体治疗恶性胸腹腔积液、关节滑膜炎，放射性核素血管内照射预防血管再狭窄，放射性粒子植入治疗肿瘤等。

4. 敷贴治疗　将发射 β 射线的放射性核素根据体表病灶形状制成相应形状的密封源，紧贴在病灶表面进行照射（属近距离外照射），如皮肤表面血管瘤、局灶性湿疹、神经性皮炎等。

第二节　放射性药品的标记技术与质量保证

一、放射性药品的标记技术

（一）^{99m}Tc 的标记

1. 直接标记法　将以 ^{99m}TcO$_4^-$ 形式存在的 +7 价锝还原至较低价态，常用的还原剂有氯化亚锡、氟化亚锡、酒石酸亚锡或柠檬酸亚锡、连二亚硫酸钠，在适当的 pH 条件下，与配体络合得到 ^{99m}Tc 标记的放射性药物。

单克隆抗体的标记可先用过量的氯化亚锡或二巯基乙醇等还原剂将抗体的二硫键还原为巯基，再与低价态 ^{99m}Tc 络合。还原剂（如亚锡）量与 pH 对 ^{99m}Tc 标记非常重要。在 SnCl$_2$ 还原中，离子数与 ^{99m}Tc 原子数的比值应为 $10^3 \sim 10^6$，亚锡量太少还原反应不完全，亚锡量太大易形成还原水解锝，亦影响放化纯度；SnCl$_2$ 易氧化、水解，标记及药盒存放中应注意。在不同 pH 下标记得到的放射性药物生物分布可有很大差异。

2. 配体交换法　用 ^{99m}Tc 标记一个络合能力较弱的配体，再将欲最后标记的配体（络合能力应较强）与之反应，后者能取代前一配体而与 ^{99m}Tc 结合。配体交换法标记最终产物中 ^{99m}Tc 的价态与 ^{99m}Tc 在弱配位络合物中的价态相同，可用于合成具有确定价态的标记化合物；某些化合物的标记需要在 pH 较高的条件下进行，而 pH 较高时容易形成 ^{99m}Tc-Sn 胶体，可用配体交换法，先在酸性条件下制备 ^{99m}Tc 的弱配体络合物作为中间配体，然后在中性或碱性条件下进行交换而得到标记产物。在这一过程中弱配体起到相当于掩蔽剂的作用，这对标记蛋白质和具有生物活性的物质十分重要。

3. 间接标记法　对于不含络合基因团的化合物，如蛋白质、多肽，可通过双功能螯合剂，即含有可待标记的化合物结合的基团及可与 ^{99m}Tc 络合基团的试剂，将 ^{99m}Tc 与待标记化合物偶联，称为间接标记法。标记常用的双功能螯合剂有 MAG$_3$ 衍生物、肼基联氨基烟酰胺（HYNIC）、N$_2$S$_2$ 类、N$_4$ 类及含 1 分子单齿配体的双功能螯合剂与 3 分子小体积的单齿配体的混合试剂（3＋1）。

（二）放射性 I 标记

1. 亲电取代标记　将 Na^{123}I/^{131}I 中的 -1 价的碘用氧化剂氧化为碘分子与 +1 价离子，经亲电取代反应机制标记在含络氨酸、组氨酸等的苯环上。

氯胺 T 法：用氯胺 T 做氧化剂，用偏重亚硫酸钠终止反应，标记率高，但对蛋白质生物活性有损伤。

固相氧化法（Iodogen 或 Iodobead 法）：将氧化剂均匀涂布在反应管上或塑料微球上，氧化反应在固液两相界面上进行，取出反应液即终止反应。反应温和，对蛋白质生物活性损伤小。

乳过氧化物酶法：用乳过氧化物酶与微量氧化剂（H$_2$O$_2$）底物进行氧化，反应温和，对蛋白质生物活性损伤小。

2. 联接标记　先用 ^{123}I/^{131}I 标记一前体，再将标记的前体与待标记的蛋白质等分子联接。常用的前体有对羟苯丙酸 N- 羟琥珀酰胺酯（N-SHPP，Bolton-Hunter 试剂）、对氨基苯磺酸。

（三）放射性铟标记

1. 直接标记　铟的最稳定价态是 +3 价，可与含配位基团的分子络合，形成配位数为 6（少数为 5）的络合物。

2. 间接标记　通过双功能螯合剂进行标记，一般用于单克隆抗体与多肽的标记。常用 DTPA 双环酐（CDTPA）作为双功能螯合剂，但在体内放射性铟容易脱落而浓聚在肝中。

二、放射性药品的质量控制与检验

优质的放射性药品是保证核医学显像有效性和安全性的极其重要的物质基础。放射性药品的质量直接影响核医学显像的质量，故放射性药品的质量控制（quality control，QC）和质量检验（quality tests，QT）至关重要。QC 和 QT 是两个相关但不同的概念，QC 是为达到规定的质量要求所采取的作业技术和活动，即 QC 包括 QT。通常，用于核医学显像的放射性核素及其配套药盒都是由获得药品生产管理规范（good manufacturing practice，GMP）认证资格的专业厂家生产的，其 QC 在生产厂家已经完成，并通过药监部门严格的质量监督。但在实际应用中，还须在医院的核药房内将放射性核素与配套药盒（冻干品）进行复溶混合，方可制备成可引入人体的放射性药品。这种放射性药品是复溶混合形成的一种新的化合物，因此在医院的核药房对其进行 QT 是非常重要的。

QT 主要有物理、化学和生物学检验三方面内容。①物理检验包括：药品性状（颜色、透明度、粒子等）、放射性核素鉴别、放射性核纯度、放射性活度等。②化学检验包括：pH 测定、放射性化学纯度和化学纯度等检验。③生物学检验包括：无菌（高压灭菌或过滤除菌）、无热原（细菌内毒素测定）、安全实验和体内分布实验等。与普通药品检验相同的部分详见《中华人民共和国药典》，本节仅介绍放射性药品的特殊检验。

1. 放射性核素鉴别　检验放射性药品中的放射性核素是否为标识的放射性核素。临床核医学科可采用测量物理半衰期或用 γ 谱仪扫描该药品 γ 能谱的方法进行鉴别。

2. 放射性核纯度（radionuclide purity）　放射性核纯度是指放射性药品中所要求的放射性核素其活度占样品放射性总活度的百分比。它是反映放射性药品中是否含有或有多少放射性核杂质的重要指标。若放射性药品中含有超标的放射性核杂质，将会影响显像的质量，并有可能给受检者增加不应有的辐射危害。放射性核杂质可用 NaI（Tl）或 Ge（Li）半导体多道能谱分析仪或测定放射性核素半衰期等方法来检测。

3. 放射性活度　放射性药品活度测定是保证合理用药、获得优质影像和减少不必要辐射的基础。对于内照射治疗尤其重要。一般放射性药品的活度值的测定值在经过衰变校正后应与标示值相差不大于 ±10%。

放射性活度的测定方法有绝对测量法和相对测量法，临床核医学科一般采用相对测量法，即用活度计进行测定,需注意的是,活度计应定期用待测核素的标准源进行校准。

4. 放射化学纯度(radiochemical purity) 放射化学纯度是指放射性药品中所要求的化学形式的放射性占总放射性的百分比。它是反映放射性化学杂质含量的重要指标。放射化学杂质的存在可影响药物的体内分布和代谢,从而影响检查结果。例如:常用 ^{99m}Tc 标记的放射性药品中游离的 $^{99m}TcO_4^-$ 含量过高可致血本底增高,使甲状腺、胃黏膜等组织显影,并使受检者增加不必要的辐射,故需严格控制。最常用的放射化学纯度测定方法是纸层析法,必要时可用薄层层析法(TLC)、高压液相色谱法(HPLC)和电泳法测定。

纸层析是以层析纸为固定相,以适当的展开剂作为流动相。由于放射性药品中不同组分与固定相的吸附能力和在流动相中溶解度不同,因此将放射性药品点样于固定相一端,当展开剂沿层析纸纤维上行时,放射性药品中的不同组分随展开剂上行的速度也不相同,这样各个组分在层析纸上的移动距离不相同,从而各组分得以分开。通常以比移值(rate of flow value,Rf)来表示各组分移动的相对速度,即各组分移动的距离与展开剂移动距离的比值。Rf 在 0~1 之间,在相同的展开系统中,某组分的 Rf 恒定不变(图 2-4)。

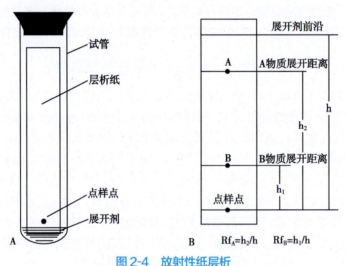

图 2-4 放射性纸层析

A. 纸层析;B. 比移值示意图。

纸层析的测定可采用放射性扫描、分段测量或放射自显影的方法。临床上可用 SPECT 进行扫描,获得放射性层析谱图,由 ROI 测得药品的放射性计数值和总计数值,根据下面公式计算得出放射化学纯度。

放射化学纯度=放射性药品的计数值/总计数值×100%

一般情况下放射性药物的化学纯度应不低于 90%~95%。

5. 化学纯度(chemical purity) 化学纯度是指放射性药品中所需化学形态的含量占所有化学形态总量的百分比,也是反映放射性药品中某些非放射性化学成分(化学杂质)含量的指标,与放射性无关。化学杂质一般是在生产过程中带入的,某些过量的化学杂质可引起毒副反应或影响放射性药品的制备和使用。如高锝[^{99m}Tc]酸钠注射液中的铝含量过高将影响对红细胞的标记。化学纯度的检测常采用滴定法、分光光度法、原子吸收等方法测定。

6. 毒性检验(toxicity tests) 放射性药品与普通药品一样,在临床应用前均需进行严格的毒性检验,以确保用药安全。然而放射性药品与普通药品又有所不同,放射性药品中的非放射性化学成分在毫克级水平(0.1~1mg),一般不引起化学毒性反应,因此,放射性药品的毒性主要是辐射安全性问题。针对辐射安全的评价指标称为医用内照射剂量(medical internal radiation dose,

MIRD），MIRD 的大小与用药剂量直接相关，可通过动物实验进行估算。体内诊疗用放射性药品其 MIRD 值必须低于国家法规的规定。

7. 生物分布试验（biodistribution tests） 生物分布试验是了解药品在生物体内不同时间的分布状况和确定不同组织内积聚量的实验，是研究药代动力学的主要方法。

进行药代动力学实验时，给药途径应与药品的临床应用一致。如果用小动物为实验材料（小白鼠、大鼠），可分不同时间点组，给药后不同时间处死动物，采集主要脏器测量放射性，计算每克脏器的摄取百分率；如果用大动物，可通过显像的方法勾出感兴趣区，计算各脏器的摄取百分率。通过生物分布试验，计算各器官和血液中药品成分占总注入剂量的百分率，选择出靶/非靶比值或靶器官/本底比值（target/background，T/B）高的放射性药品，对于保证核医学显像的有效性、准确性具有重要意义。

第三节　放射性药品及其诊疗一体化进展

近年来，随着基础医学研究的不断进步和拓展，个体化精准医疗和对疾病诊疗的一体化逐渐成为临床医疗的热点话题。核医学专业也积极参与到对疾病诊疗一体化的进程中，这其中诊疗一体化放射性药物的研究是基础和前提，有了相应的放射性药物，核医学在疾病的诊疗特别是在肿瘤诊疗中的一体化才有了实施的具体载体和工具。

诊疗一体化（theranostics）一词，源于 1998 年 John Funkhouser 首次提出，他把诊疗一体化的概念定义为"material that combines the modalities of therapy and diagnostic imaging"，指将诊断成像和治疗功能结合为一体的制剂或药物。在核医学领域，过去十年放射性药物诊疗一体化的研究取得了快速发展，据统计仅 2018 年一年有超过 1 000 篇文献以诊疗一体化为主题。当前诊疗一体化放射性药物已经成为肿瘤治疗领域中的一个转变点，并且正逐步成为肿瘤治疗领域的主流。放射性诊疗一体化的主要目标是稳定对其他方法无效的终末期患者的病情，并改善其生活质量。

构建诊疗一体化的放射性药物目前主要通过两种途径实现。

第一种方式是利用人体自身正常组织或肿瘤组织细胞天然存在的结构或分子，它们能够对某些放射性药物特异性摄取，以此来构建诊疗一体化的放射性药。这其中最经典的例子是人体中的甲状腺组织及由其产生的分化型甲状腺癌，由于它们可以通过甲状腺滤泡细胞或者分化型甲状腺癌细胞膜上的钠碘转运子特异性摄取碘，因此可以利用放射性 ^{131}I 进行甲亢或分化型甲状腺癌的诊断和治疗。由于 ^{131}I 可以同时产生 γ 射线和 $β^-$ 射线，γ 射线可以通过 SPECT 使甲状腺或分化型甲状腺癌病灶显像，同时 $β^-$ 射线的生物学效应可以使甲状腺体积缩小或分化型甲状腺癌病灶被清除，因此达到了诊断和治疗一体化的效果。

第二种方式是通过人工合成的方式构建诊疗一体化的放射性药物。因为可以利用的天然组织结构不多，因此这种方式也是目前最为常见的一种构建方式。通常情况下人们会利用配体与放射性核素相结合的方式来构建诊疗一体化的放射性药物。以具有靶向性的配体为"锚"，将放射性核素特异性浓聚于肿瘤细胞内或肿瘤细胞旁。靶向性的配体通常可以是一个多肽（如靶向 SSR_2 的奥曲肽）、一个小分子[如成纤维细胞激活蛋白抑制剂（FAPI）]，抑或是一个抗体（如 CD20、CD37、CA19-9）。这些放射性药物是不同的大环螯合物（如 DOTA 或其他），它们能够捕获 α 粒子发射体（如 ^{223}Ra 或 ^{225}Ac）和 $β^-$ 粒子发生体（如 ^{177}Lu 或 ^{90}Y），同样的结构同时可以捕获 γ 光子或正电子发射体（如 ^{99m}Tc、^{68}Ga、^{18}F、^{64}Cu），它们是 SPECT 或 PET 显像的基础。这一类药物中最经典的是靶向过表达 SSR_2 肿瘤的诊疗一体化放射性药物。这类肿瘤最主要包括神经内分泌肿瘤和表达相对低一点的小细胞肺癌等。其中发挥治疗作用的是一体化药物中的 ^{177}Lu-dotatate，

而 ^{68}Ga-dotatate 则是这个药物中发挥影像诊断的部分。

当前诊疗一体化的放射性药物虽然前景较为乐观，但是在这一领域至今仍然存在着包括技术方面的、经济方面的以及生物医学方面的诸多障碍。当然首先也是最主要的障碍是来自技术方面的挑战。总的来说还缺乏跨学科的团队、缺少标准和高效的方案。当前放射性核素多数还是用于诊断目的，基本上只能保存于核医学科，并且受到严格的管理。当然治疗的医生也必须构建起跨越学科边界和以疾病为导向的团队。总之，希望这些瓶颈能通过规模化工业过程的协同得以克服。

本章小结

放射性药品是用于临床诊治的放射性核素或其标记化合物。放射性核素主要由核反应堆、核裂变产物、放射性核素发生器、回旋加速器获得。放射性药品的制备方法主要有化学合成法、同位素交换法、络合反应法等。依据用途的不同可将放射性药品分为诊断用和治疗用两大类，此两类药品的射线能量、衰变方式、半衰期等各有相应的要求。诊断用放射性药品的放射性核素通常要求是半衰期短、能量为 80～300keV、发射 γ 射线的核素，正电子药品则是发射正电子的放射性核素；而治疗用的放射性药品则多为发射高 LET β⁻ 射线的核素；二者均要求有高的 T/NT 比值。

放射性药品是具有放射性的特殊药物，发挥作用的是其发射的放射线。放射性药品的质量检验除需符合《中华人民共和国药典》的要求外，还需对其辐射安全性和生物分布等指标进行检验。

思考题

1. 放射性药品可分为哪些类型？
2. 核医学显像的原理有哪些？
3. 放射性药物的质量检验有哪些内容？

（袁　超）

第三章　医学成像技术与方法

随着医疗技术的迅猛发展，医学成像技术已经进入以分子影像技术为主导的诊疗模式。多排螺旋 CT、高磁场 MRI，以及 SPECT/CT、PET/CT、PET/MRI 等先进医学影像技术，已经成为当今医学影像发展的主流，多功能、多模式及多参数成像更是现代临床实践必不可缺的重要工具。

第一节　核医学成像

放射性核素示踪技术是核医学产生和发展的最基本的方法学基础，它是以放射性核素或其标记化合物为示踪剂，应用射线探测方法检测其行踪，用于研究被标记的化合分子在生物体系或外界环境中的客观存在及其变化规律的一类核医学技术。它是对体内微量生物活性分子进行定量、定性及定位的动态检测，是系统研究生命现象最关键的技术方法。

放射性核素示踪技术是匈牙利化学家 Hevesy 于 1923 年创立，他用 ^{212}Pb 研究铅盐在豆科植物内的分布和转移，揭示了示踪磷的生态循环，进而建立了同位素示踪方法，因此于 1943 年获得了诺贝尔化学奖。放射性核素示踪技术主要原理基于放射性核素标记化合物与非标记化合物具有相同的化学性质和生物学行为，因而具备同一性和可测量性两个基本性质，通过放射性示踪剂来显示被研究物质的变化。应用核素检测设备探测和记录示踪剂衰变发出的射线，进而对获得数据进行处理分析得到定位、定性及定量结果，从而间接了解被研究物质在生物机体或生物体系中的动态变化规律。放射性核素示踪技术依据研究对象不同，分为体内示踪技术和体外示踪技术。

放射性核素显像技术是通过无创、动态、定量、可视化的影像模式展现放射性核素或其标记化合物在生物系统中的摄取、转化、代谢、排泄等生物学过程，从而揭示生命现象本质、生命活动物质基础、组织细胞新陈代谢的变化规律，以及疾病的发病原因和药物作用机制，是现代分子影像学最重要的组成部分。以 SPECT/CT、PET/CT、PET/MRI 为代表的融合影像技术的出现，真正实现解剖结构影像与功能、代谢以及生化影像的实时融合，成为影像医学的发展方向。核医学成像的质量控制与图像质量密切相关，是获得高质量图像和进行正确影像学诊断的前提，包括 SPECT 质量控制、PET 质量控制以及 CT 质量控制等。

一、核医学显像的特点

核医学显像是分子水平显像，能在分子水平观察人体的生理、生化、代谢变化。其基本原理是将诊断用放射性核素或其标记化合物引入体内，由于其生物学行为同天然元素或其化合物一样能够参与机体正常或异常代谢过程，可选择性地聚集在特定的脏器、组织或病变部位，借助核医学成像设备，进而获得正常和病变组织的形态、位置、大小、功能和代谢等信息的核医学影像（图 3-1）。

1. 图像信息多元化　现代核医学显像是一种集脏器解剖、形态、功能、代谢、受体分子及基因表达等信息为一体的功能代谢性分子影像。同时通过 ROI 技术精确计算显像剂在靶器官的分布，获得反映脏器血流、功能和代谢状况的参数信息。

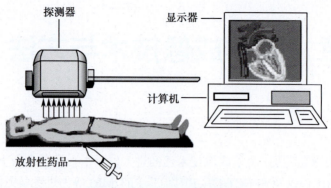

图 3-1　核医学显像原理示意图

2. 早期诊断价值　由于核医学显像为脏器组织的功能代谢性影像，故核医学显像能够在靶器官仅发生功能与代谢异常改变阶段就能反映出来，对疾病的检查具有较高的灵敏度，因此对疾病的早期诊断具有重要价值。

3. 定位、定性、定量和定期诊断　借助于放射性核素示踪技术能够准确定量测定和进行动态变化研究与定位观察。核医学显像通过多种显像方法与参数测定，能够对靶组织进行定位、定性、定量分析与定期诊断，具有显著临床诊断价值，明显优于其他检查方法。

4. 细胞和分子水平显像　核医学分子影像是利用核素示踪技术，展现活体生物体内发生于细胞、亚细胞和分子水平的生化反应和变化过程，进而揭示疾病发生发展机制，从分子水平上认识疾病，为临床诊断、治疗与医学研究提供分子水平信息。核医学显像诊断已经进入细胞和分子水平，在分子影像学研究中占有极其重要地位。

5. 无创性检查方法　核医学显像是将极微量的诊断用放射性药物引入体内，化学量极微，因此辐射剂量低、无明显过敏反应和药物毒性反应。尤其是短半衰期和超短半衰期核素的开发应用后，已不再将孕妇、幼儿等特殊群体作为禁忌对象。因而核医学显像是一种无创性检查方法。

二、核医学显像的类型

根据核医学分子成像设备的不同，以及显像剂在生物体内代谢模式或疾病病理、生理过程中作用的不同，将核医学基本成像技术分为以下类型：

（一）单光子成像和正电子成像

1. 单光子成像（single photo imaging）　指通过 γ 相机或 SPECT 显像设备对放射性核素释放的 γ 射线进行采集成像，获得脏器组织功能学信息（图 3-2A）。目前单光子成像应用最广泛的放射性核素是 ^{99m}Tc，释放的 γ 射线能量约 140keV。

2. 正电子成像（positron imaging）　指通过 PET 或双探头 SPECT 显像设备及符合采集原理，对发生正电子衰变的放射性核素经过湮灭辐射产生的能量为 511keV 的一对 γ 射线进行同时采集成像，获得脏器组织代谢学信息（图 3-2B）。目前正电子成像应用最广泛的放射性核素是 ^{18}F 和 ^{11}C。

（二）平面显像和断层显像

1. 平面显像（planar imaging）　指通过成像设备对靶器官单一方向所释放的射线进行采集成像，属二维成像，可简单快捷反映靶器官功能表现（图 3-3A）。在临床应用中，可根据显像目的进行多方位平面显像。

2. 断层显像（tomography imaging）　指通过成像设备对靶器官所释放的射线进行多平面采集后，应用计算机图像处理技术对采集信息进行处理，获得靶器官横断面、冠状面和矢状面等三维断层图像，以及三维立体图像（图 3-3B）。可更清晰、细微地获得靶器官或靶病灶的功能信息。

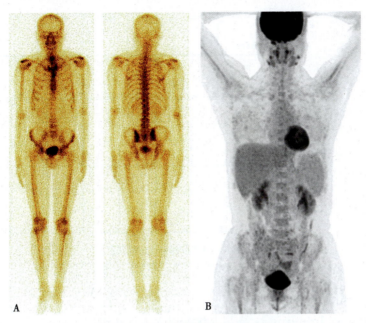

图 3-2　单光子成像和正电子成像
A. 全身骨 SPECT 显像；B. 全身 PET 显像。

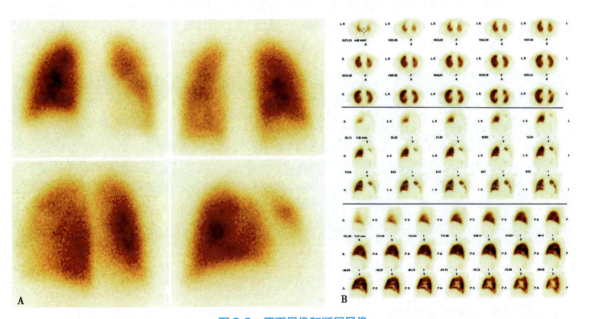

图 3-3　平面显像和断层显像
A. 肺灌注显像（平面）；B. 肺灌注显像（断层）。

（三）静态显像和动态显像

1. 静态显像（static imaging）　指当显像剂在脏器或病变部位的浓度达到高峰且处于较为稳定状态时进行的显像（图 3-4A）。此显像可采集足够放射性计数用以成像，影像清晰而可靠，适于观察器官组织的形态、位置、大小、放射性分布等。

2. 动态显像（dynamic imaging）　指连续采集显像剂在体内随血流运行、被脏器组织不断摄取和排泄的过程，以及放射性活度随时间变化等状况的显像（图 3-4B）。同时利用计算机感兴趣区（region of interest，ROI）技术，可以提取每帧影像中同一感兴趣区域内的放射性计数生成时间 - 放射性曲线（TAC），进而计算出动态过程的各种定量参数，分析脏器和组织的运动或功能情况。

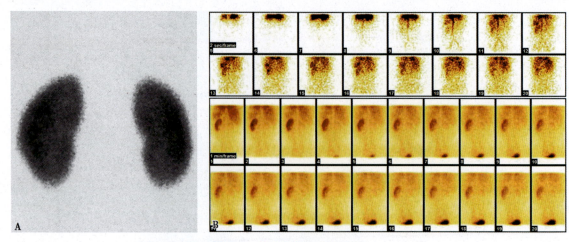

图 3-4　静态显像和动态显像
A. 肾静态显像（^{99m}Tc-DMSA）；B. 肾动态显像（^{99m}Tc-DTPA）。

（四）静息显像和负荷显像

1. 静息显像（rest imaging）　指当显像剂引入人体或影像采集时，受检者在安静状态下，没有受到生理性刺激或药物干预时所进行的显像（图 3-5A）。

2. 负荷显像（stress imaging）　指受检者在药物或生理性刺激干预下所进行的显像称为负荷显像，又称为介入显像（interventional imaging）（图 3-5B）。可判断脏器或组织的储备功能，并增加正常组织与病变组织之间放射性分布差别，从而提高诊断的灵敏度。

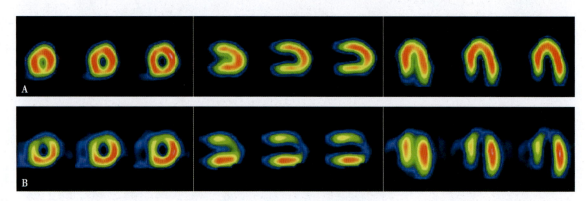

图 3-5　静息显像和负荷显像
A. 心肌灌注显像（静息）；B. 心肌灌注显像（负荷）。

（五）阴性显像和阳性显像

1. 阴性显像（negative imaging）　指显像剂主要被有功能的正常组织摄取，而病变组织基本不摄取或摄取明显减少，表现为放射性缺损或减低的影像，又称为"冷区"显像（cold spot imaging）。

2. 阳性显像（positive imaging）　指显像剂主要被病变组织摄取，而正常组织一般相对摄取很少或不摄取，表现为病灶组织的放射性比正常组织高，又称为"热区"显像（hot spot imaging）。

（六）早期显像和延迟显像

1. 早期显像（early imaging）　指将显像剂引入体内 2h 以内进行的显像。其影像主要反映组织的血流灌注和早期功能状态。

2. 延迟显像（delay imaging）　指将显像剂引入体内 2h 以后进行的显像。通过延迟显像可减低本底，给病灶足够时间吸收显像剂，以改善图像质量，提高阳性检出率，进而改善早期显像对病灶性质判断的不足。

三、核医学显像的方法

核医学显像的基本方法主要包括：患者检查前准备、显像药物的选择、显像体位的选择、图像采集与处理以及分析参数的选择等内容。

1. 患者检查前准备　患者在核医学显像前准备可以排除生理或病理干扰因素，获得满意的检查结果以及保护患者免遭额外辐射所必须采取的措施。如应用 ^{18}F-FDG PET 心肌代谢显像判断心肌存活时，显像前需进行胰岛素负荷，进而增加心肌细胞对显像剂摄取。

2. 显像药物的选择　特异性的放射性药物是核医学成像的基本条件，选择优良性能的放射性显像药物保证其有效性和安全性是核医学成像能够进行临床诊断的关键。一般而言，应选择能够快速进入靶器官、靶 / 非靶比值高、合适而稳定的靶组织滞留时间、适宜的 γ 射线能量、放射性浓度高的显像药品等。

3. 显像体位的选择　根据不同的显像目的，不同的显像部位，选择正确的合适的体位，对图像的质量非常重要。核医学显像有多种体位，常用前位、后位、左右侧位和斜位等。

4. 图像采集与处理以及分析参数的选择　为获得优质的核医学图像，必须采集足够的放射性计数，选择合适的图像采集参数可提高图像信噪比，减少图像伪影。图像采集参数主要包括准直器的选择、能窗和能峰的选择、矩阵的选择、采集时间和采集速度的选择等。

图像处理与分析参数的选择对实现优质的核医学图像也至关重要。一般而言，临床需要根据图像采集所获得的放射性计数、靶器官的大小和显像类型对图像处理参数进行优化。图像获取后对图像进行分析是有效进行临床诊断的基础。目前图像分析主要包括视觉分析法、半定量分析法、绝对定量分析法。

第二节　相关影像学技术

核医学影像与 X 线、CT、MRI 和超声以及光学分子成像的基本原理与方法不同，但最终都以图像分析达到诊断和鉴别诊断疾病的目的。因此，了解各种其他影像技术的优势，对于综合应用影像学技术对疾病最终诊断具有非常现实的临床意义。

1. X 射线计算机断层扫描成像仪　X 射线计算机断层扫描成像仪（X-ray computed tomography，X-CT）是最常用的放射诊断设备。X-CT 是运用物理技术，以测定 X 射线在人体内的衰减系数为基础。其基本原理是通过高压电流冲击球管产生一束高度准直的 X 线穿透人体的靶器官进行采集。因此，X-CT 显像是一种透射型显像技术。由于人体靶器官的各个组织的密度不同，对透过的 X 线的能量的吸收亦不相同，通过计算机处理后可以计算出靶器官内不同部位和深度的各个点的 X 线吸收系数值，转变为图像画面上的灰度分布，形成靶器官的横断面解剖结构图像，其分辨力较核医学影像明显要高。因此，X-CT 显像也是一种结构性成像技术。

X-CT 目前已经广泛用于临床疾病的诊断及鉴别诊断，能够清晰显示全身组织器官的复杂解剖结构，显示病变与周围正常结构的关系。随着技术不断发展，通过各种 CT 扫描技术的联合应用，CT 成像还可以立体直观地显示病灶的三维空间关系、血管性病变等，进一步提高了 CT 图像的诊断效率。

但 CT 图像只是显示组织衰减系数的差异，其衰减系数主要由密度决定，因此显示的仍然是组织密度的差异，只能明确病变的范围和周围结构组织的关系，疾病的定性诊断仍存在一定困难。核医学影像技术如 SPECT、PET 与 CT 检查技术融合在一起，形成了既有分子功能信息又有精细解剖结构的图像，可大大提高疾病的定性诊断准确率。

2. 磁共振成像　磁共振成像（magnetic resonance imaging，MRI）是利用原子核固有的自旋特性,在射频场的作用下产生磁共振。各种器官组织及病变组织均具有一定纵向弛豫时间(T_1)、横向弛豫时间(T_2)和质子密度(P)的差别,可获得多参数成像和多方向切层成像。MRI 所提供的信息量大,且不同于其他成像技术,对软组织的独到分辨率远优于其他成像方法。

MRI 可同时获得三维解剖结构及生理、病理、代谢、血流灌注等信息,在诊断疾病中有很大优越性和应用潜力。MRI 在传统成像技术基础上,还可以在 MRI 图像上通过分子标记物成像,对这些分子在体内进行定位,从而达到分子水平的诊断。相比而言,磁共振成像技术的显像原理完全不同于其他成像技术,可同时获得精细解剖结构及生理、病理、代谢、血流灌注及分子分布等信息,在临床应用及分子影像中的价值将越来越得到肯定。而与核医学影像相比,其分辨率较高,但受到灵敏度的限制。

3. 超声技术 超声(ultrasound,US)是一种应用超声波在组织中传播时,与机体不同形态、结构作用后的声学信息,经计算机处理后获得的声像图。各种器官组织及病理组织都有其特定的声阻抗和衰减特性,可获得不同类型和特点的声像图,为诊断提供信息。医学超声成像技术已经成为医学成像中颇具生命力而不可替代的现代影像诊断技术。

超声的临床医学影像诊断技术可分为两大类,即基于回波扫描的超声诊断技术和基于多普勒效应的超声诊断技术。基于回波扫描的超声诊断技术基本原理是利用超声波在不同组织中产生的反射和散射回波形成的图像或信号来鉴别和诊断疾病。这种技术主要是用于解剖学范畴的检测,以了解器官的组织形态学方面的状况和变化。基于多普勒效应的超声诊断技术基本原理是利用运动物体散射或反射声波时造成的频率偏移现象来获取人体内部的运动信息。这种技术主要是用于了解组织器官的功能状况和血流动力学方面的生理病理状况。如观测血流状态、心脏的运动状况和血管是否栓塞等。

超声影像应用相对简单,分辨率高,在小器官的诊断以及筛查方面具有优势。但其在清晰度、分辨率等方面,明显弱于 CT 或 MRI,特别是在空腔器官病变诊断中易漏诊。

4. 光学分子成像技术 光学分子成像(optical molecular imaging technology)具有无创伤、无辐射、高敏感、可实时成像等优点,对浅表软组织分辨高,可凭借软组织对光波的不同吸收与散射识别不同成分,获得功能影像信息。主要包括弥散光学断层成像、共聚焦成像、表面聚焦成像、表面加权成像、近红外线光学断层成像及双光子成像等。但因组织穿透能力较低,目前主要用于小动物的分子影像研究,评价抗原和抗体结合、转基因以及基因表达等。

第三节 影像存储与传输

随着医学影像技术的发展,功能图像和解剖图像相结合、多模式成像及多参数成像在临床诊断与治疗中的作用日益显现。随着计算机技术的发展,大影像、大数据概念的提出对图像的存储、传输与管理提出了更高要求。

影像存储与传输系统(picture archiving and communication system,PACS),是通过计算机和网络技术对医学影像进行数字化处理的系统,主要由医学影像采集系统、数据处理与管理系统、影像传输系统、影像数据存储系统、图像显示系统和影像打印与输出系统等组成。PACS 系统是一个涉及影像医学、核医学、数字图像技术、计算机技术、通信技术及图像处理与分析技术等多学科综合的新技术,对医学影像诊断、远程医疗及教学的发展具有不可估量的作用。目前,PACS 已经成为医院进入数字化信息时代的重要标志之一。

PACS 系统根据规模可以分为影像科内部系统(Mini PACS)、医院内医学影像发布系统(小型 PACS)、全院级 PACS 以及区域 PACS 四大类。基本结构包括影像采集设备、数据存储系统、数据处理系统、传输网络及显示系统等。

1. 图像采集　由于不同影像设备生产厂商的图像存储格式、传输方式不同,导致不同影像设备的图像信息不能够自由交换。美国放射学会(ACR)和美国电子厂商联合会(NEMA)共同建立了医学数字通信标准(digital imaging and communications in medicine,DICOM),以规范医学影像及其相关信息的交换。目前,医学影像诊断设备主要包括 CT、MR、DR、ECT、PET 等,一般均提供 DICOM3.0 的标准接口,可以直接获取图像数据。DICOM 标准涵盖了医学图像的采集、归档、通讯、显示及查询等信息交换的协议,通过数据集和数据元素来保存各种医学图像数字信息,对应的标记是 8 位 16 进制数。DICOM 文件由 DICOM 文件头信息和至少一个图像数据的数据集组成。DICOM 文件头信息主要用于描述文件所集合的数据集,主要包括患者的有关信息(如姓名、ID 号、出生日期等)、影像设备的有关信息(如成像时间、成像设备厂家等)和文件大小等数据。目前,DICOM3.0 已经成为医学影像信息交换的国际通用标准,实现了医学影像信息的自由交换,推动了远程诊断和 PACS 的发展,并且使 PACS 系统与医院信息系统(HIS)、放射信息系统(RIS)等其他医学应用系统的集成成为可能。

2. 数据存储　PACS 系统存储策略的设计直接决定了系统性能的好坏。图像存储设备按照存储介质(阵列硬盘、磁光盘、磁带、DVD 或 CD-R 等)的不同主要分为在线存储、近线存储和离线存储等三种类型。然而,由于医学图像数据的海量以及对图像信息随机存储高效率的要求,图像存储往往需要借助于图像存储架构的设计。目前,图像存储架构的方式主要包括以下三种方式。

(1)以服务器为中心的直接存储:以服务器为中心的存储结构,即直接附加存储(direct attached storage,DAS)是将独立磁盘冗余阵列(RAID)直接连接到服务器扩展接口下的数据存储设备,数据备份是通过服务器的中央处理器(CPU)来实现。其本身是硬件的堆叠,存储效率较低,价格便宜。

(2)以数据为中心的网络存储(NAS):是一种直接连在 IP 网络的存储设备,是利用现有的以太网技术,通过以太网接口将存储设备连接到局域网,数据直接在客户机和存储设备间传送。NAS 不需要服务器可直接上网,通过专门用于数据存储的操作系统内置与网络连接所需的协议,使网络的存储容量增加,具有非常好的可扩展性和数据吞吐量。NAS 在备份过程中要同时满足备份和正常的数据访问,数据量大,将消耗网络资源。

(3)以网络为中心的存储区域网络(SAN):是一种基于光纤通道技术,由专用光交换机和存储设备组成的独立专用存储网络系统。服务器通过光纤与光交换机(或光集线器)直接相连,数据和存储设备形成一个数据存储专用网络,并以数据块的形式进行存储。独立的专用网络存储方式 SAN 具有可扩展性高等优势,最适合作为高通量数据库数据存储。

随着计算机及网络技术的发展,PACS 系统已被医疗机构越来越广泛接受,其功能也从简单的浏览存储,向区域性 PACS 和计算机辅助诊断(CAD)方向发展。通过 PACS 系统取代传统的胶片来进行图像的管理、存储和诊断;通过 PACS 系统将各种影像、医嘱和诊断报告实现医院医师共享;通过网络进行适时远程会诊和诊断,并建立特定医学影像检查分析决策系统。

第四节　医学显像诊断效能评价

医学检查方法的最终目的是为了获取准确、可靠、有效的疾病信息,为临床医师作出正确的临床决策提供准确的资料。然而,疾病信息的准确性、可靠性和有效性与实验方法的效能有着密切关系,实验方法的效能又受多种因素影响(如实验的仪器性能、方法、对象、病程、病变性质以及操作者的素质等)。因此,对于核医学显像实验者而言,只有充分认识本实验的效能,才能熟练运用核医学显像方法,获取准确的信息并作出正确的诊断结论。对于临床决策者来说,不了解检查方法的效能或对检查方法的效能不能正确评价,也就不能正确应用检查的结果,将会导致对疾病信息的错误估价,甚至作出错误的临床决策。

一、医学显像诊断效能评价的概念

效能(efficiency)是指切实地达到目标或产生所要求的绩效,以及创造一个鲜明印象的能力。核医学显像诊断效能是指核医学显像获取的某一疾病的信息或得出的诊断结论,对于该疾病的最佳临床决策(clinical decision making),包括最佳诊断和最佳治疗方案的制定所具备的有效作用能力;运用科学的、合理的统计学分析方法对这一能力进行客观评判和价值定位,即为核医学显像诊断效能评价。

二、医学显像诊断效能的评价方法

按照临床流行病学的原理和方法评估核医学显像的诊断价值,与公认的最正确的诊断方法"金标准"(gold standard)进行比较,可获得客观反映核医学显像诊断效能的特征值。

至今,几乎所有医学检查方法获得的信息尚无可能将健康人与患者截然分开,其结果性质总共由四种成分组成:真阳性(true positive,TP),指经诊断而被正确分类的患者数目;假阳性(false positive,FP),指经诊断而被错误分类的非患者数目;假阴性(false negative,FN),指经诊断而被错误分类的患者数目;真阴性(true negative,TN),指经诊断而被正确分类的非患者数目。对这四种结果(以 a、b、c、d 表示)进行计算分析,可获得以下效能评价指标。

(一)灵敏度和特异性

1. 灵敏度(sensitivity,Sen) 即真阳性率,表示所有受检患者中阳性结果的比例,理想的诊断灵敏度为100%。

$$Sen = a/(a+c) \times 100\%$$

2. 特异性(specificity,Spe) 即真阴性率,表示所有受检健康人中阴性结果的比例,理想的诊断特异度为100%。

$$Spe = d/(d+b) \times 100\%$$

3. 假阴性率和假阳性率 假阴性率(false negative rate,FNR),即漏诊率(β),表示将患者诊断错误的概率;假阳性率(false positive rate,FR),即误诊率(α),表示将非患者诊断错误的概率。以上两个数值均愈小愈好。

$$漏诊率(β) = c/(a+c) \times 100\% = 1 - Sen(灵敏度)$$
$$误诊率(α) = b/(b+d) \times 100\% = 1 - Spe(特异度)$$

4. 正确指数(Youden's index) 又称约登指数,是综合评价真实性的指标,表示诊断方法确定真正的患者与非患者的总体能力。指数越接近1,诊断效能越好。

$$约登指数 = (Sen + Spe) - 1$$

5. 准确度(accuracy,ACC) 也称真实性(validity),表示所有受检者正确结果的比例,理想的准确度为100%。

$$ACC = (a+d)/(a+b+c+d) \times 100\%$$

(二)预测值

预测值(predictive value,PV)即预告值,表示诊断方法能做出正确判断的概率。分为阳性预测值和阴性预测值。

1. 阳性预测值(positive predictive value,PPV) 即阳性结果事后概率,指真阳性人数占诊断阳性总人数的百分比,表示所有阳性者患病的概率。

$$PPV = a/(a+b) \times 100\%$$

2. 阴性预测值(negative predictive value,NPV) 即阴性结果事后概率,指阴性人数

占诊断阴性人数的百分比,表示诊断阴性者属于未患病的概率。

$$NPV = d/(c+d) \times 100\%$$

(三)似然比

1.阳性试验似然比(positive likelihood ratio,+LR) 是患者实验结果真阳性比例与健康人实验结果假阳性比例的比值,即:敏感性/(1-特异性)。表明结果阳性时,患病与不患病概率的比值。比值越大(如≥10),患病的概率越大,实验越好。

2.阴性试验似然比(negative likelihood ratio,-LR) 是患者实验结果假阴性比例与健康人实验结果真阴性比例的比值,即:(1-敏感性)/特异性。表明结果阴性时,患病与不患病概率的比值。比值越小(如≤0.1),不患病的概率越大,实验越好。

(四)受试者工作特征曲线

受试者工作特征曲线(receiver operating characteristic curve,ROC)分析源于20世纪50年代的雷达信号探测理论,目前已广泛应用于医学诊断领域,是国际上公认的诊断效能评价的标准方法。

ROC曲线分析的实质是在敏感性和特异性的基础上,运用特定的数学模式将单一的临界值(cut off value)演变为多个临界值,分别计算出不同临界值的敏感性和特异性,以真阳性率(灵敏度)为纵坐标,假阳性率(1-特异度)为横坐标作出,得出反映灵敏度和特异度相互关系的曲线。

ROC曲线越凸向左上角,表明其诊断价值越大,越准确。对两种或两种以上诊断系统进行ROC曲线和ROC曲线下面积分析判断,曲线下面积越大,其诊断价值越高(图3-6)。

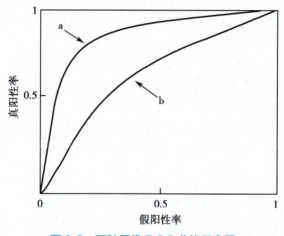

图3-6 两种显像ROC曲线示意图

三、核医学显像诊断结果可靠性评价

核医学显像诊断结果的可靠性(reliability)是指诊断结果的制定者即图像观察者在重复观察图像后,给出相同的正确结论的比率(即重复性)。由于医学影像检查的固有性质,决定其结果判断过程离不开观察者的视觉系统对图像的直观感觉,因此,在图像判断过程中必然包含观察者的许多主观影响因素。由此可见,除上述评价核医学显像诊断效能的常用统计学方法外,要保证核医学显像的可靠性还需有针对观察者主观判断能力的评价标准。目前,常用于可靠性评价的检验方法主要有两种。

1.批内解释的可靠性检验 由不同的观察者独立观察同一批图像后得出的相同结论的比率(一致性)。具体方法是:集中一批正常和不同异常程度的图像,随机地交给参加这一检查的不同观察者进行观察并作出解释,观察者必须在不了解患者情况的条件下独立观察。本法需要较大数量的图像,数量越大评价结论越可靠。

2．批间解释的可靠性检验　由同一观察者独立观察一批图像后得出的结论与间隔一定时间复习该批图像后得出的结论具有相同的比率。为避免观察者首次阅片后已经了解情况的影响，复习该批图像的间隔时间应尽可能延长，并适当增加图像的数量，打乱首次阅片的图像顺序。

第五节　智能影像分析与应用进展

近年来，医学成像设备的发展为医生提供了更加丰富的影像信息，这些信息被用于对疾病的筛查、诊断、治疗和疗效评估等医疗诊疗的整个环节。迅速增长的医学影像信息给影像医生带来了极大的挑战，也给新的医学影像分析模式带来了机遇。常规人工影像诊断主观性强以及定量分析不足等缺点越发明显，迫切需要新的诊疗技术来介入影像分析过程，同时扩展影像图像在疾病诊疗过程中的作用。由于医院储存的医学影像信息具备"大数据"样本的特征，而医学影像本质上是数据驱动的学科，十分适合于机器学习的应用场景。因此，将人工智能技术引用到医学影像领域，通过 AI 技术充分挖掘医学影像中的有效组学特征，模拟影像医生诊断思路进行智能影像分析，可以有效地辅助影像医生完成图像解读，从而避免常规人工诊断的缺点。目前 AI + 医学影像是最具发展前景的方向之一。

一、人工智能技术基本概念

人工智能（artificial intelligence，AI）技术是研究、开发、用于模拟、延伸和扩展人的智能的理论、方法、技术及应用系统的一门新的技术科学。AI 的概念是由美国人 John McCarthy 于 1956 年的达特茅斯会议中首次提出。机器学习（machine learning）是 AI 技术的核心，其本质是一种数据科学技术，通过帮助计算机从现有的数据中学习，从而预测未来的行为、结果和趋势。机器学习主要包括传统的机器学习及深度学习（deep learning）。传统的机器学习和深度学习存在一定的区别，传统机器学习训练模型所用的特征通常来自强度、形状、纹理、位置等人工设计特征。深度学习可以自动将数据的低级别特征进行组合并转换成高级别、复杂的抽象特征对数据进行分类，能够消除特征提取中的主观影响。由此可以看出，深度学习更加适应目前智能影像分析的需求。

二、智能影像分析领域的应用进展

医学影像图像中病灶检测及分类是影像医生临床工作中最主要的部分。因此近年来迅速发展的计算机辅助检测（computer aided detection，CAD）和计算机辅助诊断（computer aided diagnosis，CAD）技术被逐步应用于病变检出及良恶性判断的临床工作中。CAD 技术是指通过影像学、医学图像处理技术以及其他可能的生理、生化手段，结合计算机的分析计算，辅助发现病灶，提高诊断的准确率。CAD 技术能够从医学影像中提取与诊断相关的信息并显示给影像医生，可以很好地承担烦琐的病灶筛查及诊断工作，有助于提升影像医生诊断的敏感性和特异性（图 3-7）。

目前，CAD 技术研究和临床应用主要包括：①辅助检测及诊断胸部影像图像，如肺部结节的自动筛查及分类、肺结核筛查及诊断、CT 肺动脉造影（computed tomographic pulmonary angiography，CTPA）肺动脉栓塞的诊断、新型冠状病毒肺炎（COVID-19）的诊断及分析等；②辅助检测及诊断神经系统影像图像，如颅内出血性疾病的鉴别及出血量的计算、颅内缺血性病灶的定位诊断、帕金森病（parkinson disease，PD）诊断、阿尔茨海默病（Alzheimer's disease，AD）及轻度认知障碍（mild cognitive impairment，MCI）的鉴别诊断等；③辅助分析骨骼系统病变，如对骨折进行智能诊断及定位、骨质疏松检测及骨龄分析等；④辅助诊断眼部疾病，如糖尿病性视网

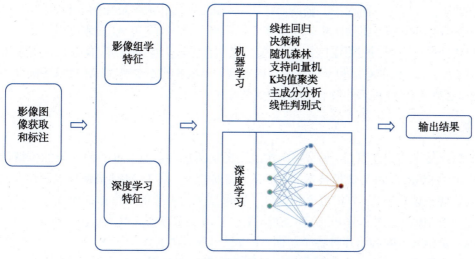

图 3-7　智能影像分析流程示意图

膜病变、眼底黄斑病变、青光眼的检测和筛查等；⑤辅助肿瘤病变图像分析，如乳腺肿瘤的检测与分类等。但需要指出，目前大多数应用于临床的 CAD 技术都是针对特定的临床任务迭代定制的，存在灵敏度高而假阳性率高的缺点，需要影像科医生对计算机检测结果进行评估。但随着数据不断地扩增以及算法不断完善，CAD 技术将在临床工作中承担越来越重要的作用。

智能图像分割主要作用为识别图像中病灶像素信息及病灶轮廓，是智能影像分析领域研究的另一热点话题。在肿瘤病变手术及放疗中，利用医学影像精准的分割肿瘤病灶与正常组织对临床手术导航及放疗计划的制定至关重要。而 AI 技术可以进行图像识别自动完成病灶分割任务，从而为医生提供精准的病灶结构信息。例如应用 AI 技术联合 PET/CT 图像实现头颈部肿瘤及肺肿瘤的分割等智能图像分割任务。

此外，疾病风险评估、预后评估和治疗反应的监测等是患者诊疗过程中医生关注的焦点问题。这些问题通过 AI 技术能够捕捉图像中病灶内部各种细微的特征，并作为图像生物标志物辅助临床治疗决策。例如应用 AI 技术联合 PET/CT 图像预测宫颈癌患者局部复发、远处转移及放疗后效果等。

三、智能影像分析领域的挑战

在智能影像分析高速发展的同时，也面临着一些问题。第一，数据安全及伦理问题。需进一步健全数据安全性和规范化使用的法律法规，合理解决 AI 产品研发过程中的伦理问题，促进更加严格的隐私保护。第二，数据标注和数据库问题。尽管 PACS 中储存了大量的医学影像信息，但数据采集标准化不足。第三，"黑匣子"问题。深度学习是目前智能影像分析领域最常用的技术，然而深度学习端到端的输入输出形式使得决策透明度及可解释性差。因此，如何增加深度学习的可解释性是今后研究的一项重要挑战。第四，任务单一与模态单一。目前 AI 产品应用场景往往是针对单一临床任务，并且大多数是针对超声、X 线及 CT 等单模态数据，而针对 PET/CT、PET/MRI 等双模态数据的产品较少。还需加强对多器官、多病种及多模态的 AI 产品的研发。第五，产品转化率低。由于许多模型是基于单中心、小样本数据建立，且缺乏对 AI 产品评估的第三方评价标准，因此多数处于研究阶段而并未实际应用于临床。

四、智能影像分析领域的前景

AI 在医学影像分析领域具有广泛的应用前景，并对疾病诊疗过程产生深远的影响。目前 AI 在影像分析领域主要集中在病灶检出、诊断及分割，能够在一定程度上减轻影像医生的工作量，同时还有助于提高医生诊断水平。辅助治疗决策、预后评估和治疗反应的监测等相关 AI 产品的进一步研发将会为临床及影像医生解决更多实际问题。此外，完善 AI 技术应用过程中涉及的伦理问题和数据安全问题，加深医工结合，加强医工结合领域人才的培养，能够加快智能影像分析技术发展速度，推动精准医疗和个性化治疗的实现。智能影像分析作为 AI 技术在医疗领域应用的一部分，必将随着 AI 技术的发展，发挥更大的作用。

本章小结

随着医疗技术的快速发展，医学临床实践已经从感官（视、触、叩、听）主导的传统诊疗模式进入以核医学 SPECT、PET 成像技术为代表的功能成像和以 CT、MRI 成像技术为代表的解剖影像为主导的现代诊疗模式，并将进入到以分子影像技术为主导的未来诊疗模式。多排螺旋快速 CT、高磁场强 MRI、快速高清 PET/CT、SPECT/CT 以及 PET/MRI 等先进医学影像技术，目前已经进入现代医学从诊断到治疗等各个层面，全方位改变人类对疾病发生、发展的认识，并成为现代医学临床实践必不可少的重要工具。人工智能技术运用到医学影像领域，具有广阔的临床发展前景。第一节主要重点阐述了核医学成像技术的特点，简单介绍了核医学显像在早期诊断价值、定位、定性、定量和定期诊断、细胞和分子水平显像和无创性检查的优点，介绍了核医学显像的原理及类型，核医学显像的基本方法；第二节主要阐述了其他医学影像相关技术如 CT、MRI 等成像技术的原理、特点以及临床应用，只有充分了解其他成像技术与核医学成像技术具有的异同点，才能更好地在临床中运用各种显像技术；第三节主要阐述了图像存储与传输的一些基本概念；第四节主要阐述了核医学成像技术的诊断效能评价方面的一些基本概念，只有充分认识效能，才能熟练运用不同显像方法，获取准确的信息并作出正确的诊断结论；第五节主要阐释了 AI 基本概念，以及智能影像分析领域的应用进展、挑战及前景。

思考题

1. 核医学与其他影像学的异同点有哪些？
2. 将灵敏度和特异性结合起来进行评价的指标是什么？
3. 关于智能影像分析领域的挑战是什么？

（赵长久　李芳巍）

第四章　现代核医学影像技术应用进展

核医学影像是核技术、物理学、化学、生物医学、计算机技术等多学科相互融合,并将功能影像信息成功融入疾病诊断、疗效评估及治疗决策中的一门医学影像技术。21世纪,随着分子生物学技术的迅速发展及其与放射性核素示踪技术的相互融合,形成了核医学新的分支学科——分子核医学,使核医学的诊断进一步深入到细胞及分子水平,从分子水平揭示生命现象的本质、生命活动的物质基础和组织细胞新陈代谢的变化规律,阐明病变组织受体密度与功能的变化、基因的异常表达、生化代谢和细胞信息传导的改变等,为临床疾病的诊断、治疗、疗效评估等提供分子水平信息。自1999年正式提出分子影像学(molecular imaging)的概念以来,在当今的分子影像技术中,核医学分子影像已经走在前列,特别是代谢显像、受体显像等技术已经广泛应用于临床,是目前最为成熟的分子影像技术。

核医学分子影像技术的发展不仅将成为分子水平的诊断手段,而且这些技术的进一步发展和成熟还有可能开发新的分子靶向治疗药物,尤其是以受体、抗体等介导的核素治疗。放射性核素分子靶向治疗不仅可以利用放射性核素释放的射线杀伤病变细胞,同时还可发挥生物治疗作用,获得生物与放射双重治疗效果,将有可能成为生物靶向治疗的重要内容之一。本章着重介绍核医学分子影像主要内容、核医学诊疗一体化以及研究方法和进展。

第一节　核医学分子影像技术主要内容

核医学分子影像的理论基础是"分子识别"(molecular recognition)。例如,抗原与标记抗体的结合、受体与相应配体的结合都是分子识别的结果;反义探针与基因的分子识别是建立在核苷酸碱基互补的基础上;酶与底物的识别也同样具有分子基础。因此,分子识别是核医学分子影像的重要理论依据之一,核医学诊断与治疗的本质都是建立在放射性药物与靶器官或靶组织特异性结合基础之上的。根据标记分子探针与靶分子结合的类型或原理不同,核医学分子影像主要包括代谢显像、受体显像与核素受体靶向治疗、放射免疫显像与放射免疫治疗、基因与报告基因显像、凋亡显像等。

一、代 谢 显 像

代谢显像(metabolism imaging)是利用放射性核素标记葡萄糖、脂肪酸、氨基酸等相关代谢底物作为显像剂,引入体内后,由于其生物学行为同天然元素或其化合物类似,能够参与机体的正常或异常代谢过程,反映相关代谢底物的细胞摄取与转运、代谢与转化。但多数显像剂不会参与整个代谢过程而沉积于相关细胞中,因此可选择性地聚集在特定的脏器、组织或病变部位;借助核医学成像设备,可在体外探测到脏器与邻近组织或脏器内正常组织与病变组织间放射性分布的差异,从而为临床提供反映局部组织细胞的存活、增殖、分化等生物学代谢功能信息,对疾病进行早期诊断和疗效评价。

目前临床应用最为广泛的是葡萄糖代谢显像。此外还有针对蛋白质、核酸、磷脂酰胆碱、脂肪酸等的代谢显像(表4-1)。各种代谢显像在肿瘤、心血管系统相关章节中均有介绍,在此不做详述。

表 4-1　核素代谢显像的主要类型

种类	代谢显像机制	常用显像剂	临床应用
葡萄糖代谢显像	参与葡萄糖代谢	^{18}F-FDG	各种肿瘤、神经/精神疾病、心肌细胞活性
氨基酸代谢显像	氨基酸参与蛋白质的合成、转运和调控	^{11}C-MET、^{18}F-FET、^{18}F-FDOPA	脑胶质瘤、恶性淋巴瘤、肺癌、乳腺癌和脑转移瘤
核苷酸代谢显像	核酸的合成和代谢可以反映细胞分裂增殖的情况	^{18}F-FLT、^{11}C-TdR	脑胶质瘤、肺癌、食管癌、淋巴瘤、喉癌、结肠癌和鼻咽癌
乙酸盐代谢显像	确切机制尚不清楚,可能与肿瘤组织中脂肪合成增加有关	^{11}C-乙酸盐	前列腺癌、肝癌、脑胶质瘤、鼻咽癌、淋巴瘤、肺癌、结肠癌、卵巢癌和肾细胞癌
胆碱代谢显像	胆碱是磷脂酰胆碱的前体,后者在细胞增殖过程中增加	^{11}C-胆碱	脑肿瘤、肺癌、食管癌、结肠癌、膀胱癌和前列腺癌
脂肪酸代谢显像	正常心肌主要利用脂肪酸及葡萄糖作为其能量来源	^{11}C-PA、^{18}F-FTHA、^{18}F-FT、^{123}I-BMIPP	评价缺血性心脏病及心肌病等的心肌能量代谢情况

二、受体显像

受体显像是利用放射性核素标记配体或配体类似物为显像剂,引入体内后,利用配体与受体特异性结合的原理,在体外用单光子发射计算机断层显像(single photon emission computed tomography,SPECT)或正电子发射断层显像(positron emission tomography,PET),显示受体空间结合位点及分布、密度和功能。受体显像是将放射性核素显像的高灵敏度与受体-配体结合的高特异性与高亲和性相结合的特异性显像。配体或配体类似物多为小分子的肽类或化合物,具有分子量小、血液清除速度快、穿透力强和免疫原性低等优点,因而受体显像是安全和灵敏的。目前,受体显像已经被广泛地用于肿瘤、神经和心血管系统疾病的诊断、治疗及基础研究中。

(一)肿瘤受体显像

肿瘤细胞膜上的受体往往过量表达,放射性核素标记配体可与相应细胞膜上的受体特异性结合而使肿瘤显像,用于肿瘤定位诊断、指导治疗和疗效评价。目前研究较多的肿瘤特异性受体包括生长抑素受体(somatostatin receptor,SSTR)、前列腺特异性膜抗原(prostate specific membrane antigen,PSMA)、整合素受体、血管活性肠肽(VIP)受体、转铁蛋白受体(TfR)、叶酸受体等(表4-2)。部分肿瘤受体显像已进入临床应用,如生长抑素受体显像、前列腺特异性膜抗原显像,这两种显像在肿瘤中的临床应用见第六章第二节,其余显像因尚未进行广泛临床应用,在本节中进行简要介绍。

表 4-2　核素受体肿瘤显像的主要类型

种类	常用显像剂	临床应用
生长抑素受体显像	^{68}Ga-DOTA-TOC、^{68}Ga-DOTA-NOC、^{68}Ga-DOTA-TATE	神经内分泌肿瘤的诊断、分期、监测及随访
前列腺特异性膜抗原显像	^{68}Ga-PSMA-11、^{68}Ga-PMSA-617、^{68}Ga-PSMA-I&T、^{18}F-DCFBC、^{18}F-DCFP$_y$L、^{18}F-PSMA-1007	前列腺癌的诊断、分期、监测及随访
整合素受体显像	^{99m}Tc-NC100692、^{99m}Tc-3PRGD2、^{18}F-Galacto-RGD、^{68}Ga-NOTA-RGD、^{18}F-阿法肽	脑胶质瘤、肺癌、食管癌、乳腺癌等多种肿瘤
肾上腺素受体显像	^{123}I/^{131}I-MIBG、^{18}F-氟多巴胺、^{11}C-羟基麻黄碱	嗜铬细胞瘤和某些非嗜铬细胞瘤如神经母细胞瘤、副神经节瘤、甲状腺髓样癌

续表

种类	常用显像剂	临床应用
血管活性肠肽受体显像	^{123}I-VIP	肠道腺瘤与内分泌肿瘤、类癌、胰腺癌、嗜铬细胞瘤、甲状腺髓样癌、胃泌素瘤、Zollinger-Ellison症等
表皮生长因子受体显像	^{11}C-PD153035	肺癌等表皮生长因子受体表达增加的肿瘤
雌激素受体显像	^{18}F-FES	乳腺癌、卵巢癌等
叶酸受体显像	^{111}In-DTPA-folate	乳腺癌、卵巢癌、结肠癌等
转铁蛋白受体显像	^{99m}Tc-Tf	肝癌、乳腺癌等

　　基于受体与相应配体结合的高特异性、高选择性、高亲和性的特性，以治疗用放射性核素（如 ^{131}I、^{111}In、^{177}Lu、^{90}Y 等）标记特异性配体，注入生物体后，借助配体的靶向作用将放射性核素导向受体高表达的肿瘤组织，发挥射线的辐射生物学效应，有效地杀伤肿瘤细胞，这就是受体介导的放射性核素靶向治疗的原理。核素靶向治疗的关键在于筛选合适的放射性配体，其必备条件是放射性配体特异性强、性质稳定、作用可靠，能在靶细胞内达到高浓度并且停留时间足够长。目前一些受体靶向的 ^{131}I-MIBG 对高度摄取 ^{131}I-MIBG 的肾上腺素能受体病变的治疗，以及应用 ^{177}Lu 标记生长抑素类似物、前列腺特异性膜抗原介导的核素靶向治疗已成功用于临床，相关内容将在第二节诊疗一体化中详述。

　　1. 生长抑素受体核素显像　　生长抑素受体核素显像已经广泛应用在神经内分泌肿瘤的诊断、分期、疗效评估和随访监测中，部分显像剂已经通过美国食品药品监督管理局（FDA）和欧洲药品管理局（EMA）认证获得许可进行临床应用，已经较为成熟，详见第六章第二节。

　　2. 前列腺特异性膜抗原显像　　前列腺特异性膜抗原显像已经广泛用于前列腺癌的诊断、鉴别诊断、分期，以及转移去势抵抗性前列腺癌隐匿转移灶的探查，详见第六章第二节。

　　3. 整合素受体显像　　新生血管是恶性肿瘤表现其生长、浸润和转移等生物学行为的重要前提。1971 年，Folkman 首次提出了"肿瘤生长依赖于血管新生"的概念，无论原发性或转移性肿瘤，其持续性生长都必须依赖于新生血管的形成。整合素受体在新生血管表达丰富，因此以整合素受体为靶点的显像成为近年来肿瘤显像的重要研究方向。

　　整合素是一种跨膜异二聚体糖蛋白，对细胞的黏附、增殖、分化、转移、凋亡起着重要的调控作用。整合素家族是由 19 种 α 亚基和 8 种 β 亚基以非共价键结合形成的 25 种不同亚型构成。目前研究最多、应用最广的是整合素 $\alpha_v\beta_3$。在新生血管形成过程中，该整合素受体高表达于内皮细胞表面，在介导内皮细胞迁移和存活过程中起着重要的作用。一类含有精氨酸 - 甘氨酸 - 天冬氨酸（arginine-glycine-aspartic acid，RGD）的小分子多肽称为 RGD 肽，其氨基酸序列可与整合素 $\alpha_v\beta_3$ 特异性结合，从而介导新生血管的形成及扩展。整合素受体新生血管显像即基于上述原理，利用放射性核素标记的 RGD 肽作为示踪剂，静脉注射后通过 RGD 肽的分布显示整合素受体 $\alpha_v\beta_3$ 在体内的分布，从而明确新生血管的位置，并对其进行定量分析。

　　用于整合素受体核素标记的显像剂报道众多。如 ^{111}In-RP748、^{99m}Tc-NC100692、^{18}F-Galacto-RGD 和 ^{68}Ga-NOTA-RGD 等。多聚化的 RGD 肽（如二聚体、四聚体和十聚体等）与整合素 $\alpha_v\beta_3$ 之间具有更高的亲和力，但大多聚化物存在肝脏摄取高的问题，因而影响图像质量。国内多家研究所或医院进行了 RGD 多肽的核素标记和临床转化研究，相继报道了多种不同的分子探针如 ^{99m}Tc-3P-RDG2（图 4-1、图 4-2）、一步法 ^{18}F 标记 RGD 分子探针 ^{18}F-AlF-NOTA-PRGD2（图 4-3）、^{68}Ga-NOTA-PRGD2（图 4-4）等，这些显像剂成功用于肿瘤诊断和疗效评估，并在心肌梗死、脑梗死的动物实验和临床初步研究中取得较好的显像结果。

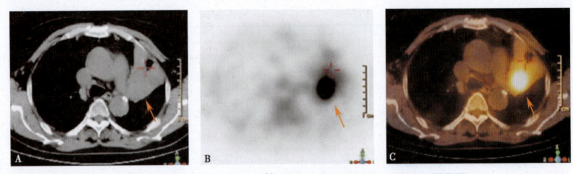

图 4-1 左肺上叶中分化鳞癌 ⁹⁹ᵐTc-3P-RDG2 SPECT/CT 显像图
A. CT；B. SPECT；C. 融合显像图。箭头所示为病变组织。

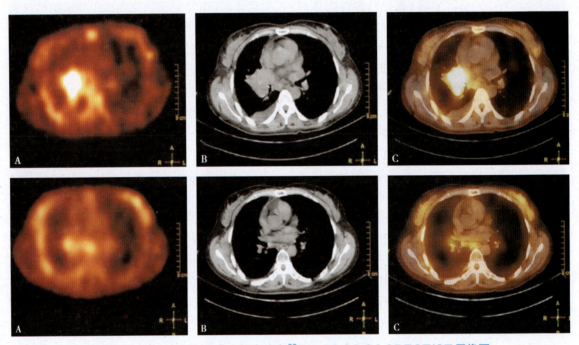

图 4-2 右上肺近肺门区非小细胞肺癌 ⁹⁹ᵐTc-3P-RDG2 SPECT/CT 显像图
上排，治疗前；下排，治疗后。A. SPECT；B. CT；C. 融合显像图。经靶向药物治疗后病变摄取较治疗前明显减低，治疗有效。

4. 肾上腺素受体显像 肾上腺素受体在体内分布广泛。肾上腺素受体显像可用于心脏功能、心肌存活性的判断，在肿瘤方面亦可用于肾上腺髓质肿瘤的早期诊断和鉴别诊断。目前研究较多且进入临床应用的是去甲肾上腺素（NE）的类似物，如间位碘代苄胍（metaiodobenzylguanidine，MIBG），可应用放射性核素 ¹²³I 或 ¹³¹I 进行标记，以 SPECT 成像（图 4-5）。正电子药物标记的肾上腺素受体显像包括 ¹⁸F- 氟多巴胺、¹¹C- 羟基麻黄碱等。肾上腺素受体显像对嗜铬细胞瘤和某些非嗜铬细胞瘤如神经母细胞瘤、副神经节瘤、甲状腺髓样癌等，灵敏度较高，特异性可达 100%。

5. 血管活性肠肽受体显像 血管活性肠肽受体（vasoactive intestinal peptide receptor，VIPR）全身分布广泛，在多种消化系统、神经内分泌系统、生殖系统等肿瘤中也有很高的表达。血管活性肠肽（VIP）是由 28 个氨基酸组成的多肽，具有扩张血管、刺激呼吸与增高血糖浓度等生物活性。利用核素标记 VIP 及其类似物可以对 VIPR 的表达进行显像。

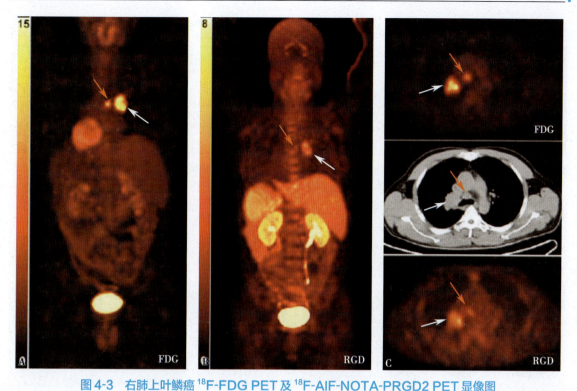

图4-3 右肺上叶鳞癌 ^{18}F-FDG PET 及 ^{18}F-AlF-NOTA-PRGD2 PET 显像图

A. 右肺上叶近肺门区鳞癌 ^{18}F-FDG PET 显像；B. ^{18}F-AlF-NOTA-PRGD2 PET 显像图；C. 纵隔淋巴结转移显像图。白色箭头所示为肺部原发灶（鳞癌）；橙色箭头所示为纵隔淋巴结转移灶。

  Virgolini 等率先开展了 ^{123}I-VIP 肿瘤受体显像研究，发现肝、脾和正常胃肠道组织的摄取量相对较少，因此 ^{123}I-VIP 对于胃肠道肿瘤显像效果较好。而且，^{123}I-VIP 显像能够检出直径小于 2cm 的肿瘤，甚至 CT 未能发现的部分类癌。^{123}I 或 ^{131}I 标记的 VIP 已应用于肠道腺瘤与内分泌肿瘤、类癌、胰腺癌、嗜铬细胞瘤、甲状腺髓样癌、胃泌素瘤、Zollinger-Ellison 症等恶性肿瘤的临床诊断。在 ^{123}I-VIP 显像阳性的 17 例结肠腺癌病例中，生长抑素受体显像仅检出 4 例阳性病例，而 ^{123}I-VIP 显像的阳性检出率明显高于生长抑素受体显像。此外，^{99m}Tc 标记的 VIP 显像剂（^{99m}Tc-TP3654）、正电子显像剂（^{18}F-RR-VIP、^{64}Cu-TP3939）等均较好地显示与肿瘤内高表达 VIP 受体的特异性结合，肿瘤组织摄取迅速、显示清晰。

  6. 生长因子受体显像 生长因子（growth factors，GF）是一类多肽类物质，包括表皮生长因子（epidermal growth factor，EGF）、胰岛素样生长因子（insulin-like growth factor-1，IGF-1）、血管内皮生长因子（vascular endothelial growth factor，VEGF）和成纤维细胞生长因子（fibroblast growth factor，FGF）等。GF 在酪氨酸激酶偶联型受体的介导下，促进细胞的增殖分化和组织的生长修复。

  （1）表皮生长因子受体显像：表皮生长因子（EGF）广泛分布于人体组织，具有促进表皮细胞、上皮细胞和间质生长的作用。表皮生长因子受体（epidermal growth factor receptor，EGFR）是一种酪氨酸激酶型细胞受体，常过度表达于非小细胞肺癌、膀胱癌、宫颈癌、卵巢癌、肾癌、胰腺癌和头颈部鳞状细胞癌，其表达的水平与肿瘤的恶性程度呈正相关，与患者的生存率呈负相关。EGFR 与相应配体结合后激活酪氨酸激酶，引起细胞过度分裂、增殖和恶变，是肿瘤发生、增殖失控的原因之一。^{11}C-PD153035 是备受关注的 PET 显像剂，体外及肿瘤动物模型研究均显示 ^{11}C-PD153035 能选择性地与 EGFR 结合，且具有较高的亲和力，注射后血液清除迅速，在肿瘤部位的浓聚与肿瘤 EGFR 密切相关。近期有文献报告应用该显像剂可用于肺癌靶向治疗患者的选择和疗效评估（图4-6）。

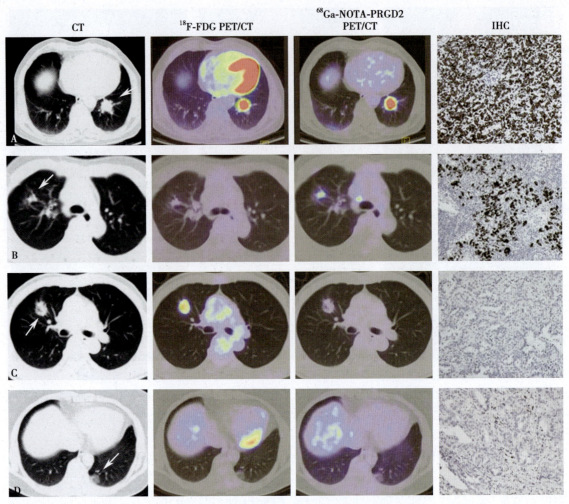

| CT | ¹⁸F-FDG PET/CT | ⁶⁸Ga-NOTA-PRGD2 PET/CT | IHC |

图 4-4　肺部恶性肿瘤病变 CT、PET 显像

肺部恶性肿瘤病变 CT、¹⁸F-FDG PET 和 ⁶⁸Ga-NOTA-PRGD2 PET 显像，病变同时进行整合素受体 $\alpha_v\beta_3$ 免疫组化显像（IHC）。A. 左肺下叶中分化腺癌，FDG 和 RGD 显像均为阳性，IHC 染色为强阳性；B. 右肺上叶高分化腺癌，FDG 摄取阴性，RGD 摄取阳性，IHC 阳性；C. 右肺上叶高分化腺癌，FDG 摄取阴性，RGD 阴性，IHC 阴性；D. 左肺下叶高分化腺癌，FDG、RGD 和 IHC 均为阴性。RGD 摄取与整合素受体 $\alpha_v\beta_3$ 在病变中表达程度相关。

（2）血管内皮生长因子受体显像：VEGF 是血管内皮细胞增殖和渗透的主要诱导因子之一，通过与内皮细胞表面的特异性受体结合发挥作用，对血管生成的多个环节具有明显的促进作用，如促进血管内皮细胞增殖、分化、迁移和管腔结构形成，同时对血管内皮基底膜的降解也有明显的促进作用。VEGF 由多种蛋白亚型组成，其中 VEGF165 和 VEGF121 是血管新生过程中发挥最主要作用的两个亚型。VEGF 主要通过两个内皮细胞特异性受体酪氨酸酶介导血管新生过程，分别为 Flt-1（VEGFR-1）和 Flk-1/KDR（VEGFR-2），两种受体主要存在于血管内皮细胞表面。血管内皮生长因子受体显像的基本原理是利用放射性标记的抗 VEGF 抗体与体内高表达的 VEGF 结合或利用放射性标记的 VEGF165 或 VEGF121 与内皮细胞表面高表达的 VEGFR 特异性结合，从而判断新生血管的状况，目前以后者应用较多，并有应用 ¹¹¹In、⁹⁹ᵐTc、⁶⁴Cu 等多种核素成功标记的报道。

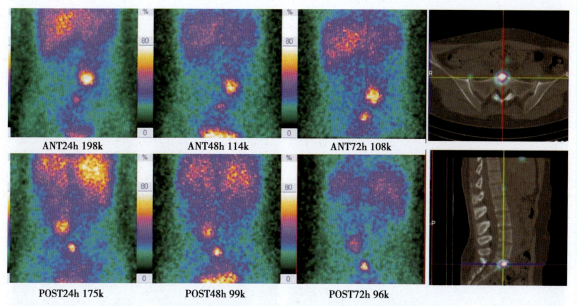

ANT24h 198k　　　ANT48h 114k　　　ANT72h 108k

POST24h 175k　　　POST48h 99k　　　POST72h 96k

图4-5　恶性异位嗜铬细胞瘤伴骨转移 ^{131}I-MIBG SPECT/CT 显像

图像自左向右分别为注射显像剂后 24、48 及 72h 的 SPECT 前位（上排）和后位（下排）显像，下腹部左侧及下腹部正中见放射性局限浓聚影，SPECT/CT 融合显像示下腹部正中病变为嗜铬细胞瘤骨转移。

7. 转铁蛋白受体显像　转铁蛋白（transferrin receptor, Tf）是一种主要在肝脏合成的血清糖蛋白，其主要作用是通过细胞膜上的转铁蛋白受体（transferrin receptor, TfR）介导的内吞作用，将铁转入细胞内。在正常细胞中，TfR 的表达水平较低，由于快速生长的肿瘤细胞对铁的需求量增加，肿瘤细胞（如肝癌、乳腺癌、胰腺癌、神经胶质瘤、肺腺癌等）中转铁蛋白受体的表达显著增加。通过细胞膜 Tf 受体介导的内吞，Tf 进入细胞，且与细胞内特定组分结合并滞留于细胞内，这使得以放射性核素标记的 Tf 为载体进行肿瘤 Tf 受体分子成像成为可能。目前国内已有学者成功进行了荷肝癌 SMMC7721 裸鼠的 ^{99m}Tc-Tf 显像。

8. 类固醇受体显像　类固醇受体（steroid receptor, SR）属于细胞内受体，具有配体依赖性转录调节作用，以失活和激活两种状态存在。类固醇受体显像包含雌激素受体（estrogen receptor, ER）、孕激素受体（progesterone receptor, PR）和雄激素受体（androgen receptor, AR）显像。研究发现，多数生殖系统肿瘤部分或完整地保留了其相应的正常 SR 系统。例如：大部分乳腺肿瘤富含 ER 和 PR、前列腺癌中富含 AR，它们的受体配基均含有类固醇结构。其他一些肿瘤，如脑膜瘤、鼻咽癌、喉癌、胃癌、结肠癌和子宫内膜癌等肿瘤也可表达 ER。因此应用类固醇受体显像有助于肿瘤显像。现已有数十种雌激素的衍生物用于放射性标记研究，常用的放射性核素有 ^{18}F、^{123}I、^{131}I、^{111}In、^{99m}Tc、^{186}Re 等。

雌激素受体（estrogen receptor）是第一种被证实的类固醇激素受体。乳腺是雌激素的靶器官，其功能受雌激素的调控。但在乳腺上皮细胞发生病变后全部或部分丧失雌激素受体，此时癌细胞不再受雌激素控制。雌激素受体阳性的乳腺癌，激素治疗有效；而阴性患者用内分泌疗法效果很差甚至无效。因此，采用雌激素受体显像（estrogen receptor scintigraphy, ERS）测定乳腺癌组织中雌激素受体表达，可以帮助选择治疗方案，预测化疗疗效。目前已经广泛应用于临床的雌激素受体显像剂是 [^{18}F] 氟代雌二醇（^{18}F-fluoroestradiol, ^{18}F-FES）。^{18}F-FES 已证明是雌激素受体有效的放射性配体，肿瘤内 ^{18}F-雌二醇摄取高者，说明肿瘤细胞表面 ER 高表达，而阴性者说明肿瘤细胞表面 ER 表达程度不高或不表达。系列乳腺癌病例研究表明，乳腺癌原发病灶对 ^{18}F-FES 的摄取率与肿瘤活检组织受体浓度之间呈良好的相关性（图 4-7）。近期国内研究团队应用 ^{99m}Tc

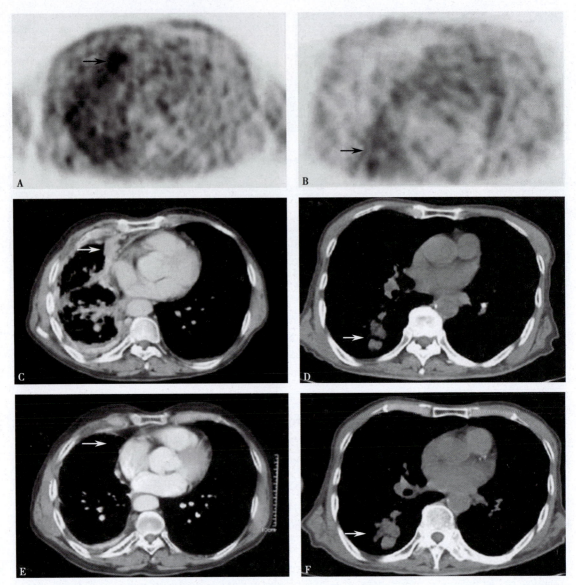

图 4-6 肺部腺癌患者(左侧)和鳞癌患者(右侧)¹¹C-PD153035治疗前基线显像(A、B)及相应的 CT 显像(C、D)
腺癌患者病变有明显显像剂摄取(A,箭头所示),该患者经吉非替尼治疗6周后病变形态明显变小(C、E);
而鳞癌患者局部病灶无明显显像剂摄取(B,箭头所示),经吉非替尼治疗后病变明显增大(D、F)。箭头所
示为肿瘤病灶所在部位。

以螯合剂 DTPA 标记雌二醇(⁹⁹ᵐTc-DTPA-EDL)进行 SPECT 显像,在高表达雌激素受体的乳腺癌
模型中得到较好的显像结果(图 4-8)。在高表达雌激素受体的 MCF-7 荷瘤鼠肿瘤组织中注射后
4h ⁹⁹ᵐTc-DTPA-EDL 摄取为(6.06±0.38)%ID/g,明显高于低表达雌激素受体的 MDA-MB-231 荷
瘤鼠肿瘤(1.57±0.28)%ID/g。

9. 叶酸受体显像 叶酸受体(folate receptor,FR)在人体正常组织中表达较低或极低,而在
部分肿瘤如卵巢癌、乳腺癌、宫颈癌、鼻咽癌、结肠癌等高度表达,故采用叶酸受体显像对肿瘤进
行特异性显像研究受到关注。目前用于制备叶酸复合物的核素主要有 ¹⁸F、⁶⁸Ga、¹¹¹In、⁹⁹ᵐTc、¹²³I、
⁶⁴Cu 等。¹¹¹In-DTPA-folate 因具有较好的组织靶向性、肿瘤摄取浓度高、系统清除率快,目前已作
为诊断探针进入卵巢癌 Ⅰ~Ⅱ 期临床研究。

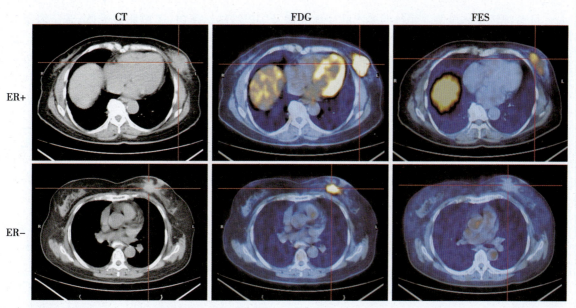

图 4-7　ER 阳性及阴性患者行 ^{18}F-FDG 及 ^{18}F-FES PET 显像，FES 代谢高低与 ER 表达成正比
上排：左侧乳腺包块，^{18}F-FDG 和 ^{18}F-FES 显像均为阳性；患者术后病理：浸润性导管癌，ER（90% 肿瘤细胞阳性，强度 +++）。下排：左侧乳腺包块，^{18}F-FDG 显像为阳性，^{18}F-FES 显像阴性；术后病理：浸润性导管癌，ER（−）。

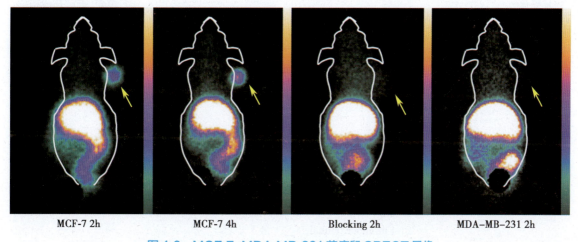

| MCF-7 2h | MCF-7 4h | Blocking 2h | MDA–MB–231 2h |

图 4-8　MCF-7、MDA-MB-231 荷瘤鼠 SPECT 显像
阻断组为 MCF-7 模型鼠注射 10 倍未标记的 DTPA-EDL，黄色箭头指向肿瘤区域。

　　10. 其他受体显像　受体显像的种类十分丰富，还包括胃泌素释放肽受体显像、胃泌素受体显像、多巴胺受体显像（^{18}F-DOPA）等。这些显像均以肿瘤中高表达相关受体为基础，以放射性标记相应的配体或类似物为显像剂，以受体与配体特异性结合为机制，在恶性肿瘤的特异性诊断中发挥越来越重要的作用。

　　（二）神经系统受体显像
　　神经系统含有丰富的受体，受体种类多，分布广泛。神经受体对维护中枢神经系统功能具有重要作用，并与多种神经和精神疾病密切相关。中枢神经递质和受体显像是根据受体 - 配体特异性结合的机制，用放射性核素标记特定的配体或神经递质，通过 PET 或 SPECT 显像，显示受体的特定结合位点及其分布、密度和功能，并定量其代谢参数，对神经系统疾病的诊断和鉴别诊断、发病机制的探讨、治疗方案的选择及疗效评价、预后判断等具有重要价值。

目前神经受体显像主要包括多巴胺受体显像及多巴胺转运蛋白、乙酰胆碱受体、苯二氮䓬受体、5- 羟色胺受体和阿片受体等,它们分别在运动系统共济失调、学习记忆、癫痫、精神疾病、疼痛及药物依赖研究方面有重要价值,近年来取得了长足的进展。神经受体显像内容多、评价复杂。目前常用的神经受体、相应显像剂及在临床中的主要应用见表 4-3。

表 4-3　常用的脑受体显像剂及临床应用

显像剂类型	PET	SPECT	临床应用
多巴胺代谢	^{18}F-FDOPA		PD
多巴胺转运蛋白(DAT)	^{18}F-FPCIT、^{11}C-β-CIT	^{99m}Tc-TRODAT1	PD、药物成瘾
单胺囊泡转运体(VMAT$_2$)	^{11}C-dihydrotetrabenazine(DTBZ)		PD
多巴胺受体			PD、精神分裂症、药物成瘾、霍奇金淋巴瘤、Tourette 病
D$_1$ 受体	^{11}C-SCH23390、^{11}C-SCH39166		
D$_2$ 受体	N-methyl-^{11}C-methylspiperone	^{123}I-IBZM	
	^{18}F-N-methylspiperone		
	N-methyl-^{11}C-thylbenperidol		
	^{11}C-eticlopride		
	^{11}C-raclopride		
D$_3$ 受体	^{18}F-7-OH-AFPAT		
阿片受体			癫痫、麻醉药成瘾、疼痛综合征
μ receptor	^{11}C-diprenorphine	^{123}I-morphine	
δ,κ receptor	^{11}C-carfentanil	^{123}I-IA-DNP	
苯二氮䓬受体	^{11}C-flumazenil(Ro15-1788)		癫痫
	^{11}C(R)-PK11195(peripheral receptor ligand)		
5-HT 受体		^{123}I-2-ketanserin ^{123}I-β-CIT	抑郁症
H$_1$ 受体	^{11}C-mepyramine	^{123}I-ketanserin	AD、重症肌无力
乙酰胆碱受体	2,4-^{18}F-fluorodexetimide ^{11}C-TRB ^{76}Br-4-bromodexetimide	^{123}I-IQNB	AD、重症肌无力
NMDA 受体	^{11}C-(s)-[N-methyl]ketamine		脑血管疾病、癫痫

(三)心血管受体显像

心脏具有丰富的交感神经,通过末梢释放去甲肾上腺素(NE)作用于心肌细胞中的 β$_1$ 肾上腺素能受体,NE 可为神经末梢所摄取。间位碘代苄胍(MIBG)是肾上腺素能神经元阻滞剂溴苄铵和胍乙啶的类似物,也是 NE 的功能类似物,可通过与 NE 类似的摄取途径——钠依赖性摄取进入交感神经末梢并存储于囊泡中,但不能被儿茶酚胺 -O- 甲基转移酶或单胺氧化酶代谢,因而可以反映心肌内交感神经受体的分布和活性。

常用的显像剂为 ^{123}I-MIBG 或 ^{131}I-MIBG。研究证实,急性心肌梗死、缺血性心脏病患者的病变心肌部位均可表现出 ^{123}I/^{131}I-MIBG 摄取缺损或减低,其范围较 ^{201}Tl 心肌血流灌注显像的缺损区更大,经治疗后其显像剂的充填也明显滞后于血流灌注的恢复,表明急性心肌梗死和缺血性心脏病患者的病变心肌,在急性发病期和恢复期的去神经区均较血流缺损区更大、恢复更慢,所以 ^{123}I/^{131}I-MIBG 心脏神经受体显像可以更敏感的反映心肌梗死或缺血的程度、疗效和预后。充血性心力衰竭患者 MIBG 的摄取明显减低，MIBG 心肌显像可用于评估该类疾病患者的预后。特发性心肌病患者，MIBG 的摄取水平与左心室心功能参数有密切关系，是评价心肌病分期的良好指标。糖尿病病程中是否侵犯心脏自主神经对其预后的判断极为重要，^{123}I/^{131}I-MIBG 显像进行心脏交感神经功能评价可成为判断糖尿病病情的手段。

三、放射免疫显像与放射免疫治疗

1953 年 Pressman 应用 ^{131}I 标记抗鼠骨肉瘤抗体，首次证明放射性标记抗体在骨肉瘤组织内的浓聚，这一开创性工作启动了放射免疫显像（radioimmunoimaging，RII）和放射免疫治疗（radioimmunotherapy，RIT）的研究。20 世纪 70 年代中期的单克隆抗体技术和 80 年代基因工程抗体技术的发展更促进了 RII 和 RIT 的加速发展。RII 与 RIT 均基于抗原抗体特异性免疫结合的原理，应用放射性核素标记特异性抗体，注入体内后，核素标记抗体与肿瘤细胞表面相关抗原进行特异性结合，使肿瘤内浓聚大量放射性核素，通过体外显像可对肿瘤病灶进行定位和定性诊断（RII）；而通过放射性核素衰变过程中发射射线的辐照作用破坏或干扰肿瘤细胞的结构或功能，起到抑制、杀伤或杀死肿瘤细胞的作用（RIT）。

RII 与 RIT 主要的不同之处在于使用的放射性核素。RII 通常应用短半衰期、发射 γ 光子或正电子的放射性核素，如 ^{99m}Tc、^{111}In、^{131}I、^{123}I 和 ^{18}F、^{124}I、^{64}Cu、^{68}Ga 等，尤其是应用正电子核素标记行 PET 显像，是近年来研究的热点。将 PET 的高灵敏度、高分辨率的特性与单抗的高特异性有机结合起来，提高了肿瘤的诊断效率，被称为免疫正电子发射断层显像（immuno-positron emission tomography），简称免疫 PET。RIT 使用的放射性核素是能释放 α、β 粒子的放射性核素，如 β 辐射体（如 ^{131}I、^{186}Re、^{188}Re、^{90}Y）和 α 辐射体（如 ^{211}At、^{212}Bi、^{213}Bi）。β 发射型核素可通过电离作用使细胞损伤，但其周围细胞可受到照射。α 发射型核素有优良的电离特性，同 β 发射体相比，其在单位组织路径上可传递更高的能量，最大射程更短，因此适合用于体积较小的肿瘤和微小转移灶。

迄今为止，RII 在临床试用已达数万例，包括结直肠癌、卵巢癌、乳腺癌、胃癌、甲状腺癌、肺癌、膀胱癌、黑色素瘤以及淋巴瘤等多种恶性肿瘤，其诊断的灵敏度达 70%～90%。尽管取得了很大的进步，但 RII 真正在临床广泛应用还有困难，主要原因是血液本底高，血内滞留时间长，靶器官 / 本底的比值偏低，图像不理想、可能产生人抗鼠抗体反应（HAMA 反应）等。

RIT 作为一种极具潜力的肿瘤治疗手段也正逐步被临床应用，2002 年 FDA 批准了第一株用于肿瘤免疫治疗的放射性核素 ^{90}Y 标记的完整鼠抗体替伊莫单抗（Zevalin）上市，主要用于淋巴瘤的放射免疫治疗，并已经取得了较好的效果。随后多种 RIT 药物获得 FDA 批准并用于恶性淋巴瘤的治疗中，包括 ^{131}I- 利妥昔单抗、^{131}I- 托西莫单抗等。目前 RIT 已经不限于恶性淋巴瘤，在实体瘤的治疗中也有较多的报道，其中包括乳腺癌、卵巢癌、结直肠癌和神经胶质瘤等。RIT 可用于实体瘤微小转移灶的早期或辅助治疗，特别适用于实体瘤原发灶手术切除后的辅助治疗。但就目前文献报道来说，因受多种因素影响，其临床效果并不十分理想。原因可能有：①实体瘤的放射敏感性较淋巴瘤低，因此需要更高的药物靶剂量才能取得明显疗效；②肿瘤对药物的吸收剂量与肿瘤的半径成反比，因此体积越大，对抗体的蓄积能力越差，且放射性分布不均一。RIT 对大肿瘤灶的治疗效果不佳，但对治疗微小的转移灶却有很好的效果。

针对上述问题，如何提高 T/NT 比值使其达到理想的导向性能，怎样提高蓄积在肿瘤内的标记核素的绝对活度，使放射免疫显像基础上的放射免疫治疗达到较好的疗效，是目前研究者普遍关心的问题。提高 RII 效果除了对特异性抗体进行基因重组改造外，还可采取以下策略：①抗体结构的改造：由于单克隆抗体具有高肿瘤摄取或滞留的特点，其可被用于放射免疫治疗或者靶向转运治疗药物。然而对于成像来说，放射性核素标记的单克隆抗体并不是最佳的选择。由于他们的血液循环半衰期较长，可能会造成血液和正常组织的放射性较高致使背景较高。因此，靶向能力和药代动力学得到优化的酶派生抗体片段或基因工程抗体片段受到研究者的青睐,如单链抗体(single-chain variable fragments,scFv)、Fab'、F(ab')₂、嵌合抗体、重构型抗体、抗核抗体、单域抗体(或称为纳米抗体)等。目前常用单链抗体(ScFv),由重链可变区与轻链可变区连接起来的多肽链,分子量大约为 Fab 的一半,但其亲和力和特异性与 Fab 相同;ScFv 的肿瘤穿透能力为完整抗体分子的 100 多倍,在血中的半衰期仅 0.5h;ScFv 能均匀分布于肿瘤,而完整抗体分子则主要聚集于接近血管部分;ScFv 的 T/NT 高达 40,为 Fab' 的 3 倍和 Fab 的 2 倍。基于这些基因工程抗体的 RII 和 RIT 研究日新月异,表4-4 总结了目前常用的抗体及基因工程抗体临床应用状况和优缺点。②预定位技术:最常用的是生物素 - 亲和素系统。由于生物素(Bt)与亲和素(Av)或链霉亲和素(sAv)之间具有高亲和力,一分子 Av 或 sAv 可结合四分子 Bt,借此可提高肿瘤对抗体的摄取;另一方面,Av 分子量小,从血中清除迅速。

表4-4　常用的抗体及基因工程抗体临床应用状况和优缺点

	完整抗体	抗原结合片段	多价抗原结合片段	双价抗体	单链抗体
优点	对抗原的高度特异性及敏感性	快速靶向肿瘤 血液清除快 本底低 与完整的抗体相比产生免疫反应少 肿瘤穿透性高 显像时间:注射后2~5小时	血液清除快 本底低 肿瘤穿透性高 显像时间:注射后4~5小时	与亲代抗体的结合特异性相当 二价结合,活性高 肿瘤摄取高 比微抗体肿瘤滞留更好 肿瘤内滞留时间长 注射后1~6小时肿瘤摄取最高	肿瘤穿透性更好 血液清除快 免疫反应少 单链抗体:治疗效应更高,肿瘤对比好,清除慢,摄取率高
缺点	循环时间长,靶/非靶比值低 本底高 人抗鼠抗体反应成本高	活性低 由于肾脏摄取高导致肾脏放射毒性	肾脏放射毒性	肾脏放射毒性	靶/非靶(肿瘤/正常组织)比值低 单价结合特性 功能活性低 肾脏和肝脏放射毒性

四、核素基因与报告基因显像

放射性核素基因显像是利用放射性核素标记的探针,在 DNA、mRNA 或蛋白水平上,体内无创伤的显示基因或基因表达产物(受体、酶或功能性蛋白)的一种显像方法。通过基因显像可以达到对疾病进行早期诊断或疗效评价的目的。根据基因显像显示目的及应用方法不同,可分为反义基因显像和报告基因显像。

(一)反义基因显像

20 世纪 70 年代,研究发现反义寡核苷酸(antisense oligonucleotides,ASON)能够阻断特异基因的表达,因此出现了一门全新的基因工程技术——反义技术。它根据碱基配对原则,利用 ASON 与细胞内的基因或 mRNA 特异结合,封闭基因的转录或 mRNA 的翻译,达到调节基因表达的目的。将放射性核素标记人工合成的 ASON,引入体内后通过碱基互补配对原则,与细胞内靶基因或 mRNA 特异性结合,利用显像仪器显示目的基因或基因过度表达的组织,形成了一种新的诊断方法——放射性核素反义显像。

以肿瘤为例,肿瘤组织因为癌基因的激活或抑癌基因的失活,导致某种或多种特异性癌基因 mRNA 的过度表达,如 *c-myc* 基因在白血病和实体瘤中有高表达,*c-erbB* 或 *neu* 癌基因在乳腺癌等组织中有高表达等,在这方面进行的初步实验研究表明,将反义显像技术应用于肿瘤诊断是可行的。Dewanjee 在 1994 年首次进行了完整意义上的反义显像研究。他们应用 ¹¹¹In 标记与 *c-myc* mRNA 序列互补的 15 聚体硫代寡核苷酸为实验组,以正义寡核苷酸作对照研究。结果表明,肿瘤细胞对 ASON 的摄取是对照组的 10 倍,摄取快、靶 / 非靶比值高。这是迄今为止反义显像最为成功的例子。目前有多种单光子核素(^{99m}Tc、^{111}In、^{131}I、^{123}I 等)及正电子核素(^{18}F、^{11}C、^{68}Ga 等)成功标记相同或不同 ASON 及其修饰物,并用于动物在体显像的研究(图 4-9)。

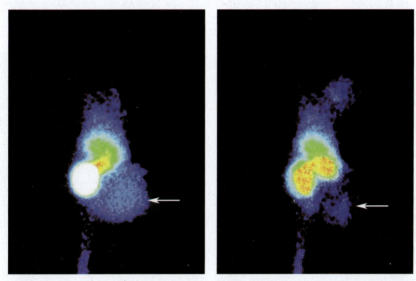

图 4-9　^{99m}Tc-survivin ASON 在荷人肝细胞癌裸鼠模型的 SPECT 图像
左图为反义显像,右图为抑制显像,箭头所示为肿瘤所在部位。

尽管反义基因显像理论成熟,应用核素标记 ASON 分子探针在体外和在体显像中均取得了长足进展,但是所有的研究还都仅限于细胞及动物实验阶段,主要面临的问题包括以下一些方面:① ASON 的体内稳定性差:尽管天然的寡核苷酸有较好的杂交潜力,但在体内血浆中稳定性却有变化,半衰期从低聚核糖核酸的数秒,到寡二核苷酸的数分钟。为解决这一问题,需要在尽可能保留其原始序列与它们同类物质相近的基础上,对寡核苷酸的骨架进行化学修饰。②标记探针向靶细胞的传递和转运:合适的转运系统在反义显像中十分重要。增加 ASON 在细胞中转运能力的策略有将 ASON 偶联穿透肽或转运肽、应用基因治疗中的载体技术如病毒载体(腺病毒、逆转录病毒等)、阳离子脂类或脂质体等。③核素标记 ASON 的体内靶向特征:到目前为止,研究人员已经通过一系列体外细胞实验及在体显像等各种方法证实反义显像发生的机制是反义技术。但是需要注意的是,一些在体外得到阳性结果的核素标记 ASON 探针,在体内并不能得到同样的结果。标记探针在体内的药代动力学和组织生物分布、反义寡核苷酸的骨架、长度及溶解度、ASON 与血浆的结合能力、靶组织 / 细胞中 mRNA 的浓度等都是影响核素标记 ASON 体内靶向性的重要因素。将反义显像转化至临床仍有很多工作需要开展。

(二)报告基因显像

报告基因是一种编码可被检测的蛋白质或酶的基因,是一个其表达产物非常容易被鉴定的基因。报告基因显像则是将报告基因转染给靶细胞后,通过标记的报告探针与报告基因的表达产物特异性结合而显影。通过探针的聚集显示报告基因产物的数量或活性水平,从而间接提供报告基因表达水平及驱动报告基因表达的内源性信号或转录因子水平的信息,了解体内特异性基因或蛋白质表达的部位、水平、迁徙及持续时间等信息。报告基因显像的重要原则是,如果报告基因在体内不转录,就不会导致报告探针的聚集;相反,如果启动子导致报告基因转录,报告基因 mRNA 的翻译将引起报告基因编码产物与报告探针发生作用,从而产生可检测到的影像学信号。

基于核医学技术监测体内移植干细胞的报告基因显像主要包括 4 类:①酶 / 底物型:基于 I 型单纯疱疹病毒胸腺嘧啶核苷激酶(herpes simplex virus type 1 thymidine kinase,HSV1-tk)基因和突变型单纯疱疹病毒胸腺嘧啶核苷激酶（mutant herpes simplex virus type 1 thymidine kinase，HSV1-sr39tk）基因作为报告基因（图 4-10、图 4-11）；②受体型：以跨膜受体的基因作报告基因，如多巴胺 2 型受体、雌激素受体和生长抑素Ⅱ型受体（图 4-12）；③转运体型：转运蛋白 / 底物报告基因系统，主要包括去甲肾上腺素转运蛋白和钠碘同向转运体系统等；④其他报告基因系统：包括抗原或抗体基因片段、转螯合 GGC 肽融合基因、酪氨酸酶基因等。表 4-5 列出几种主要报告基因及相应的报告探针。

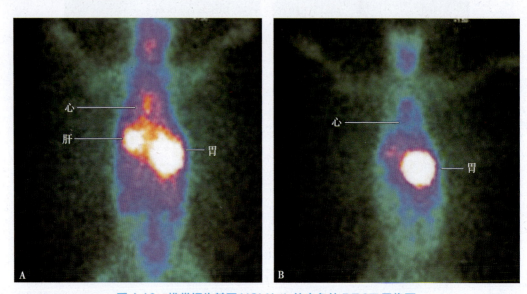

图 4-10　携带报告基因 HSV1-tk 的家兔的 PECT 显像图

A. 将携带报告基因 HSV1-tk 的腺病毒直接注射至家兔心肌内 24h，注射报告探针 ^{131}I-FIAU 后行 SPECT 显像，注射组报告基因组心肌局部明显显影；B. 对照组无明显显影。

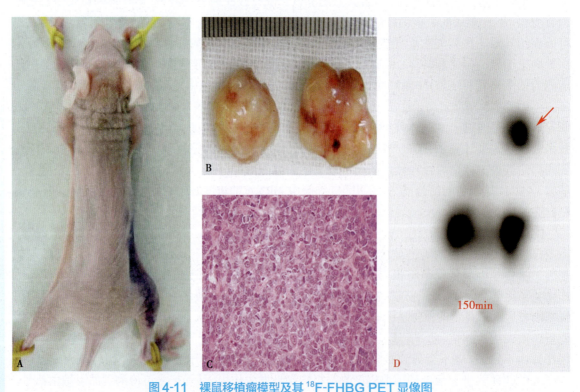

图 4-11　裸鼠移植瘤模型及其 ^{18}F-FHBG PET 显像图

A. 人肝癌 BEL-7402 裸鼠移植瘤模型；B. 肿瘤大体标本；C. 肿瘤的 HE 染色（400×）；D. 尾静脉注射 ^{18}F-FHBG 150min 后裸鼠移植瘤 PET 显像图。

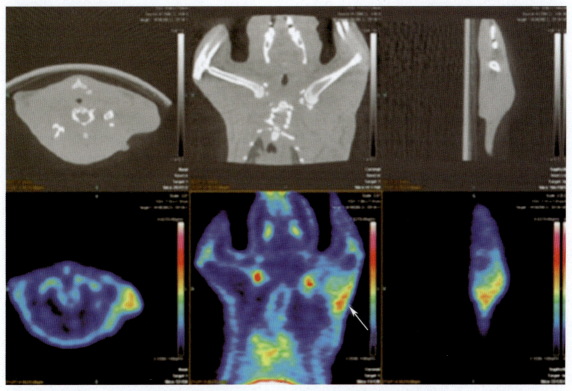

图 4-12　报告基因 hERL 的 ¹⁸F-FES micro-PET/CT 显像图

将转染及未转染报告基因 hERL（雌激素受体配体结合域）的细胞分别注射至上肢，24h 后 ¹⁸F-FES micro-PET/CT 显像图。箭头所示为注射转染 hERL 细胞部位，局部见放射性浓聚；而对侧注射未转染 hERL 细胞，则未见放射性浓聚；上排为 CT 图像，下排为融合图像。

表 4-5　核素显像用报告基因和报告探针

报告类型	报告基因	核素标记报告探针
酶/底物型	HSV1-tk	$[^{14}C/^{123}I/^{124}I/^{125}I/^{131}I]$ FIAU，$[^{11}C/^{14}C/^{18}F]$ FMAU，$[^{18}F/^{76}Br]$ FBAU，$[^{18}F]$ FCAU，$[^{3}H]$ FEAU，$[^{3}H/^{18}F]$ FFAU，$[^{18}F]$ FFEAU，$[^{18}F]$ FPAU，$[^{18}F]$ FBrVAU，$[^{18}F]$ FTMAU，$[^{123}I/^{125}I]$ FIRU，$[^{18}F]$ FGVC，$[^{3}H]$ PCV，$[^{18}F]$ FPCV，$[^{18}F]$ FHPG，$[^{18}F]$ FHBG，$[^{11}C]$ ABE
	HSV1-sr39tk	$[^{3}H]$ PCV，$[^{14}C]$ FIAU，$[^{18}F]$ FHBG
	胞嘧啶脱氨酶（CD）	$[^{18}F]$ fluorocytosine
	LacZ	$[^{125}I]$ PETG，$[^{11}C]$ β-galactosyl triazoles
受体/配体型	多巴胺 D_2 受体（D_2R）	$[^{18}F]$ FESP，$[^{11}C]$ Raclopride，$[^{11}C]$ N-methylspiperone
	生长抑素II型受体（SSTr2）	$[^{18}F/^{64}Cu/^{67}Ga/^{68}Ga/^{86}Y/^{111}In/^{123}I]$-octeotide，^{99m}Tc-depreotide（P829），^{99m}Tc-vapreotide，^{68}Ga-DOTATOC
	雌激素受体（ERL）	$[^{18}F]$ FES
转运体型	钠碘转运体（NIS）	^{123}I，^{124}I，^{125}I，^{131}I，$^{99m}TcO_4^-$，$^{76}Br^-$
	去甲肾上腺能转运体（NET）	$[^{131}I]$ MIBG，$[^{11}C]$ mHED
	多巴胺转运体（DAT）	^{99m}Tc-TRODAT-1

报告基因显像技术在分子影像学中起着重要作用，主要包括以下一些方面：①这些方法可以无创性研究转基因表达的部位、幅度以及持续时间，从而可以指导基因治疗过程；②在转录及翻译水平的显像以及蛋白质间相互作用的无创性研究，将有助于活体证实内源性基因与特异蛋白质的表达，作为基因组学与功能蛋白质组学研究技术的补充；③在活体研究植入细胞的定位及分布过程，可以更好地指导临床干细胞治疗及骨髓移植的顺利进行。

报告基因显像目前还处于临床前研究阶段，距离临床应用仍有一段距离。面临的问题主要包括：①基因的免疫源性和基因突变带来的问题；②转导或转染的基因是否分布到靶器官或靶组织，其分布是否为最佳，是否可以持续足够长的时间以便监测；③转导或转染的基因是否能以足够高的水平定位于器官或组织；④报告基因转导或转染是否成功、基因转染载体选择是否合适；等等。由于该领域内的研究很有可能应用于临床，使更多的人从中受益，未来研究的着眼点不仅在于加大、加深小动物报告基因显像研究的力度与深度，更应积极努力地将这些技术从实验室方法转变为临床实用的显像手段。

五、凋亡显像

细胞凋亡（apoptosis）又称为程序化细胞死亡（programmed cell death，PCD），是指细胞在一定的生理或病理条件下，遵循自身的程序自己结束生命的过程，是一切生物体细胞针对所处环境因素的特定改变产生的应答。细胞凋亡的生物学意义在于清除多余的、无用的、衰老的、异常的、有害的细胞，维持器官、组织、细胞数目的相对平衡。凋亡过度或不足是一些疾病的主要原因，其中肿瘤、自身免疫疾病、疱疹病毒和腺病毒感染等与凋亡抑制有关；而获得性免疫缺陷综合征（AIDS）、神经变性疾病（如 Alzheimer 病、帕金森病）、再生障碍性贫血等则与凋亡的升高有关。人们可以通过抑制或者诱导细胞凋亡的方法来治疗相关的疾病，因此定量检测凋亡和监测其变化对认识疾病，评价、指导疾病的治疗以及开发新药等具有重要意义。

随着分子生物学技术的发展，人们对细胞凋亡的过程有了相当的认识，这个过程包括以下几个步骤：①与细胞内特异性蛋白相互作用的系列半胱氨酸蛋白酶（如半胱氨酸蛋白酶）的激活。每一个 Caspases 都与一个特定的抑制剂相关，使系统通过正、负反馈机制进行严格控制和调节。②DNA 分子降解为 $50 \sim 300 kb$ 大小片段。③细胞内钾、氯离子漏出，导致细胞内脱水和体积缩小，发生凋亡的细胞片段被包裹在来自细胞膜的小囊泡中，被称为"凋亡小体"。④凋亡细胞将通过"凋亡小体"上的磷脂酰丝氨酸（PS）向邻近细胞发出信号，刺激吞噬细胞和邻近正常细胞吞噬残余的细胞成分。应用放射性核素进行凋亡显像就是针对上述凋亡发生、发展中的主要步骤为原理进行。核素凋亡显像是研究最早，也是目前最为成熟的体内凋亡探测技术。

1. 核素凋亡显像原理及显像剂

（1）以磷脂酰丝氨酸为靶标的核素标记人膜联蛋白（Annexin V）：细胞凋亡程序启动后，就按照固有的模式进行。凋亡的早期，细胞膜上的脂质分布发生改变，在质膜内层的磷脂酰丝氨酸（PS）快速暴露在细胞膜外层。质膜 PS 的出现是细胞凋亡的早期标志，PS 的这一特性也使其成为探测细胞早期凋亡的目的靶。Annexin V 是钙和磷脂结合的膜联蛋白超家族成员之一，与细胞膜上的 PS 有高度亲和力。当细胞凋亡时，Annexin V 与 PS 结合位点明显增加 $100 \sim 1\,000$ 倍。当 Annexin V 与 PS 的亲和力大于 $10^{-8}mol/L$ 时，每个细胞的结合位点达到 $50\,000 \sim 100\,000$ 即足以进行显像，故用放射性核素标记后的 Annexin V 作为显像剂，注入一定剂量后能与凋亡细胞膜外表面的 PS 结合而进行凋亡的显像和探测。

研究者已尝试多种放射性核素标记 Annexin V，包括单光子核素 ^{123}I、^{125}I、^{131}I 及 ^{99m}Tc，或正电子核素如 ^{11}C、^{18}F、^{64}Cu、^{124}I 等标记。^{99m}Tc-HYNIC-Annexin V 的应用最为广泛，所得产物标记率、比活度较高，稳定性良好，放射性化学纯度大于 90%，现已有冻干品商业化药盒制备，并进入临床 I～III 期研究（图 4-13）。^{18}F 因具有较适合的半衰期，临床应用前景较好，在标记过程中，N-

琥珀酰亚胺-4-氟苯甲酸酯（SFB）是其合适的标记中间体。Murakami 等比较 ^{18}F-SFB-Annexin V 和 ^{99m}Tc-HYNIC-Annexin V 在正常大鼠和心肌缺血模型大鼠体内生物分布情况，发现凋亡心肌摄取两种显像剂的程度相仿，是正常心肌的 3 倍，但前者在肝脏、脾脏及肾脏的分布明显低于后者，证实 ^{18}F-SFB-Annexin V 可能在腹部器官的显像前景优于 ^{9m}Tc-HYNIC-Annexin V。

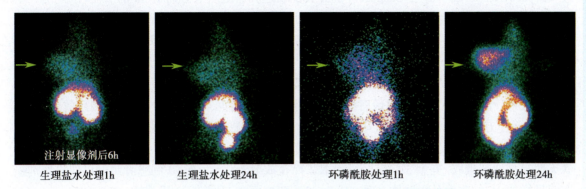

| 生理盐水处理1h | 生理盐水处理24h | 环磷酰胺处理1h | 环磷酰胺处理24h |

注射显像剂后6h

图 4-13　荷瘤鼠肿瘤模型化疗药物诱导肿瘤细胞凋亡的显像图

绿色箭头所示为肿瘤所在部位，经过化疗药物环磷酰胺处理后，局部放射性分布明显浓聚，细胞凋亡增多；对照组（生理盐水处理组）未见放射性分布浓聚增加。

（2）以 PS 和 PI 为靶标的核素标记 C2A-GST：C2A-GST 为突触结合蛋白 I C2A 片段与谷胱甘肽-S-转移酶的融合蛋白，是神经突触囊泡上具有重要功能的近膜胞质片段，有 Ca^{2+} 存在时，C2A-GST 可以与外露的磷脂酰丝氨酸（PS）和磷脂酰肌醇（PI）结合，而且具有其分子量小、实体肿瘤穿透性强、血液清除快等优点。目前已有应用 ^{99m}Tc 及 ^{18}F 标记 C2A-GST 的报道（图 4-14）。^{18}F-SFB-C2A-GST 在体内主要通过肝、肾代谢清除，不能通过血脑屏障进入脑组织，因而在肝、肾及脑的凋亡研究中受限，而在研究心肌、骨骼、肺等本底摄取低的组织器官细胞凋亡的前景较好。

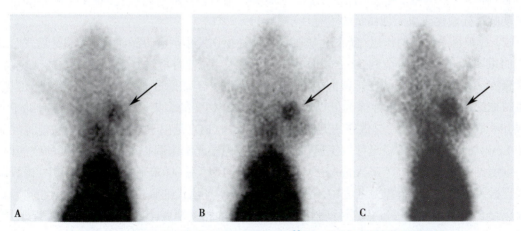

图 4-14　荷 H460 肺癌小鼠化疗后 72h ^{99m}Tc-C2A-GST 平面显像图

A、B、C 分别为注射显像剂后 2h、4h、6h 显像，箭头所示为肿瘤所在部位。

（3）以 Caspase 为靶标的凋亡影像探针：除以与 PS 特异性结合为凋亡显像原理开发不同显像探针外，以 Caspase 为靶标的探针也是近期研究的热点。Caspase 是半胱氨酸天冬氨酸特异性蛋白酶的简称。在正常情况下，Caspase 选择性剪切一组蛋白质，导致其功能丧失或结构变化，细胞发生凋亡。当 Caspase 的活性受到抑制而引起细胞凋亡障碍，即细胞凋亡与增殖之间动态平衡失调时，就可能引起多种肿瘤的发生、发展。Caspase 有多种家族成员，其中 Caspase-3 被称为"死亡蛋白酶",它是细胞凋亡的执行者,是凋亡信号转导通路中的效应分子,参与细胞的生理及病理性死亡过程,以磷酸化方式激活后导致细胞的不可逆性凋亡。因此,针对 Caspase-3 的放射性核素探针的设计和凋亡显像的研究方兴未艾。Nguten 等筛选出 ICMT-11 作为凋亡成像的影像物质,以 ^{18}F 标记合成具有高代谢稳定、对活化 Caspase-3 具有高亲和力的分子探针。国内研发 ^{18}F-Caspase-18(^{18}F-CP-18)与 Caspase-3 的结合能表达肿瘤组织中 Caspase-3 的活性,因此这一新型示踪剂的浓聚程度代表了细胞凋亡程度,在动物体内显像中取得较好的结果。

2. 核素凋亡显像主要临床应用 恶性肿瘤放化疗疗效评估:大量研究表明,治疗恶性肿瘤最常用的两种手段——放射治疗和化学治疗的主要形式不是细胞被动性死亡,而是主动反应形式,即细胞凋亡。因此应用放射性核素凋亡显像,就可以在治疗前后通过分析肿瘤凋亡情况而评价治疗效果。这是核素凋亡显像最有潜力的应用领域之一,可以用于恶性肿瘤监测疗效、评价预后、指导治疗方案以及研发抗肿瘤新药等。在一组 11 例滤泡性淋巴瘤患者中,在放疗前以及放疗后 24h 进行 ^{99m}Tc-HYNIC-Annexin V 显像,并进行半定量评价。在放疗前的显像中,有 6 例患者无明显显像剂摄取,其余 5 例仅轻微摄取。而在放射治疗后,有 10 例患者照射局部显像剂摄取明显增加,与细胞学分析结果一致。Belhocine 研究证实,化疗后应用 ^{99m}Tc-HYNIC-Annexin V 显像阳性的患者生存率高于显像阴性的患者,而所有病例在治疗前均无明显显像剂摄取。

(1)在心血管系统中的作用:许多心脏疾病伴有细胞凋亡的发生,如心肌梗死、心衰、心肌炎、药物性心肌毒性损伤等,核素凋亡显像可以无创评价心肌细胞凋亡情况。在 Kietselaer 的研究中,9 例严重充血性心力衰竭患者(左心室功能 <0.35)进行 ^{99m}Tc-Annexin V 显像,其中 5 例有心肌核素摄取,这 5 例患者最近疾病均恶化,而其他病情平稳的患者无明显摄取。血管平滑肌细胞和巨噬细胞的凋亡均是动脉粥样硬化不稳定斑块的特征,因而应用核素标记 Annexin V 凋亡显像,可间接辨别斑块的性质。国内应用新西兰家兔动脉粥样硬化斑块模型,行 ^{99m}Tc-HYNIC-Annexin V SPECT 显像发现,试验组家兔的主动脉血管斑块片段的放射性摄取是非斑块血管片段的 2.6 倍,斑块显影清晰,且斑块内放射性核素分布与转移酶介导的三磷酸脱氧鸟苷 - 生物素刻痕末端标记(TUNEL)检测的阳性细胞、斑块中巨噬细胞含量密切相关,证实了凋亡显像在不稳定动脉粥样硬化斑块无创显示的可行性(图 4-15)。

(2)在神经系统中的作用:新生儿缺血缺氧性脑损伤发生后会导致细胞凋亡,是迟发脑细胞死亡的重要形式,患儿可能到 2~3 岁时才出现脑瘫症状,此时再进行治疗往往为时已晚,常规的检查方法很难早期发现。在正常人中,^{99m}Tc-Annexin V 不能通过血脑屏障而不会在脑部摄取。发生缺血缺氧性脑损伤后,显像剂可以通过血脑屏障在病变处聚集,故可协助诊断,有助于及早发现并采取有效的治疗措施,改善患儿预后。帕金森病(PD)是由于中脑黑质多巴胺能神经元缺失和 Lewy 小体形成的神经退行性疾病,而多巴胺能神经元细胞凋亡可能是其重要的致病因素。体外细胞结合实验证明,^{99m}Tc-Annexin V 可特异的与 1- 甲基 -4- 苯基吡啶离子(MPP)诱导凋亡的多巴胺神经元结合,亲和力可达(7.16±1.78)nmol/L,且流式细胞仪检测的神经元细胞凋亡率与其膜结合的 ^{99m}Tc-Annexin V 放射性强度之间有较好的相关性($r=0.924, P<0.001$),提示 ^{99m}Tc-Annexin V 可能是检测多巴胺能神经元早期凋亡的方法。

(3)在器官移植中的作用:器官移植后急性排斥反应是较常见而严重的并发症之一,其产生的主要原因是移植器官的细胞凋亡。而 ^{99m}Tc-Annexin V 细胞凋亡显像能够在移植手术后 2h 内快速获得细胞凋亡的信息,估计排斥反应的严重程度,监测抗排斥反应药物的疗效,对于心脏、肝脏、肺移植术后排斥反应的早期诊断提供灵敏而准确的方法。

(4)在其他疾病中的作用:一些慢性疾病的急性过程,如镰状细胞贫血、地中海贫血、多发性硬化症、系统性红斑狼疮和类风湿关节炎均与凋亡急剧增加有关,这些疾病均有可能通过凋亡显像对疾病进行辅助诊断、病情观察和药物疗效评估。

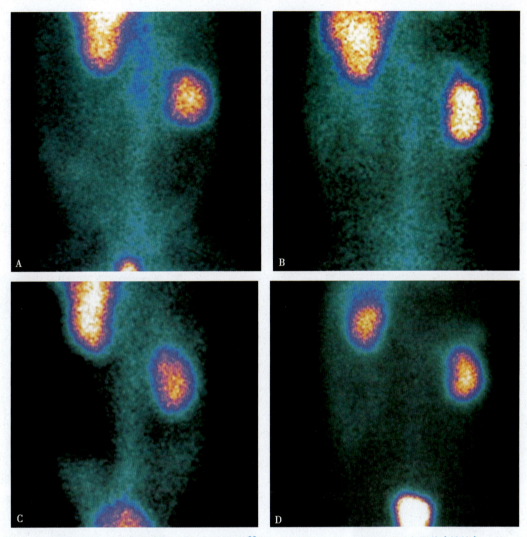

图 4-15　动脉粥样硬化斑块动物模型 ^{99m}Tc-HYNIC-Annexin V 凋亡显像（前位）
A、C 分别为实验组兔在显像剂注射后 10min 和 2h 的腹部 ^{99m}Tc-HYNIC-Annexin V 平面显像；
B、D 分别为对照组兔 10min 和 2h 的腹部显像。

六、乏 氧 显 像

乏氧（hypoxia）是恶性肿瘤细胞的一种重要的生物学特征，直径＞1cm 的实体瘤多存在大量的乏氧细胞，从而对射线和某些化疗药物产生抵抗，成为肿瘤复发、再生长的重要根源。乏氧可通过诱导肿瘤产生乏氧诱导因子激活肿瘤细胞一系列基因表达和蛋白的合成，调控肿瘤细胞的生长、代谢、增殖、肿瘤血管生成、侵袭和转移，使肿瘤细胞在适应乏氧微环境的同时也具有独特的生物学行为。肿瘤乏氧细胞的存在不仅使肿瘤对放、化疗的耐受性增强，严重影响治疗效果，而且使肿瘤更具侵袭性，容易导致远处转移。

测定肿瘤乏氧状态有助于肿瘤患者实施个体化医疗。通常乏氧细胞的等效致死量是富氧细胞的 3 倍左右，相同的放疗剂量，含乏氧细胞多的肿瘤的放疗效果比含乏氧细胞少的肿瘤效果差，故有乏氧细胞者需要给予更高的剂量。因此，在实施放化疗前，无创准确地估计肿瘤的乏氧状态，对于制订合理的治疗方案、提高治疗的有效率具有重要意义。

放射性核素乏氧显像是利用放射性核素标记的乏氧显像剂进入肿瘤组织后，因乏氧导致的显像剂滞留，通过 SPECT 或 PET 而显影。目前可用于核素乏氧显像的显像剂主要有硝基咪唑类和非硝基咪唑类乏氧显像剂。研究较多的硝基咪唑（misonidazole，MISO）类显像剂，主要有

^{18}F-fluoromisonidazole（^{18}F-FMISO）和 MISO 衍生物 ^{18}F- 氟红硝基咪唑（FETNIM）、^{123}I-IAZR、^{123}I-IAZA、^{123}I-IAZP、^{131}I-VIM 等。非硝基咪唑类显像剂主要有 ^{99m}Tc-HL91 和酮肟类化合物 ^{64}Cu-二巯半卡巴肟（BTS）衍生物，如 ^{64}Cu-PTSM 和 ^{64}Cu-ATSM 等。HL91 等非硝基咪唑类显像剂其体内生物学特性和显像效果可能优于 ^{18}F-FMISO 等硝基咪唑类显像剂。

　　放射性核素乏氧显像在肿瘤动物模型实验和临床初步应用都取得良好的结果。在人体临床应用中，已经用于鼻咽癌、肺癌、头颈部肿瘤、胰腺癌的治疗前评估中。有研究应用 ^{99m}Tc-HL91 观察 69 例鼻咽癌患者治疗前的乏氧状况，并分析各种临床因素与乏氧程度的关系。结果表明，69 例鼻咽癌患者有 63 例（91.3%）乏氧显像为阳性，其乏氧状况与患者年龄、性别、病理分型之间无统计学差异；但是与不同原发灶体积（< 40cm³ 和 ≥40cm³）之间及不同 T 分期（T_1 + T_2，T_3 + T_4）之间差异有统计学意义，提示大多数初治鼻咽癌患者原发灶存在不同程度的乏氧，原发灶体积与乏氧程度呈正相关。乏氧显像可用于预测放疗效果，指导放疗。对于 ^{18}F-FMISO PET/CT 显像阳性部位的肿瘤组织（图4-16），在适形调强放疗时，局部增加放射剂量可提高疗效，减少复发。

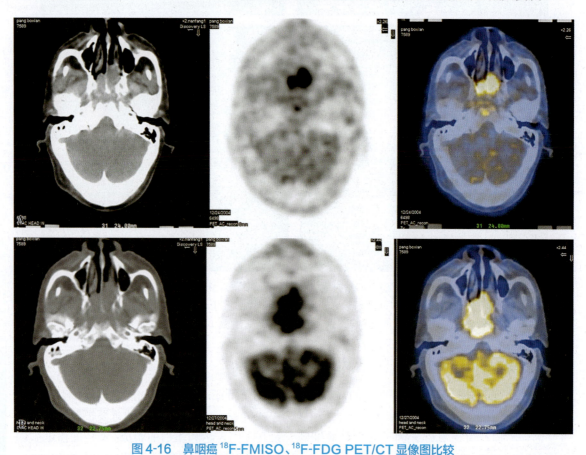

图 4-16　鼻咽癌 ^{18}F-FMISO、^{18}F-FDG PET/CT 显像图比较

A. ^{18}F-FMISO 乏氧显像；B. ^{18}F-FDG 显像。比较以上两种显像，证明鼻咽癌肿瘤组织中部分肿瘤组织乏氧。

第二节　放射性核素诊疗一体化

　　"诊断和治疗一体化"（theranostics 或 theragnostics，简称"诊疗一体化"）于 1998 年由 John Funkhouser 首次提出，定义为治疗和诊断结合于一体，为人类疾病特别是癌症等重症疾病的诊疗提供了一种全新的思路和方法，推动现代医学由传统诊断和治疗向个体化医疗转变。诊疗一体化作为针对患者的个体治疗策略，将精准诊断和靶向治疗结合起来，实现个性化的临床治疗。

2005 年"诊疗一体化成像"(theragnostics imaging)首次被用于医学影像学的放射肿瘤治疗规划中。它被定义为利用医学影像中的信息来确定患者的最佳治疗方案。比如肿瘤患者放射治疗的靶区，是根据医学影像的信息而确定的，这将影像诊断学与疾病治疗紧密联系起来。随着分子影像、器官功能成像、放射治疗以及临床放射生物学等领域的蓬勃发展，使得放射治疗以"诊疗一体化成像"作为指导成为常规应用。相关积极探索的领域主要包括基于放射性核素诊疗一体化(radiotheranostics)、生物图像引导下的放射治疗、光学成像、激光消融和外科手术相结合的光学疗法(optotheranostics)、纳米药物疗法、介入肿瘤学和相关基础学科研究等。

核医学中第一个用于诊疗一体化的放射性核素是用于分化型甲状腺癌(DTC)诊断成像和治疗的放射性碘元素。用于放射性核素诊疗一体化的药物，在结构上包括载体和放射性核素两部分。载体是指能将放射性核素运送到相应位置的物质，包括各类小分子物质、单克隆抗体、微球(microsphere)、球囊、纳米材料等，直接或通过使用双功能螯合剂(bifunctional chelating agent, BFCA)使放射性核素附着到靶分子上。一些将诊断与治疗汇于一身的核素，如镥 -177(^{177}Lu)、钬 -166(^{166}Ho)等，既可以发射 β 射线用以疾病治疗，又可以发射 γ 射线用以疾病诊断。核素通过与配体、单克隆抗体等靶向分子结合后，为实现核医学影像诊断与治疗一体化提供基础。

一、^{131}I 对分化型甲状腺癌的诊疗一体化

Seidlin 等人于 1946 年首次使用放射性 ^{131}I 治疗由于甲状腺癌转移患者，由此开启甲状腺肿瘤放射碘治疗方法(radioactive iodine therapy, RTA)的序幕。

^{131}I 以 β 衰变为主，约占其总放射性的 90%，平均能量为 606keV，平均组织穿透距离为0.4cm；同时约 10% 经历 γ 衰变，平均能量为 364keV。β 射线在组织内的射程小于 1cm，故在术后残余甲状腺组织与转移病灶中，通过直接作用与"交叉火力"(cross fire)效应，其能量可被完全吸收而较少破坏周围正常组织；γ 射线可以通过 SPECT 显像，显示 ^{131}I 在体内的分布，搜寻可疑病灶。由此，^{131}I 单一核素即可实现对分化型甲状腺癌的诊疗一体化，目前已经广泛应用于临床。具体的内容请见相关章节。

二、^{123}I/^{131}I-MIBG 对富表达肾上腺素受体肿瘤的核素诊疗一体化

间碘苄胍(metaiodobenzylguanidine, MIBG)是去甲肾上腺素类似物，通过主动胞吞或被动转运进入起源于交感神经系统的神经内分泌细胞，被存储于神经分泌颗粒中从而实现富集。使用放射性碘同位素对 MIBG 进行标记，实现富表达肾上腺素受体肿瘤(如嗜铬细胞瘤、副神经节瘤和神经母细胞瘤等)的诊断与治疗。

^{123}I 释放能量为 159keV 的纯 γ 射线，且半衰期较短，适合于平面成像和 SPECT/CT 成像。^{123}I-MIBG 对嗜铬细胞瘤和成神经细胞瘤的诊断敏感度可以达到 97% 和 94%，特异度可以达到96% 和 92%。如果条件允许，^{124}I-MIBG PET/CT 成像也可被用于制定 ^{131}I-MIBG 靶向疗法方案的有益参考。目前，国外以 ^{123}I-MIBG SPECT 显像为主，而国内临床上以使用 ^{131}I-MIBG 成像为主。

对无法手术、存在广泛转移且 MIBG 显像为阳性的副神经节瘤的患者，推荐采用放射性核素治疗。临床上最常用的治疗药物为 ^{131}I-MIBG。国内多中心的推荐使用的剂量一般为 200mCi(累计治疗剂量可达 800～1 000mCi)，每 3～6 个月进行一次疗效评估。完全有效率为 3%～5%，部分有效率为 73%～79%，患者五年生存率可以达到 45%～68%。

^{131}I-MIBG 作为单一药物或与其他药物联合使用治疗复发或化疗难治性神经母细胞瘤患儿，其缓解率在 20%～40% 之间。^{131}I-MIBG 也成功地作为缩小神经母细胞瘤大小的一线治疗方法。对 44 位受高危神经母细胞瘤患儿进行了至少 2 个周期的 ^{131}I-MIBG 固定剂量分别为 7.4GBq 和3.7GBq 的治疗，总体缓解率为 73%。

2018 年 7 月 FDA 批准了高比活度 ^{131}I-MIBG，这是第一个被 FDA 批准用于治疗副神经节瘤的药物，其主要适应证是用于静脉注射治疗 12 岁以上青少年及成人治疗前经 MIBG 扫描显示为阳性的无法通过手术切除、发生转移的嗜铬细胞瘤和副神经节瘤患者。

Pryma 等进行的 II 期临床试验表明，[131]I-MIBG 对副神经节瘤患者持续控制血压和肿瘤反应具有多种好处。在接受至少 1 剂 ^{131}I-MIBG 治疗剂量的 68 例患者中，有 17 例（25%）减少了基线降压药物的使用；在 64 例可进行疾病状态评估的患者中，有 59 例（92%）在 12 个月内实现部分缓解（PR）或疾病呈稳定状态（D）。在 28 例患者中有 19 例（68%）在治疗后 12 个月达到完全缓解（CR）和部分缓解（PR）；患者中位生存期为 36.7 个月。在使用 ^{131}I-MIBG 期间或之后，没有患者发生与药物相关的急性高血压事件。已发表的 ^{131}I-MIBG 的 IIa 期试验，在治疗难治性神经母细胞瘤的安全性和有效性方面也取得了可喜的结果，未来仍需要进一步研究以评估 ^{131}I-MIBG 治疗的总体效果。

三、靶向生长抑素受体的核素诊疗一体化

应用发射 γ 射线的放射性核素标记生长抑素类似物（somatostatin analog，SSA），可用于神经内分泌肿瘤显像；而用发射 α 和 β 射线的治疗用放射性核素标记后可用于神经内分泌肿瘤（NET）的靶向治疗，而这种治疗被称为肽-受体放射性核素治疗（peptide receptor radionuclide therapy，PRRT）。基于生长抑素受体的显像和治疗已经成为核素诊疗一体化的代表之一。

应用治疗用放射性核素标记 SSA 可对高表达 SSTR 的肿瘤进行核素靶向治疗，疗效肯定。最早应用的放射性核素是 [111]In，利用其发出的俄歇电子产生的电离生物效应对肿瘤进行治疗，但由于其能量较低，组织穿透力弱，治疗效果欠佳。此后逐步改用组织穿透力较强的 β 射线发射体的放射性核素 [90]Y 及 [177]Lu。Kwekkeboom 等研究发现，[177]Lu-DOTA-TOC 治疗后可见肿瘤明显缩小，完全缓解及部分缓解者约为 28%，而病情稳定者约 50%，治疗结果明显优于 ^{111}In-octreotide。需要指出的是，[177]Lu 发射 β 射线和 γ 射线，既能进行治疗又可以同时进行肿瘤显像，而 [90]Y 仅发射 β 射线无法进行显像。

^{177}Lu-DOTA-TATE 分别于 2017 年和 2018 年被 EMA 和 FDA 批准用于治疗 SSTR 阳性的胃肠胰神经内分泌肿瘤（gastroenteropancreatic NETs，GEP-NETs）。欧洲神经内分泌肿瘤协会指南长期以来一直推荐 PRRT 作为 SSTR 治疗疾病进展的二线治疗。

在肠道神经内分泌肿瘤中，[177]Lu-DOTA-TATE 的第一个三期多中心随机对照试验（NETTER-1）同时在欧洲及美国进行，该试验评估了晚期、进行性、生长抑素受体阳性中肠神经内分泌肿瘤患者应用 ^{177}Lu-DOTA-TATE 治疗的疗效及安全性。试验的主要终点是无进展生存期（PFS），次要终点包括客观反应率、总生存率、安全性和副作用。[177]Lu-DOTA-TATE 组与对照组在第 20 个月的无进展生存率分别为 65.2% 和 10.8%，有效率分别为 18% 和 3%。在计划的中期总生存率分析中，[177]Lu-DOTA-TATE 组有 14 例死亡，而对照组有 26 例死亡。结果显示 ^{177}Lu-DOTA-TATE 治疗晚期肠道神经内分泌肿瘤的无进展生存期明显延长，中期分析总体生存效益较好，副作用发生率小。

胰腺是转移性 GEP-NETs 第二常见的起源部位。近期有综述对接受了 ^{177}Lu-DOTA-TATE 治疗的胰腺神经内分泌肿瘤的前瞻性和回顾性研究进行了统计分析，结果显示疾病控制率的中位数为 83%，中位反应率为 58%。在每项研究中报告的总体人群的 PFS 中位数从 25 个月到 34 个月不等，OS 中位数从 42 个月到 71 个月不等。FDA 也将胰腺内分泌肿瘤纳入了 ^{177}Lu-DOTA-TATE 治疗的适应证范围。

肺部的神经内分泌肿瘤被分为典型和非典型类癌，典型类癌对 PRRT 反应更灵敏。有文献对已报道的 ^{177}Lu-DOTA-TATE 在肺部神经内分泌肿瘤治疗中的应用进行了总结，ORR 在 13%～30%，PFS 在 19～28 个月，OS 在 32～59 个月。

四、靶向前列腺特异性膜抗原的核素诊疗一体化

以 PSMA 作为靶标进行核素标记后的诊疗一体化临床应用前景广阔，尤其是在对转移性去势抵抗性前列腺癌（mCRPC）的治疗上，发展尤为突出。原发性和转移性前列腺癌均可以高表达PSMA，并且 PSMA 的表达水平与肿瘤的侵袭性呈正相关。PSMA 通过与特定分子靶向结合后，二者一起通过内吞途径进入细胞，并保留在肿瘤细胞中。

实行放射性配体治疗（radioligand therapy，RLT）前需要进行 PSMA 显像，从而达到诊疗一体化的目标。目前常使用的放射性核素包括发射 β 粒子的 ^{177}Lu 和 ^{90}Y，以及发射 α 粒子的 ^{225}Ac 和 ^{213}Bi。理想情况下，无论是用 ^{68}Ga 或 ^{177}Lu 标记，选择同一种配体分子完成诊断与治疗是最佳的选择，例如 PSMA-617 和 PSMA-I&T 均可被 ^{68}Ga（诊断）或 ^{177}Lu（治疗）标记。

RLT 的主要目的在于可以将尽可能多的辐射损伤集中于肿瘤细胞，并且尽量减少由于正常组织对药物的吸收而造成的损害。Kratochwil 等在 30 例 mCRPC 患者的小队列中，研究 ^{177}Lu-PSMA 治疗的安全性和有效性，每例患者均接受 1～3 个周期的治疗。30 名患者中有 13 名在治疗后前列腺特异性抗原（PSA）下降超过 50%，且在研究期间肾功能或肝功能没有明显下降。进一步的剂量学研究表明，肾脏是剂量限制器官，对于 ^{177}Lu-PSMA-617 最大肾脏辐射剂量为 0.88Gy/GBq，^{177}Lu-PSMA-I & T 的最大肾脏辐射剂量为 0.93Gy/GBq。Okamoto 等人指出可将 40GBq 累计活性的 ^{177}Lu-PSMA-I&T 安全地应用于患者。骨髓毒性（包括白细胞减少症、贫血和血小板减少症）很少发生，但骨髓毒性反应最常见于基线弥漫性骨髓转移的患者。Baum 等在 2016 年进行的一项 56 例 mCRPC 患者的研究显示，每例患者接受 2～4 个周期的 ^{177}Lu-PSMA 治疗，80% 的患者发现 PSA 降低，其中 59% 的患者 PSA 降低超过 50%；33% 的患者治疗后疼痛减轻。不良事件发生较少，主要为轻度或无明显症状的肾毒性或血液毒性。Rahbar 等于 2017 年报告了一项回顾性多中心研究，涉及来自德国 12 个中心的 145 例 mCRPC 患者，他们全部接受 1～4 个周期不等的 ^{177}Lu-PSMA-617 治疗，试验的主要研究终点为生化反应指标，具体定义为 PSA 下降超过 50%。第一轮治疗结束后，40% 的受试者 PSA 下降超过 50%；第二轮治疗后，达到生化反应指标的患者比例为 57%。3 或 4 级血液学事件仅在 18 例（12%）患者中观察到。11 例（8%）患者发生了轻度至中度的口腔干燥症。2018 年发布的荟萃分析包括欧洲和澳大利亚的 455 位患者应用 ^{177}Lu-PSMA-617 治疗，其中 66.7% 的患者 PSA 下降，在第一个周期治疗后，就有 33.3% 的患者下降了50% 以上。

这些数据引起了多项针对 PSMA 的前瞻性多中心试验的启动，为确定 ^{177}Lu-PSMA 疗法对转移性前列腺癌患者的总体生存益处，一项旨在于对 ^{177}Lu-PSMA 放射配体疗法进行标准化的前瞻性试验正在美国和欧洲的多个中心进行（VISION，NCT03511664）。与仅接受最佳支持或最佳治疗标准的受试者相比，PSMA 显像阳性的试验组成员还将接受 ^{177}Lu-PSMA-617 治疗。该试验以放射学无进展生存期（PFS）和总体生存期（OS）作为主要终点，次要终点包括对实体瘤反应（response evaluation criteria in solid tumors，RECIST）评估标准和首次出现症状性骨骼事件的时间，受试者招募已于 2019 年下半年完成。其他正在进行的临床试验还包括单臂试验（NCT03042312）和随机对照研究（NCT03392428）等。未来还需要进一步的前瞻性研究，以阐明在前列腺癌中以 PSMA 为靶点的放射治疗的适当时机，以及确定这些药物在治疗上皮或内皮PSMA 表达阳性的非前列腺恶性肿瘤中可能发挥的作用。

使用 α 粒子 ^{225}Ac-PSMA-617 的放射性配体治疗方案最先由 Kratochwil 等人于 2016 年发布。首位患者在经历所有治疗方法后，病情持续进展，并发弥漫性骨转移。经过三个周期的 ^{225}Ac-PSMA-617 治疗后，原来在 ^{68}Ga-PSMA-11 PET 上所有可见病变均消失，PSA 水平从 3 000ng/ml 降至 0.26ng/ml，巩固治疗后进一步降至 0.1ng/ml 以下。不良反应为中度口干。第二位患者是先前的 PSMA RLT 治疗期间显示 ^{177}Lu-PSMA-617 摄取良好但仍疾病进展，提示疗效不佳。在采取

每两个月接受一次 ^{225}Ac-PSMA-617 治疗后，呈现 PSMA PET 显像阴性且 PSA<0.1ng/ml，该患者进入疾病缓解状态。但该患者出现严重口干症。目前，全球范围内有限的 ^{225}Ac 供应可能构成进行多中心研究的阻碍。

从目前研究方向来看，在 ^{68}Ga-PSMA PET/CT 的指导下进行 ^{177}Lu-PSMA 的治疗正成为精确诊断和治疗难治性前列腺癌的重要方法。前列腺癌与放射性核素的诊断和治疗相结合显示出良好的发展前景，但仍需要更多的研究数据来支持，还需要大规模的多中心临床研究，并逐步规范诊断和治疗过程，最后达到诊疗一体化的目标。

放射性核素诊疗一体化自使用放射性碘治疗甲状腺疾病以来，已历经 70 余年的发展，分子靶点的可视化可以帮助预测患者是否从特定治疗中受益，在适当的预选患者中充分发挥核医学分子影像与靶向治疗的优势，推动个体化医疗和精准医学的发展。核医学不仅限于诊断成像，诊断与治疗相辅相成，始终贯穿于核医学的发展，并将在未来发挥更大的作用。

第三节　核医学分子影像技术展望

核医学分子影像和核素靶向治疗是一个新兴的研究领域，是在无创条件下，对生物体内分子或细胞水平的变化进行成像。这些变化可以是简单的特定细胞群的分布情况，也可以是已知的细胞受体表达水平、细胞与细胞之间甚至蛋白与蛋白之间的相互作用等的复杂事件。与离体状态下开展的活细胞研究相比，在活体内应用无创手段观察生物学进程是比较困难的。在过去若干年不断探索研究的基础上，在分子生物学、影像学、放射标记化学、计算机技术等相关学科的不断发展并互相融合的基础上，核医学分子影像和靶向治疗取得了长足的进展。

一、核医学分子影像和靶向治疗研究中三个重要环节

核医学分子影像研究有三个必备的重要环节：首先必须寻找和选择合适的分子靶点；二是设计与该分子靶特异、高亲和力并不改变分子靶点生物特性的核素标记分子探针；三是需要灵敏度高、分辨率好的成像仪器。

分子靶点的选择是整个研究链成败的关键。核医学分子影像研究中，首先要知道哪些分子靶点与待解决的疾病或生物学问题密切相关。例如，恶性肿瘤形成过程中，一些癌基因、受体等出现过表达，可以针对这些因素寻找已经确证的分子靶点。理想的分子靶点应该在每个细胞中有足够的数量表达，以保证能够通过显像显示出来。

核素分子显像探针（又称为显像剂或放射性药物）十分重要，将显像剂引入体内后，能够发射出射线并被仪器探测。显像剂通常包括两个部分，一个是与目标分子靶特异性结合的部分，如特异性抗体、配体、反义寡核苷酸（ASON）等；另一个就是可以发射射线的放射性核素，如单光子核素 ^{99m}Tc、^{111}In、^{131}I、^{123}I 等和正电子核素 ^{18}F、^{124}I、^{64}Cu、^{68}Ga 等。在这两个部分中，包含了两个化学制备过程，一个是对于特异性抗体、配体、反义寡核苷酸等进行生产和修饰，这些修饰主要的目的是达到更好地与目的靶结合（如制备二聚体、多聚体等）、更容易进行核素标记（如连接双功能螯合剂等）、设计更为符合显像要求和体内药代动力学（如增加肾脏排泄、增加脂溶性以增加细胞摄取）等；另一个是放射性核素标记，标记的过程与反应条件（如时间、温度、酸碱度、还原剂存在与否等）密切相关。在显像剂制备后，还需进行质量鉴定，如标记率、放射化学纯度、稳定性等。如果应用发射 α 或 β 射线的放射性核素标记，则可以达到核素靶向治疗的目的。需要注意的是，核素分子探针必须和放射性示踪剂在活体内的药代动力学和生物靶向过程相匹配，分子内同位素的标记应保证生物活性及生物完整性。

核医学显像仪器的发展方兴未艾，是分子核医学获得清晰、高分辨率图像必不可少的因素。

核医学的影像是一种功能影像,其图像的解剖分辨率不能达到 CT、MR 水平。目前临床常规 PET 的空间分辨率可达 4～5mm,优于常规 SPECT(10mm 左右),但是与 MRI 和 CT(约 1mm)相比仍有较大差距。小动物显像用 microPET 显像分辨率可达 1mm,灵敏度达 200cps/mCi。此外,多模式成像 SPECT/CT、PET/CT、PET/MRI、microPET/CT、microSPECT/CT 等显像仪器已经在临床和动物研究中广泛开展,提供了联合解剖与功能的更多信息。进一步提高仪器的分辨率和灵敏度是核医学分子影像仪器发展的方向,特别是新的晶体的应用、全数字式高分辨 PET 探测技术的应用等有望进一步改善仪器的性能,以更好地推动核医学及分子核医学的发展。

二、核医学影像技术未来发展方向

(一)多模态分子影像

近年来医学影像无论是放射学、核医学还是超声影像都有了飞跃发展,成像的灵敏度、分辨率、速度都有了本质改善。但是以反映解剖形态为特征的影像技术(如 CT、MRI 等)在显示组织或细胞分子信息方面的敏感性却没有很大提高,其探测灵敏度极限仍然停留在毫摩尔或微摩尔级水平。同样,以显示脏器功能、代谢信息为优势的核医学 SPECT 和 PET 显像,解剖分辨率也没有明显提高。光学成像灵敏度高,但穿透力有限,对在体深部组织的显示有限。这些表明各种成像技术都受限于自身的特点而存在某一不足,没有一种显像技术是十全十美的。目前解决这一问题的方法是"多模态分子影像"。

多模态分子影像(multi-modality molecular imaging)是指在一次影像检查中联合使用两种或两种以上的显像模式,不仅获得脏器、组织或病灶的解剖学信息,同时获得分子功能信息等,实现不同影像模式的优势互补,提高影像诊断效能。多模式的分子影像包括两层含义,一是指不同模式的影像仪器融合,如 PET/CT、SPECT/CT 和 PET/MRI 是目前最成功的多模式影像设备,大大提高了影像诊断的信息和准确性;二是多模式分子影像探针的设计,如在一个特异性的分子探针上同时连接放射性核素和磁共振成像的造影剂,将多功能探针引入体内后可以同时进行核素显像和磁共振成像,从而反映不同的信息。

(二)积极向临床推进转化

本章前述核医学影像最新进展十分丰富,但是绝大多数还在动物实验或临床前研究阶段,部分处于临床 Ⅰ～Ⅲ 期研究,真正用于临床的核医学分子影像探针十分稀少。当然,并不是所有的研究都以临床应用为目的,例如旨在揭示蛋白 - 蛋白相互作用而证实疾病发生机制、细胞信号转导过程中分子水平变化等研究,就不是以临床应用为目的。而且,从分子靶点的选择到临床转化,所需周期较长,一般为 3～7 年,而一种新的显像药物应用临床所需花费巨大。虽然面临困难较多,将开发的特异性核医学分子探针积极向临床转化,解决临床面临的问题也是非常重要的。

(三)积极推动诊疗一体化

核素诊疗一体化的出现使核医学步入影像诊断和靶向治疗并重的新时代。目前已有几项用于诊疗一体化的放射性药物被批准用于临床,但是作为二线方案或尚未写到疾病诊疗的指南推荐中。

利用放射性药物进行诊断与治疗,理想的情况是使用同一种核素标记的药物,既可用以诊断(γ)也可用以治疗(β 或 α),若使用的是 2 种不同的核素,其标记流程、所带电荷、比活度、放射化学纯度等均可能存在差异,而导致在体分布亦可能出现差异。例如,即使使用相同的螯合剂,由于 ^{68}Ga 和 ^{177}Lu 放射性金属元素的配位化学性质不同,其标记化合物的化学性质也不相同,导致体内动力学存在一定的差异。另一个重要问题是,目前可供选择的新型治疗药物仍较少,并且缺乏大规模前瞻性严格设计的临床试验,与其他治疗方案的结合治疗并未被积极探索,这些阻碍着放射性核素诊疗一体化的进一步发展。

为推动核素诊疗一体化的发展,迫切需要建立一个专业化、标准化、高效率的跨学科诊疗团队，弥合核医学和肿瘤医学等不同领域之间的鸿沟，也有助于开展结构合理的临床研究，提高诊疗效力。

本章小结

21世纪的医学影像学是分子影像的时代，分子核医学影像作为最为成熟的分子影像技术，必然引领这一领域的快速发展、向临床的转化和应用。在核医学分子影像技术中，代谢显像、受体显像及受体靶向核素治疗、放射免疫显像及放射免疫治疗、凋亡显像和乏氧显像等，均已在恶性肿瘤、神经系统疾病、心血管疾病中应用并显示良好的前景，为多种疾病的诊断、治疗决策提供了分子水平的依据，必将在未来的医学发展中起到更为重要的作用。

核素诊疗一体化的出现使核医学步入影像诊断和靶向治疗并重的新时代。放射性碘是第一个诊疗一体化的放射性核素，具有悠久的历史和良好的临床应用价值。应用发射 γ 射线核素标记化合物、配体或抗体等可实现显像，而应用发射 α 或 β 射线的放射性核素标记即可实现核素靶向治疗。核素诊疗一体化实现了图像引导治疗，所见即所治、所治即所见。

核医学分子影像和靶向治疗的发展依赖选择针对疾病的分子靶点、设计相应高亲和、高特异的分子探针，并在高灵敏、高分辨的成像仪器中显示、对病灶进行靶向归巢和治疗，这些需要医学、生物化学、分子生物学、合成与放射化学、药理学、生物医学工程、物理学、图像分析等多学科联合合作才能进行。分子核医学影像的未来将在多模态显像、转化医学、诊断治疗一体化等领域中进一步发展，并在临床疾病的诊疗中发挥日益重要的作用。

思考题

1. 简述核素代谢显像的类型及主要机制。
2. 简述核素受体肿瘤显像的类型及主要机制。
3. 什么是放射性核素诊疗一体化？并请举例说明。

（兰晓莉）

第五章 分子影像学

分子影像学是指在活体状态下，应用影像学方法对人或动物体内的细胞和分子水平生物学过程进行成像、定性和定量研究的一门学科。目前，现代医学研究已经步入分子水平并寻求精准的时代。分子成像能够在体、无创、实时及可重复性地定量可视化活体水平下基因、分子和蛋白等的功能及动态变化，已成为基础研究领域研究正常生命体或疾病状态下生物学行为相关分子机制的有力工具。在临床应用领域，分子影像整合了分子病理和分子检验等能够实现疾病关键靶点分子水平检测的优势，同时又兼具现代影像学可在体全面提供解剖形态学信息的特点，因而为实现疾病精确诊断、在体分子分型、疗效监测及预后判断、指导分子靶向治疗及免疫治疗等临床决策的实施，开展精准治疗及诊疗一体化等提供前沿技术和重要保障。因而，分子成像技术是基础研究成果实现临床转化应用的重要桥梁，基于分子影像的精准医学可视化，目前以及未来都将继续在基础研究、临床应用以及健康医学领域扮演重要角色。

第一节 分子影像学基本概念

一、分子影像学概述

分子影像学（molecular imaging）是指在活体状态下，应用影像学方法对人或动物体内的细胞和分子水平生物学过程进行成像、定性和定量研究的一门学科。1999 年，以哈佛大学 Ralph Weissleder 为首的学者们最先提出了分子影像学这一理念，2002 年第一届世界分子影像学大会对分子影像学的概念进行初步定义。2007 年美国核医学学会年会对分子影像学作了进一步定义，明确分子影像学是医学研究的前沿领域，并在定义里针对性地加入"人"这一关键词，足见分子成像发展之快速，已经进入了临床转化及应用的全新时代。分子影像学以应用分子成像探针（molecular imaging probe）为显著特点，采用多种成像手段，对体内特定靶点进行成像。成像方法包括：放射性核素成像（radionuclide imaging）、磁共振成像（magnetic resonance imaging，MRI）、磁共振波谱成像（magnetic resonance spectroscopy，MRS）、光学成像（optical imaging，OI）、超声成像（ultrasound imaging，US）、光声成像（photoacoustic imaging，PAI）及多模式融合成像（integration of multi-mode imaging）等。借助这些成像技术，生命系统内某些特定的生理或者病理过程，如基因表达、蛋白功能及表达水平、蛋白质之间相互作用、细胞与细胞之间信号转导、细胞代谢以及细胞示踪等，都能够以直观的图像以及可定量的数据得以显现和揭示。

生命科学和医学研究的进步为分子影像学的产生和形成奠定了基础，其中分子生物和现代医学影像等技术的提升又使其快速发展成为必然。与其他学科相比，分子影像学具有如下特征：①将复杂的分子事件（如基因表达及生物信号传递等）变成直观可定量图像；②同时监测多个分子生物学进程；③评估疾病（如肿瘤）分子水平病理生理学变化；④在分子水平实施靶向干预；⑤在体、连续及可重复性地观察干预效果等。

传统医学影像学提供解剖水平信息，显示疾病的终末形态学改变，而分子影像学着眼于基因、分子及蛋白质异常所导致的初始变化。即分子影像学捕捉疾病发生、发展的本质变化，而不是疾病发展到后期所表现出来的组织、器官几何形态改变，因而具有"早"（即分子水平）的特点；另外，它是针对生命体内病理生理特异性分子靶点的成像，依据分子靶点的特性对疾病做出判断，因而对疾病的诊断具有"精准"的特点；分子影像学还能够对同一个体进行实时、连续、可重复性地观察及干预，监测疾病发展及治疗过程中基因、分子及蛋白质水平的细微变化，对治疗效果进行评估，因而对疾病的发展及干预具有"动态可持续"的特点。

二、分子成像技术

（一）放射性核素成像技术

放射性核素成像是最早应用于分子影像学的成像技术，也是为数不多的进入临床应用阶段的分子成像技术，主要包括单光子发射计算机断层显像（single photon emission computed tomography，SPECT）和正电子发射断层显像（positron emission tomography，PET）。该技术借助放射性核素标记化合物作为分子成像探针，可实现基因、蛋白质、小分子、细胞以及肿瘤微环境等的靶向分子成像，具有灵敏度高及可定量等优点（图 5-1）。另外，随着多模式融合设备的出现，PET或 SPECT 与多排螺旋 CT 整合在同一机架内，形成 PET/CT 或者 SPECT/CT，它们实现了核医学和 CT 的图像采集和两种影像的图像融合，进而把分子及功能水平信息与精细的解剖结构信息结合在一起。PET/CT 和 SPECT/CT 克服了影像技术单独应用的局限性，解决了 PET 和SPECT 图像空间分辨率低、定位困难及缺乏解剖学信息等问题，最大程度地发挥放射性核素分子成像和放射学解剖成像的优势。为了满足小动物水平的分子成像研究需求，microPET/CT 及microSPECT/CT 被研发并广泛应用，显著提高了分辨率和灵敏度，成为分子影像临床前研究的强有力工具。

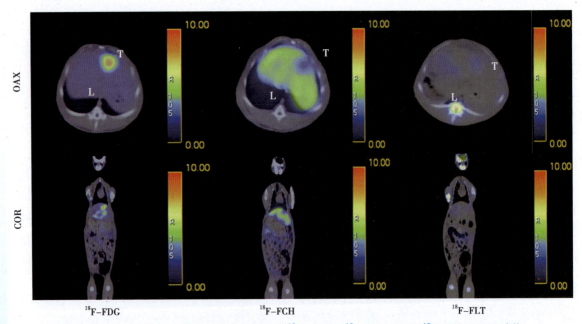

^{18}F-FDG　　　　　　^{18}F-FCH　　　　　　^{18}F-FLT

图 5-1　同一肝内 V_X2 异位移植瘤兔模型的 ^{18}F-FDG、^{18}F-FCH 以及 ^{18}F-FLT PET 成像
提示不同核素分子成像探针揭示肿瘤不同生物学特性。OAx，轴位；Cor，冠位；T，肿瘤；L，肝脏。

（二）MR成像技术

MRI是继放射性核素成像，最有希望进入临床应用的分子成像技术，其具有极高的软组织分辨力、多序列与多参数成像以及安全无辐射等优点，其分辨率已达到或接近显微镜水平。此外，MR成像还能够进行多分子化合物的定量分析。另外，借助顺磁性材料（钆剂和锰剂等）及超顺磁性材料（如超小超顺磁性氧化铁，ultrasmall superparamagnetic iron oxides，USPIO）等为基础研发的MR分子成像探针，通过检测这些MR分子成像探针对周围 ^{1}H质子弛豫时间的影响即可实现定位，再经靶向多功能修饰并与物理、化学和生物学放大技术等结合，可有效提高MR分子成像的靶向性、敏感性和特异性。MR还有一个独特的优势，是实现多种原子核的成像。MR是利用原子核在强磁场内发生共振所产生的信号经过图像重建的一种成像技术，理论上含奇数核子的原子核在自旋过程中都能产生磁矩或磁场用于MR成像，因此，磁共振分子成像不仅限于 ^{1}H-MR成像，还能够实现 ^{13}C-MR、^{19}F-MR、^{23}Na-MR以及 ^{31}P-MR成像。尤其是 ^{19}F-MR分子成像，人体内几乎不存在内源性的氟，所以没有背景信号的干扰。外源性引入含 ^{19}F分子成像探针可被直接检测，因而具有低背景噪声、高对比度及可绝对定量等优势，已经成为MR分子成像的研究热点。

目前磁共振分子成像技术已被广泛应用并实现了多种分子靶点及受体基因等靶向分子成像、临床转移淋巴结的鉴别以及细胞示踪等（图5-2）。小动物micro-MR成像设备具有更高的磁场强度及更快的梯度切换率，显著提高了MR分子成像的信噪比和空间分辨率。当然，与放射性核素分子成像技术相比较，MR分子成像的时间分辨率有限，且灵敏度较低，往往需要采用放大技术以达到合适的敏感度。

（三）光学成像技术

荧光成像、弥散光学断层术、表面加权成像（反射弥散断层图像）、相控阵列探测、光学相干断层成像、共焦激光断层扫描、多光子成像或活体显微镜成像等都属于光学成像方法，它们以荧光、吸收、反射或生物发光为成像基础来实现光学分子成像。光学成像突出的优势为：非离子低能量辐射，灵敏度高，可进行连续、实时监测，研究成本相对较低。光学成像技术种类繁多，目前以生物发光成像（bioluminescence imaging，BLI）、荧光成像（fluorescence）以及近红外荧光成像应用较多，已经广泛用于疾病发生发展、分子水平作用机制、肿瘤恶性生物学行为机制以及新药筛选等研究领域。BLI以绿色荧光蛋白基因或萤火虫荧光素酶基因等为报告基因进而实现活体光学分子成像；荧光成像以多种荧光染料（如Cy5.5等）的应用，研发靶向分子成像探针进而实现活体光学分子成像（图5-3）。然而，穿透深度是光学成像技术临床转化的一个巨大障碍，难以实现深层组织的光学分子成像，如能联合其他成像技术如MR或PET形成多模式成像，或与内镜、术中成像技术相结合，将在临床应用中具有更加广阔的前景。

（四）CT成像技术

虽然CT成像在一定程度上很难实现对分子事件的揭示，但其具备可提供良好的空间分辨率和时间分辨率的优势。近年来随着可用于CT成像纳米材料的发展，使CT分子成像成为可能。例如，硫化铋纳米颗粒（Bi_2S_3 nanoparticle）具有五倍于传统碘对比剂的X线吸收率和更长的体内循环时间，实验研究结果显示其对小鼠血管、肝脏以及淋巴结有良好的增强效果。因此，应用硫化铋纳米颗粒制备的靶向分子成像探针有潜力在CT分子成像领域中发挥重要作用。又如，利用巨噬细胞可吞噬一定尺寸纳米材料的特性，研究者合成一种碘化物纳米颗粒（N1177），已成功应用于兔动脉粥样硬化斑块内巨噬细胞活体CT分子成像中（图5-4），实现了动脉粥样硬化斑块的特异性CT分子成像及稳定性评估。此外，由于金纳米颗粒对肿瘤等疾病兼具诊断和治疗（如放疗增敏）功能，也成为CT分子成像研究的热点。

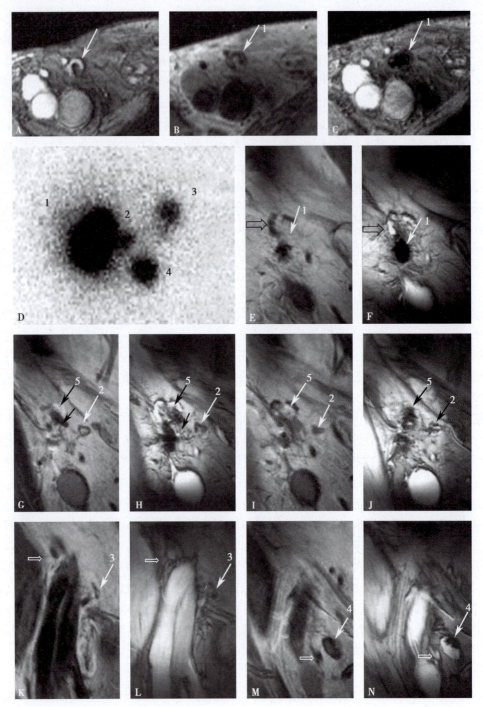

图 5-2　磁共振分子成像监测超顺磁性氧化铁（superparamagnetic iron oxide，SPIO）和 ^{111}In 标记树突状细胞在患者淋巴结内分布

A. 梯度回波（gradient echo，GE）轴位磁共振成像显示右侧腹股沟淋巴结在引入 SPIO 标记的树突状细胞前呈高信号；B. 自旋回波（spin echo，SE）轴位成像（SPIO 低敏感成像序列）显示同一淋巴结（1）在引入 SPIO 标记的树突状细胞后的信号略有降低；C. GE 轴位成像显示同一位置淋巴结（1）在引入 SPIO 标记的树突状细胞后信号明显降低；D. 活体闪烁成像显示引入 ^{111}In 标记的树突状细胞 2d 后，树突状细胞从淋巴结（1）迁移到邻近的三个淋巴结（2～4）；图 E～N. 冠状位 GE 和 SE 图像显示 SPIO 标记的树突状细胞 2d 后从淋巴结（1）向下站 4 个淋巴结迁移。空心箭头显示无 SPIO 标记树突状细胞存在的淋巴结，SE 像为低信号，GE 为高信号。实心箭头显示 GE 像存在 SPIO 标记树突状细胞的阳性淋巴结，GE 像比 SE 像信号明显降低。淋巴结（1）内 SPIO 浓度最高，与闪烁成像结果一致。

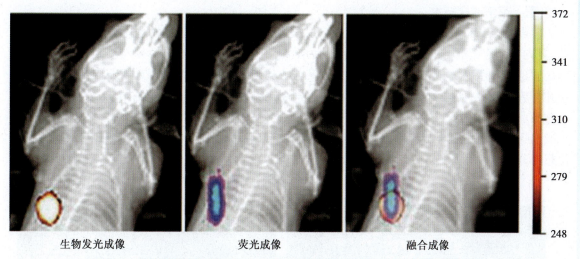

生物发光成像   荧光成像   融合成像

图 5-3　荷转荧光素酶基因的 4T1 瘤小鼠生物发光成像、荧光成像和融合图像

荧光成像图中,引入的光学分子成像探针为 scVEGF/Cy(Cy5.5 标记有活性的 scVEGF),实现血管内皮细胞生长因子受体(vascular endothelial growth factor receptor,VEGFR)靶向光学分子成像。

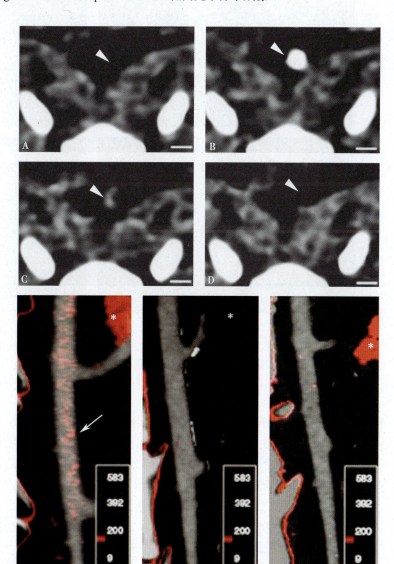

图 5-4　动脉粥样硬化斑块中巨噬细胞的 CT 分子成像

A～D. 兔主动脉粥样斑块(短箭头)的同层轴位 CT 图像,所有图像使用相同的窗宽、窗位;N1177 引入前(A)、中(B)、2h 后(C)和注射常规对比剂 CT 图像(D),可以观察到注射 N1177 后粥样斑块明显强化,而在常规对比剂图像中未观察到。E～G. CT 与基于 CT HU 值的图像后处理伪彩融合图:N1177 引入 2h 后,同一兔模型主动脉粥样斑块内可见多发明显强化(E,红色伪彩),但在注射常规对比剂(F)和无主动脉粥样斑块对照组(G)图像中均未见多发明显强化。彩色标尺显示 HU 值。白色星号为脾。直线标尺 = 5mm。

（五）超声成像技术

超声成像具有实时、便捷等优点，能够以微泡和声学活性物质为载体研发超声分子成像探针，靶向的超声微泡不仅可用于评价血流动力学改变，还能够实现靶向诊断与治疗。超声靶向治疗是通过靶向超声微泡携带或包裹药物，当其与疾病分子靶点结合后，在超声波作用下使微泡破裂并释放药物，从而达到定点给药的目的。目前超声靶向分子成像主要应用于炎症、血栓形成以及肿瘤血管生成监测（图 5-5）等方面的研究。随着超声微泡靶向修饰技术的进步，靶向超声分子成像探针与传统超声成像系统以及血管内超声（intravascular ultrasound，IVUS）技术相结合，使超声分子成像有望实现临床应用。

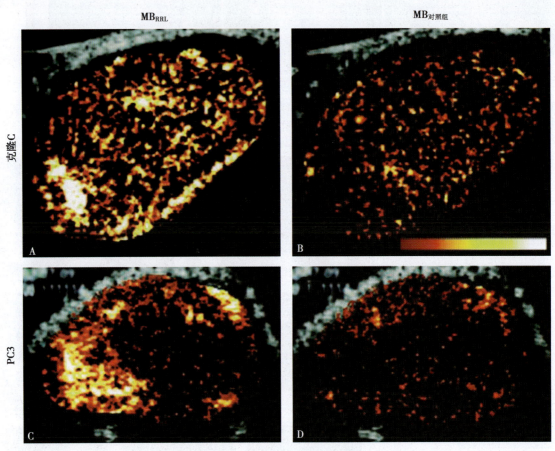

图 5-5 肿瘤血管生成超声成像

A. 克隆 C 肿瘤小鼠模型引入连接精氨酸 - 精氨酸 - 亮氨酸肽（RRL）的微泡（MB_{RRL}）120s 后减影彩色超声成像伪彩图。可见 MB_{RRL} 的增强信号以红 - 橙 - 黄 - 白显示；B. 克隆 C 肿瘤小鼠模型引入未修饰 RRL 的微泡，未见强化；C、D. 应用荷 PC3 肿瘤小鼠模型获得与 A 和 B 类似的超声分子成像图像。

（六）光声成像技术（photoacoustic imaging，PAI）

由光激发而产生超声信号的成像方式称光声成像。生物组织产生的光声信号同时携带光吸收特性信息，探测光声信号可获得光吸收分布图像。光声成像结合了光学和超声成像技术优点，可获得对比度和分辨率都较高的重建图像，更重要的是光声成像能突破光学成像穿透深度的限制，从而为活体生物组织的无损检测提供了一种重要技术手段，目前已成为分子成像领域的研究热点。对活体生物组织的光声分子成像，经过"光吸收—诱导光声信号—超声波检测—图像重建"流程最终实现成像（图 5-6）。

（七）多模式成像技术

随着分子成像技术的快速发展，多种成像技术融合设备纷纷出现，如 PET/CT、SPECT/CT、荧光分子断层成像（fluorescence molecular tomography，FMT）/CT（图5-7）、FMT/MRI（图5-8）、PET/光学成像、PET/MRI等，在检测灵敏度、空间分辨率、图像重建技术及定量分析等方面均有很大程度的提高。

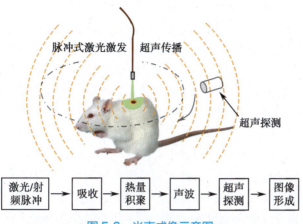

图5-6　光声成像示意图

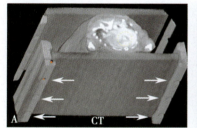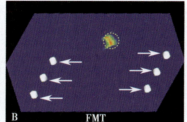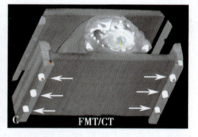

图5-7　活体荧光分子断层成像与CT融合成像（FMT/CT）

A. CT成像；B. FMT成像；C. 基于标尺通过软件计算杂交数据并形成融合图像；预置标尺（箭头）定于动物固定架上，用于图像融合。

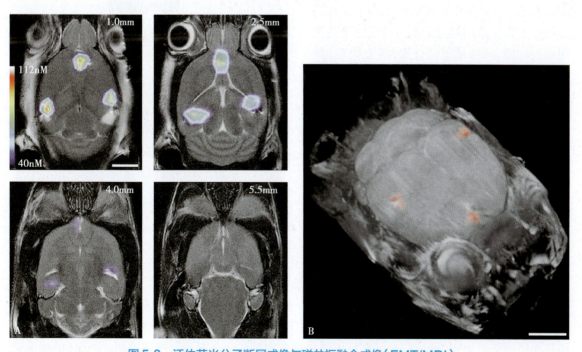

图5-8　活体荧光分子断层成像与磁共振融合成像（FMT/MRI）

A. 表浅皮质至深部脑组织的FMT/MRI融合断层图像；B. 荧光图像与磁共振图像的三维容积重建。标尺＝3mm。

三、分子成像探针

分子影像学是多领域交叉的一门学科，通常需要利用细胞生物学和分子生物学技术筛选、确定和鉴定可用于分子成像的分子靶点以及与分子靶点特异性结合的亲和组件（affinity component）；选择、构建并合成可供影像学设备探测的信号组件（signaling component），如放射性核素、纳米颗粒、荧光染料、超声微泡等；利用放射化学（radiochemistry）或生物连接化学技术（bioconjugation chemistry）将信号组件与亲和组件连接，合成分子成像探针。分子成像探针合成后，还需利用药理学等技术不断优化，评价其靶向结合效率和活体药物代谢动力学特征；利用非侵入性的影像技术评价分子成像探针在活体内的浓聚、动态分布及代谢特征等。分子成像探针是成功实现分子成像的重要前提和关键。

（一）概念

在分子生物学中，分子探针是指用于检测互补核酸序列的标记 DNA 或 RNA，而在分子影像学中，分子成像探针是指能够与某一特定生物分子（如蛋白质、DNA、RNA）或者细胞结构等靶向特异性结合，并可供影像学示踪的标记化合物分子，其能够在活体或 / 和离体反映目标分子（靶分子）的量和 / 或功能。分子成像探针必须具备以下两个重要特征：①对与疾病密切相关的靶分子具有高度亲和力和靶向特异性；②可供影像学设备在活体内、外进行示踪。由于分子成像探针主要用于在活体内对生物过程进行成像和定量研究，因此，还需具备高灵敏度和高生物相容性等特点。

（二）基本结构及作用原理

1．房室型探针 房室型探针主要用于评估生理学参数的变化，如血流和灌注。在这种情况下，严格来讲所形成的图像并不是描述分子进程，而是一种替代物成像。

2．靶向性探针 靶向性探针通常包括两部分，信号组件和亲和组件。信号组件是指能产生影像学信号且能被高精度成像技术探测到的部分（如放射性核素、荧光染料、顺磁性颗粒及超声微泡等）；亲和组件即靶向分子，是与成像目标分子靶点特异性结合的部分（如配体或抗体等）。通过放射化学或者生物连接化学技术等可直接把信号组件和亲和组件连接起来，也可通过引入交联试剂或衍生化试剂（crosslinking or derivatizing reagents）把二者连接起来（图5-9、图5-10）。

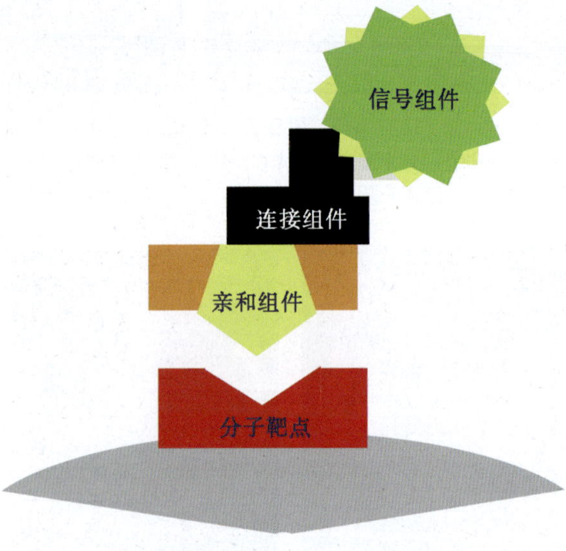

3．"智慧型"探针 "智慧型"探针具有可被激活的特点，只有当特定的靶物质存在的情况下才被激活产生信号。由于"智慧型"探针的背景噪声极低，因此较其他类型探针更具有优势。

图 5-9 分子探针结构示意图
信号组件：可被 PET、SPECT、光学、超声及磁共振等影像设备检测。连接物：长度，机动性，亲水性，总电荷。亲和组件：细胞、病毒、粒子、抗体、蛋白、多肽及小分子等。

4．基于特异蛋白之间分子识别的探针 在某些病理情况下或报告基因表达后，机体会产生一些特异性或高表达的蛋白质。可将这些蛋白质作为分子成像靶点，利用特异蛋白质 - 蛋白质相互作用的分子识别，通过信号组件标记蛋白质来实现对分子靶点的在体检测。其中，酶成像是利用蛋白质 - 蛋白质相互作用分子识别成像的一个特殊类型。目前，以特异蛋白之间的分子识别为基础的分子成像研究取得了很大进展，主要应用于细胞凋亡成像、肿瘤血管分子成像等。

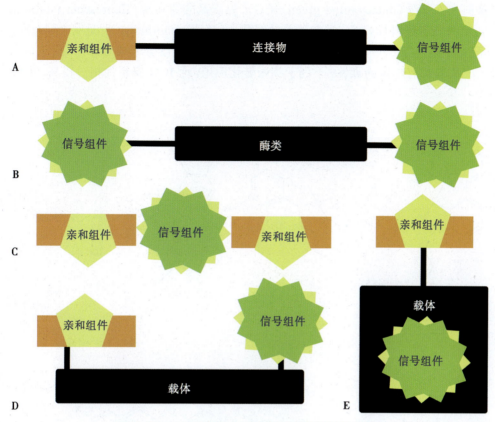

图 5-10 不同种类的分子成像探针简要结构示意图

5. 基于核苷酸链之间分子识别的探针 包括标记单链反义核糖核酸（与细胞质内的 mRNA 完全互补）设计构建的分子成像探针，以及标记反义脱氧核糖核酸（与靶基因 DNA 双链中的有义链互补结合）等设计构建的分子成像探针。其中，核苷酸链之间的分子识别是基因表达分子成像中反义成像的原理基础。

6. 基于蛋白质与核酸分子识别的探针 某些激素分子可进入细胞内，与细胞核内的受体结合，形成激素-受体复合物，进而导致受体构象发生变化而形成复合物二聚体。复合物二聚体特异性地与相应段 DNA 序列（即激素反应元件）识别，结合基因调控序列，最终达到调控转录的目的。因此，通过标记激素分子就能够实现相关基因调控及转录等生物学过程的分子成像可视化。

（三）常见的分子成像探针

1. 放射性核素分子成像探针 放射性核素是目前应用最多的一类分子成像探针的信号组件。放射性核素的灵敏度极高，可以检测到 $10^{-18} \sim 10^{-14}$g 的物质，在最适条件下可以测出样品中少于 1 000 个分子的核酸含量。常用的放射性核素分子成像探针主要包括以下几类：代谢成像探针、乏氧成像探针、细胞增殖成像探针、凋亡成像探针、血管生成成像探针、受体成像探针（标记相应配体）以及报告基因成像探针等。近年来，许多具有治疗作用的核素（如 ^{177}Lu 等）已被用来标记化合物，研发既具有 SPECT 分子成像诊断功能，又具备辐照治疗作用的新型诊疗一体化放射性核素分子成像探针，是目前核医学分子影像领域的前沿。

2. 光学分子成像探针 目前常用的光学分子成像探针有荧光染料标记的分子成像探针、量子点标记的分子成像探针、可激活分子成像探针、拉曼分子成像探针和光声分子成像探针等。

（1）荧光染料标记的分子成像探针：目前已经开发出包括花青染料 5.5（Cyanine 5.5，Cy5.5）、羰花青染料吲哚菁绿（indocyanine green，ICG）、异硫氰酸荧光素（fluorescein isothiocyanate，FITC）、近红外花青染料（cyanine）、焦脱镁叶绿酸（pyropheophorbide）、罗丹明染料（rhodamine）和 Alexa Fluor 染料等多种荧光染料，用于合成荧光标记的光学分子成像探针（图 5-11）。但是，大部分荧光染料都有一定的毒性，不利于临床转化应用，而 ICG 安全性相对较高，已进入临床应用。

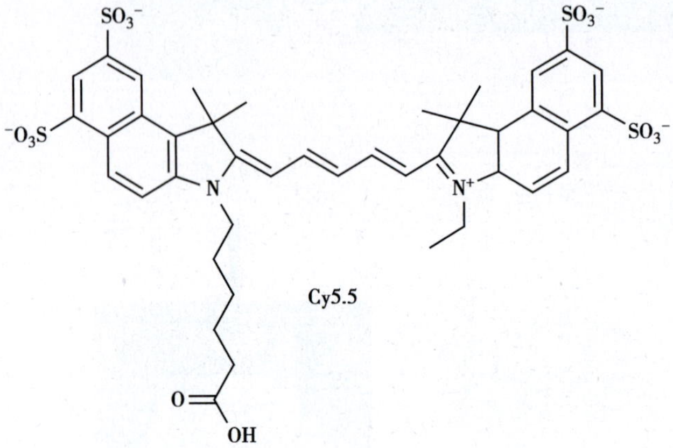

Cy5.5

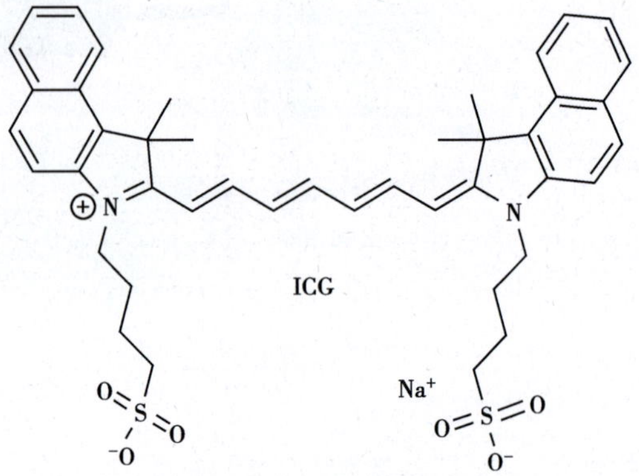

ICG

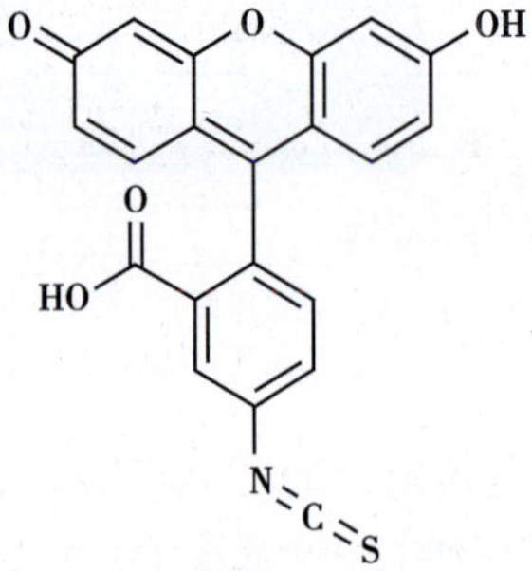

FITC

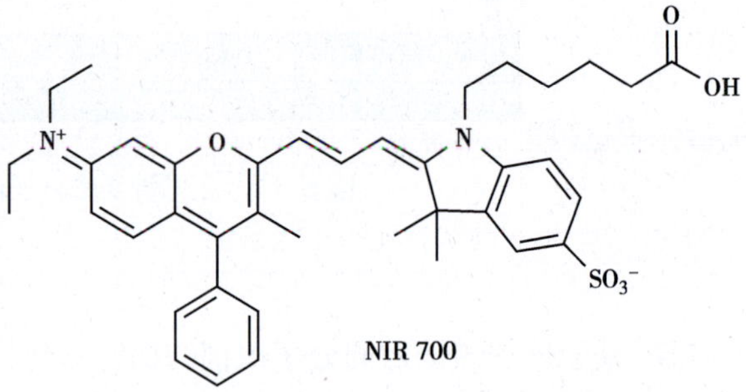

NIR 700

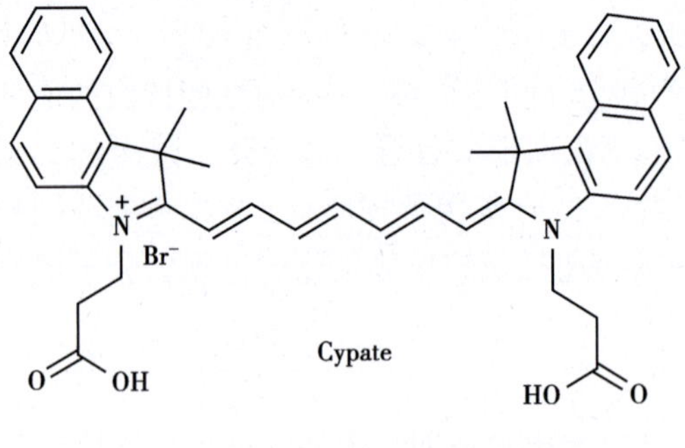

Cypate

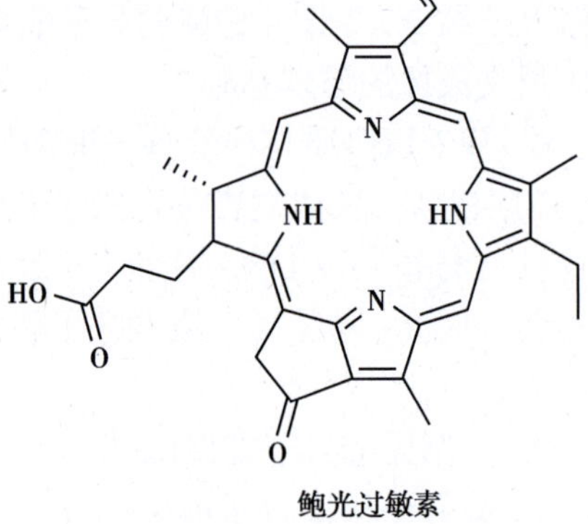

鲍光过敏素

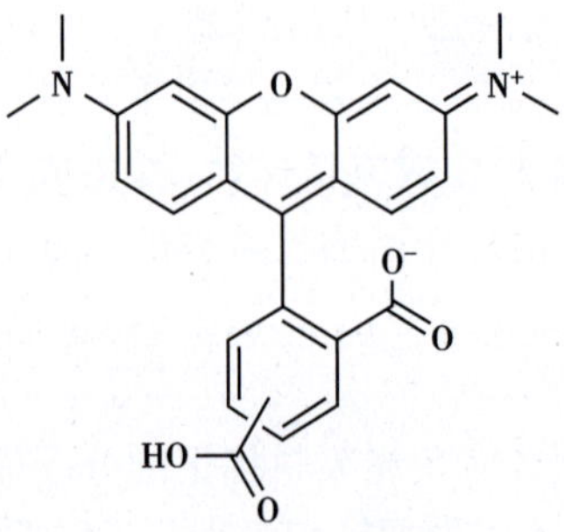

若丹明

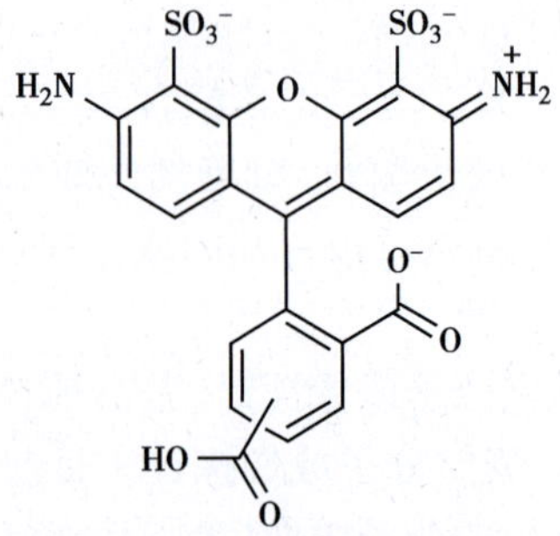

Alexa Fluor 488

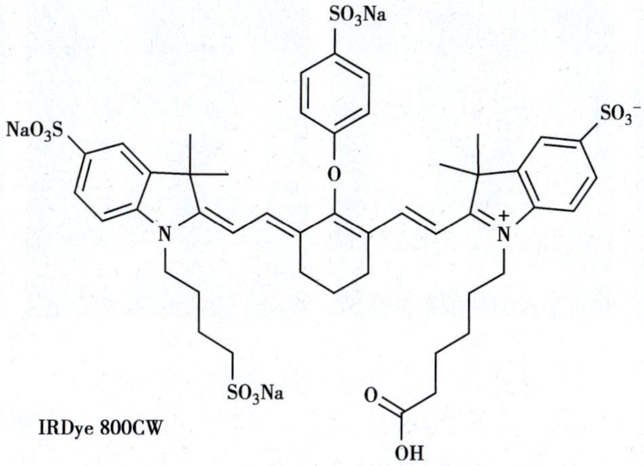

IRDye 800CW

图 5-11　常用的荧光染料结构图

（2）量子点标记的分子成像探针：量子点（quantum dot，QD）又称半导体量子点或半导体纳米微晶体，主要由Ⅱ～Ⅵ族或Ⅲ～Ⅴ族元素组成，是能够接受激光激发而产生荧光信号的一类半导体纳米颗粒（直径为 2～8nm），特殊的结构使其具有独特的光学成像特性。有机染料的荧光信号往往会伴随照射时间延长而很快降低（光褪色），而量子点则可以持续很长时间而保持信号不变，其荧光寿命可达有机染料分子的 100 倍以上，耐光漂白的稳定性也是后者的近 1 000 倍，这些特性非常有利于研究活细胞中生物分子之间长期的相互作用以及观察耗时较长的细胞过程。另外，不同材料及大小的纳米颗粒的发射峰可从 0.4μm 至 2μm，且这些量子点发射的光谱不出现或很少出现重叠，因而利用这一特性，区分和识别其所标记的生物分子就变得更加容易，从而使同时对多分子事件进行分子成像成为可能。近年来，量子点作为新一代荧光探针已成为生命科学、医学等领域的研究热点，研究人员研发了多种类型及多种靶向特性的该类分子成像探针。例如，靶向肿瘤新生血管的量子点分子成像探针 QD-RGD（图 5-12），量子点直径约 705nm，表面修饰有 RGD，可实现小鼠皮下移植瘤肿瘤血管的近红外光学分子成像（图 5-13）。然而，量子点标记的分子成像探针稳定性以及非特异性吸附是制约其生物医学应用的瓶颈问题，目前主要用于基础研究。

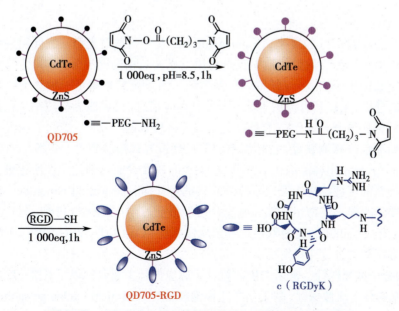

图 5-12　QD-RGD 量子点标记的分子成像探针结构示意图

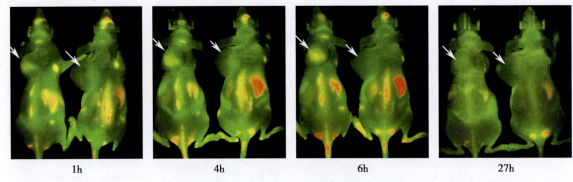

1h   4h   6h   27h

图 5-13　QD-RGD 近红外荧光分子成像

左侧鼠为实验组，右侧鼠为对照组，可见 QD-RGD 分子成像探针引入 1h 后，左侧鼠皮下移植瘤内可见明显荧光信号，且信号强度逐渐增加，6h 达到高峰，27h 基本消失；右侧对照组引入未标记 RGD 的量子点，肿瘤内未见随时间延长荧光信号强度增加。

（3）可激活分子成像探针：可激活分子成像探针一般用于酶激活的功能成像。它们往往含有两个以上的等同或不同的荧光团，两个荧光团通过酶特异性多肽接头彼此紧密相连。此时，该类分子成像探针不发射或者很少发射荧光，主要是由非常相近（等同荧光团）或者共振能的转移（不同荧光团）所造成的淬灭效应所致。多肽接头的切除，使它们的荧光团释放出来，荧光发射得以恢复（图 5-14）。可激活分子成像探针的背景信号通常很低，但成像和检测的灵敏度却很高，主要用于蛋白酶，包括组织蛋白酶、半胱氨酸天冬氨酸特异蛋白酶、基质金属蛋白酶、凝血酶、HIV 和 HSV 蛋白酶以及尿激酶类血纤维蛋白溶酶原激活相关的分子成像研究。

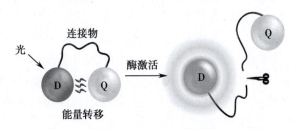

图 5-14　酶激活的光学分子成像探针示意图

（4）拉曼分子成像探针：拉曼光谱（raman spectra）是一种散射光谱。光照射到物质上发生弹性散射和非弹性散射。弹性散射的散射光是与激发光波长相同的成分，非弹性散射的散射光有比激发光波长更长或更短的成分，统称为拉曼效应。由于拉曼光谱是一种基于物质内部拉曼散射信号而建立的分析方法，其可提供丰富的分子结构等信息，已经成为探测纳米颗粒表面及界面的有力工具。拉曼光谱分子成像技术是拉曼光谱分析技术的新发展，借助于现代共焦显微拉曼光谱仪器以及新型信号探测装置，它把简单的单点分析方式拓展到对一定范围内样品进行综合分析，用图像的方式显示出样品的化学成分、空间分布以及表面物理化学性质等更多信息。研究人员合成了一种新的可被拉曼成像设备检测的碳纳米管（single walled nanotubes，SWNT），利用 PEG 包裹 SWNT，改善其生物相容性和血流动力学特征，进行了 RGD 修饰，同时又利用放射性核素 ^{64}Cu 标记，合成了 PET 和拉曼双模式分子成像探针 ^{64}Cu-DOTA-PEG-SWNT-RGD（图 5-15），并对该分子成像探针的有效性和生物学分布特征进行评价（图 5-16、图 5-17）。

3．磁共振分子成像探针　常用的磁共振分子成像探针主要包括以下几类：T_1 加权的分子成像探针、T_2 加权的分子成像探针、基于化学交换饱和转移（chemical exchange saturation transfer，CEST）的分子成像探针以及 MR 报告基因等磁共振分子成像探针。USPIO 是广泛用于构建磁

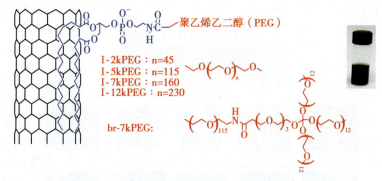

图 5-15 拉曼分子成像探针 SWNT-RGD 示意图

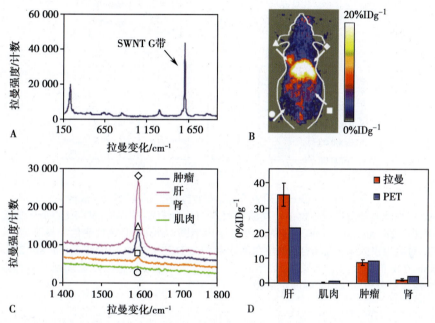

图 5-16 ^{64}Cu-DOTA-PEG-SWNT-RGD PET 分子成像

A. ^{64}Cu-DOTA-PEG-SWNT-RGD 的拉曼频移图谱，分子成像探针发射的拉曼波峰在 1 650nm；B. ^{64}Cu-DOTA-PEG-SWNT-RGD 在小鼠体内的 PET 全身分布图，放射性活性从强到弱分别为肝脏、肿瘤、肾脏，肌肉的放射性浓聚较少；C. ^{64}Cu-DOTA-PEG-SWNT-RGD 在不同器官分布的拉曼强度示意图；D. 拉曼分子成像和 PET 分子成像的 ^{64}Cu-DOTA-PEG-SWNT-RGD 定量图，显示其在小鼠体内的全身分布特征。

共振分子成像探针的纳米材料，目前已有多种类型的多功能超顺磁性氧化铁类分子成像探针被研发应用。如基于 USPIO 的 PET/MRI/ 近红外多模式分子成像探针人血清白蛋白和多巴胺包裹的铁氧颗粒（HSA-IONPs，图 5-18），应用于荷瘤小鼠的多模式分子成像（图 5-19）。在 ^{19}F-MR 分子成像领域，全氟化碳类化合物（perfluorocarbons，PFCs）是一种有机化合物，它的氢原子全部或者大部分都被氟原子所取代，因而可用于 ^{19}F-MR 分子成像。纳米化的 PFCs 微粒和由表面活性剂稳定的纳米颗粒可被靶向修饰或作为药物载体，研发成 ^{19}F-MR 分子成像探针，在疾病的分子水平机制研究、诊断治疗中发挥独特优势，是分子影像研究的又一热点（图 5-20）。更重要的是，PFCs 化合物因其极好的生物安全性，已被医学领域所开发并应用于临床，如作为血液代用品等，因而其实现临床转化的潜力巨大。

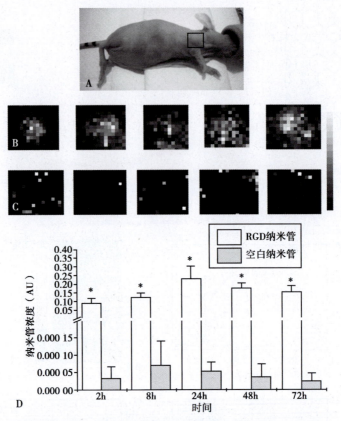

图 5-17　^{64}Cu-DOTA-PEG-SWNT-RGD 拉曼分子成像

A. 可见光对肿瘤进行定位；B. 实验组引入 ^{64}Cu-DOTA-PEG-SWNT-RGD 分子成像探针后 2h、8h、24h、48h、72h 的拉曼分子成像图，显示肿瘤区拉曼信号显著增加；C. 对照组引入未修饰 RGD 的空白纳米管 ^{64}Cu-DOTA-PEG-SWNT 后 2h、8h、24h、48h、72h 的拉曼分子成像图，显示肿瘤区拉曼信号强度较低；D. 实验组与对照组肿瘤拉曼分子成像信号强度定量图。

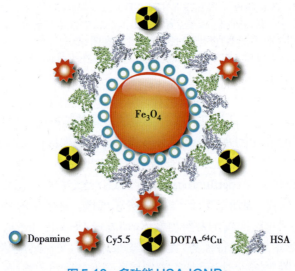

图 5-18　多功能 HSA-IONPs

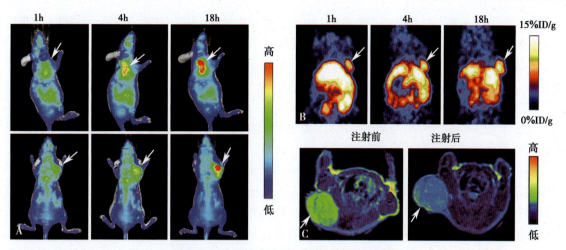

图 5-19　HSA-IONPs 多模式分子成像图

A. 光学分子成像,HSA-IONPs 引入后 1h,肿瘤内可见荧光信号,至 4h、18h 肿瘤内荧光信号显著增加;B. PET 分子成像,HSA-IONPs 引入后 1h,肿瘤区可见放射性浓聚,至 4h、18h 放射性浓聚显著增加;C. MR 分子成像,HSA-IONPs 引入前,肿瘤 T_2WI 图像呈高信号,引入后,肿瘤区 T_2 信号明显降低。

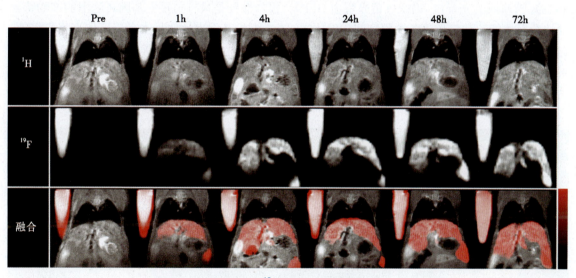

图 5-20　^{19}F-MR 分子成像图

正常小鼠经静脉引入纳米化全氟 -15- 冠 -5- 醚(PFCE)^{19}F-MR 分子成像探针前后不同时间点的 ^1H-MR 图像(上排)、^{19}F-MR 图像(中间排)以及红色伪彩融合图像(下排)。^{19}F-MR 分子成像呈现出优越的无背景噪声优势,PFCE 在体内分布符合纳米颗粒易被肝脏摄取特点。图像左侧为 ^{19}F-MR 分子成像定量用的 PFCE 标样。

四、分子成像策略

分子影像的成像策略可简单划分为直接成像、间接成像和替代物成像。

(一)直接成像

直接成像是指通过标记已确定紧密结合于分子靶点的抗体、肽或小分子等,研发分子成像探针,这些分子成像探针与目标成像的分子靶点可直接反应,所显示的图像提供分子成像探针所在位置和浓度信息,其成像结果与分子成像探针和分子靶点(如抗原决定簇和酶)的相互作用程度直接相关。直接成像是分子影像研究中的首要策略,也是代表性成像策略,已被广泛应用。如果将这些抗体或肽用放射性核素标记,则可以利用 PET 或 SPECT 进行放射性核素分子成像;如果连接微泡或脂质体,则可以进行超声分子成像。当经静脉引入超声分子成像探针(即靶向性的微泡造影剂)后,分子成像探针通过血液循环能够在分子水平识别并较长时间停留于靶组织或靶器官，从而达到分子靶点特异性成像的目的；如果连接磁性物质则可以进行 MR 分子成像；如果连接荧光染料或量子点等则可以进行光学分子成像。当然，直接成像策略也受限于针对特定分子靶点开发特异性分子成像探针，因而每一次新开发的靶向分子成像探针都要确定其敏感性和特异性。

（二）间接成像

当分子成像的目标靶点是某个基因时，对分子影像提出了更大的挑战，分子影像的体内报告基因间接成像策略被研发并得以广泛应用。

报告基因（reporter gene）是指能间接反映基因转录水平的编码某种酶或蛋白质的基因，报告基因常常通过内部核蛋白体进入位点（internal ribosomal entry site，IRES）与目的基因相连，这段融合的基因片段通过载体转染靶细胞并整合到靶细胞核内染色体 DNA 后，转录成 mRNA 进入胞质，被核蛋白体通过 IRES 片段翻译成各自的蛋白质，其中报告基因表达的蛋白质即被用来成像。IRES 序列是使报告基因真正发挥作用的前提，因为通过它可以实现报告基因和目的基因共同表达各自的蛋白质，实现只要报告基因表达，就有目的基因的表达。报告基因编码的蛋白质可以是细胞内的酶（如 I 型单纯疱疹病毒胸苷激酶 HSV-1-tk 或荧光素酶），也可以是细胞膜表面受体或转运体（如多巴胺 D_2 受体 hD$_2$R 或生长抑素 2 型受体 hSSTR2）、转录因子（如钠碘转运体 hNIS）、抗原或荧光蛋白（如绿色荧光蛋白 GFP）。报告探针是只有与报告基因表达出的产物特异性结合后才能够被成像设备检测到的成像物质，或者报告基因表达产物本身就可作为报告探针，这种分子成像方式使得报告基因的表达产物易与内源性背景蛋白相区别。所以，间接成像是通过对体内报告基因的成像来间接实现对感兴趣目标基因的成像，直观地"报告"细胞内和基因表达有关的信号级联。常用的间接成像有核医学 HSV-1-tk 报告基因分子成像（图 5-21）、光学成像

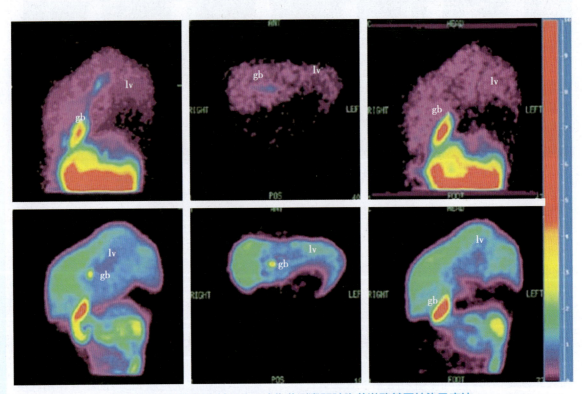

图 5-21 PET 报告基因分子成像监测猴肝脏胸苷激酶基因转染及表达

上排为对照组，下排为经静脉引入巨细胞病毒嵌合 I 型单纯疱疹病毒胸苷激酶基因的腺病毒载体 Ad-CMV-HSV-1-tk 和 ^{18}F-FHBG（^{18}F 标记的阿昔洛韦衍生物，^{18}F-FHBG 可在 I 型单纯疱疹病毒胸苷激酶作用下磷酸化而滞留在细胞中）后 48h 图像，可以观察到肝脏部位放射性浓聚，提示 HSV-1-tk 基因表达。胆囊和肠道内观察到的放射性浓聚可能是 ^{18}F-FHBG 经胆道系统代谢所致。

中的萤火虫荧光素酶报告基因分子成像（图 5-22）以及 MR 转铁蛋白受体报告基因分子成像等。
与直接成像策略相比，报告基因成像的优势在于它的成本更低，这些成对的报告基因 - 报告探针
可以在许多不同的报告结构中用来间接成像各种不同的目标分子靶点；而主要缺点是需要目标
组织转染为前提，这阻碍了其广泛的临床应用。

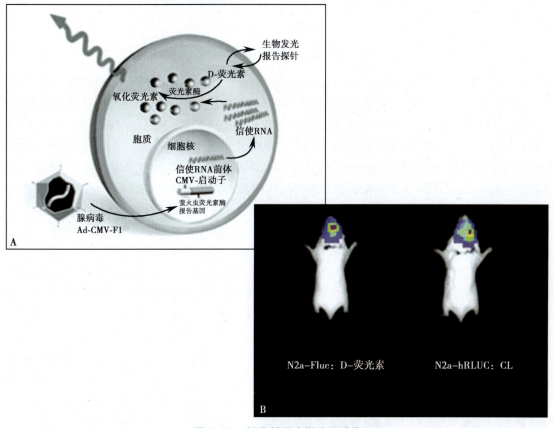

图 5-22　报告基因光学分子成像

A．应用萤火虫荧光素酶报告基因分子成像的原理示意图。利用病毒载体将萤火虫荧光素酶（firefly luciferase，
Fluc）基因转染到细胞染色体 DNA 上，启动子启动 Fluc 报告基因以表达荧光素酶，当外源（腹腔或静脉注
射）给予其底物荧光素（luciferin）时，即可在几分钟内产生发光现象，应用相应的光学设备捕捉这种荧光就
可实现生物发光成像。荧光素酶必须在 ATP、Mg^{2+} 和 O_2 的作用下才能转化为氧化荧光素（oxyluciferin）并
发光，因此只有在活细胞内才会产生发光现象，且光的强度与标记细胞的数目线性相关；B．荷鼠源性神经
母细胞瘤 N2a 的 Balb/c 小鼠生物发光分子成像：动物模型中 N2a 细胞分别被成功转染 Fluc 基因（左）和海
肾荧光素酶基因（hRluc，右），经腹腔注射底物 D- 荧光素（1.5mg）或腔肠素（CL，5μg）5～7min 光学成像图。

（三）替代物成像

　　替代物成像是利用"替代标记物"分子成像探针来反映内源性分子或基因过程的下游结果，
它并不是利用分子成像探针和分子靶点特异性相互作用，而是利用现已使用的示踪剂 / 对比剂和
成像方法对某一特异的内源性分子遗传学过程进行成像，对诸如癌症等疾病发生特异的内源性
分子遗传学过程变化所产生的下游生理生化效应进行监测。例如，^{18}F-FDG 是一种针对糖代谢酶
活性进行直接成像的 PET 分子成像探针，经过数十年认证后已广泛用于肿瘤、心脏疾病及脑部
疾病的鉴别诊断。^{18}F-FDG 也可作为替代分子成像探针，评估某种治疗药物早期对葡萄糖代谢影
响；又如 ^{18}F-FLT 也可作为替代分子成像探针，评估某种治疗药物早期影响细胞增殖 DNA 合成
情况。

　　与直接成像和间接成像相比较而言，替代标记物成像应用于临床患者的治疗疗效评估要更
容易，且耗时耗资最低，尤其是伴随着新的靶向治疗药物的研发，用替代物成像监测治疗疗效越

来越多地被重视和应用。但由于替代物成像对目标分子靶点缺乏特异性,因而不能用于目标分子靶点或目标基因的直接定量定性监测。

第二节　分子影像与精准医学

一、分子影像与精准医学概述

随着现代医学科学和技术的发展,疾病的诊疗理念已步入了"精准医学"的发展阶段。精准医学的核心内容是精确分析、精确诊断和精确治疗。即利用基因组学、蛋白质组学及大数据等前沿技术获取患者体内分子生物学信息以及临床症状和体征等数据,并进行精确分析;通过识别疾病发生发展关键分子靶点,并以这些分子靶点进行精确分类和分子分型,实现精确诊断;对患者实施兼顾整体和分子水平特征的个体化治疗,实现精确治疗。精准医学理念是基于个体化医疗理念发展而来,但又不同于个体化医疗。个体化医疗强调为每个患者制订独一无二的诊疗方案,而精准医学更强调在分子水平区分疾病中具有不同特性的亚型,把不同的患者个体进行分类,再给予标准化的干预治疗。分子影像借助特异性的分子成像探针,可在体进行精准的分子分型,筛选分子靶向治疗及免疫治疗等优势人群,进而实现疾病的精准诊断;另外,借助多功能分子成像探针平台携载治疗药物或诊疗一体化核素标记的分子成像探针,又同时能够实现精准靶向治疗,并从分子水平进行疗效监测及精准预后判断。因而,基于分子影像学的精准医学可视化,极大程度地推动了精准医学发展,且未来成功的精准医学有赖于分子影像(图5-23)。

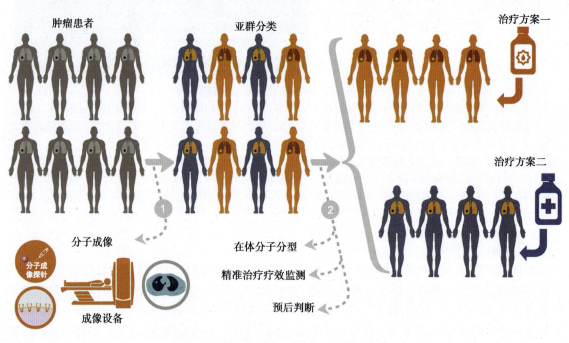

图5-23　基于分子影像的疾病精准诊疗理念图

二、分子影像在精准医学中的应用

基于分子影像的疾病精准医学可视化研究发展极为迅速,其中,以 PET 及 SPECT 为代表的核医学分子成像技术在精准医学中的应用最为广泛,且许多已经实现了临床转化。

（一）可视化疾病发生发展机制

疾病的发生发展由分子水平事件所驱动，而分子影像可对驱动疾病的这些关键分子进行在体可视化，有利于阐释疾病发生发展机制。针对在体可视化恶性肿瘤十大特征——细胞内能量异常、持续增殖信号、逃避生长抑制、免疫逃逸、无限复制潜能、肿瘤炎症、侵袭和转移、细胞死亡抵抗、基因组不稳定和突变方面，分子成像技术在其中发挥着重要作用。例如，除 ^{18}F-FDG 外，^{99m}Tc、^{111}In、^{18}F、^{68}Ga 和 ^{64}Cu 等各种放射性核素标记的葡萄糖及其类似物成功地应用于临床前及临床肿瘤葡萄糖代谢相关研究；^{11}C-MET、^{18}F-FMT、^{18}F-FET、^{18}F-FACBC 等被用来实现氨基酸代谢分子成像；^{18}F-FLT 作为胸腺嘧啶类似物能够对肿瘤增殖进行特异性分子成像；^{18}F-FMISO 及 ^{18}F-FAZA 等可在体无创揭示肿瘤内乏氧区域；多种放射性核素、荧光染料、量子点、顺磁性纳米颗粒标记的 Annexin V 已用于凋亡靶向分子成像；在新生血管、炎症、端粒酶等分子成像方面，分子影像技术的应用更加广泛；另外，免疫治疗是目前的研究热点，针对程序性死亡蛋白 -1（programmed death-1，PD-1）/ 程序性死亡配体 -1（programmed death ligand-1，PD-L1）途径的分子成像探针被大量的研发并用于解决免疫治疗中面临的诸多关键问题。^{99m}Tc 标记的抗 PD-L1 单结构域抗体 NM-01（^{99m}Tc-NM-01）以及 ^{89}Zr 标记的阿特珠单抗（PD-L1 抗体）等已被证实能够实现免疫治疗相关靶点的特异性分子成像，用于肿瘤免疫微环境研究。

（二）疾病精确诊断

在阿尔茨海默病（Alzheimer's disease，AD）的精准诊断方面，AD 的早期临床表现很难与其他痴呆症、情绪障碍、精神药物影响以及其他脑血管疾病导致的表现相区别，而更特异和灵敏的分子标志物可以早期发现、精准判断和鉴别诊断 AD，例如 AD 的一类病理特征性分子标志物——淀粉样蛋白。使用 PET 或 SPECT 无创地对大脑沉积的淀粉样蛋白成像并不是全新的概念，且已有许多种该类分子成像探针成功用于淀粉样蛋白的特异性显像，其中应用最广泛的是 ^{11}C-PIB（图 5-24）。在其他疾病尤其是肿瘤的精准诊断方面，分子影像也同样发挥着重要作用。如，生长抑素受体（somatostatin receptor，SSTR）在人类许多神经内分泌肿瘤和实体瘤中均有较高水平表达。因此，基于人工合成的生长抑素类似物作为配体而研发分子成像探针，进而实现 SSTR 受体分子成像，对肿瘤精准诊断具有重要意义。目前，^{18}F、^{123}I、^{111}In 标记的奥曲肽（^{18}F/^{123}I/^{111}In-Octreotide）已被用于精准成像和诊断生长抑素受体阳性肿瘤。

（三）在体分子分型

基于分子表型的疾病新分类体系的发展在精准医学中具有标志性意义，它是对肿瘤等疾病精准实施分子靶向及免疫治疗等方案的前提和关键，且有利于探索全新的治疗策略和新药研发，提高临床治疗疗效。肿瘤通常具有异质的特性，包括个体异质，不同肿瘤患者分子分型不同；空间异质，不同病灶、同一病灶的不同部位分子分型不同；时间异质，疾病不同阶段分子分型动态变化。分子病理和分子检验等检测方法虽具备特有的优势，但同样也存在诸多局限：如分子病理是分子分型的金标准，但存在有创、可重复性差、无法克服空间和时间异质性的问题；分子检验便捷、可重复性好，但缺乏原发灶信息、无法克服肿瘤原发灶和转移灶内的异质性问题，且一些分子分型尚无法利用分子检验方法检测到。而基于分子影像的在体分子分型，有潜力克服肿瘤异质性等因素给其他检测技术带来的局限。

雌激素受体（estrogen receptor，ER）是一种细胞内能与甾体激素雌二醇相结合的受体蛋白，是判断乳腺癌分子分型、分级、预后及指导治疗的重要指标。ER 表达水平随组织学分级升高而降低。ER 阳性表达说明细胞分化程度高，恶性程度低，对各种治疗有效，尤其是对内分泌治疗敏感性高。所以，检测 ER 分型对指导乳腺癌临床规范化治疗和预后判断具有重要意义。现有数十种核素分子成像探针包括 ^{18}F-FES（雌二醇，FES 能与雌激素受体特异性结合）、^{123}I-IES 和 ^{18}F-β-FMOX（乙炔基雌二醇）等，其中 ^{18}F-FES 或 ^{123}I-IES 成像多用于乳腺癌原发灶及转移灶的早期发现、检测乳腺癌 ER 分型和疗效监测，对乳腺癌的精准诊疗特异性优于 ^{18}F-FDG。

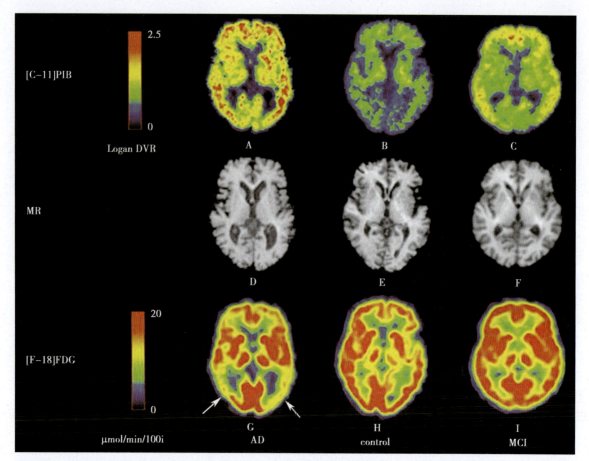

图 5-24　正常老年人对照组（control）、轻度认知功能损害（MCI）和可能 AD 患者 ¹¹C-PIB 和 ¹⁸F-FDG PET 图像

与正常对照组相比（图 B），MCI 患者双侧颞叶、顶叶和额叶对 ¹¹C-PIB 摄取明显增加（图 C），这与 AD 患者脑组织内淀粉样蛋白沉积模式一致（图 A）。¹⁸F-FDG PET 成像中，与正常对照组相比（图 H），MCI 患者（图 I）顶叶皮质未见明显代谢缺失，而这一表现在 AD 患者中常见，如箭头所示（图 G）。受试者相应的磁共振成像（图 D～F）未见明显异常，仅显示 AD 患者轻度脑萎缩（图 D），为正常老化特征，而不是 AD 的特异性表现。

　　表皮生长因子受体（epidermal growth factor receptor，EGFR）是肿瘤尤其是非小细胞肺癌分子成像精准诊疗重要靶点之一。EGFR 基因可以发生突变，包括缺失、重排和点突变等，其中大部分（90% 以上）EGFR 突变都是 19 外显子突变（分子靶向药物治疗敏感型分子分型，约占 EGFR 突变的 45%）和 21 外显子点突变（L858R 突变，分子靶向药物治疗敏感型分子分型，约占 EGFR 突变的 40%），另外还有一些比较罕见的突变，如 E18、E20 等。EGFR 突变在临床诊疗中被定义为 EGFR 分子分型，EGFR 基因突变同时可引起其转录后的 EGFR 受体的表达及功能异常，从而决定了非小细胞肺癌（non-small cell lung carcinoma，NSCLC）的分子靶向药物治疗。基于放射性核素 ¹⁸F、¹¹C 及 ¹²⁴I 等标记的酪氨酸激酶抑制剂（tyrosine kinase inhibitor，TKI）为主的核素分子探针，如 ¹¹C-Erlotinib、¹¹C-PD153035、¹¹C-Sorafenib、¹⁸F-Afatinib、¹⁸F-PEG6-IPQA、¹⁸F-MPG 以及 ¹²⁴I-IPQA 等（图 5-25），有潜力实现肺癌 EGFR 在体分子分型、精准分子靶向治疗疗效监测以及预后判断的分子成像。

（四）精准治疗疗效监测及预后判断

　　影像手段判断治疗是否有效的方法可以追溯到近 40 年前，依据 2000 年世界卫生组织（WHO）对肿瘤治疗评价标准（response evaluation criteria in solid tumors，RECIST）的修订，应用 CT 或 MR 对肿瘤进行线性测量，治疗后最大尺寸降低 30% 为治疗有效。然而，这一标准在评价早期治疗疗效上具有极大的局限性，尤其是在评估近年来广泛应用于临床的分子靶向治疗和免疫治疗

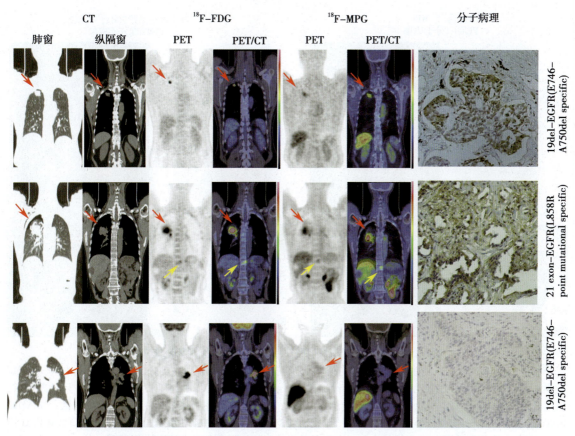

图 5-25 NSCLC 患者 ¹⁸F-MPG PET 分子成像在体 EGFR 分子分型

NSCLC 患者(上排图像)为 EGFR 靶向药物敏感突变分型(外显子 19 E746-A750 缺失突变),PET/CT 分子成像前未接受 EGFR-TKI 治疗,右上肺病灶呈 ¹⁸F-MPG 高摄取(红箭头所示);NSCLC 患者(中间排图像)为 EGFR 靶向药物敏感突变分型(外显子 21 L858R 点突变),PET/CT 分子成像前曾接受 15d 的 EGFR-TKI 治疗,右上肺病灶呈 ¹⁸F-MPG 高摄取(红箭头所示),椎体转移灶亦呈高摄取(黄箭头所示);NSCLC 患者(下排图像)为野生型 EGFR 分型,PET/CT 分子成像前未接受 EGFR-TKI 治疗,¹⁸F-MPG 未见明显异常摄取(红箭头所示)。而 ¹⁸F-FDG 在所有病例病灶内皆呈高摄取,因而无法用于 EGFR 突变分子分型的在体无创检测判断。

疗效方面。应用分子成像技术能够在分子水平监测引入药物干预后,对疾病如肿瘤细胞的生殖、代谢、凋亡、乏氧、转移、分子靶点表达水平及功能上的变化,进而实施精准的评价和预后判断,优化治疗方案,有利于延长肿瘤患者生存期和提高生活质量。分子成像的优势尤其体现在分子病理或分子检验分型失败,临床医生无法准确为患者选择治疗方案时。例如,无明确病理分型结果的 NSCLC 患者,借助分子靶向探针就能够实现 EGFR-TKI 等分子靶向治疗优势人群筛选、精准治疗及分子水平的预后判断(图 5-26)。

(五)精准治疗及诊疗一体化

目前,手术是大多数肿瘤首选治疗方案。然而,由于肿瘤浸润程度及边界难以得到精确判断,部分患者在术后会发生肿瘤的复发和转移。近年来,新兴的术中导航技术已引领着精准肿瘤外科的发展。基于分子成像技术的多模态成像可实现对肿瘤组织高分辨成像和术中可视化,并在手术过程中精确评估肿瘤边界。这些分子成像技术包括光学(荧光和拉曼)、声学(光声和射频超声)和核医学等(将在后面章节具体陈述)。另外,利用一些具有治疗作用的放射性核素标记的靶向亲和组件,还能够研发诊疗一体化分子成像探针。例如,¹⁷⁷Lu-DOTATATE 以及 ¹⁷⁷Lu-PSMA 等诊疗一体化放射性药物均已经纷纷应用于临床,治疗表达生长抑素受体的神经内分泌肿瘤、前列腺癌、乳腺癌及非霍奇金淋巴瘤等。

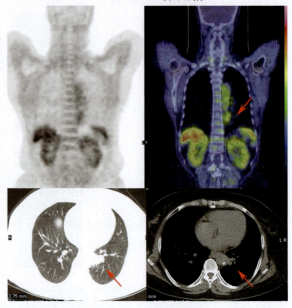

治疗前¹⁸F-MPG
PET/CT分子成像

吉非替尼治疗50d后¹⁸F-MPG
PET/CT分子成像

图5-26　基于 ¹⁸F-MPG PET/CT 分子成像的肺癌精准诊疗

非小细胞肺癌患者,60 岁女性,无吸烟史,肺腺癌。分子病理方法检测 EGFR 分子分型失败,EGFR 突变状态不明。行 ¹⁸F-MPG PET/CT 检查,左图为治疗前分子成像:¹⁸F-MPG PET/CT 检查发现肿瘤,且呈高摄取,SUV_{max} = 3.04,肿瘤大小为 3.1cm × 2.6cm(红色箭头)。右图为 EGFR-TKI 治疗 50d 后分子成像:¹⁸F-MPG PET/CT 显示,肿瘤 SUV_{max} 减少至 2.61,但仍高于 2.23(¹⁸F-MPG PET/CT EGFR 在体分子分型截断值),证明该患者仍属于分子靶向治疗优势人群,治疗有效,尚未发生耐药,可继续使用分子靶向治疗。治疗后肿瘤大小缩小至 2.3cm × 1.3cm(红色箭头),进一步验证了分子成像结果预判的准确性。

　　综上,分子影像正在推动着精准医学的发展:①可视化肿瘤代谢、增殖、乏氧以及血管新生等恶性生物学行为机制及微环境方面的变化;②定量、定性检测可作为特异性诊断及治疗的分子靶点,筛选精准治疗优势人群;③早期精准评估治疗疗效,指导治疗策略的实施和建立;④基于分子影像的疾病精准手术治疗以及诊疗一体化;⑤是在体精准评价药效学和药代动力学的最佳技术,用于优化剂量方案等(将在后面章节具体陈述)。分子影像技术必将对精准医学诊疗模式产生革命性的影响,具有更广阔的发展及应用前景。

第三节　分子影像与转化医学

　　转化医学的核心是在基础研究和临床应用之间建立有效的互动联络机制,将临床实践过程中发现的问题作为基础研究目标和内容,加以研究和解决;将基础研究成果迅速应用于临床,提高临床诊疗水平,最终使患者受益。分子成像技术能够将基础研究和临床之间许多"壁垒"问题可视化,并在活体水平实现定性及定量,是基础研究成果转化到临床应用的重要桥梁,且能够加速这一重要过程。

一、临床转化分子成像探针研发策略

　　分子成像探针的研发是成功实施分子成像的前提和关键,尤其是以实现临床转化应用为最终目的的分子成像探针,其从设计、研发、优化、代谢性质评价、毒理安全性评价直至应用,需要经历相当长的时间以及投入大量的科学研究工作,具体包括确保分子成像探针具备较好的构型、稳定的理化性质、对分子靶点有较高的亲和性、在分子成像时敏感性、特异性需明显优于常规方法等。所有的分子成像探针都需要经过临床前研究，且最终能否实现临床转化和产品化还需要经过严格的评估和审批。

1.科学合理原则　分子成像探针临床转化研发策略的制定首先应基于科学合理原则。一般来说，分子成像探针与其他药物和生物制品的研发及管理规定是相同的，可以依照医用造影剂的相关规定实施。医用造影剂大致包括：① X线和CT成像使用的含碘类造影剂；② MR成像使用的各种含金属离子：如钆离子、铁离子及锰离子等的顺磁性造影剂；③超声检查使用的微泡、微粒和其他微粒子；④术中导航和光学成像使用的荧光染料；⑤ PET或SPECT成像使用的含有放射性核素的示踪剂等。因而，分子成像探针研发可参考上述药品的质控规定，首先需要确保其物理及化学性质方面（包括成分、代谢产物和杂质等）的科学性和稳定性。

2.药理学研究　分子成像探针药理学研究是为了确定其药理性能，评估其临床应用的可行性。对分子成像探针而言，通常需要提供以下方面数据：①在体外模型中，分子成像探针能在靶组织、靶器官或功能目标位置结合的理论依据及数据支持；②在体内模型中，分子成像探针选择性到达靶组织、靶器官或目标位置的数据。另外，化合物构象改变很可能影响其代谢动力学、药效学以及药物安全性，分子成像探针的标记通常涉及对某些药物或者生物制剂进行改构，因此，相应的理化性质、药物代谢动力学、药效及安全性等均需要重新进行评价。其次，临床前研究中，大多数医用造影剂或药物都通过动物模型的静脉系统注射给药，因而需要考虑人和动物之间药物代谢动力学的相似性和差异性，一些重要参数如分布容积、最大血药浓度、浓度曲线下面积、器官分布、吸收和清除率、蛋白质合成程度和新陈代谢程度等，都需要进行重点比较和评估。

3.安全性评价　分子影像探针的特殊性质可能会让人们更加关注其在临床使用中的安全性，包括给药剂量、给药途径、使用方法等。对于放射性分子成像探针（诊断、治疗或诊疗一体化）而言，还要包括其生物特性、物理特性和有效半衰期等。因而，分子影像探针研发方案需要依据它们的特殊用途来具体制定。分子成像探针安全性研究能预测其对人体潜在的副作用，包括可能出现的延长分子成像探针有效作用时间而导致的不良反应或事先不能预测的毒副作用。临床前安全性研究很大程度上取决于分子成像探针的特性。例如，如果一种分子成像探针的生物分布特性为选择性出现在某种器官上，那么相应的安全性研究方案就需要集中围绕这一特定器官的毒性，特别是在该器官已有损伤的目标患者中。另外，安全性研究实验设计上应使用多重剂量水平和过量给药（如临床使用剂量的100倍），以确定剂量反应关系、确定器官系统对药物的敏感性，探索建立一个与临床相关的、无明显副作用的剂量。如在动物水平给予数倍于临床剂量无法一次施行，可以使用替代策略，包括将总剂量分开在24h内给予等。临床前安全性研究还可能需要评估分子成像探针对心血管系统、中枢神经系统、呼吸系统、泌尿系统或其他系统的作用。例如，心血管系统安全性研究，特别是分子成像探针用于心血管分子成像或者用于可能影响心血管功能的患者时，需要评估分子成像探针对心脏功能的影响、监测心肌组织的病理学变化或其他毒性改变。同样，研究分子成像探针对中枢神经系统的不良影响，可以通过生化、病理、神经生理或行为测试进行评估。

大多数分子成像探针主要用于初步诊断或疗效监测，与其他重复用药相比，因长期引入分子成像探针导致蓄积而产生不良反应事件的可能性相对较低。在安全性评估实验计划制定方面可省去长期重复给药（如三个月或更长的时间），也可申请不对分子成像探针的致癌性和生殖毒性进行研究。因而，从急性毒性研究中获得的数据对于确立分子成像探针使用安全剂量阈值变得非常重要。其次，当分子成像探针的化学结构、性能或适用条件比较特殊时，可能还需要补充特殊毒性研究。例如，该类分子成像探针或其化学结构类似化合物在临床或临床前研究中有涉及肾功能的损害，那么该分子成像探针的毒性研究应包括肾功能不全动物模型的应用和免疫毒理学等。另外，分子成像探针毒性在临床小样本研究中可能不易评估，大规模的临床试验更容易揭示其对敏感个体产生的不良影响。

总而言之，药效学和毒理学效应都不应出现在医用分子成像探针的使用剂量范围内。因此，分子成像探针的药理学和安全性研究目标为：①确定不良反应与生物安全性的关系；②评估在临床前毒理学和／或临床研究中观察到的不良反应和／或病理生理变化；③研究观察到的或可疑的不良反应的相关机制。

在分子影像探针研发的早期阶段，即临床转化前，需要大量临床前数据。在合适的动物和体外模型中，探索适宜给药途径、最佳给药剂量，获得不同剂量下的临床前药理学和毒理学等数据信息，纳入对人类的安全性和有效性的整体评估中，以确定靶器官毒性并确定人类使用安全起始剂量。在分子影像探针研发的后期阶段，需要额外的临床前数据来证明其在临床试验受试者中应用的安全性，最终使分子影像探针获得临床转化应用授权直至产品得到审批。分子成像探针能否最终通过审批并允许临床转化应用和产品化，在某种程度上取决于其研发策略制定的科学合理性、研发力度、研发各阶段的完整性、药物可用性、药理学类型、适应证和预期的患病群体等。这一过程需要分子生物学、病理学、病理生理学、药理学、化学、材料学、工程物理学、毒理学、影像医学与核医学以及动物学等多学科、多领域人员的共同协作。另外，有些工作以及数据还需要具有相关资质的机构具体实施和认定：如分子成像探针理化性质方面，需要提供由中国食品药品检定研究院或国家药品监督管理局授权的药品检验所对连续制备的三批分子成像探针样品的检验报告书；分子成像探针安全性方面，拥有国家安全评价检测资质的机构提供的毒性和安全性数据才具备有效性；放射性分子成像探针合成、制备和使用，需要依据《医疗机构制备正电子类放射性药品管理规定》（国食药监安〔2006〕4号）文件进行具体实施等。

二、分子影像在临床转化中的应用

分子影像学在多学科的推动下得以快速发展，如分子生物学、细胞生物学、基因组学、蛋白质组学和高效筛选技术的不断进步，为分子成像提供越来越多的分子靶点；化学与制药技术的发展，为分子成像提供越来越多的靶向结合物；成像设备与计算机技术的发展，为快速、高灵敏、高分辨获取分子信息提供了有力的支持和保障；数据和生物信息学应用于图像重建和图像／数据建模；此外，包括免疫学及微生物学在内的许多领域也推动着分子成像技术的发展。以放射性核素分子成像为代表的分子成像技术正迅速从基础研究向临床应用转化，解决了临床实践中面临的关键问题。鉴于分子影像在肿瘤领域研究应用最为广泛，本小节简要介绍分子成像在各类肿瘤诊疗中的临床转化应用情况。

1. 前列腺癌分子成像 前列腺特异性膜抗原（prostate specific membrane antigen，PSMA）是一种在前列腺癌（prostate carcinoma，PCa）中广泛表达的特异性细胞表面糖蛋白，其表达水平与肿瘤的分期、分级、治疗反应和预后密切相关，并且近年来基于标记PSMA配体的PSMA靶向分子成像在临床精准诊疗中的应用也越来越广泛。^{68}Ga-PSMA-11 PET/CT分子成像被广泛应用于前列腺癌患者的诊断、分期和治疗；^{18}F-PSMA-1007也在评估前列腺癌患者复发、检测微转移病灶方面表现优异，具有良好的临床应用前景；在PSMA靶向诊疗一体化方面，先应用^{68}Ga-PSMA-11 PET分子成像评估PSMA表达情况，而后给予诊疗一体化分子成像探针^{177}Lu-PSMA-617进行治疗，在转移性去势耐药前列腺癌患者中获得了较高的响应率和显著的疗效。

2. 乳腺癌分子成像 基于雌二醇的ER靶向PET分子成像探针^{18}F-FES已成功用于临床乳腺癌患者的原发灶和转移灶检出、分期、分子分型、治疗策略制定以及ER靶向治疗疗效的早期评估；基于人源化HER-2靶向单克隆抗体的新型PET分子成像探针^{89}Zr-pertuzumab，最近也被批准应用于临床试验，并成功用于检测HER-2表达水平以及HER-2阳性转移灶的异质性分布。

3. 肺癌分子成像 EGFR靶向的肺癌分子成像已经开展了广泛的临床受试，用于肺癌患者的原发灶和转移灶检出、分期、分子分型、治疗策略制定、EGFR-TKI靶向治疗疗效早期评估以及预后判断等（参见本章第二节）。另外，^{99m}Tc-3P-RGD2 已用于 NSCLC 患者的整合素 $\alpha_v\beta_3$ 靶向分子成像，在预测抗血管生成药物贝伐单抗（bevacizumab）的治疗效果、评估 EGFR 靶向治疗的早期应答和判断预后等方面，展现了重要的临床应用价值。近年来，免疫检查点治疗在肿瘤精准治疗中发挥着越来越重要的作用，靶向免疫检查点程序性死亡受体 1（programmed cell death 1，PD-1）及程序性死亡受体 - 配体 1（programmed cell death-ligand 1，PD-L1）的分子成像也受到越来越多的关注。如 ^{89}Zr-atezolizumab PET 分子成像被应用于 NSCLC、膀胱癌以及乳腺癌患者临床试验中，预测 PD-L1 阻断治疗疗效的可行性。基于标记 PD-L1 抗体片段的 ^{18}F-BMS-986192 PET 分子成像也被用于临床转化，筛选可能对免疫治疗有应答的患者。

4. 结直肠癌分子成像 间质上皮转化因子（cellular-mesenchymal-epithelial transition factor，c-Met）也称为肝细胞生长因子受体（hepatocyte growth factor receptor，HGFR），其信号通路异常活化与消化系统肿瘤密切相关。GE-137 是一种由 Cy5 类似物标记的 c-Met 特异性结合肽，多项临床研究评估并验证了 GE-137 光学成像的安全性以及在提高结直肠癌微小病灶及结直肠恶性息肉检出率中的重要应用价值。荧光基团 Alexa Fluor 488 标记的 EGFR 特异性抗体也被用于结直肠肿瘤患者荧光内镜分子成像中，在 EGFR 靶向荧光分子成像的引导下，能够指导术者精准取材用于组织学检测。

5. 分子影像术中导航 准确辨别病灶边界，尤其是在恶性肿瘤手术治疗中病灶边界的辨别，一直是外科医生面临的难题；另一个难题是对于前哨淋巴结和局部转移淋巴结的判断，通常情况下手术都是凭借外科医生的经验进行。如果在手术期间能够通过一些技术精准确定肿瘤边界、前哨淋巴结以及局部转移淋巴结，进而彻底清除病变，将会极大地改善癌症患者生存率。传统导航系统很难解决术中的组织移位问题，单纯利用形态学影像资料在术中也无法进行准确导航。因而，肿瘤术中分子成像技术被开发、应用并发展起来，术中荧光成像是该领域应用较广泛的分子成像技术，利用灵敏的照相机，检测活体内荧光分子成像探针的荧光发射情况，从而获得清晰的图像。为了克服活组织的光子衰减，通常优先选取近红外区（near infrared，NIR）的长波发射荧光分子成像探针，包括广泛应用的小分子荧光染料，如吲哚菁绿（indocyanine green，ICG）等。ICG 是美国食品药品监督管理局（FDA）批准用于人类心脏、肝脏功能检测以及眼底荧光造影的一种非特异性近红外荧光染料，目前已被修饰成多种靶向分子成像探针，用于指导消化系统恶性肿瘤、卵巢癌手术切除以及乳腺癌的转移淋巴结清除等。

通过上述肿瘤分子成像临床转化应用代表性成果的简述，足见分子影像在转化医学领域扮演着愈来愈重要的角色，正在推动和实现基础研究成果的临床转化应用。当然，分子影像的临床应用依然面临着诸多挑战，如高靶向、高效、安全的分子成像探针的制备和质控，分子成像设备研发，分子成像中心的建设及运营维护等。这些涵盖了多学科、跨专业交叉合作需求。另外，单中心及小规模临床试验仍需扩大及推广至多中心、大规模的临床受试评估，以获得更坚实的数据支撑转化应用。

第四节 分子影像与新药研发

一、分子影像与新药研发概述

随着生命科学及医学技术的不断进步，一些疾病已经被人类征服，但新的疾病或诊疗过程中的新问题仍不断涌现，如生物体对某些药物的耐药等。因而，新药研发一直是一个严肃且紧迫的任务。新的药物不仅要满足疾病预防、诊断和治疗目的，还应在靶点选择性、效应强度、药代动力学特性、给药方式、有效性以及安全性方面不断取得突破。药物研发具有周期长、风险大、成本投入高的特点。数据显示，美国药物研发的平均周期为 14.2 年，进行临床前试验的 10 000 种化合物中只有 5 种能进入到后续的临床试验，而最终只有 1 种能够通过 FDA 认证并获得上市批准。药物研发过程需要解决许多方面问题，包括：①监测药物的生物分布；②监测药物与分子靶点的结合情况即特异性；③研究药物在活体内的药效学，观察药物是否能达到特定的生物效果；④监测药物在实验动物体内的药代动力学、判断药物的代谢途径及速率是否合理等。只有在动物模型上有效解决这些问题，药物才有可能进入临床研究。目前，针对以上问题的研究主要依靠大量动物模型给药试验后取得离体样本进行分析，如活检或尸检取得样本，然后再通过 PCR、原位杂交、免疫组织化学等方法进行分析。这些方法既无法在活体状态下、连续可重复性地全面反映新药在疾病治疗过程中的作用，又需要在不同时间点处死大量实验动物，费时耗力且成本高，尤其是有些药物研发需要使用价格昂贵的转基因动物，离体的技术方法大大增加了实验动物的数量，提高了研究成本。因此，迫切需要一种方法能在体监测药物作用靶点和感兴趣药物在体内转运情况及其亲和力、药物毒副作用、给药途径、药物剂量学和药物疗效等。

　　分子影像学能够为新药临床前动物水平研究提供可定量的在体药代动力学、药效学数据，监测药物治疗效果，加速药物的开发和研究进程。利用放射性核素（如 ^{18}F、^{11}C 及 ^{15}O 等）标记药物，能够观测药物在活体内的分布和代谢，监测生理性刺激及病理学过程中药物分布与代谢的变化，从而为药物剂量、作用部位及可能发生的毒副作用等作出前瞻性判断；还可以观察药物之间或者药物与营养物质、受体及酶之间的相互作用。磁共振可进行多参数成像，同时获得结构、分子和功能信息，可用于基因表达与基因治疗效果评估、定量监测肿瘤等疾病相关细胞、分子、蛋白水平及功能改变。光学成像技术主要通过生物发光或激发荧光，观测活体内肿瘤的生长转移和特定基因的表达等生物学过程，对微小病灶的检测灵敏度较高，且无放射性，有利于获取同一实验对象不同时间点连续数据。近年来，小动物成像设备的研发及广泛应用，极大推动了新药的开发进程。这些小动物成像设备是在传统的影像学设备基础上发展起来的，不仅具备传统影像设备的优点，更具有超高空间分辨率，可对小动物进行更加精细分子成像的优势。此外，新药在临床受试阶段的研究评估也极为重要，需要在新药作用后，对人体疾病病理生理学复杂进程的影响进行深入了解。分子成像同样能够在人体上无创、实时、动态提供这些分子水平可定量信息，其技术的有效性已被现代医学研究所肯定，并随着分子影像技术的发展在新药临床试验评估中变得越发重要。本节将对分子成像在药物开发过程中发挥的作用进行举例陈述，同时也将对分子影像在新药研发中面临的挑战进行探讨。

二、分子影像在新药研发中的应用

　　一个药物的研究项目大致可分为药物可作用分子靶点确认、先导化合物筛选、临床前实验、临床试验、部门批准 5 个阶段（表 5-1）。具体来说，在新药研发过程中第一个关键步骤是潜在药物靶点的确定（D0 期：分子靶点确定）。需确定分子靶点是否与疾病进程密切相关，而且对该分子靶点功能的调节和干预应能够使患者群获益。一个特殊分子靶点的选择可能以临床发现为基础（例如，在病理组织样本中一种特殊蛋白的过表达），或是基于遗传图谱，抑或是基于病理生理机制的假说。理论上这一步已经在临床前的动物模型上完成，并被预测将在人类疾病中发挥重要作用。对于小分子候选药物开发，接下来的两个进程包括设计适合生物化学或细胞水平高通量筛选的序列（D1 期）和其后的高通量筛选过程（D2 期）。通过这两个过程可获得对分子靶点表现出亲和性的化学先导化合物，且这些先导化合物是适合进一步优化的。在先导化合物优化过程中（D3 期），可基于筛选获得的化合物的化学骨架进行化合物衍生，优化它们作为潜在药物的性质，例如对分子靶点的亲和性、选择性、生物利用度或者副作用。D4 期为化合物在相关的人类疾病动物模型中进行功能和效果评价，鉴别出最优的候选药物（或者一组候选药物），包括严格的药物代谢动力学和安全性等。随后，可对候选药物进行人类试验的申请（在美国，需向美国 FDA

进行研究用新药的申请；在中国，需向我国的国家药品监督管理局申请）。Ⅰ期临床研究目的是评估药物的安全性、耐受性，探索药物代谢动力学参数及确定剂量，可在健康志愿者身上和／或在有目标疾病的患者身上进行。Ⅱ期临床研究目的是药物活性、安全性及毒性的初步评价，主要是在患有目标疾病的患者群中进行，同时结合临床获益数据整体评估，以确保其有进入第三阶段试验的价值。Ⅲ期临床研究需要得到监管部门的批准，评价药物对目标适应证患者的治疗作用和安全性，评价受益与风险关系。Ⅳ期临床研究是指一种新药在获准上市后，仍然需要深入研究，评价其广泛使用期的疗效和不良反应。分子影像学可在新药研发中的多个阶段发挥重要作用。

表 5-1　药物研发的不同阶段及研究内容

药物研发	靶点表达确认	先导化合物筛选	临床前研究	临床研究			监管部门批准
				Ⅰ期	Ⅱ期	Ⅲ期	
所需时间（年）		3.8			8.6		1.8
实验人群	细胞生化分析		动物试验	20～80 例健康志愿者	100～300 例病患志愿者	1 000～3 000 例病患志愿者	
实验目的	验证靶点是否识别特异的靶点起作用	从候选药物中筛选先导化合物成分并进行优化	评定药物安全性和生物活性	确定药物安全性和剂量	评估药物有效性，寻找副作用	验证药物有效性，检测长期使用的不良反应	过程审核／批准
成功率	10 000 种药物化合物			5 种进入临床试验			批准 1 种

（一）药物可作用分子靶点的确认

分子成像借助分子成像探针可以对药物作用的分子靶点进行定位和定量，能对分子靶点的在体生物功能及状态进行有效评价。因而，它是药物可作用分子靶点确认和筛选的理想技术。例如，利用分子影像学中的受体成像技术，可预先对药物作用的分子靶点受体进行定量示踪，判断分子靶点在生物组织中是否存在、表达水平及功能状态，实现对单一受体进行大量的化合物筛选，大大加快了药物先导化合物的筛选进程；在研究药物对疾病相关基因表达的影响方面，可以利用基因成像来筛选药物；利用凋亡成像，可视化疾病的病理生理学过程，并在此基础上开发促进或抑制凋亡的药物等。报告基因分子成像技术也是了解基因表达和调控的有力工具。它通过把转录控制元件剪接到报告基因中，可以直观地"报道"细胞内与基因表达有关的信号级联，具有敏感性高、方便可靠且适用于大规模检测等优点，在放射性核素、磁共振和光学成像中都有应用。此外，还可以通过同一报告基因与不同目标基因的结合，同时观测多种药物成分。由于报告基因的活性可以在培养的活细胞中保持几周甚至更长的时间，因此可以对药物的副作用及耐药性进行长期观察。

作为目前药物研发中应用最广的分子成像技术之一，PET 可以用来对细胞内葡萄糖、氨基酸和脂肪等物质的代谢过程进行成像，从而获得药物吸收、分布、作用、转运、代谢等多方面的信息，且具有可定量、灵敏度高、成像便捷等优势。在肿瘤血管生成方面，为了验证药物对血管内皮生长因子受体（vascular endothelial growth factor receptor，VEGFR）的抑制作用，引入分子成像探针 ^{64}Cu 标记的血管内皮生长因子（vascular endothelial growth factor，VEGF），其可直接与 VEGFR 结合，通过 PET 分子成像，即可在体定量检测 VEGFR 的表达水平及功能状态；通过评估药物引入后，对 ^{64}Cu-VEGF 的竞争性抑制，验证药物 VEGF 的靶向作用能力及效率等。MR 分子成像技术在这一阶段应用相对较少，主要原因是对药物可作用分子靶点的确认阶段需要较高的检测灵敏度，一般情况下 MRI 信号强度与标记物浓度呈非线性关系，对物理参数的绝对定量也存在困难，这些瓶颈问题的解决都有待于 MRI 技术不断发展。光学技术应用于该药物研发阶段由来已久，无论是应用于传统的组织切片和细胞样品分析中，还是在活体药效评估中。例如，应用近红外染料 Cy5.5 标记的抗体片段评估 ED-B 纤维连接蛋白分子靶点表达情况等。

（二）药物先导化合物的筛选

药物作用分子靶点确定后，接下来的工作是药物先导化合物的筛选。其中，高通量筛选技术（high throughput screening, HTS）自 20 世纪 80 年代出现以后，就成为药物早期开发中不可缺少的重要手段。HTS 以分子和细胞水平的实验方法为基础，以微板为载体，通过建立分子或细胞的药物模型，直接观察药物对受体、酶或者离子通道等的影响，获知药物对细胞生长及增殖的综合作用。通过快速灵敏的检测仪器采集实验结果数据，并用计算机对实验数据进行分析处理，同一时间可以对数以千万的样品进行检测。但是，由于高通量筛选所采用的主要是分子、细胞水平的体外实验模型，不能全面且充分反映药物的药理作用，与在体结果有巨大差异，因此需要通过在体技术，尤其是分子成像技术在这方面进行优势互补。其中光学分子成像，因其具备灵敏度高、可高通量成像以及成本低等优点，已经被用于反转录因子 $p53$ 和缺氧诱导因子（hypoxia inducible factor, HIF）等的筛选中。另外，基于报告基因的生物发光成像也被广泛应用于药物先导化合物的筛选，这种分子成像中光学信号可通过酶反应得到放大，且很方便地从细胞水平发展到动物水平开展试验。类似的技术还有激发荧光共振能量转移（fluorescence resonance energy transfer, FRET）和自发荧光共振能量转移（bioluminescence resonance energy translation, BRET）。在 FRET 中，供体和受体都是荧光分子；而在 BRET 中，生物发光分子作为供体，荧光分子作为受体。由于 FRET 和 BRET 的信号均取决于供体、受体之间的距离，因此可以实时准确地反映两者之间的作用。与 FRET 相比，BRET 不需外部光源激励，具有较高的灵敏度和较低的背景噪声。

（三）临床前实验

临床前实验的目的是检验药物成分的安全性，观察药物在动物体内的药理、药效、药代以及毒理作用等方面的特性。因其意义重大，需通过严格完善的实验设计及大量的在体实验，并经过长时期观测获得数据来验证。分子成像技术在新药临床前实验阶段应用的优势无可替代，常用直接成像和间接成像开展分子影像研究评价。

1. 直接成像　应用信号组件（多为放射性核素）直接标记药物，观察药物在活体内的组织分布、是否穿越血脑屏障、是否有器官特异性，计算药物代谢速率、血药浓度及血浆与组织中药物含量比值等，以及监测生理刺激及病理学过程对药物特性的影响，从而对药物使用剂量、作用部位、可能发生的毒副作用等作出前瞻性判断。如科研人员利用 ^{18}F 标记了一种新型治疗痴呆药物 FK960，并将其用于猴 PET 分子成像，观测到 ^{18}F-FK960 可以穿透血脑屏障到达大脑的特定部位，为评估药物分布以及确定合适的临床剂量提供了有力的临床前数据。另外，借助直接成像的方法，还可以定量观测标记药物与其他药物、营养物质、受体以及酶等物质的相互作用。若可以对药物不同结构位点进行标记，借助分子影像技术还可以判断药物代谢反应类型以及何种代谢产物。

2. 间接成像　如果药物难以被标记、无合适的信号组件可标记、标记过程复杂或费用过于昂贵，则可引入合适的间接分子成像探针，通过观察药物对分子成像探针的影响，间接推断药物的作用。借助分子成像可定量的优势，计算间接分子成像探针的作用参数，可对活体组织中的生理生化过程，如血流量、pH、能量代谢、蛋白质合成、脂肪酸代谢、神经递质合成速度、受体密度及其与配体结合的选择性和动力学等进行评估。如利用功能分子成像的方法进行灌注成像，监测药物对靶器官或靶组织区域血流速度的影响等。

另外，分子成像更适合连续评价治疗效果、筛选有效治疗药物及提供最佳治疗方案。目前，在药效评价方面主要集中在抗肿瘤药物上。如荧光素酶或 GFP/RFP 标记的肿瘤细胞，并在动物上建立 GFP 肿瘤移植瘤模型，给予特定的药物后，光学分子成像探测生物发光或荧光信号，就能够在体连续监测肿瘤细胞（≥100 个细胞）的生长和变化，动态监测治疗药物抗肿瘤疗效（图 5-27）。

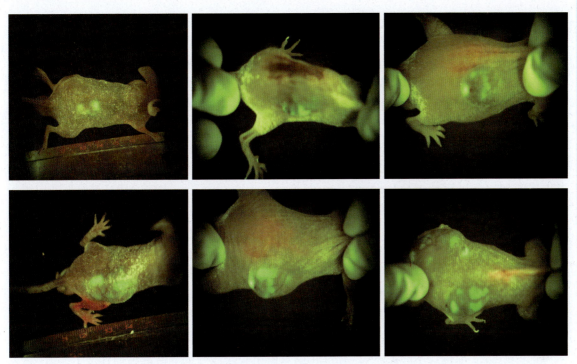

图5-27　荷转 GFP 基因鼠 lewis 肺癌移植瘤模型鼠在体光学分子成像监测内皮抑素基因治疗疗效
治疗组（上）：内皮抑素基因腺病毒载体治疗后，肿瘤细胞生长缓慢。对照组（下）：肿瘤细胞生长迅速，且伴多发转移。

（四）临床试验

由于存在种属差异性，一些动物实验中安全有效的药物，在人体中可能药效不好或者不能耐受，因而新药的临床试验阶段尤为重要。由于 PET（或 PET/CT）分子成像、磁共振功能成像及超声分子成像等技术已经成功地进行临床转化，使得分子成像在临床新药研究中的应用成为可能。

PET 分子成像技术应用于临床 I 期阶段可以有效地排除 40% 的不合格药物，在后期则可以为给药方案提供全面的数据参考。目前应用最多的是利用 ^{18}F-FDG PET 间接成像。^{18}F-FDG PET 通过检测细胞糖酵解酶的活性或者葡萄糖运输能力来间接评估新药对不同细胞的毒性和细胞稳定性方面的效果及影响，已被认为是新药早期临床开发阶段治疗疗效预判的重要技术手段。以伊马替尼去铁胺治疗胃肠道间质瘤（gastrointestinal stromal tumor，GIST）研究为例，BCR-ABL、c-KIT 和血小板衍生生长因子（platelet-derived growth factor，PDGF）受体在大部分胃肠道间质瘤患者中有持续稳定表达，作为酪氨酸激酶抑制剂，伊马替尼能够有效抑制它们的分子活性及信号通路，但在导致肿瘤体积缩小方面表现不明显，而常规 CT 标准不适合评估患者是否受益于该药物治疗已获得临床医生们的共识。研究者们先在异种移植物模型上，通过 ^{18}F-FDG PET 成像验证了伊马替尼对葡萄糖转运和代谢影响的敏感性及直接作用，确认了伊马替尼在转化应用中的潜在价值，随后将伊马替尼应用于治疗胃肠道间质瘤（GIST）患者中。研究显示，在 ^{18}F-FDG 的 PET 成像中，相对于那些胃肠道间质瘤对 ^{18}F-FDG 摄取较少的患者，高摄取 ^{18}F-FDG 患者经伊马替尼治疗后会有更长的整体生存时间（overall survival，OS）和肿瘤进展时间（time to progression，TTP）。这些临床观察结果有利于用基础科学研究阐述药物对细胞作用的相关机制和变化反应。尽管如此，^{18}F-FDG PET 成像仍不适用于评估所有治疗药物的药效，尤其是在其他分子靶向治疗或免疫治疗新药评估中，需要更多特异性的分子成像探针或标记药物进行直接 PET 分子成像。例如，科研人员利用 ^{18}F 标记氟康唑进行 PET 分子成像监测，通过评估 ^{18}F- 氟康唑在人体内心、肝、脾、肺等不同器官的分布及浓度等数据，得出结论：400mg/d 的氟康唑药量对于尿道炎、肝脾念珠菌病的治疗效果远远不够，尤其对于免疫力较差的患者需要加大给药频率或单次剂量。

MR 功能及分子成像可以选择多种参数成像，获得药物干预后靶组织及器官的分子及功能方面的信息。大多数实体瘤表现为肿瘤血管明显生成，以内皮细胞不规则增生、管腔屈曲畸形及管壁高渗透性等为特点。血管内皮生长因子（VEGF）是血管生成的重要介质，它在许多癌症中高表达，与肿瘤生长和转移具有密切相关性，是血管生成抑制治疗的重要分子靶点。靶向 VEGF 轴的药物包括单克隆抗体，可溶性受体以及受体酪氨酸激酶抑制剂。第一个被批准的抗血管生成治疗药物是贝伐单抗，它是一种靶向于 VEGF 的单克隆抗体，目前已被批准作为转移性 NSCLC（非鳞癌）和转移性乳腺癌的一线用药。因此，在应用肿瘤血管靶向药物治疗时，迫切需要一种能够在体无创评估肿瘤血管破坏及肿瘤组织灌注受损情况的理想方法。动态对比增强磁共振成像（dynamic contrast enhancement magnetic resonance imaging, DCE-MRI）被开发并应用于抗血管生成因子药物的评估中，其在治疗疗效和剂量依赖性方面的应用价值被广泛探讨及研究。

我国的药物研发正处在由仿制向创新战略转移的重要历史时期，开发和研制新型药物是一项重要而艰巨的任务。随着科学技术的飞速发展，放射性核素、光学、磁共振等分子成像技术都在向着更便捷、更高效、更普及等方面发展，这些都将助力新型药物的研发和应用。当然，分子成像技术在新型药物研发中仍然存在一些困难，如分子影像在药物研发各时期应用的优势很大程度上依赖于分子成像探针的研发。一种分子成像探针研发虽然耗时且昂贵，但其有利于候选药物的早期筛选，及时终止后续不必要的实验，有效地降低开发成本、缩短开发周期、提高开发效率；另外，分子成像技术的定量化、标准化以及多中心评估等很多问题也都有待于突破，这就需要科研机构、制药公司以及相关政府部门通力合作。分子成像技术整合入药物研发是一项融合了多学科的浩大工程，但仍然可以预见，分子成像必将在新药研发、药效、药代动力学研究以及临床评估等方面发挥重要作用，为药物研发模式带来突破性变革。

本章小结

本章阐述了分子影像学的基本概念和基本技术，比较了不同分子成像技术的优缺点，简要介绍了其在基础研究及临床领域的应用。鉴于现代医学科学和技术突飞猛进的发展，疾病的诊疗理念不断创新，本章还更新了分子影像学在精准医学、转化医学和新药研发领域中发挥重要作用的部分内容。分子影像已广泛应用于生命科学研究以及医学多种疾病的诊疗，如心血管系统疾病、中枢神经系统疾病、自身免疫系统疾病以及肿瘤等。当然，不同的分子成像技术能够解决不同的研究问题及满足多样的诊疗需求，对多种分子成像技术整体的认识和了解，更有利于人们科学、合理及高效地应用这一前沿技术。目前，分子影像学正在经历着前所未有的蓬勃发展，其在推动生命科学和医学诊疗模式变革方面的深远影响及重大价值可以预见。

思考题

1. 分子成像技术主要有哪些？
2. 分子影像在肿瘤免疫治疗中有的应用有哪些？
3. 分子影像在转化医学中的作用有哪些？

（孙夕林）

第六章　肿　瘤　显　像

　　肿瘤是机体在各种致瘤因素作用下,局部组织的细胞在基因水平上失掉了对其生长的正常调控,导致异常增生而形成的新生物。根据其生物学特征及对人体的危害程度,可分为良性肿瘤和恶性肿瘤。恶性肿瘤在发生、发展及侵袭转移的演变过程中,必然发生特定生物学功能重编程,呈现基因、分子信号通路及代谢异常等特征性表型。主要包括不稳定和突变的基因组、无限的自我复制能力、持续的自主生长信号;钝化抗生长信号、抵抗细胞死亡、逃避免疫破坏;诱导新生血管生成、刺激组织浸润和转移、促进肿瘤性炎症、重构细胞能量代谢以及激活肿瘤微环境等肿瘤特征性表型。针对恶性肿瘤特征性表型的关键分子靶点开发的系列靶向性药物目前已逐步进入临床应用,并获得突破性的治疗效果和生存效益,成为恶性肿瘤精准诊疗的主要发展方向。

　　核医学分子影像技术主要以放射性核素标记和示踪技术为基础,可以对肿瘤特征性表型的关键分子和分子靶点进行特异性标记和示踪,动态、实时地可视化个体化恶性肿瘤的特征性表型,全方位系统解析恶性肿瘤组织生物学行为的时空网络特征变化。目前,集成解剖结构和分子功能成像为一体的融合核医学分子影像技术(包括 SPECT/CT、PET/CT、PET/MRI)已经成为临床常规,能够"一站式"整体可视化恶性肿瘤的精细结构和生物学特征,精准判断局部侵袭范围和全身播散程度,准确提供恶性肿瘤的影像学临床分期;在恶性肿瘤的早期诊断、治疗决策、疗效预测和评估中发挥着越来越重要的作用。

第一节　^{18}F-FDG PET/CT 肿瘤显像

　　2- 氟 -18- 氟 -2- 脱氧 -D- 葡萄糖正电子发射断层显像(2-fluorine-18-fluoro-2-deoxy-D-glucose PET,^{18}F-FDG PET)是一项可视化示踪机体全身葡萄糖摄取分布和代谢变化程度的核医学分子影像技术。^{18}F-FDG PET/CT(PET/MRI)可以"一站式"可视化机体全身和局部组织的精细解剖结构和 ^{18}F-FDG 摄取变化信息,无创、动态、定量反映机体局部组织和全身器官的葡萄糖代谢需求变化。^{18}F-FDG PET/CT(PET/MRI)是目前医学影像诊断临床实践中最具价值的核医学分子影像技术之一,在恶性肿瘤的早期诊断、治疗决策、疗效预测和评估中具有重要作用。

一、显 像 原 理

　　^{18}F-FDG 是一种结构类似天然葡萄糖的放射性核素标记小分子化合物(图 6-1)。^{18}F 主要发生正电子衰变,其物理半衰期为 109min;是目前最广泛用于 PET 显像的放射性核素。^{18}F-FDG 主要通过取代反应进行人工合成,是一个 2- 位碳原子上的羟基被 ^{18}F 取代的葡萄糖结构类似物。正常细胞膜的葡萄糖转运蛋白可以跨膜转运 ^{18}F-FDG 进入细胞内。^{18}F-FDG 可以被己糖激酶(hexokinase)作用磷酸化,生成 6-PO_4-^{18}F-FDG。然而,6-PO_4-^{18}F-FDG 不能被葡萄糖代谢过程下一步关键酶磷酸果糖激酶所识别,参与下一步反应,只能滞留于细胞内。因此,^{18}F-FDG

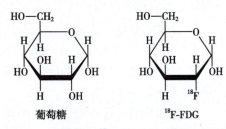

图 6-1　葡萄糖与 ^{18}F-FDG 分子结构式比较

PET主要示踪机体细胞的葡萄糖转运和磷酸化过程,反映组织细胞对营养微环境中葡萄糖的利用和需求变化。

能量代谢异常是肿瘤细胞固有的一种生物学特征。正常细胞在发生恶性转化的过程中,必然进行代谢重编程,以满足肿瘤细胞存活、增殖及其他生物学功能需要。肿瘤细胞最普遍的代谢重编程特征是瓦伯格效应,即糖酵解水平增高。^{18}F-FDG PET/CT(PET/MRI)分子影像技术通过可视化组织细胞对营养微环境中葡萄糖的利用状态,甄别肿瘤组织与正常组织利用葡萄糖的差异,可高灵敏探测具有高糖酵解水平的肿瘤细胞;对肿瘤进行良恶性鉴别诊断、分期、评价疗效、监测复发及转移、评估预后等临床应用,为精准靶向和治疗等临床决策提供参考。

二、显像方法

(一)受检者准备

正常机体的葡萄糖代谢状态和分布可以受到饮食、运动、激素水平(如胰岛素)等各种因素影响。严格的显像前准备对于保证图像质量至关重要。

1. 检查前应禁食至少4~6h,禁喝含糖饮料(可不禁水),含有葡萄糖的静脉输液或静脉营养也须暂停4~6h。

2. 测量身高、体重。

3. 血糖水平原则上应低于11.1mmol/L,如果血糖>11.1mmol/L 最好预先调整血糖至11.1mmol/L以下后再进行检查。需要静脉注射胰岛素的患者,一般需要在注射短效胰岛素2h后再安排检查。

(二)采集病史

1. 详细采集病史,包括恶性肿瘤的部位、病理类型、诊断和治疗的时间(活检、外科手术、放疗、化疗、骨髓刺激剂及类固醇药物的使用情况等)和目前的治疗情况。

2. 了解有无糖尿病史、药物过敏史、结核病史、手术史及最近有无感染等。

3. 了解图像采集期间患者能否静卧,能否将手臂举过头顶,有无幽闭恐惧症史等。

(三)注射^{18}F-FDG

1. 注射^{18}F-FDG前平静休息10~15min;对于脑显像,^{18}F-FDG注射前应封闭视、听10~15min;应激情况下,如运动、紧张或寒冷等刺激可造成受检者出现肌肉紧张、棕色脂肪动员等生理性反应,干扰诊断。必要时可给予5~10mg地西泮减少肌肉摄取。

2. ^{18}F-FDG注射剂量:成人一般静脉给予剂量为^{18}F-FDG 2.96~7.77MBq/kg,儿童酌情减量。因显像仪器不同,剂量可根据具体情况适当调整。

3. 给药方法及途径:主要采用静脉注射法。预先建立静脉通道,用生理盐水检查通道畅通后缓慢注入^{18}F-FDG,完成后再用生理盐水将管道内的^{18}F-FDG冲洗干净。注射点应尽量选用病灶对侧手臂静脉。注射时应防止注射点显像剂外漏,以免影响显像结果及定量分析。

4. 注射^{18}F-FDG后应在安静、避光的房间静卧休息45~60min,以使显像剂在体内代谢达到平衡。在此期间应注意保暖、放松,避免肌肉紧张,以免出现肌肉生理性摄取,干扰诊断。

(四)图像采集

1. **显像时间** 通常在注射^{18}F-FDG后60min开始进行显像,脑显像可适当提前进行显像,必要时可进行延迟显像。

2. **显像前准备** 显像前尽量排空膀胱尿液,减少尿液放射性对盆腔病变检出的影响。显像前应尽可能取下患者身上的金属等高密度物体。

3. **显像体位** 常规取仰卧位,尽量双手上举抱头,特殊情况下也可采用其他体位。单独进行脑3D采集时双手下垂。

4. **扫描范围** 通常全身扫描范围应包括从颅顶至大腿中段,也可以从颅底至大腿中段(根据病情需要,脑部可单独进行3D扫描),获得脑以及从外耳道至大腿中段的病灶分布情况。对于怀疑累及下肢的肿瘤患者,扫描范围应当从颅顶至足底,对于怀疑累及上肢的肿瘤患者,扫描范围应当包括双侧上肢。局部采集多用于某些脏器(如脑、心脏等)显像检查,如果已知病灶可能局限于身体某个区域,可进行身体某些部位的局部显像检查。

5. 发射扫描 采用 2D 扫描或 3D 扫描。目前临床使用的 PET/CT 主要采用 3D 扫描;常规采用静态采集,必要时可进行动态采集;门控采集主要用于心脏和肺显像检查。

6. 透射扫描 透射扫描主要目的是对发射扫描进行衰减校正。因此,每一个床位的透射扫描和发射扫描患者的身体位置必须保持不变,以免影响衰减校正。透射扫描可以利用放射性棒源如 ^{153}Ge/^{137}Co 作为外置源,围绕身体旋转,采集棒源发出的射线从体外透射人体后所剩余的光子。透射扫描和空白扫描的结果相结合可以计算得到组织的衰减系数。PET/CT 采用 CT 的 X 射线源代替棒源行透射扫描,在获得 CT 图像的同时,其信息可用于 PET 图像的衰减校正。

7. CT 扫描 在 PET/CT 检查中,CT 扫描可以用于衰减校正、解剖定位或 CT 诊断。如果 CT 扫描仅用于衰减校正和解剖定位,可采用低 mA/s 设置,以减少患者的辐射剂量;如果用于 CT 诊断,应当采用标准 mA/s 设置。

8. CT 对比剂应用 对于腹部和盆腔的扫描可口服对比剂以提高病变的检出,口服的对比剂可以是阳性对比剂(如含碘对比剂);也可以是阴性对比剂(如水等)。但高浓度的钡剂或碘对比剂的聚集可产生衰减校正伪影,出现相应部位 ^{18}F-FDG 浓聚的假象,应当注意避免及识别。通常口服低浓度的阳性对比剂和阴性对比剂不会产生衰减校正伪影,也不影响 PET 图像的质量。必要时,也可以应用静脉对比剂单独进行 CT 诊断扫描。

9. 患者的呼吸控制 CT 扫描速度很快,通常是在吸气末屏气时采集图像。而 PET 扫描时间较长,患者不能长时间屏住呼吸完成采集。呼吸运动可能影响 PET 与 CT 扫描图像在空间上的一致性。因此,在 PET 和 CT 扫描过程中患者保持自然平静的呼吸比较适合。有条件的设备可进行运动校正或呼吸门控采集。

10. 放疗定位应用 应注意与 CT 模拟定位的匹配、标志点、成像参数、定位专用床和激光定位系统以及呼吸门控技术在精确放疗中应用的一致性。

11. 疗效评估应用 重复显像时,应注意图像采集和处理等条件应尽可能与前次保持一致,以便于前后比较。

(五)图像重建

PET 图像重建常用滤波反投影法(filtered back-projection,FBP)和有序子集最大期望值法(ordered subsets expectation maximization,OSEM)两种方法,目前主要采用 OSEM 的方法。飞行时间(time of flight,TOF)技术是降低图像噪声的有效图像重建方法。重建的图像可用横断面、冠状断面和矢状断面显示,也可以用旋转的最大强度投影(MIP)图像显示。CT 采用标准法重建。

(六)图像融合

图像融合是将 PET 和 CT 两种不同图像经过变换处理使它们的空间位置坐标相匹配,图像融合处理系统利用 PET 和 CT 各自成像的特点对两种图像进行空间配准与结合,将 PET 和 CT 图像数据合成为单一图像。在融合图像中,通常 CT 的密度以灰阶显示,PET 的放射性分布以伪彩色显示,以便更清楚地突出病灶。

三、图 像 分 析

(一)正常图像

^{18}F-FDG 是葡萄糖的类似物,引入机体后在体内的分布与葡萄糖在体内的摄取、利用等代谢过程分布基本一致。如葡萄糖为脑部的最主要能量来源,脑部摄取较高;软腭和咽后壁可出现形态规整的对称性、生理性浓聚;双肺显像剂分布低而均匀;纵隔血池影较浓;肝脏及脾脏显像剂

分布稍高，而且也比较均匀；^{18}F-FDG 主要通过泌尿系统排泄，因此，双肾、双侧输尿管及膀胱可出现明显的显像剂浓聚；胃可出现生理性浓聚，腹部可见浓淡不均的肠影；全身其他部位轮廓及层次较清楚（图 6-2）。

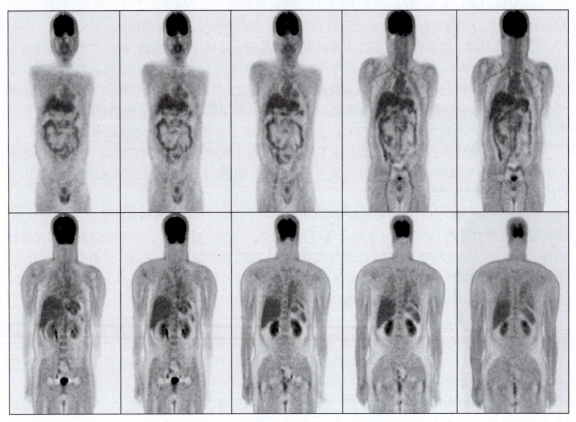

图 6-2　^{18}F-FDG PET 正常全身显像

（二）异常图像

在 PET 显像图上出现 ^{18}F-FDG 分布异常浓聚（高代谢灶）或稀疏缺损（低代谢灶）即为异常图像。高代谢灶是指病灶的显像剂分布高于周围正常组织；低代谢灶是指病灶的显像剂分布低于周围正常组织；有时也可出现病灶的放射性分布与周围正常组织相等。

1. 生理性摄取与正常变异　一些生理、病理及其他因素会影响 ^{18}F-FDG 摄取结果。如体位不适、肌肉紧张可出现相应部位肌肉的生理性摄取，声、光刺激可引起大脑相应功能区代谢增高，精神紧张及寒冷刺激可引起棕色脂肪 ^{18}F-FDG 高摄取，女性月经周期子宫及卵巢可出现生理性摄取，尿液的放射性对泌尿系统及盆腔病灶产生影响，糖尿病高血糖患者可降低病灶对 ^{18}F-FDG 的摄取，使用胰岛素可出现全身肌肉的 ^{18}F-FDG 高摄取。儿童鼻咽顶后壁交界区腺样体 ^{18}F-FDG PET 显像表现为局限性放射性浓聚影，多为生理性改变；如果腺样体因炎症刺激可发生病理性增生，称为腺样体肥大，表现为 ^{18}F-FDG 高摄取，常见于青少年。儿童胸腺组织未完全退化，可出现生理性浓聚。

2. 感染性病灶和非特异性炎性病灶　炎症细胞可以摄取葡萄糖，导致局部组织呈现 ^{18}F-FDG 异常浓聚。如活动性结核病、化脓性感染、霉菌病、嗜酸性肉芽肿、慢性胰腺炎、甲状腺炎、食管炎、胃肠炎、非特异性淋巴结炎等。

3. 良性肿瘤　细胞增生可以异常摄取葡萄糖。良性肿瘤如垂体腺瘤、肾上腺腺瘤、甲状腺腺瘤、腮腺混合瘤及 Warthin 瘤等可呈现 ^{18}F-FDG 异常浓聚。

4. 手术、放疗或化疗等影响　如手术或活检部位的炎症、放射性肺炎、化学治疗后骨髓增生或胸腺增生、粒细胞集落刺激因子（G-CSF）促进骨髓造血组织的增生引起骨髓对 ^{18}F-FDG 的摄取增加。

（三）定量分析

PET 显像定量分析包括绝对定量分析和半定量分析。绝对定量分析操作复杂，临床常规检查难以实现，因此很少使用。最常用的指标为标准化摄取值（standardized uptake value，SUV），SUV 是描述病灶放射性摄取量的半定量分析指标。在 ^{18}F-FDG PET/CT 显像时，SUV 对于鉴别病变的良恶性具有一定参考价值。由于 SUV 的影响因素较多，使用 SUV 鉴别病变良恶性时，一定要结合病灶的位置、形态、大小、数量、病灶内的放射性分布及 CT 表现等，同时要密切结合临床进行综合分析。SUV 计算公式为：

$$SUV = \frac{单位体积病变组织显像剂活度（Bq/ml）}{显像剂注射剂量（Bq）/体重（kg）}$$

此外，采用感兴趣区（region of interest，ROI）技术可计算 ROI 的面积，像素计数值的和、平均值、方差、标准差等定量参数。在对动态采集的数据进行分析时，利用时间 - 放射性曲线（time-activity curve，TAC）分析方法可研究体内 ROI 的显像剂分布随时间的变化。

四、适应证与禁忌证

（一）肿瘤的良恶性鉴别诊断

肿瘤的良恶性鉴别是临床经常遇到的问题。^{18}F-FDG PET/CT 显像可以从葡萄糖代谢角度提供病灶的生物学特征信息，为肿瘤的良恶性鉴别提供客观依据。但对于肿瘤体积太小（小于 2 倍 PET 系统分辨率）、细支气管肺泡癌、类癌、少部分高分化腺癌、富黏液成分的肿瘤、高分化肝细胞肝癌、肾脏透明细胞癌、前列腺癌、低级别胶质瘤、成骨性和骨硬化性骨转移瘤、神经内分泌肿瘤（尤其是高分化肿瘤）、近期曾给予大剂量的类固醇激素治疗、肿瘤坏死、糖尿病等，^{18}F-FDG PET/CT 图像往往表现为低或无 ^{18}F-FDG。临床诊断往往需要结合结构性影像，甚至活检进行病理学诊断鉴别。

（二）肿瘤的分期

恶性肿瘤明确诊断以后，全面了解病变全身的累及范围，准确进行肿瘤分期是临床选择治疗方案的关键，直接影响患者的治疗决策、疗效和预后。由于恶性肿瘤的转移灶与原发灶具有相似的代谢特点，而且 PET/CT 检查注射一次 ^{18}F-FDG，就能方便地进行全身扫描，获得全身信息，不仅能检出原发病灶，而且能全面、直观地显示病变的全身累及范围，明确肿瘤的分期，为选择合理的治疗方案提供客观依据。国内外研究结果证实，^{18}F-FDG PET/CT 显像改变了 20%～40% 肿瘤患者的临床分期，调整了治疗方案。

（三）评价疗效

^{18}F-FDG 代谢显像提供的是肿瘤葡萄糖代谢信息，可在治疗的早期显示肿瘤组织的代谢变化。恶性肿瘤对放疗、化疗有效的反应首先表现为代谢降低，肿瘤的增生减缓或停止，随后才出现肿瘤的体积缩小或消失。因此，可以在 CT 或 MRI 出现病灶体积变化之前获得疗效信息，及时调整治疗方案，免除不必要的治疗，减少副作用，使患者收到最大的治疗效果。

（四）监测复发及转移

复发和转移是恶性肿瘤所具有的基本生物学特征，也是恶性肿瘤治疗后经常出现的问题。特别是恶性肿瘤治疗后随访发现肿瘤标志物增高时，^{18}F-FDG PET/CT 全身显像对于发现复发及转移病灶具有重要意义。

（五）肿瘤残余和治疗后纤维组织形成或坏死的鉴别

恶性肿瘤经过手术、放疗、化疗以后，病灶局部出现的变化 CT 或 MRI 等影像学检查有时难以鉴别是治疗后纤维瘢痕形成或坏死，还是肿瘤残余。^{18}F-FDG PET/CT 显像在这方面具有明显的优势，因为残余肿瘤组织的代谢率明显高于治疗后形成的纤维瘢痕或坏死组织，PET/CT 显像表现为 ^{18}F-FDG 高摄取。

（六）寻找原发灶

原发灶不明转移癌（carcinoma of unknown primary，CUP）是指经组织病理学确诊为转移癌，但患者无恶性肿瘤病史，并且经过临床体格检查、实验室检查、免疫组织化学、常规影像学等检查方法仍不能明确原发灶部位的恶性肿瘤。本病在临床上并不少见，占所有癌症患者的 3%～5%。恶性肿瘤的转移灶与原发灶具有相似的代谢特点，^{18}F-FDG PET/CT 全身显像有利于恶性肿瘤原发灶的检出。

（七）指导临床活检

活体组织检查（biopsy），是指采用有创性方法（如穿刺、钳取或切取等）从患者体内获取病变组织，进行组织病理学检查的诊断技术，可获得病变的组织病理学诊断。^{18}F-FDG PET/CT 全身显像可显示恶性肿瘤的原发灶及转移情况，PET/CT 显像高代谢部位多为肿瘤细胞集中，而且增殖活跃的部位。同时有助于临床医师选择表浅、远离血管、神经等重要结构部位的高代谢病灶进行活检，容易获得正确诊断信息。

（八）指导放疗计划

放疗是一种肿瘤局部治疗方法，放疗追求的目标是最大限度地将放射剂量精确地分布到所要照射的靶区内，而且最大限度降低肿瘤靶区周围正常组织的受照剂量，以获得最大治疗效益。如何确定靶区的位置和范围是放射治疗临床实践中遇到的一个重要问题。CT 和 MRI 主要提供了人体的解剖结构信息，因此在确定放疗靶区时大都是依靠 CT 图像来勾画解剖意义的分布靶区。PET/CT 可以提供多种肿瘤生物学因素决定的治疗靶区内放射敏感性不同的区域，即生物靶区（biological tumor volume，BTV）。例如 ^{18}F-FDG 可以反映肿瘤组织的葡萄糖代谢情况；^{11}C-甲硫氨酸可检测肿瘤蛋白质代谢；^{18}F-FLT 可检测肿瘤核苷酸代谢；^{18}F-FMISO 可以显示肿瘤组织的乏氧情况等。由于肿瘤细胞对以上因素的反应不同，靶区的范围也有一定差异。随着新的 PET 显像剂的研发，将 CT 解剖靶区与 PET 显示的生物靶区相结合进行综合分析，可以为放疗计划提供更加精准、可靠的信息。

（九）非肿瘤性疾病应用

^{18}F-FDG 是葡萄糖的类似物，^{18}F-FDG PET/CT 显像反映病灶及组织器官的葡萄糖代谢情况，一些急性感染性病灶可表现为 ^{18}F-FDG 高摄取，因此可用于评价感染病灶。^{18}F-FDG 显像在癫痫患者脑致痫灶定位、心肌梗死患者心肌存活评估等方面也有重要价值。

（十）禁忌证

孕妇和哺乳期妇女原则上应避免 PET/CT 检查。哺乳期妇女注射 ^{18}F-FDG 24h 内应避免哺乳，并远离婴幼儿。

五、^{18}F-FDG PET/CT 显像在肿瘤中的应用

集解剖结构和分子功能为一体的 ^{18}F-FDG PET/CT（PET/MRI）分子影像技术，通过可视化全身具有高糖酵解率生物学特征的肿瘤组织，达到恶性肿瘤诊断、鉴别诊断、临床分期、评价疗效、监测复发及转移、评估预后等临床应用目的。由于不同的驱动基因、组织类型及营养微环境均可导致个体化肿瘤发生特定的代谢重编程，呈现不同的糖酵解率。因此，^{18}F-FDG PET/CT（PET/MRI）在个体化肿瘤中的诊断效能可以出现明显差异，需要在临床应用中加以注意。

（一）颅内肿瘤

颅内肿瘤（intracranial tumor）分为原发性和继发性肿瘤两大类。原发性颅内肿瘤可起源于颅内各种细胞，如胶质细胞、神经元细胞、神经胶质前体细胞、松果体细胞、脑膜、脉络丛、毛细血管及淋巴细胞等。成年人常见的脑原发性肿瘤为垂体瘤、脑膜瘤和胶质瘤；儿童和青少年常见

的脑原发性肿瘤为神经外胚层肿瘤、成神经管细胞瘤、星形细胞瘤和毛细胞性星形细胞瘤。继发性颅内肿瘤是其他部位恶性肿瘤转移或侵入颅内的肿瘤。

1. 胶质瘤 胶质瘤（glioma）起源于神经上皮细胞，是最常见的原发性脑肿瘤，占全部颅脑肿瘤的40%～50%。星形细胞瘤（astrocytoma）占颅内肿瘤的30%，占胶质瘤的78%以上。根据细胞的异形性、生物学行为及瘤体内有无血管增生，WHO将星形细胞瘤分为四级：Ⅰ级（肿瘤内异形细胞少于25%）、Ⅱ级（异形细胞为25%～50%）、Ⅲ级（异形细胞为50%～75%）、Ⅳ级（异形细胞大于75%）。WHO Ⅰ级和Ⅱ级星形细胞瘤为低级别星形细胞瘤（low grade astrocytic glioma），WHO Ⅲ级和Ⅳ级星形细胞瘤为高级别星形细胞瘤（high grade astrocytic glioma）。^{18}F-FDG PET/CT显像可用于胶质瘤的诊断及分级，对治疗方案选择和评估预后具有重要价值。低级别（Ⅰ～Ⅱ级）胶质瘤恶性度低，肿瘤增殖较缓慢，糖代谢较低，表现为^{18}F-FDG摄取较低或不摄取，病灶内^{18}F-FDG摄取低于或接近白质；高级别（Ⅲ～Ⅳ级）胶质瘤恶性度高，糖酵解活跃，表现为^{18}F-FDG高摄取，一般病灶^{18}F-FDG摄取高于白质，接近甚至高于灰质，浓聚影的形态与增强CT相近，病灶周围水肿区域为低代谢改变（图6-3）。但部分偏良性的肿瘤也可出现^{18}F-FDG高摄取，如毛细胞性星形细胞瘤（pilocytic astrocytoma）和神经节神经胶质瘤（ganglioglioma）。

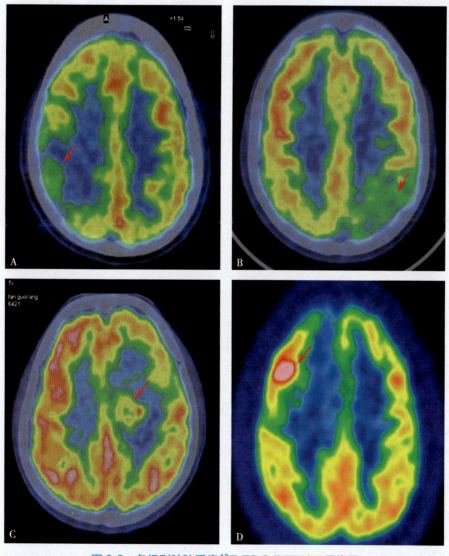

图6-3 各级别脑胶质瘤^{18}F-FDG PET/CT显像图
A. 胶质瘤Ⅰ级；B. 胶质瘤Ⅱ级；C. 胶质瘤Ⅲ级；D. 胶质母细胞瘤。箭头指病灶。

Delbeke 等研究结果显示,以肿瘤/白质的比值>1.5 为阈值,^{18}F-FDG PET/CT 显像鉴别高级别和低级别脑胶质瘤的灵敏度和特异性分别为 94%、77%。另外,^{18}F-FDG PET/CT 显像有助于疗效评价、预后评估、鉴别治疗后瘢痕形成或坏死与肿瘤残余或复发。

2. 淋巴瘤 颅内原发淋巴瘤(primary intracranial lymphomas)比较少见,占颅脑肿瘤的0.8%～1.5%,多发生于成年人。病灶一般位于基底节、胼胝体、脑室周围和丘脑,也可发生于小脑蚓部和脑干。病理上绝大多数原发性淋巴瘤均为非霍奇金淋巴瘤,肿瘤无固定形态,境界不清,可呈弥漫性浸润,有沿血管或血管周围间隙播散倾向。组织学表现为肿瘤细胞相对均匀一致,有侵袭性特征,可发生坏死。^{18}F-FDG PET/CT 对于颅内原发淋巴瘤的诊断灵敏度高,有助于检出隐匿病灶及评价肿瘤的恶性程度。CT 表现为稍高或等密度肿块,可单发或多发,边缘多较清楚,增强扫描呈均匀性强化。MRI 表现 T_1 像等信号或低信号,T_2 像为高信号。^{18}F-FDG PET/CT 显像肿瘤病灶多位于大脑中线,^{18}F-FDG 摄取常明显高于脑灰质,表现为高代谢病灶,病灶边界清楚,周围脑水肿程度相对较轻(图 6-4)。有时肿瘤可沿室管膜下播散,表现为脑室壁内多个高代谢病灶,增强扫描病灶强化且显示清楚。

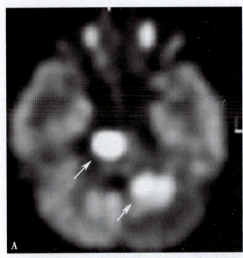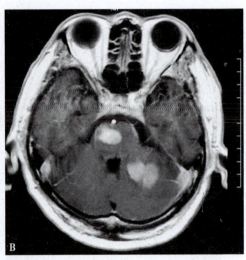

图 6-4 颅内(脑干及左侧小脑)淋巴瘤 ^{18}F-FDG PET/CT 显像
A. ^{18}F-FDG PET 显像示高代谢灶;B. MRI 图。箭头指病灶。

3. 脑转移瘤 脑转移瘤(metastatic tumor of brain)约占全部临床脑肿瘤的20%。恶性肿瘤死亡病例中10%～15%可发生脑转移。肺癌最容易发生脑转移,可达40%,其次为乳腺癌(25%)、黑色素瘤(15%)、胃癌、结肠癌、肾癌、绒毛膜上皮癌等。60%～70% 的脑转移瘤病例为多发,大病灶常伴有出血、坏死、囊性变及液化。由于正常脑组织尤其是脑皮质高度摄取 ^{18}F-FDG,^{18}F-FDG PET/CT 对脑转移病灶的检出灵敏度与病灶大小有关,病灶大者往往 ^{18}F-FDG 摄取较高而易于检出,小病灶检出困难。CT 平扫病灶密度不等,可表现为高、等、低及混杂密度,大病灶中间伴有坏死者,呈不规则环状。PET 可表现为病灶浓聚程度与脑组织相近、低于脑白质、高于脑白质而低于脑灰质及高于脑灰质等四种类型(图 6-5),高摄取病灶多呈结节状或环状浓聚,周围常可见由于脑水肿所导致的代谢降低。

(二)头颈部肿瘤
头颈部恶性肿瘤主要包括鼻咽癌、甲状腺癌、喉癌、鼻腔及筛窦肿瘤、上颌窦癌、口腔恶性肿瘤、口咽癌及唾液腺恶性肿瘤等。

1. 鼻咽癌 鼻咽癌(nasopharyngeal carcinoma)是鼻咽部上皮组织发生的恶性肿瘤。鼻咽癌的病因与遗传因素、EB 病毒(Epstein-Barr virus)感染及环境因素等有关。鼻咽癌 95% 以上是鳞

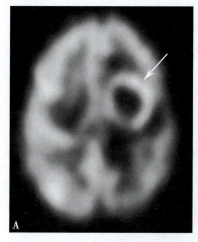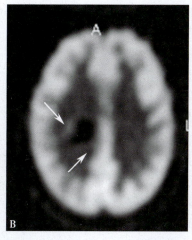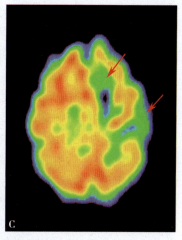

图6-5　恶性肿瘤脑转移灶 ^{18}F-FDG PET 显像图

A. ^{18}F-FDG PET 显像示左额叶高代谢灶,病灶中心坏死;B. ^{18}F-FDG PET 显像示右顶叶转移灶的放射性分布高于脑白质,低于脑灰质;C. ^{18}F-FDG PET 显像示转移灶的放射性分布低于周围正常脑组织。箭头指病灶。

癌,少数是腺癌、囊腺癌、黏液表皮样癌或恶性混合瘤。最常发生于鼻咽顶部,其次是外侧壁和咽隐窝,发生于前壁最少。鼻咽癌原发病灶 PET 的影像可表现为结节状、团块状或厚片块状高代谢病灶(图6-6);CT 可表现为鼻咽部软组织增厚或软组织肿块,鼻咽腔形态改变,病灶位于侧壁者,常可同时见同侧咽隐窝和/或咽鼓管内口狭窄、消失。鼻咽部炎症、鼻咽部腺样体肥大等也可导致 ^{18}F-FDG 摄取增高,容易与鼻咽癌混淆,需要加以鉴别。

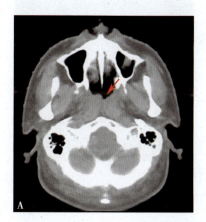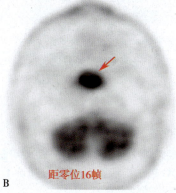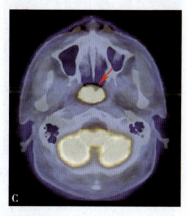

图6-6　鼻咽癌 ^{18}F-FDG PET/CT 显像见鼻咽部高代谢病灶

A. CT 图像;B. PET 图像;C. PET/CT 融合图像。箭头指病灶。

　　鼻咽癌常见咽后间隙和颈部淋巴结转移,40% 的鼻咽癌患者以颈部包块为首发症状,60%～80% 的患者初诊时即可触及颈部包块。转移灶一般位于颈部,上自乳突、下至锁骨上区,常以胸锁乳突肌为中心分布。晚期患者可有腋下、纵隔、腹膜后,甚至腹股沟等远处淋巴结转移。^{18}F-FDG PET/CT 可"一站式"全身检查,检出区域淋巴结、远处转移灶,提高对隐匿性病灶的检出,更全面、直观、准确地对全身荷瘤情况进行评估(图6-7),使治疗方案制定更科学。皮囊炎、牙龈炎等感染性疾病经常导致颈部淋巴结 ^{18}F-FDG 摄取增高,容易混淆,往往需要选择高代谢淋巴结进行活检加以鉴别。

　　放射治疗是鼻咽癌的主要治疗手段。^{18}F-FDG PET/CT 显像可同时提供功能代谢和解剖结构信息,在指导鼻咽癌精准放疗,鉴别鼻咽癌治疗后残余、复发和瘢痕等方面具有重要价值。

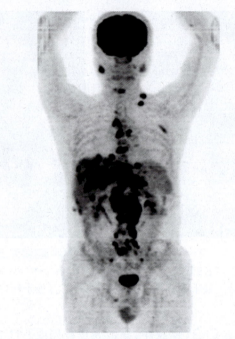

^{18}F-FDG PET/CT 显像能清楚地显示鼻咽癌病灶及其边界，明确病灶侵犯哪些组织，准确勾画三维分布的肿瘤靶区的位置和范围，为治疗计划的确定提供更加精确和可靠的依据。指导临床最大限度地提高鼻咽癌病灶的根治剂量、降低周围正常组织受照剂量，以获得最大治疗效益。

鼻咽癌治疗后明确有无肿瘤残余、复发，对确定进一步治疗方案十分重要。由于治疗后肉芽增生、瘢痕形成，可导致鼻咽部软组织明显增厚，使 CT 在鉴别肿瘤残余、复发和瘢痕方面存在较大的困难。复发的肿瘤组织的代谢率明显高于治疗后形成的纤维瘢痕（图 6-8、图 6-9）。^{18}F-FDG PET/CT 在诊断鼻咽癌残余和复发方面的临床实用价值明显高于 CT，尤其适合用于 CT、MR 难以定性者。同时 PET/CT 全身扫描可以及时发现转移灶。

图 6-7　鼻咽癌广泛转移 ^{18}F-FDG PET/CT 显像 MIP 图

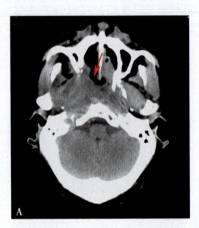 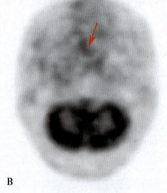 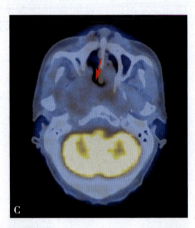

图 6-8　鼻咽癌治疗后肉芽增生 ^{18}F-FDG PET/CT 显像

CT 示鼻咽部组织明显增厚，但 ^{18}F-FDG PET 提示肿瘤已灭活，随访 1 年证实肿瘤已灭活。A. CT 图像；B. PET 图像；C. PET/CT 融合图像。箭头指病灶。

2. 甲状腺癌　甲状腺癌（thyroid carcinoma）近年来发病率明显上升。病理类型分为乳头状癌（70%）、滤泡状腺癌（15%～20%）、未分化癌（5%）及髓样癌（5%）。甲状腺癌 CT 检查表现为甲状腺不规则软组织密度肿块，边界不清；增强扫描呈不规则强化。MRI 显示甲状腺区长 T_1 长 T_2 异常肿块，向周围浸润，边界不规则；增强扫描呈不规则强化。^{18}F-FDG PET/CT 显像对甲状腺癌诊断的灵敏度和特异性与肿瘤组织的病理类型有关，对于未分化癌 ^{18}F-FDG PET/CT 显像表现为高代谢病灶，甲状腺髓样癌阳性率约 50%（图 6-10），对于分化较好的其他病理类型甲状腺癌的诊断，^{18}F-FDG PET/CT 显像易出现较多的假阴性。部分甲状腺良性病变，如甲状腺腺瘤、甲状腺功能亢进症、慢性甲状腺炎等可表现为 ^{18}F-FDG 高摄取，显示高代谢病灶，出现假阳性结果。有鉴于此，^{18}F-FDG PET/CT 显像对于已经明确病理类型的甲状腺未分化癌，可用于手术治疗前的诊断并了解全身转移情况，以及评价疗效、监测复发及转移，主要包括：①甲状腺癌术后，^{131}I 全身显像阴性，而血清 Tg 含量持续升高和 / 或无法解释的形态影像学改变，怀疑有肿瘤复发、转移

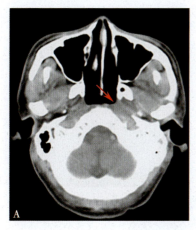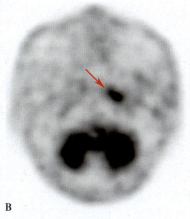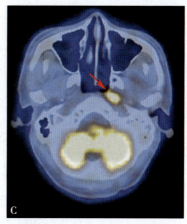

图6-9 鼻咽癌治疗后肿瘤复发 ^{18}F-FDG PET/CT 显像

CT 示鼻咽部无明显异常,但 ^{18}F-FDG PET 于左侧鼻咽部见代谢局限性增高,活检病理证实肿瘤复发。A. CT 图像;B. PET 图像;C. PET/CT 融合图像。箭头指病灶。

的患者;② ^{131}I 全身显像有肿瘤复发、转移, ^{18}F-FDG PET 检查可证实或发现有无新的转移病灶;③甲状腺髓样癌术后血清降钙素水平升高患者转移灶的探测。

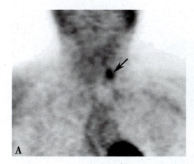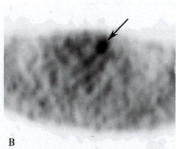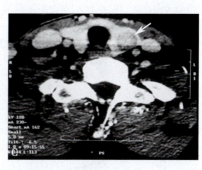

图6-10 甲状腺髓样癌 ^{18}F-FDG PET/CT 显像

PET 见左叶甲状腺 ^{18}F-FDG 高代谢病灶;CT 于相应部位见占位性病变。A. PET 冠状断面图像;B. PET 横断面图像;C. CT 图像。箭头指病灶。

(三)胸部肿瘤

1. 肺癌 肺癌的病理类型主要分为小细胞肺癌(small cell lung carcinoma,SCLC)和非小细胞肺癌(non-small cell lung carcinoma,NSCLC)两大类。 ^{18}F-FDG PET/CT 显像在肺癌中的临床应用主要包括对孤立性肺结节或肿块进行良恶性鉴别;对肺癌患者进行临床分期,指导临床决策;准确勾画肺癌放射治疗靶区;灵敏预测和评估肺癌治疗后反应。

(1)孤立性肺结节(solitary pulmonary nodule,SPN)是指肺内单发的、边界清楚的、直径≤3cm 的圆形或椭圆形结节,SPN 周围为正常肺组织,不伴有与之相关的肺不张或淋巴结肿大。直径＞3cm 的称为肺内肿块(mass)。 ^{18}F-FDG PET/CT 显像是鉴别肺部孤立性结节或肿块良恶性的有效方法。恶性病灶表现为结节状的局限性放射性浓聚影,即高代谢病灶(图6-11);相应部位 CT 见软组织密度结节影,并有相应的影像学表现,如肿瘤分叶、边缘毛刺、血管集束征等。部分增殖快、代谢活跃的良性病变,如活动性肺结核、隐球菌性肉芽肿、肺脓肿、结节病等也可出现 ^{18}F-FDG 高摄取,导致假阳性结果。我国肺结核患者相对较多,尤其应注意排除活动性肺结核的干扰。微小病灶、特殊类型的 SPN(如支气管肺泡癌、部分高分化腺癌及类癌等)及 CT 表现为单纯磨玻璃样密度的结节, ^{18}F-FDG PET 多表现为阴性,需要进一步鉴别。目前,临床指南已常规推荐对大于 8mm 肺部孤立性实性结节进行 ^{18}F-FDG PET/CT 显像。

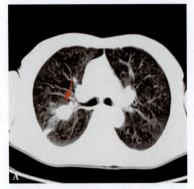
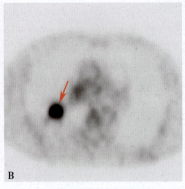
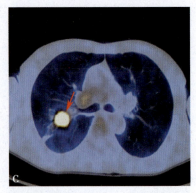

图 6-11　肺癌 ¹⁸F-FDG PET/CT 显像
A. CT 图像；B. PET 图像；C. PET/CT 融合图像。箭头指肺癌病灶。

　　（2）肺癌临床分期（TNM）主要根据原发灶的大小及侵犯情况（T）、局部淋巴结转移（N）和远处转移（M）。¹⁸F-FDG PET/CT 全身显像对于发现纵隔淋巴结转移、胸部其他部位及远处转移具有明显的优势，可对肺癌患者进行准确临床分期。¹⁸F-FDG PET/CT 可检出 CT 检查正常大小甚至是≤1cm 的纵隔淋巴结及锁骨上窝淋巴结转移灶，也可在 CT 检查发现增大的淋巴结病例中除外肿瘤转移。¹⁸F-FDG PET/CT 也可通过全身显像，"一站式"发现肾上腺、脑、骨骼、肝脏等部位远处转移（图 6-12），准确分期具有重要临床价值。

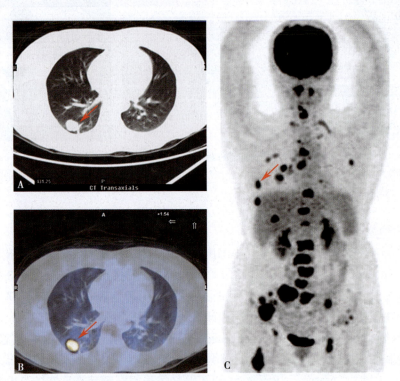

图 6-12　¹⁸F-FDG PET/CT 示肺癌全身广泛转移
A. CT 图像；B. PET/CT 融合图像；C. MIP 图。箭头指肺癌原发灶。

　　（3）疗效评价：在肺癌治疗过程中，早期评估肿瘤对治疗的反应，可以及时调整治疗方案，免除无效而且具有副作用的治疗，赢得治疗时间，使患者获益最大化。肺癌对放疗、化疗有效的反应首先表现为代谢降低、肿瘤的增生减缓或停止，随后才出现肿瘤的体积缩小或消失。PET 显像提供的是功能代谢信息，可在治疗的早期显示肿瘤组织的代谢变化，对于早期评价疗效具有重要意义（图 6-13）。

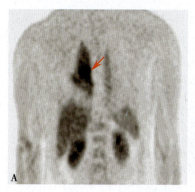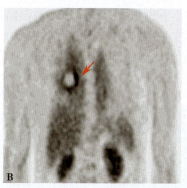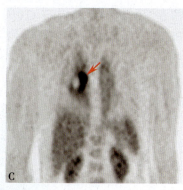

图 6-13 ^{18}F-FDG PET 显像评价肺癌射频消融疗效

A. 射频消融治疗前；B. 射频消融治疗 12d 后病灶残余；C. 射频消融治疗 3 个月后残余病灶增大。箭头指病灶。

（4）监测复发及转移：肺癌治疗后经常出现复发或转移，早期发现肿瘤的复发及转移，可以及时采取治疗措施，延长患者的生存时间，提高生存质量。特别是手术或放疗后，病灶局部出现的变化，CT 或 MRI 等影像学检查难以鉴别是治疗后纤维组织形成，还是肿瘤复发。PET 显像在这方面具有明显的优势，因为复发的肿瘤组织代谢率明显高于治疗后形成的纤维瘢痕，同时 PET 全身扫描可以及时发现转移灶。

2. 食管癌 食管癌（carcinoma of esophagus）是指发生于下咽部到食管与胃的结合部之间的起源于鳞状上皮和柱状上皮的恶性肿瘤，其中鳞状细胞癌约占 90%，腺癌约占 10%。临床用于食管癌诊断的方法主要有食管 X 线钡餐、CT、食管镜及食管腔内超声（EUS）等方法。食管镜检查是最可靠的诊断方法，可直接观察病灶的形态，并可在直视下做活组织病理学检查，以确定诊断。CT 可清晰显示食管与邻近纵隔器官的关系，食管癌 CT 可显示食管壁增厚，但难以发现早期食管癌病灶。

^{18}F-FDG PET/CT 在食管癌诊断、疗效评价、监测复发及转移、肿瘤残余和治疗后纤维组织形成或坏死的鉴别等方面具有重要临床应用价值。食管癌原发灶对 ^{18}F-FDG 高摄取，PET 显像原发灶表现为高代谢病灶，CT 表现为相应部位食管壁增厚，病灶显示清楚（图 6-14），有利于食管癌的诊断。^{18}F-FDG PET/CT 显像对于了解食管癌的全身累及范围，进行肿瘤分期具有重要意义，特别是对锁骨上窝淋巴结、纵隔淋巴结、腹膜后淋巴结转移及肝转移等远处转移具有重要临床价值。值得注意的是少数患者由于胃食管反流，有时可在食管下段出现放射性轻度浓聚影，应结合临床予以排除。

3. 乳腺癌 乳腺癌（breast cancer）是女性最常见的恶性肿瘤，多数起源于导管上皮，少数来自乳腺小叶终末导管。乳腺癌一般表现为高 ^{18}F-FDG 摄取，其摄取程度与其组织病理分级、分型和分子分型密切相关。浸润性导管癌的 ^{18}F-FDG 摄取程度较高，而浸润性小叶癌和导管原位癌的 ^{18}F-FDG 摄取程度相对较低。Scarff-Bloom-Richardson（SBR）分级为 3 级的 ^{18}F-FDG 摄取程度较 1 级或 2 级更高。Ki67 指数、$p53$ 突变和雌激素受体（ER）、孕酮受体（PR）表达状态均可影响 ^{18}F-FDG 摄取程度。三阴性乳腺癌较其他分子分型具有更高的 ^{18}F-FDG 摄取。管腔 B 型较管腔 A 型乳腺癌具有更高程度的 ^{18}F-FDG 摄取。^{18}F-FDG PET/CT 在 <1.0cm 大小的乳腺癌中诊断灵敏度明显减低；乳房专用 PET 系统可以改善其探测灵敏度。乳腺纤维瘤和乳腺感染或炎症也可表现高 ^{18}F-FDG 摄取，临床实践中需要联合其他影像学检查与乳腺癌进行鉴别，甚至活检明确。^{18}F-FDG PET/MRI 由于兼备 MRI 的高空间分辨率，可以提高 ^{18}F-FDG PET/CT 在乳腺癌中的诊断效率。

^{18}F-FDG PET/CT 常规进行全身显像，可"一站式"检查评估乳腺癌局部和远处转移（图 6-15）。^{18}F-FDG PET/CT 对乳腺癌常规引流区中发现病灶的阳性预测值（PPV）相当高。但由于 PET 分

辨率限制，^{18}F-FDG PET/CT 对于小的或隐匿性的腋窝淋巴结转移灶探测效率明显减低。基于 PET/CT 的双模态显像模式，^{18}F-FDG PET/CT 对乳腺癌骨骼、肺、脑、肝等远处转移灶的检出具有明显的优势。目前，^{18}F-FDG PET/CT 已被推荐用于临床ⅡA 期（T_1N_1 或 T_2N_0）和≥ⅡB 期的乳腺癌患者的初始术前分期。

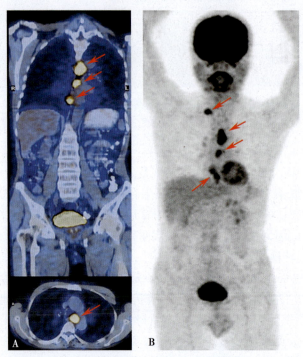

图 6-14　多起源性食管癌伴右侧锁骨上窝淋巴结转移灶 ^{18}F-FDG PET/CT 显像
A. 上图为冠状断层面、下图为横断层面 PET/CT 融合图像；B. MIP 图。箭头指病灶。

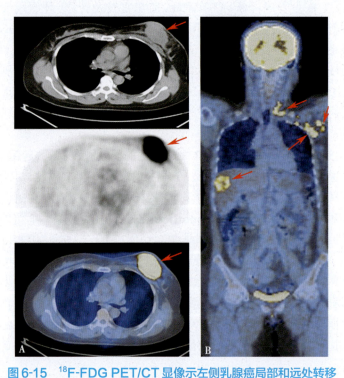

图 6-15　^{18}F-FDG PET/CT 显像示左侧乳腺癌局部和远处转移
A. 自上向下依次为 CT 图像、PET 图像及 PET/CT 融合图像；B. 冠状断面 PET/CT 融合图像。
显像示左侧腋下、左侧锁骨上淋巴结转移及肝脏转移。箭头指病灶。

（四）腹部肿瘤

1. 胃癌 胃癌（carcinoma of stomach）是胃黏膜上皮和腺上皮发生的恶性肿瘤，是消化道最常见的恶性肿瘤之一。胃癌的病理类型主要是腺癌，其他类型的胃癌有鳞状细胞癌、腺鳞癌、类癌、小细胞癌等，其中腺癌占 95%，其他类型较少见。早期胃癌主要依靠胃镜并经胃镜进行活组织病理学检查确诊。进展期胃癌 CT 显像表现为大小不等的软组织肿块影固定于胃壁，主要表现为病变部位胃壁增厚、僵硬，可见结节或凸凹不平；¹⁸F-FDG PET/CT 显像见相应部位呈放射性浓聚影，显示为高代谢病灶（图 6-16）。同时 PET/CT 可显示肿瘤向胃腔外累及和浸润程度，有无突破浆膜，与邻近脏器的关系，有无直接侵犯肝脏或胰腺，判断胃周围淋巴结转移情况等，可全面评估肿瘤的全身累及情况，对胃癌进行分期。但是，部分胃印戒细胞癌及黏液腺癌由于细胞内含有黏液成分，对 ¹⁸F-FDG 摄取能力降低，PET 显像可出现假阴性结果。另外，¹⁸F-FDG PET/CT 显像由于仪器本身分辨率的限制，难以检出＜1.0cm 的小病灶，即使发现早期病灶也必须结合胃镜检查结果。而值得注意的是，在正常情况下，部分患者胃壁可出现 ¹⁸F-FDG 较明显的生理性浓聚，对于可疑胃癌并出现胃壁局限性浓聚者，应当于进食后进行延迟显像。进食后延迟显像胃腔呈囊状放射性缺损影，如果进食后胃壁相应部位仍有局限性浓聚影，CT 见相应部位胃壁增厚，是胃癌较典型的表现，应当进行胃镜检查以明确诊断。

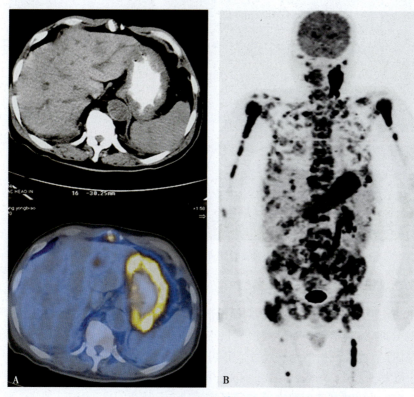

图 6-16 胃癌全身广泛转移 ¹⁸F-FDG PET/CT 显像
A. 上图为 CT 图像、下图为 PET/CT 融合图像；B. MIP 图。

2. 结直肠癌 结直肠癌（colorectal carcinoma）是指发生于回盲部至肛门之间的肠道恶性肿瘤，是常见的消化道恶性肿瘤。结直肠癌的病理类型主要为腺癌，包括管状腺癌、黏液腺癌、乳头状腺癌等，其余为未分化癌、腺鳞癌、鳞状细胞癌等。好发部位直肠最多，其次为乙状结肠，两者可占 2/3 以上。其余依次为盲肠、升结肠、降结肠及横结肠。结直肠癌原发灶的诊断，首选纤维结肠镜检查，可在直视下观察病变情况，并且能同时活检获得病理学检查结果。¹⁸F-FDG PET/CT 对结直肠癌原发病灶诊断的灵敏度高。CT 上可表现为局限性腔内软组织肿块影，肠壁局限性或全周性增厚；PET 显像于相应部位可见 ^{18}F-FDG 放射性浓聚影（图 6-17）。如果肿瘤较大可因缺血坏死而出现局灶性低密度影；病灶内的坏死区 ^{18}F-FDG PET 显像可见放射性缺损影。黏液腺癌 CT 显示密度较低，肿瘤钙化相对多见；肿瘤对 ^{18}F-FDG 的浓聚程度与肿瘤细胞内的黏液含量有关，黏液成分越多，摄取 ^{18}F-FDG 的量越少，甚至 ^{18}F-FDG PET 显像无明显放射性浓聚。值得注意的是病灶太小、部分黏液腺癌、囊腺癌及印戒细胞癌等可出现假阴性；增生活跃的结肠腺瘤、肉芽肿及某些感染性病灶可出现假阳性。部分患者结直肠可出现不同程度的沿肠管走行的生理性放射性浓聚影，对于出现局限性的生理性浓聚的患者局部延迟显像有助于鉴别。必要时可进行肠镜及活组织病理学检查以明确诊断。

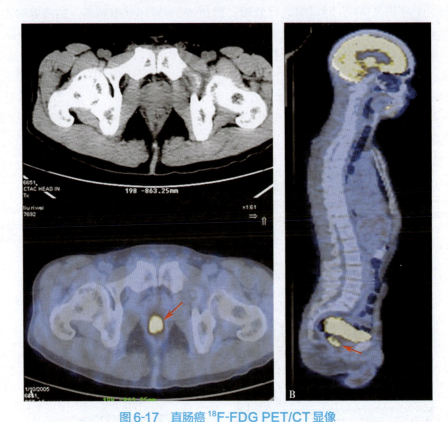

图 6-17　直肠癌 ^{18}F-FDG PET/CT 显像

A. 上图为 CT 图像、下图为 PET/CT 融合图像；B. 矢状断面 PET/CT 融合图像。箭头指病灶。

　　^{18}F-FDG PET/CT 全身显像不仅能早期检出肿瘤原发灶，而且能全面了解病变全身的累及范围，为临床准确分期、选择恰当的治疗方案提供客观依据。特别是对于血清 CEA 增高，而纤维肠镜、B 超、CT、MRI 等检查又找不到病灶者，^{18}F-FDG PET/CT 更具优势（图 6-18）。

　　3. 肝癌　原发性肝癌（primary liver cancer）是由肝细胞或肝内胆管上皮细胞发生的恶性肿瘤，简称肝癌。CT 平扫时表现为等密度或稍低密度，较大肿瘤因出现坏死、出血、囊变而表现为混杂密度。原发性肝癌与周边组织的密度差别小，常规应采用增强扫描。增强后典型的表现是于动脉期早期强化，持续时间很短暂，于静脉期很快恢复到低密度。瘤体内可见斑片状或结节状强化，部分病例可显示假包膜，有时可见门静脉栓塞和肝硬化征象。肝癌对 ^{18}F-FDG 的摄取程度与肿瘤细胞的类型及分化程度有关，一般胆管细胞癌及分化程度低的肝细胞癌对 ^{18}F-FDG 高摄取，PET/CT 显示为高代谢病灶（图 6-19）；分化较好的肝细胞癌 PET 显像无 ^{18}F-FDG 浓聚，出现假阴性结果（图 6-20B1、C1）。因此，对于原发性肝细胞癌 ^{18}F-FDG PET/CT 显像价值有限，文献报道其灵敏度 50%～70%。肝海绵状血管瘤、肝囊肿、肝硬化、肝腺瘤、肝炎、肝脂肪浸润等肝内大多数良性病变一般不会出现 ^{18}F-FDG 高摄取，^{18}F-FDG PET 显像对原发性肝癌诊断的特异性较

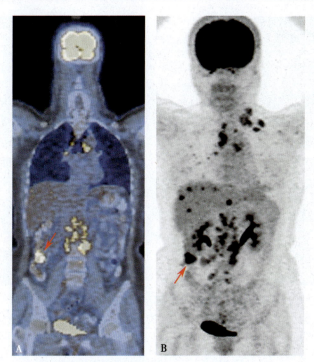

图 6-18 结肠肝曲结肠癌伴多发转移

结肠肝曲结肠癌（箭头所指）伴肝脏、腹膜后、纵隔及左侧锁骨上下窝
淋巴结多发转移灶。A. 冠状断面 PET/CT 融合图像；B. MIP 图。

高。所以，对于 ^{18}F-FDG PET 显像阳性者，如果能排除肝脓肿或炎性假瘤，基本上可诊断为肝癌，而阴性者则无法除外高分化肝细胞肝癌的可能。^{11}C- 乙酸、^{11}C- 胆碱（图 6-20B2、C2）及 ^{18}F- 胆碱对高分化肝细胞肝癌的诊断具有重要价值，可弥补 ^{18}F-FDG 的不足。对于 ^{18}F-FDG PET 显像阳性的患者，可用于评价肝癌介入、适形放疗、射频消融术的疗效，对治疗后肿瘤残余和复发的诊断具有明显的优势。值得注意的是有些肝脓肿及炎性假瘤会出现 ^{18}F-FDG 高摄取，出现假阳性结果，应当密切结合临床加以排除。

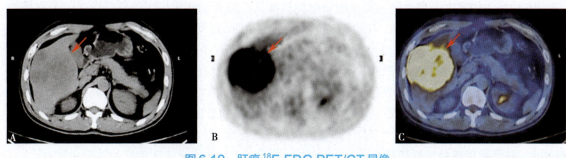

图 6-19 肝癌 ^{18}F-FDG PET/CT 显像

A. CT 图像；B. PET 图像；C. PET/CT 融合图像。箭头指病灶。

4. 胆道系统恶性肿瘤 胆道系统恶性肿瘤是由肝内胆管、肝外胆管及胆囊上皮细胞发生的恶性肿瘤，占消化道肿瘤的 3%～4%。胆囊癌 CT 表现为胆囊壁不均匀增厚，胆囊腔内可见乳头状突起，可侵犯邻近的肝脏组织；CT 增强扫描肿块呈不均匀强化。胆管癌肝门型表现为肝内胆管迂曲扩张（软藤征）；肝外胆管型表现为肝外胆管梗阻，断端呈"截断"表现，梗阻水平以上的胆管扩张。胆道系统恶性肿瘤 ^{18}F-FDG 高摄取，PET/CT 表现为高代谢病灶（图 6-21），有利于肿瘤的定性诊断。

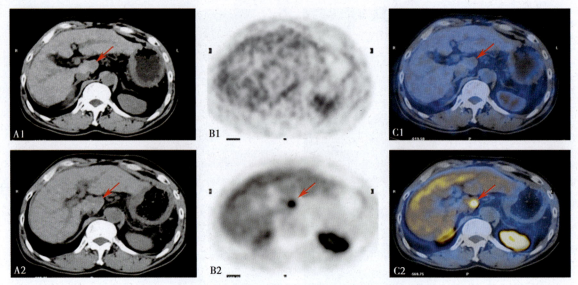

图 6-20　高分化肝细胞癌 PET/CT 显像

CT 示肝尾状叶小低密度影（A1）；^{18}F-FDG PET 图像（B1）及 ^{18}F-FDG PET/CT 融合图像（C1）均未见放射性浓聚影。CT 示肝右叶小低密度影（A2）；^{11}C- 胆碱 PET 图像（B2）及 ^{11}C- 胆碱 PET/CT 融合图像（C2）均于相应部位见高代谢病灶。箭头指病灶。

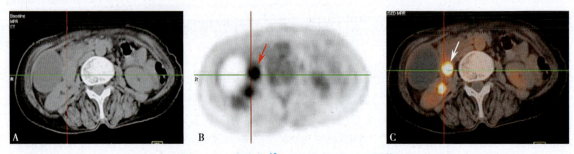

图 6-21　壶腹癌 ^{18}F-FDG PET/CT 显像

A. CT 图像；B. PET 图像；C. PET/CT 融合图像。箭头指病灶。

　　^{18}F-FDG PET/CT 显像对胆囊癌及胆管癌的诊断具有重要的临床应用价值。对于胆囊癌早期的隆起性病灶，^{18}F-FDG 高摄取，有助于病变的良恶性鉴别，是早期胆囊癌诊断的有效手段。肝门部位的胆管癌常侵犯局部肝实质及肝门处血管等结构，PET/CT 显像能显示局部肿瘤侵犯范围及局部淋巴结的转移情况，对肿瘤的 T、N 分期具有重要临床应用价值。发生于胆总管下段的肿瘤，特点为肿瘤病灶小，而引起的梗阻性肝内外胆管扩张明显，常规断层影像学方法确定梗阻平面和梗阻程度并不困难，但判断梗阻病变性质较困难，^{18}F-FDG PET/CT 显像所见的病灶高代谢特征有助于明确病变性质。另外，^{18}F-FDG PET/CT 显像常规全身扫描，对于胆囊癌或胆管癌腹膜种植播散、淋巴结转移及远处转移可进行全面评估，准确分期，为优化临床治疗决策提供依据。

　　5. 胰腺癌　胰腺癌（pancreatic cancer）是发生在胰腺外分泌部分腺体的恶性肿瘤，发病年龄多在 40～70 岁，男性多于女性。胰腺癌可发生于胰腺的头、体、尾或累及整个胰腺，但以胰头部最多，分别为 60%、15% 和 5%，弥漫性累及整个胰腺者占 20%。胰腺癌 CT 检查表现为胰腺局限性肿大，周围脂肪间隙消失，周围器官或血管受侵犯或推挤移位。CT 扫描可见胆管梗阻扩张或胰管扩张，胰头癌可致胆总管下段呈"截断"征，扩张的胰管和胆总管在同一层面出现形成"双管"征。CT 平扫肿块与正常胰腺组织通常为等密度，如果病灶较大内部有液化坏死时可出现不规则的低密度区。胰腺癌是少血管肿瘤，CT 增强扫描时，病灶强化不明显，而正常胰腺组织强化明显使肿瘤显示清楚。^{18}F-FDG PET/CT 显像胰腺癌表现为高代谢病灶（图 6-22）。近期临床研究结果显示，在胰腺癌诊断与分期上，¹⁸F-FDG PET/CT 显像明显优于单纯 CT 或单纯 PET，这是因为 PET/CT 整合了 PET 高敏感性与 CT 高分辨率的优势所在，一些在单独 ¹⁸F-FDG PET 显像中可疑病变在 ¹⁸F-FDG PET/CT 显像检查中变得较为肯定。一些在单独 CT 检查中容易漏诊的病灶也得到很好地显示。¹⁸F-FDG PET/CT 显像对临床分期、判断预后、观察疗效及监测复发具有重要临床价值。

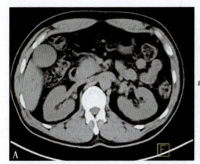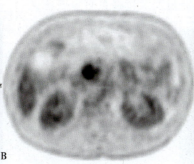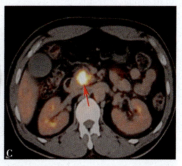

图 6-22　胰腺癌 ¹⁸F-FDG PET/CT 显像

A. CT 图像；B. PET 图像；C. PET/CT 融合图像。箭头指病灶。

　　值得注意的是糖尿病、血糖增高的胰腺癌患者 ¹⁸F-FDG PET 显像有时也会出现假阴性结果。对于合并糖尿病的胰腺癌患者进行 ¹⁸F-FDG PET 显像时，应当十分谨慎；急慢性胰腺炎、胰腺活动性结核 ¹⁸F-FDG PET 显像可出现假阳性结果，应当结合临床综合分析，排除干扰。

（五）盆腔肿瘤

1. 肾细胞癌　肾细胞癌（renal carcinoma）又称肾癌，多发于 40 岁以后，男性发病多于女性。肾癌的主要类型有透明细胞癌、乳头状癌和嫌色细胞癌等。肾脏透明细胞癌占肾癌的 70%～80%，乳头状癌占 10%～15%，嫌色细胞癌占 5%。

　　CT 是诊断肾癌的主要影像方法，增强 CT 诊断的准确率可达到 95%。CT 扫描肾癌表现为肾实质内软组织肿块，显示为均匀或不均匀的等密度、稍高密度或稍低密度影，可有囊变及钙化。增强扫描肿瘤病灶强化程度差别较大，多数透明细胞癌动脉期有明显强化，甚至可超过肾皮质，病灶内强化常不均匀；静脉期或延迟期对比剂消退，病灶密度低于肾皮质。增强 CT 有助于肾包膜、肾周间隙、肾旁间隙、血管、淋巴结、肾静脉及下腔静脉癌栓的显示。肾癌对 ¹⁸F-FDG 的摄取差异较大，有 60%～70% 表现为高代谢病灶，其余表现为等摄取或低摄取。Kang 等的研究结果表明，¹⁸F-FDG PET 对肾癌诊断的灵敏度和特异性分别为 60% 和 100%，CT 分别为 91.7% 和 100%。因此，应当重视同机 CT 扫描结果。由于 ¹⁸F-FDG 主要由泌尿系统排泄，肾内可残留较多的放射性，对肾内肿瘤的诊断产生影响，阅片时要认真加以区别，采用呋塞米促排有利于消除尿液放射性的影响（图 6-23）。¹¹C- 乙酸及 ¹¹C- 胆碱亦有助于肾癌的检出。

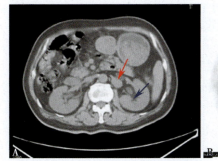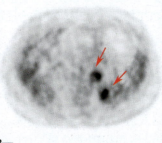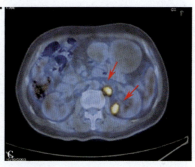

图 6-23　呋塞米促排后 ¹⁸F-FDG PET/CT 显像示左肾癌伴腹膜后淋巴结转移

A. CT 图像；B. PET 图像；C. PET/CT 融合图像。箭头指病灶。

2. **膀胱癌** 膀胱癌（urinary blader carcinoma）包括移行细胞癌、鳞状细胞癌及腺癌，其中移行细胞癌最多见，而鳞状细胞癌及腺癌很少见。膀胱癌主要通过膀胱镜取活组织进行病理学检查确诊。^{18}F-FDG 主要由泌尿系统排泄，膀胱内蓄积很高的放射性，使膀胱癌检出十分困难，因此，需要采用呋塞米促排，消除尿液放射性的影响，才能显示膀胱癌原发灶。^{18}F-FDG PET/CT 显像膀胱癌表现为高代谢病灶，CT 于相应部位可见膀胱壁增厚（图 6-24）。^{18}F-FDG PET/CT 显像对准确临床分期、评价疗效、监测复发及转移具有重要意义。

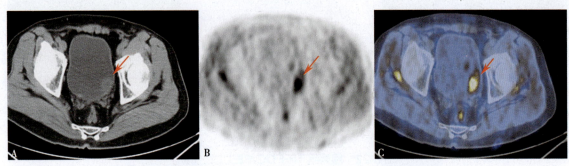

图6-24 呋塞米促排后膀胱癌^{18}F-FDG PET/CT 显像图
A. CT 图像；B. PET 图像；C. PET/CT 融合图像。箭头指病灶。

3. **前列腺癌** 前列腺癌（prostate carcinoma，PCa）中腺癌占 98%，常从前列腺的外周带发生，多病灶多见。病理学上可分为高分化、中分化及低分化腺癌，其中以高分化腺癌最多见。可经局部、淋巴和血行扩散，血行转移以脊柱、骨盆最为多见。低分化腺癌对 ^{18}F-FDG 摄取较高（图 6-25），而高分化腺癌对 ^{18}F-FDG 摄取较低，所以，^{18}F-FDG PET/CT 显像对前列腺癌的诊断价值有限，同时膀胱内的放射性也干扰前列腺本身及盆腔淋巴结转移灶的检出，需要采用呋塞米促排减少或消除尿液放射性影响。临床研究证明对前列腺癌骨转移灶的检出 ^{18}F-FDG PET 也不如 SPECT 全身骨扫描敏感。结合同机 CT 所见的骨质密度改变有助于前列腺癌骨转移灶的检出。^{11}C- 胆碱在一定程度上可解决前列腺癌的诊断问题。

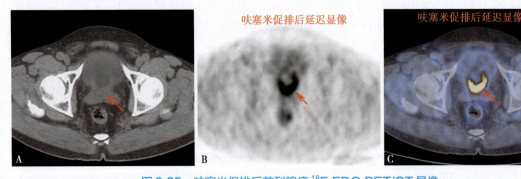

图6-25 呋塞米促排后前列腺癌^{18}F-FDG PET/CT 显像
A. CT 图像；B. PET 图像；C. PET/CT 融合图像。箭头指病灶。

4. **宫颈癌** 宫颈癌（cervical cancer）是女性最常见的恶性肿瘤之一，发病率仅次于乳腺癌，居第二位。宫颈癌分期普遍采用国际妇产科联盟（International Federation of Gynecology and Obstetrics，FIGO）制定的标准。宫颈癌的预后因素不仅与临床分期有关，也与原发灶的大小、间质浸润深度、宫旁组织浸润、淋巴结及远处转移等密切相关。宫颈活组织取材比较方便，对于宫颈癌原发灶的诊断可直接获得细胞或组织病理学结果。CT 上表现为等密度，增强后病灶可表现为低密度，也可为等密度，难以准确鉴别肿瘤与宫旁的正常组织，经常高估早期宫旁侵犯。MRI 软组织分辨率高，病灶显示清楚，可以准确判断肿瘤原发灶的大小，对宫颈癌原发灶及宫旁肿瘤浸润的评价具有明显的优势。宫颈癌 ^{18}F-FDG PET/CT 显像表现为高代谢病灶（图 6-26）。大量的临床研究证明，^{18}F-FDG PET/CT 在宫颈癌的诊断、监测复发及转移、评价疗效及判断预后等方面具有重要价值。特别是对于淋巴结转移及远处转移灶的探测具有明显的优势，对于进展期患者可提供锁骨上窝及主动脉旁淋巴结、腹膜、大网膜及其他组织器官转移的信息，是诊断盆腔外远处转移的首选方法。随着 PET/MRI 技术的成熟与应用，两种影像技术在宫颈癌临床应用中的优势融合与互补，值得期待。

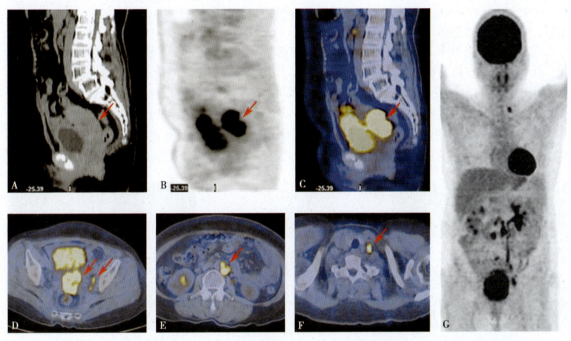

图 6-26 子宫颈鳞癌侵犯子宫体伴盆腹腔及左锁骨上淋巴结转移 ^{18}F-FDG PET/CT 显像
A、B、C 分别为 CT、PET、PET/CT 融合矢状断面图像，显示宫体受侵犯；D~F. PET/CT 融合图像，D 显示宫颈部病灶，D~F 显示左侧盆腔、腹膜后及左侧锁骨上窝淋巴结转移灶；G. MIP 图。箭头指病灶。

5. 卵巢癌 卵巢癌（ovarian carcinoma）是常见的恶性肿瘤，发病率在妇科恶性肿瘤中仅次于子宫颈癌。卵巢癌起病隐匿，患病初期很少有症状，早期诊断困难；而且卵巢癌生长相对较为迅速，不易捕捉到早期警告性症状，待确诊时往往已至晚期，预后差，死亡率高居妇科恶性肿瘤之首。临床上卵巢肿瘤一般通过妇科检查首先发现，再采用影像学检查评价肿瘤病灶的大小、形态、对相邻组织器官的侵犯及转移状况。Chou CY 等的研究结果证明，经阴道多普勒超声对卵巢癌诊断的准确性为 90%，CT、MRI 可能会遗漏淋巴结转移和腹膜小种植灶，对评价肿瘤转移可靠性差。

大多数卵巢癌原发病灶 ^{18}F-FDG 高摄取，^{18}F-FDG PET/CT 显像表现为高代谢病灶，病灶显示清楚（图 6-27），同时可评价病变对周围的侵犯情况。但是，部分卵巢癌组织结构及成分复杂，病理学表现为囊性、实性及囊实性混杂等。实性卵巢癌病灶表现为 ^{18}F-FDG 高摄取，病灶显示清楚。囊实性混杂的卵巢癌病灶，通常液性成分表现为 ^{18}F-FDG 摄取不高或低于周围正常组织，而实性成分表现为 ^{18}F-FDG 高摄取。Sironi S 等分析了 31 例卵巢癌患者的 ^{18}F-FDG PET/CT 检查结果，对原发性卵巢癌诊断的灵敏度和特异性分别为 78.0% 和 75.0%。^{18}F-FDG PET/CT 与临床表现、肿瘤标志物及其他影像学检查相结合，可提高诊断的灵敏度和准确性。年轻女性卵巢和子宫功能活跃，会出现随着月经周期变化的 ^{18}F-FDG 生理性的摄取，有时甚至 ^{18}F-FDG 浓聚程度很高，干扰对卵巢癌的诊断。因此，应当注意加以鉴别。

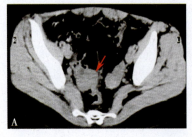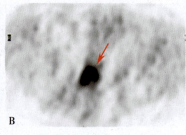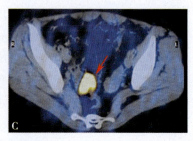

图6-27　右侧卵巢癌患者 ¹⁸F-FDG PET/CT 显像

A. CT 图像；B. PET 图像；C. PET/CT 融合图像。箭头指病灶。

　　大量临床研究结果显示 ^{18}F-FDG PET/CT 显像对于卵巢癌复发、转移，分期、再分期，疗效评价，指导治疗等方面具有明显的优势（图6-28）。^{18}F-FDG PET/CT 可检测出卵巢癌肠道、横膈和盆腔内脏表面的小种植灶，尤其是临床 CA125 升高而常规影像学检查阴性或 CA125 虽然在正常范围，但随访过程中逐渐升高的患者。PET/CT 对卵巢癌复发、转移病灶的检出阳性预测值高，但阴性预测值相对较低，对于直径 <1.0cm 的病灶易漏诊，而 <0.5cm 的微小病灶 ^{18}F-FDG PET/CT 显像检出困难，提示显像阴性者仍应密切临床观察，以免延误诊断和治疗。

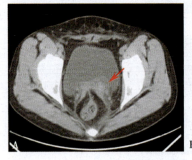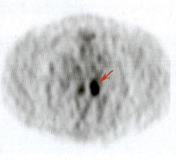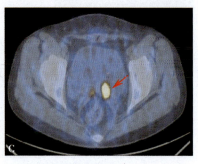

图6-28　卵巢癌术后，阴道残端肿瘤复发 ¹⁸F-FDG PET/CT 显像（呋塞米促排后）

A. CT 示阴道残端组织增厚；B. PET 示阴道残端左侧结节状高代谢病灶；C. PET/CT 示阴道残端高代谢病灶与组织增厚位置匹配。箭头指病灶。

　　6. 子宫内膜癌　子宫内膜癌（endometrial carcinoma）是常见的女性生殖道恶性肿瘤，发病率逐渐上升。发病与年龄及绝经关系密切，63% 的患者发病于 50～70 岁，只有 25% 的患者在绝经前发病，小于 40 岁发病者仅占 2%。

　　子宫内膜癌增殖活跃，对 ^{18}F-FDG 表现为高摄取，在 PET 显像图上表现为异常放射性浓聚影（图6-29）。Saga T 等分析了 21 例子宫内膜癌患者术后 ^{18}F-FDG PET 显像结果，并与肿瘤标志物、CT 及 MRI 等结果进行比较，结果显示 ^{18}F-FDG PET 显像对于评价疗效、探测复发病灶具有重要价值。^{18}F-FDG PET 灵敏度、特异性和准确性分别为 100%、88.2% 和 93.3%；CT 分别为 84.6%、85.7%、85%；MRI 分别为 100%、70.6%、83.3%。^{18}F-FDG PET 没有假阴性结果，提示 PET 在随

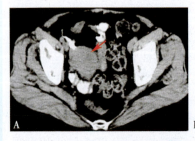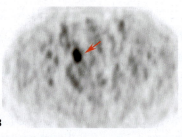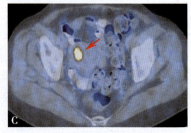

图6-29　子宫内膜癌 ¹⁸F-FDG PET/CT 显像

A. CT 图像；B. PET 图像；C. PET/CT 融合图像。箭头指病灶。

访中具有重要价值。Belhocine T 等分析了 34 例子宫内膜癌治疗后患者 ^{18}F-FDG PET 显像结果，PET 检查阳性 26 例，其中 7 例经病理学检查证实，19 例经临床随访证实。[18]F-FDG PET 检查的灵敏度、特异性、准确性、阳性预测值、阴性预测值分别为 96%、78%、90%、89% 和 91%。表明 ^{18}F-FDG PET 对于子宫内膜癌治疗后的复发监测具有重要价值。PET/CT 对子宫内膜癌的诊断、分期、疗效评价、监测复发和转移等方面具有重要的临床应用价值。

（六）淋巴瘤

淋巴瘤（lymphoma）是原发于淋巴结和结外淋巴组织等处的恶性肿瘤。根据临床病理学特点分为霍奇金淋巴瘤（Hodgkin lymphoma，HL）和非霍奇金淋巴瘤（non-Hodgkin lymphoma，NHL）两大类。NHL 最为常见，约占淋巴瘤的 90%。淋巴瘤病灶的 ^{18}F-FDG 摄取程度与组织病理学类型、增殖情况和异质性等密切相关。侵袭性较强的 HL 和弥漫性大 B 细胞淋巴瘤（DLBCL）绝大多数表现为 ^{18}F-FDG 高度摄取（图 6-30）。伯基特淋巴瘤、套细胞淋巴瘤（mantle cell lymphoma，MCL）和 T 细胞起源的淋巴瘤，如自然杀伤 /T 细胞淋巴瘤和间变性大细胞淋巴瘤一般也表现为 ^{18}F-FDG 高度摄取。而惰性淋巴瘤如慢性淋巴细胞白血病 / 小淋巴细胞淋巴瘤、滤泡淋巴瘤、边缘区淋巴瘤 / 白血病、蕈样霉菌病 / 赛塞里（Sezary）综合征、原发性皮肤间变大细胞淋巴瘤及非特异性外周 T 细胞淋巴瘤等均可呈现较低程度 ^{18}F-FDG 摄取，临床容易忽略，出现漏诊，应结合其他影像学检查进行甄别。感染性疾病如结核、免疫性疾病如结节病等均可累及区域淋巴结，[18]F-FDG 摄取增高，与淋巴瘤病灶很难鉴别，可以通过对高摄取 ^{18}F-FDG 淋巴结进行组织活检。

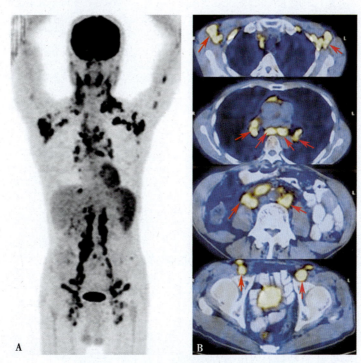

图 6-30 淋巴瘤 ^{18}F-FDG PET/CT 显像
A. MIP 图；B. 四帧横断层面 PET/CT 融合图，淋巴瘤病灶全身广泛累及，沿淋巴链双侧走行呈对称性分布。箭头指病灶。

淋巴瘤的初始分期主要根据修订后的 Ann Arbor 分类进行。[18]F-FDG PET/CT 通过"一站式"全身检查，可以对高摄取 ^{18}F-FDG 的淋巴瘤（如 DLBCL、HL 等）治疗前进行准确分期。PET/CT 的 CT 部分可提供受累淋巴结大小的重要信息，也有助于确定可疑病灶。[18]F-FDG PET/CT 在初始分期中对于识别骨髓受累也具有较高的敏感性和特异性。对于较低摄取 ^{18}F-FDG 的惰性淋巴瘤，[18]F-FDG PET/MRI 结合 MRI 弥散序列有助于改善其诊断效能。

^{18}F-FDG PET/CT 显像在淋巴瘤疗效评价（图 6-31）、监测复发及预后评估等方面具有重要价值。^{18}F-FDG PET/CT 主要采用多维尔标准对治疗结束淋巴瘤残余灶的代谢活性进行评估，并建立了基于 ^{18}F-FDG PET/CT 成像的淋巴瘤疗效评估修订标准，对高摄取 ^{18}F-FDG 的淋巴瘤（如 DLBCL、HL 等）进行疗效评估。^{18}F-FDG PET/CT 也可以在化疗早期预测治疗反应，筛选出对治疗方案具有不同反应性的患者，重新制定个体化治疗方案，达到增强治疗效果或减少毒副反应的目的。淋巴瘤患者一般均采取 6～8 周期的标准化疗方案。对于高摄取 ^{18}F-FDG 的淋巴瘤患者，^{18}F-FDG PET/CT 可以在早期（如 1～4 周期）对治疗反应性进行评估。目前临床大多采用 2 周期后进行。反应性胸腺增生、组织细胞浸润、局部和全身感染或 G-CSF 治疗、放射治疗或手术炎症改变均可导致累及病灶 ^{18}F-FDG 摄取增高，出现不必要的假阳性和假阴性结果。因此，在应用 ^{18}F-FDG PET/CT 进行疗效评估时，最好在治疗至少 4～6 周后进行。

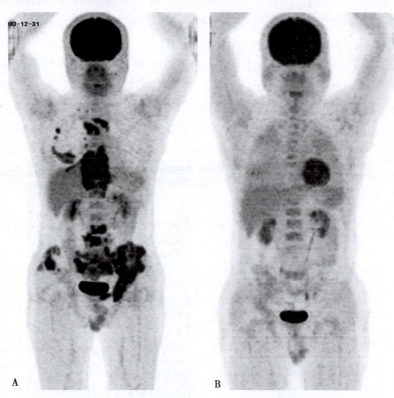

图 6-31 淋巴瘤 ^{18}F-FDG PET/CT 显像（MIP 图）
A. 化疗前，PET 示淋巴瘤多处侵犯；B. 化疗后，淋巴瘤病灶基本消失。

（七）寻找恶性肿瘤原发灶

未知原发灶的肿瘤是指有明确的转移灶而未发现原发灶者。临床上常常是首先发现淋巴结或其他组织脏器的恶性肿瘤转移灶，其中有少部分患者经过常规影像学方法可以检出原发灶，但是，仍有大部分患者不能检出原发灶。恶性肿瘤的转移灶与原发灶具有组织学的同源性，具有相似的代谢特点；^{18}F-FDG 是一种广谱恶性肿瘤显像剂，同时一次注射常规进行全身显像，因此，^{18}F-FDG PET/CT 对于寻找恶性肿瘤原发灶具有一定优势（图 6-32）。临床研究结果证明 ^{18}F-FDG PET/CT 显像对未知原发灶的恶性肿瘤检出原发灶的灵敏度为 30%～50%，常见的部位为肺尖、肺门、肺内侧野主动脉旁、食管下段、甲状腺、舌部、唾液腺、鼻咽部、咽喉等部位。病灶过小及某些特殊类型肿瘤，如前列腺癌、肾脏透明细胞癌、原发性高分化肝细胞癌等，^{18}F-FDG PET/CT 显像可出现假阴性，定期复查及使用其他显像剂，如 ^{11}C-氨基酸（甲硫氨酸、酪氨酸、氨基异丁酸等）可提高检出率。但有部分患者经多年随访也未发现原发病灶。

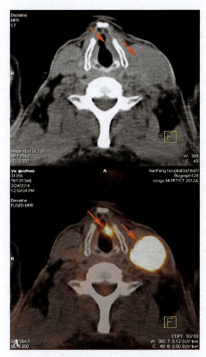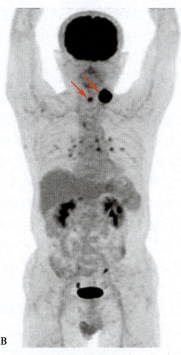

图 6-32　左颈部淋巴结转移性鳞状细胞癌，寻找原发灶

A. 上图为 CT 图像，下图为 ^{18}F-FDG PET/CT 融合图像；B. MIP 图。PET/CT 示左侧声带高代谢病灶，CT 于相应部位见软组织稍增厚；左侧颈部块状高代谢病灶，CT 于相应部位见淋巴结增大。病理诊断：左侧声带中高分化鳞状细胞癌。

第二节　非 ^{18}F-FDG PET/CT 肿瘤显像

^{18}F-FDG PET 显像可以提供肿瘤组织和细胞的葡萄糖代谢信息。在 PET 显像中应用不同的显像剂可以获得肿瘤其他代谢、受体、乏氧、细胞凋亡、基因变化等信息，从不同角度揭示肿瘤的生物学行为，为肿瘤的精准诊断和治疗提供更多有价值的信息。本书第四章对分子显像技术的进展进行了简介，包括这些新型分子影像技术在肿瘤中的应用。本节主要介绍相对成熟并有较为广泛临床应用的非 ^{18}F-FDG PET 肿瘤显像，主要包括一些非葡萄糖代谢显像在肿瘤诊疗中的重点应用（见表 4-1），如核苷酸代谢显像、氨基酸显像、磷脂代谢显像、乙酸盐代谢显像和乏氧代谢显像，以及受体显像（见表 4-2）在肿瘤诊疗中的重点应用，如生长抑素受体显像、前列腺特异性膜抗原显像。

一、核苷酸代谢显像

1. 原理　肿瘤病变中细胞增殖异常活跃，通过评估肿瘤的增殖情况，能够反映肿瘤的生长特性。核苷酸代谢显像通过核酸的合成和代谢，反映细胞分裂增殖的情况，评估细胞增长的快慢，进而反映组织的功能和生长特性。

2. 显像剂　较常用的核苷酸代谢显像剂包括 ^{11}C- 胸腺嘧啶（^{11}C-TdR）和 ^{18}F- 氟胸腺嘧啶（3′-deoxy-3′-F-fluorothymidine，^{18}F-FLT），显像剂参与核酸的合成，反映细胞分裂繁殖的速度。^{11}C- 标记的胸腺嘧啶半衰期短、在血清中清除快，同时 ^{11}C 本身需要具有加速器的单位生产，因此应用有一定的局限性。目前广泛使用的核苷酸代谢显像剂为 ^{18}F-FLT。^{18}F-FLT 是一种胸腺嘧啶类似物，进入细胞后可以被细胞质内的胸腺激酶 -1（thymidine kinase-1，TK-1）磷酸化形成磷酸盐，该磷酸盐不能参与 DNA 的合成，也不能返回到组织液中，从而滞留在细胞内。肿瘤细胞增殖活跃，TK-1 表达增高，对 ^{18}F-FLT 的摄取和磷酸化增加，因而通过 ^{18}F-FLT PET 显像能够反映肿瘤细胞的 DNA 合成和增殖状态。

3. 临床应用 ^{18}F-FLT PET 显像在脑胶质瘤、肺癌、食管癌、软组织肉瘤和淋巴瘤的诊断、疗效评估中有临床价值。^{18}F-FLT 作为一种反映肿瘤细胞增殖的显像剂，在肿瘤细胞中高摄取，在正常组织和炎症细胞中摄取低，有助于鉴别恶性肿瘤与炎性病变。脑胶质瘤细胞分裂增殖活跃，能高摄取 ^{18}F-FLT；而正常脑细胞和炎症组织细胞分裂增殖活性低，相对地低摄取 ^{18}F-FLT。根据 ^{18}F-FLT 摄取的高低，可鉴别脑胶质瘤放疗后的炎症和肿瘤复发。^{18}F-FLT 对非小细胞肺癌和肺部炎症有较好的鉴别诊断价值。国内一项多中心研究发现，^{18}F-FLT PET 诊断肺癌特异性较高、假阳性较低，其联合 ^{18}F-FDG PET 显像可以进一步提高对肺部良恶性病变鉴别诊断的灵敏度和特异性至 100% 和 89.74%。在食管癌的应用中，^{18}F-FLT 显像有助于勾画病灶的放疗靶区，减少对肺和心脏的不必要照射。有研究显示，^{18}F-FLT 摄取往往在治疗开始时就迅速减低，^{18}F-FLT 显像能更准确地反映食管鳞状细胞癌放化疗后的增殖改变，有助于区分放疗后的炎性病变和肿瘤残留。

需要注意的是，^{18}F-FLT 在肝脏发生葡萄糖醛酸化导致较高的生理性摄取，^{18}F-FLT 经尿液排泄导致泌尿系统生理性摄取较高，增殖活跃的骨髓也高摄取 ^{18}F-FLT，上述因素导致在肝脏、骨髓及泌尿系统疾病中有一定的局限性。

二、氨基酸代谢显像

1. 原理 氨基酸参与蛋白质的合成、转运和调控，恶性肿瘤细胞快速增殖，通过氨基酸转运体高度摄取氨基酸，促使氨基酸转运及参与蛋白质合成增加。氨基酸代谢显像是通过靶向氨基酸转运体，探测肿瘤细胞中氨基酸的浓度，反映肿瘤细胞的代谢和氨基酸转运体的表达。因此，氨基酸代谢显像诊断恶性肿瘤基于两个方面，一是肿瘤组织氨基酸转运体表达增高，使氨基酸进入肿瘤细胞的速度加快；二是肿瘤细胞增殖快，对氨基酸需求量增加。

2. 显像剂 常用显像剂包括 ^{11}C- 甲硫氨酸（^{11}C-methionine，^{11}C-MET）、^{18}F- 氟乙基 -*L*- 酪氨酸［O-（2-^{18}F-fluoroethyl）-*L*-Tyrosine，^{18}F-FET］、^{18}F- 氟 -α- 甲基酪氨酸（^{18}F-α-methyl tyrosine，^{18}F-FMT）、^{18}F- 氟代多巴（^{18}F-fluorodopa，^{18}F-FDOPA）等。

3. 临床应用 ^{11}C-MET 显像在脑肿瘤、头颈部肿瘤、肺癌和淋巴瘤等恶性肿瘤中有重要的临床应用价值；在胰腺、肝脏及肾脏恶性肿瘤中有一定的局限性，因为 ^{11}C-MET 正常生理分布主要见于胰腺、唾液腺、肝脏和肾脏。

^{11}C-MET 显像在脑肿瘤的应用中有显著优势，肿瘤组织对 ^{11}C-MET 摄取高，正常脑组织对 ^{11}C-MET 摄取低，增加了肿瘤与周围正常脑组织的对比度，对于脑肿瘤的诊断、分级有重要价值。炎症组织对 ^{11}C-MET 摄取少，有助于鉴别脑胶质瘤术后残留与炎症、放疗后复发与炎症，能为个体化放疗计划提供更有价值的信息（图 6-33）。

由于 ^{11}C 半衰期较短，仅能在有回旋加速器的单位应用，限制了其应用，目前临床中应用 ^{18}F-FET 进行脑肿瘤诊断的研究较多。有研究显示 ^{18}F-FET 在脑内病灶的摄取动力学可用于鉴别脑胶质瘤的分级，^{18}F-FET 在脑内病灶持续摄取预示为低级别胶质瘤，而摄取随时间减低可能为高级别胶质瘤。2016 年欧洲放疗协会关于胶质母细胞瘤靶区勾画的指南中指出：与增强 MR 相比，^{11}C-MET、^{18}F-FET PET 显像可以更准确地鉴别放疗后炎症与肿瘤残留病灶，对于第二阶段治疗可能有一定的指导意义。

2018 年《欧洲核医学与分子影像杂志》发表了欧洲核医学协会（EANM）、美国核医学与分子影像学会（SNMMI）、欧洲神经肿瘤学协会（EANO）和神经肿瘤学组 PET 反应评估工作组（PET-RANO）联合制定的关于放射性核素标记氨基酸的 PET（主要显像剂包括 ^{11}C-MET、^{18}F-FET、

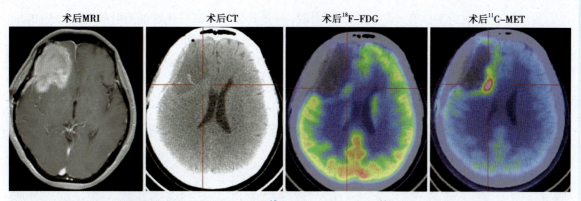

图 6-33　脑胶质瘤术后患者 MRI、CT、^{18}F-FDG PET/CT、^{11}C-MET PET/CT 显像图

女性，56 岁，额叶胶质母细胞瘤（WHO Ⅳ级）术后。MRI（左一）和 CT（左二）显示右侧额叶呈术后改变，^{18}F-FDG PET 显像（右二）显示病灶切缘轻度摄取增高影，难以判断是否局部有残留病灶；^{11}C-MET PET 显像（右一）显示切缘局限代谢增高，诊断为胶质瘤残留病灶。

^{18}F-FDOPA）和 ^{18}F-FDG PET 显像用于胶质瘤临床应用的实践指南和标准程序。指南指出，在脑胶质瘤的临床诊疗中，脑 PET 成像越来越多地被用于补充 MRI 的诊断。脑胶质瘤 PET 成像的常见适应证包括但不限于以下临床情况：

（1）在初诊时：①Ⅲ级和Ⅳ级肿瘤与非肿瘤性病变或Ⅰ级和Ⅱ级胶质瘤的鉴别；②胶质瘤预后的评估；③指出最佳活检部位（例如最大示踪剂摄取部位）；④手术和放疗计划中肿瘤范围的划定。

（2）肿瘤复发的诊断：胶质瘤复发与治疗引起的变化（如假进展、放射性坏死）的鉴别。

（3）疾病和治疗监测：①Ⅰ级、Ⅱ级胶质瘤恶性转化的检测；②放疗和 / 或化疗期间、之后的反应评估；③抗血管生成治疗中肿瘤反应与假反应的鉴别。

指南特别提出，由于 ^{18}F-FDG PET 在正常脑灰质中的高生理性摄取以及在炎症性病变的不同摄取，^{18}F-FDG PET 在胶质瘤成像中的作用相对于氨基酸 PET 显像有限。^{18}F-FDG PET 最常用于鉴别诊断胶质瘤复发与放射性坏死，以及可用于鉴别诊断胶质瘤与中枢神经系统淋巴瘤或感染。

三、磷脂代谢显像

1. 原理　胆碱在体内有三种代谢途径——氧化反应、乙酰化反应和磷酸化反应，与肿瘤显像相关的是磷酸化反应。胆碱在胆碱激酶的作用下磷酸化生成磷酸胆碱，进一步转化为胞嘧啶二磷酸胆碱，再转化为磷脂酰胆碱整合到细胞膜上。肿瘤细胞的分裂和增殖极为旺盛，其细胞膜的生物合成异常活跃，需要大量胆碱为原料合成磷脂酰胆碱；肿瘤细胞中胆碱转运载体和胆碱激酶活性增高，也导致胆碱摄取增加。胆碱在肿瘤细胞中被磷酸化后就滞留在细胞内，通过胆碱代谢显像可反映细胞膜的合成情况，评估细胞增殖状态。

2. 显像剂　胆碱代谢显像中最常用的显像剂为 ^{11}C- 胆碱（^{11}C-choline，^{11}C-CHO），其优点是血液清除快，脑组织本底低，而且不经泌尿系统排泄，对于泌尿系统恶性肿瘤的检出不受尿液中放射性的影响。

由于 ^{11}C 半衰期短，需要应用加速器现场生产而使用不方便，也可使用 ^{18}F 标记胆碱，^{18}F- 胆碱在体内的代谢特性及磷酸化速率与 ^{11}C- 胆碱相似，不同点在于 ^{18}F- 胆碱经尿液排泄。

3. 临床应用　^{11}C-CHO 显像使肿瘤与正常组织的差异显著，有利于更好地发现病变组织并明确病变的范围，已应用于脑肿瘤、肺癌、食管癌、结肠癌、膀胱癌、前列腺癌等恶性肿瘤。^{11}C-CHO 生理分布见于肝、脾、肾皮质和唾液腺，对上述部位病变的诊断有一定的局限性。

虽然肝脏对 ^{11}C-CHO 有一定的生理性摄取，但是其显像对高分化肝细胞肝癌（hepatocellular carcinoma，HCC）的阳性检测率仍较高，更适用于诊断分化较好的肝细胞癌，与 ^{18}F-FDG 显像有一定的互补（图 6-34）。有研究显示对于 HCC，^{11}C-CHO 显像为阳性而 ^{18}F-FDG 显像为阴性时，往往提示分化较好，为中高分化肝细胞肝癌；反之则预示分化相对较差。

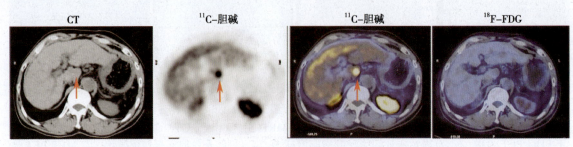

图 6-34 肝脏病变的 CT、^{11}C- 胆碱 PET、^{18}F-FDG PET 显像图

男性，59 岁，肝硬化病史，定期复查发现肝脏占位病变。CT（左一）示肝尾状叶低密度影，^{18}F-FDG PET/CT 显像（右一）无明显摄取，^{11}C- 胆碱 PET 显像示局限代谢增高（左二、右二，红色箭头所示），提示中高分化肝细胞癌。

前列腺癌组织摄取 ^{11}C-CHO 显著高于正常前列腺及前列腺增生组织，^{11}C-CHO 显像有助于诊断前列腺癌（图 6-35）。^{11}C-CHO 经肝胆系统排泄，膀胱和尿液不摄取，^{11}C-CHO 显像有利于判断前列腺癌有无侵犯膀胱基底和精囊腺，盆腔内有无淋巴结转移及骨转移，在前列腺癌的分期中有重要作用。有研究回顾 23 篇应用 ^{11}C-CHO 与 ^{18}F-FDG 在前列腺癌分期诊断中的价值，^{18}F-FDG 的灵敏度 17%～65%，而 ^{11}C-CHO PET 显像的灵敏度 66%～100%、特异度 81%～90%。^{11}C-CHO 显像在前列腺癌治疗后 PSA 升高的疗效监测中有重要价值，也可用于区分高摄取 ^{11}C-CHO 的肿瘤复发与低摄取 ^{11}C-CHO 的坏死 / 炎症。一项 Meta 分析纳入 29 篇文献、2 683 例患者的研究显示，^{11}C-CHO 在探测前列腺癌复发的诊断综合灵敏度和特异度均可达到 89%（95%CI 分别为 83%～93%、73%～96%）。

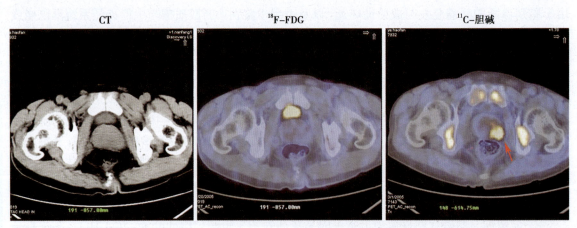

图 6-35 前列腺癌 CT、^{18}F-FDG PET/CT、^{11}C- 胆碱 PET/CT 显像图

男性，75 岁，腰痛、排尿困难，怀疑前列腺癌行相关检查。CT（左侧）示前列腺左外侧叶向外凸出，^{18}F-FDG PET/CT（中图）摄取未见明显增高；^{11}C-CHO PET/CT（右图）示前列腺左外侧叶代谢局限增高，考虑前列腺癌（红色箭头所示）。穿刺活检为前列腺癌（Gleason 评分为 7 分）。

^{11}C-CHO PET 显像由于其在脑内本底较低，可以用于颅内病变的诊断（如脑肿瘤、脑转移瘤、脑结核等肉芽肿性病变）、鼻咽或头颈部肿瘤向颅内侵及的探测等，但是其在脑肿瘤的诊断价值仍需要临床研究进一步证实。

四、乙酸盐代谢显像

1. 原理　乙酸盐是一种生理代谢物，在细胞的中间代谢中有重要作用。肿瘤细胞对乙酸摄取的确切机制尚不清楚。有研究认为细胞摄取乙酸的量与脂肪合成、磷脂膜形成呈正相关，乙酸可以进入肿瘤细胞的脂质池中，参与游离脂肪酸合成，肿瘤细胞增殖旺盛时，细胞内的脂肪代谢活跃，肿瘤组织中脂肪合成增加，导致乙酸在肿瘤组织中浓聚，通过乙酸显像可反映肿瘤脂肪代谢情况。另外一种观点认为，肿瘤细胞摄取乙酸主要参与三羧酸代谢循环，反映细胞内有氧代谢情况，低度恶性、生长缓慢的肿瘤细胞以有氧代谢为主，乙酸显像可用于低度恶性的肿瘤。

2. 显像剂　乙酸盐代谢显像的常用显像剂为 ^{11}C 标记的乙酸盐（^{11}C-acetate）。

3. 临床应用　^{11}C-acetate 显像在脑胶质瘤、肺癌、肝癌、肾细胞癌和前列腺癌等恶性肿瘤中有较好的应用价值。^{11}C-acetate 被认为是诊断肝细胞肝癌（hepatocellular carcinoma，HCC）良好的显像剂。2003 年，Ho 等首次报道应用 ^{11}C-acetate PET 对 HCC 的诊断价值。研究表明，^{18}F-FDG PET 显像诊断 HCC 的灵敏度为 47.3%，而 ^{11}C-acetate 为 87.3%，两种显像剂联合对 HCC 的灵敏度达到 100%。且两种显像剂的摄取与肿瘤的病理学相关，^{11}C-acetate PET 对分化良好的 HCC 诊断效果较好，而 ^{18}F-FDG PET 更利于分化差的 HCC 的检出。

由于肾对 ^{11}C-acetate 几乎完全重吸收，正常输尿管及膀胱内没有放射性浓聚的尿液，从而使 ^{11}C-acetate 对泌尿系统肿瘤有一定的诊断价值。有研究对 20 例可疑肾癌患者的 22 个病灶进行分析，19 例肾脏透明细胞癌中有 13 例摄取增高，而 2 例复杂囊肿病例摄取较低。但是也有研究发现肾血管平滑肌脂肪瘤对 ^{11}C-acetate 有高摄取。因此 PET 在肾脏病变的良恶性诊断中仍需要临床研究进一步验证。^{11}C-acetate 显像诊断前列腺癌的灵敏度、特异度均较高，可在前列腺特异性抗原 <0.8mg/L 时早期发现前列腺癌，^{11}C-acetate 显像能准确地显示前列腺癌的侵犯范围及盆腔内淋巴结转移情况，在疗效评估及指导个性化治疗方案中有重要意义。

^{11}C-acetate 不能通过血脑屏障，在正常脑组织中摄取很低，脑肿瘤细胞高摄取 ^{11}C-acetate，能清晰显示肿瘤的侵犯范围，同时也可以用于恶性肿瘤脑转移病灶的检测。有研究显示，^{11}C-acetate 和 ^{18}F-FDG 诊断脑神经胶质细胞瘤的灵敏度分别为 90% 和 40%，且 ^{11}C-acetate 对高分化胶质瘤比低分化敏感性更高。

五、乏氧代谢显像

1. 原理　肿瘤组织乏氧是恶性肿瘤的一个显著生物学特征，乏氧不仅使肿瘤组织产生保护蛋白增加对放化疗的抵抗性，还使肿瘤内氧调节蛋白、血管内皮生长因子等表达增加，增加肿瘤细胞的侵袭性。乏氧显像剂能选择性地滞留在肿瘤乏氧组织或细胞中，并通过核医学显像探测组织是否缺氧及缺氧程度。

2. 显像剂　乏氧显像剂一般具有高渗透性和低氧化还原特性，前者便于其达到细胞内线粒体，后者利于其在正常细胞稳定而在乏氧细胞被异常高浓度的电子还原。乏氧显像剂可分为硝基咪唑类和非硝基咪唑类，代表分子分别为 ^{18}F- 氟米索硝唑（^{18}F-FMISO）和 ^{64}Cu- 二乙酰 - 双（N^4-甲基缩氨基硫脲）（^{64}Cu-ATSM）。

3. 临床应用　乏氧细胞对辐射的抗拒被认为是放射治疗局部不能控制或复发的主要原因之一，乏氧显像能发现处于缺血、缺氧状态的肿瘤病变组织，为肿瘤放射治疗中适形调强放射治疗方案提供直接的影像依据。通过对肿瘤乏氧病灶进行靶区勾画，调节乏氧区域的剂量强度，可以精确制定放疗计划，以达到肿瘤受照剂量更合理、疗效更好、不良反应更小的目的。

乏氧是实体瘤微环境的基本特征之一，也是反映肿瘤预后的独立因素，肿瘤乏氧的程度也与疗效密切相关。有研究对宫颈癌患者进行乏氧显像发现，肿瘤对 ^{64}Cu-ATSM 的高摄取与总生存率降低有关。

六、生长抑素受体显像

生长抑素受体(somatostatin receptor,SSTR)为G蛋白偶联的跨膜型受体,共有5种不同的受体亚型。人类约有90%的神经内分泌肿瘤和部分非神经内分泌肿瘤如脑膜瘤、星形细胞瘤、乳腺癌等均存在SSTR高密度表达。生长激素抑制素(生长抑素,somatostatin,SST)是一个由14个氨基酸组成的小分子环形多肽,由下丘脑、垂体、脑干、胃肠道、胰腺以及甲状腺、颌下腺、肾上腺、前列腺、胎盘、肝脏、胆囊等器官组织分泌,生物活性极其广泛。生长抑素受体显像(somatostatin receptor scintigraphy,SRS)是以放射性核素标记的生长抑素类似物为显像剂,进入体内后与肿瘤组织高表达的生长抑素受体特异性结合,使放射性核素浓聚在肿瘤组织,通过活体显像对肿瘤进行检测和诊断。

由于天然生长抑素在人体内很不稳定,生物半衰期很短(约3min),因此并不适合于SSTR显像。自1982年瑞士Bauner合成了含8个氨基酸的SST类似物奥曲肽(octreotide)以来,已有越来越多的SST类似物被合成并引入SSTR显像。这些SST类似物不仅保留其与受体结合的生物学特性,且半衰期明显延长(50~100min),如兰乐肽(lanreotide)、伐普肽(RC-160)、MK678及以Tyr取代第三位Phe的改进型[Tyr^3]奥曲肽等。^{111}铟-标记奥曲肽(^{111}In-DTPA-octreotide,Octreoscan)是第一个获得美国FDA批准上市的生长抑素受体显像剂。随后多种放射性核素用于不同生长抑素类药物的标记,如^{111}In、I(^{131}I、^{125}I和^{123}I)、^{99m}Tc、^{67}Ga、^{68}Ga、^{90}Y、^{188}Re及^{64}Cu等。目前,^{68}Ga-DOTA-Tyr3-octreotide(DOTA-TOC)、^{68}Ga-DOTA-TATE已经在临床得到普遍应用。2011年,^{68}Ga-DOTA-TATE获得欧洲药品管理局批准上市,随后2014年、2015年分别有^{68}Ga-DOTA-NOC、^{68}Ga-edotrotide在欧洲获得认证。

^{68}Ga-DOTA-TATE是一种选择性SSTR 2型PET示踪剂,对SSTR 2型的亲和力比^{111}In-pentetreotide高100倍。尽管^{68}Ga-DOTA-TOC、^{68}Ga-DOTA-NOC和^{68}Ga-DOTA-TATE均可与SSTR 2型结合,但这些显像剂对其他SSTR亚型具有不同的亲和力。例如,^{68}Ga-DOTA-NOC对SSTR类型3和5具有良好的亲和力,^{68}Ga-DOTA-TOC也可以与SSTR类型5结合,尽管亲和力低于^{68}Ga-DOTA-NOC。

神经内分泌肿瘤是一组起源于肽能神经元和神经内分泌细胞的异质性肿瘤。神经内分泌细胞是机体内具有神经内分泌表型,可以产生多种激素的一大类细胞。神经内分泌细胞遍布全身各处,因此神经内分泌肿瘤可以发生在体内任何部位,最常见的是胃、肠、胰腺等消化系统神经内分泌肿瘤,约占所有神经内分泌肿瘤的2/3。根据WHO 2010年对神经内分泌肿瘤的最新命名规定,以"neuroendocrine neoplasm(NEN)"泛指所有源自神经内分泌细胞的肿瘤,将其中高分化神经内分泌肿瘤命名为神经内分泌瘤(neuroendocrine tumor,NET),低分化神经内分泌肿瘤命名为神经内分泌癌(neuroendocrine carcinoma,NEC)。从临床表现来说,神经内分泌肿瘤的症状各异,多系统症状时鉴别诊断困难,同时非特异性症状可能导致各种各样的诊断。根据肿瘤是否具有激素分泌功能和有无出现激素引起的临床症状,将神经内分泌瘤分为非功能性(约占80%)和功能性(约占20%)两大类。

SRS主要用于高表达SSTR的神经内分泌肿瘤(如胰腺内分泌肿瘤、嗜铬细胞瘤、副神经节瘤、胃肠道类癌、支气管类癌、甲状腺髓样癌、小细胞肺癌、垂体腺瘤)的诊断。^{68}Ga-DOTA-TATE获得美国FDA批准应用于临床后,被纳入美国国立综合癌症网络(NCCN)神经内分泌肿瘤诊断的指南。该指南提出,^{68}Ga-DOTA-TATE PET/CT可作为NETs初始诊断、原发肿瘤的定位以及肽受体放射性核素治疗(peptide receptor radionuclide therapy,PRRT)的首选方案。

近年来,^{68}Ga-DOTA-TATE PET/CT扫描已成为SSTR成像的首选方式,其有助于全身基线分期,检测小淋巴结或骨转移,以及确定隐匿性原发肿瘤的原发部位(图6-36)。在一项131名已知或怀疑患有神经内分泌肿瘤患者的研究中,^{68}Ga-DOTA-TATE PET/CT检测出总病变的95%,而传统影像学检测到 45%，^{111}In- 奥曲肽扫描检测到 31%。特别是，^{68}Ga-DOTA-TATE PET/CT、^{111}In-奥曲肽扫描和常规成像对骨转移的检出率分别为 95%、15% 和 12%（$P < 0.001$）。总体而言，^{68}Ga-DOTA-TATE PET/CT 对 NET 的敏感性大于 94%，特异性大于 92%。一项包括 22 项研究和 2 015 名患者的荟萃分析显示，^{68}Ga-DOTA-TOC、^{68}Ga-DOTA-NOC 和 ^{68}Ga-DOTA-TATE PET/CT 检测神经内分泌原发性肿瘤的敏感性为 93%，特异性为 91%。

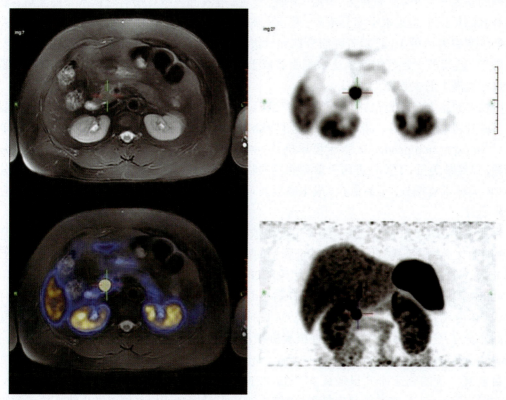

图 6-36　腹腔 ^{68}Ga-DOTA-TATE PET/MRI 显像

女性，52 岁，间断低血糖 1 年余。腹腔 ^{68}Ga-DOTA-TATE PET/MRI 显示胰头部局限显像剂浓聚，考虑生长抑素受体表达阳性的神经内分泌肿瘤，术后确定为胰岛素。

基于生长抑素受体 PET 显像（SSTR PET）在神经内分泌肿瘤中的显像较传统影像和 ^{111}In- 奥曲肽显像（octreoscan）应用更加广泛、更加准确。2018 年发表在《美国核医学杂志》上的《生长抑素受体 PET 显像在神经内分泌肿瘤临床应用的适应证》，建议如下：①SSTR PET 适用于 NET 组织学诊断后的初始分期。②已知转移性疾病但原发性疾病未知的患者中原发性肿瘤的定位。③选择 SSTR 靶向 PRRT 患者。④神经内分泌肿瘤计划手术前的分期。⑤评估内镜或经皮活检不适用于 NET 的肿块（例如回肠病变、血管丰富的胰腺肿块、肠系膜肿块）。⑥用于监测和随访仅在 SSTR PET 能够显示的 NET 病灶。⑦评估有生物化学证据和 NET 症状但无传统影像学证据，且既往无 NET 组织学诊断。⑧在临床或实验室进展但传统影像学缺乏进展证据时，SSTR PET 进行再分期。⑨在传统影像学出现新的不确定的病灶，不能评估是否为进展时。⑩出于治疗目的，在切除术后的初始随访中，对 NET 进行再分期。⑪选择具有无功能 NET 的患者进行 SSA 治疗。⑫在传统影像学和 SSTR PET 检查中均发现有活性的病灶但无临床进展证据 NET 患者的监测。对适应证进行小结：SSTR PET 应该取代 ^{111}In-Pentetraotide 显像。SSTR PET 比传统影像和 ^{111}In-Pentetraotide 具有更好的敏感性和特异性。以下情况 SSTR PET 是首选检查：在 NET 初始诊断时，在选择患者进行 PRRT 时以及在未知原发灶定位时。对于在传统影像上容易看到肿瘤的患者，常规监测不需要 SSTR PET。

七、前列腺特异性膜抗原显像

前列腺特异性膜抗原（prostate specific membrane antigen，PSMA）是一种由前列腺癌上皮细胞分泌的Ⅱ型跨膜糖蛋白，其基因位于染色体11p，由19个外显子和18个内含子组成，共含750个氨基酸。PSMA在正常前列腺、良性前列腺增生和前列腺癌组织中均有一定程度的表达，在前列腺外的其他正常组织，如膀胱、肾脏、肝脏、食管、唾液腺等组织中有较低水平的表达。PSMA在前列腺癌组织中表达水平明显增高，是正常细胞的100～1 000倍，在前列腺癌晚期和去势抵抗的癌细胞中表达更高，且随着肿瘤分期和分级的升高而升高。尽管PSMA并不特异性表达于前列腺癌，但其在正常组织的表达水平明显低于前列腺癌，因此PSMA已经成为前列腺癌诊断和治疗极具潜力的生物靶点。

PSMA的胞内、胞外段含有多个抗原表位，可以与PSMA的配体结合。PSMA配体主要包括抗体及其片段、小分子等。最早报道的基于PSMA靶点的显像剂是应用 111In 标记的卡罗单抗喷地肽（111In-capromab pendetide）。卡罗单抗是一种鼠源性单抗，其靶点是PSMA胞内的部分抗原决定簇，已经被美国FDA批准用于前列腺癌的临床分期和治疗效果监测。但是由于抗体分子量大、体内循环半衰期长、不易保存、成本高以及可能引起免疫应答反应等缺点，限制了其应用和进一步研发。

目前临床应用的PMSA PET配体主要是放射性核素标记的PSMA小分子抑制剂，分为三类：磷酸盐化合物、巯基类化合物和基于脲基的衍生物。其中应用最多的是基于脲基的小分子，其与PSMA的酶部分具有较高的亲和力，如 68Ga-PSMA-11、68Ga-PMSA-617、68Ga-PSMA-I&T、18F-DCFBC、18F-DCFPyL、18F-PSMA-1007 等。这些核素标记的小分子抑制剂具有分子量小、易于合成、体内代谢快、组织穿透性好等优点，临床转化快，在前列腺癌诊疗中取得较大进展。同时这些小分子还可作为治疗用放射性核素进行标记，实现核素靶向治疗，如 177Lu-PSMA-I&T、177Lu-PSMA-617、177Lu-PSMA-11 等。

目前有大量的临床研究报道证实 68Ga-PSMA PET 显像在前列腺癌诊断（图 6-37）、分期（图 6-38）、治疗后生化复发转移病灶探测（图 6-39）、指导穿刺活检部位以及去势抵抗前列腺癌转移灶的诊断中，均有较好的价值。

2017 年由欧洲核医学协会（EANM）和美国核医学与分子影像学会（SNMMI）联合发布了《前列腺癌 68Ga-PSMA PET/CT 显像 EANM 和 SNMMI 联合操作指南：1.0 版》，并发表在《欧洲核医学与分子影像杂志》上，旨在为前列腺癌 68Ga-PSMA PET/CT 显像提供建议和标准，以帮助提高该方法在科学研究和临床实践中应用的准确性、精确度和可重复性。内容涵盖了患者的选择、图像采集、图像解读及报告等。该指南中的 68Ga-PSMA 包括三种 68Ga 标记小分子化合物：68Ga-PSMA-11、68Ga-PSMA-617 和 68Ga-PSMA-I&T，其体内生物学分布及显像特征类似。

指南中还提出了 68Ga-PSMA PET/CT 显像临床应用适应证，也说明了显像的重要临床应用价值。适应证主要包括：①前列腺癌复发肿瘤组织的定位：尤其推荐用于血 PSA 水平较低（0.2～10ng/ml）时发现复发病灶以指导挽救性治疗。PSA 倍增时间较短和初始 Gleason 评分较高的患者诊断敏感性较高。②高危前列腺癌患者术前或外照射制定放疗计划之前的分期：高危前列腺癌患者（Gleason 评分 >7，PSA>20ng/ml，临床分期 $T_{2c\sim3a}$）更容易发生淋巴结和骨转移。有几项研究表明 68Ga-PSMA PET/CT 显像与 CT、MRI 或骨扫描相比，在前列腺癌初始分期发现转移灶方面更具优势。68Ga-PSMA PET/CT 显像可以取代腹盆腔 CT 用于检测淋巴结转移。初步研究表明 68Ga-PSMA PET/CT 显像在检测骨转移灶方面准确性更高。但是，在勾画前列腺局部病变边界方面，盆腔 MRI 仍不能被取代。PSMA 阴性的前列腺癌患者或骨质密度增高的骨病变是否要在 68Ga-PSMA PET/CT 显像后进行功能性亲骨显像（如骨扫描，18F-NaF PET/CT）尚需进一步临床证实。其他临床应用还包括：① PSMA 靶向的放射性治疗前和治疗中病变的分期（主要为转移性

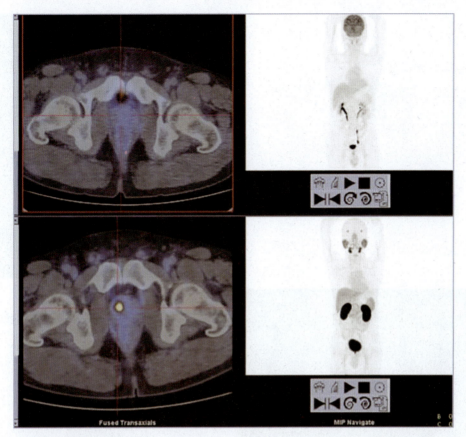

图 6-37　前列腺病变 ^{18}F-FDG PET/CT 与 ^{68}Ga-PSMA-617 PET/CT 显像

男性，53 岁，体检发现 PSA 升高，tPSA 5.62μg/L（<4.00μg/L），fPSA 0.40μg/L（<0.93μg/L）。上排：^{18}F-FDG PET/CT 显像，前列腺区未见明显葡萄糖代谢增高病灶。下排：^{68}Ga-PSMA-617 PET/CT 显像，见前列腺右侧叶局限显像剂摄取浓聚（十字线所示），考虑为前列腺癌。术后病理证实为前列腺癌。

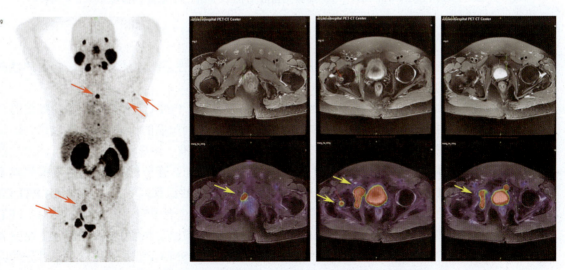

图 6-38　前列腺癌术后 ^{68}Ga-PSMA-617 PET 显像分期

男性，62 岁，前列腺癌根治术后分期，tPSA 6.66μg/L（<4.00μg/L），fPSA 1.74μg/L（<0.93μg/L）。最大密度投影图（左侧）见多个高显像剂摄取病灶（红色箭头），盆腔 PET/MRI 断层显像（右侧 3 列）见多个显像剂异常浓聚病灶（黄色箭头），提示前列腺多发骨骼转移。

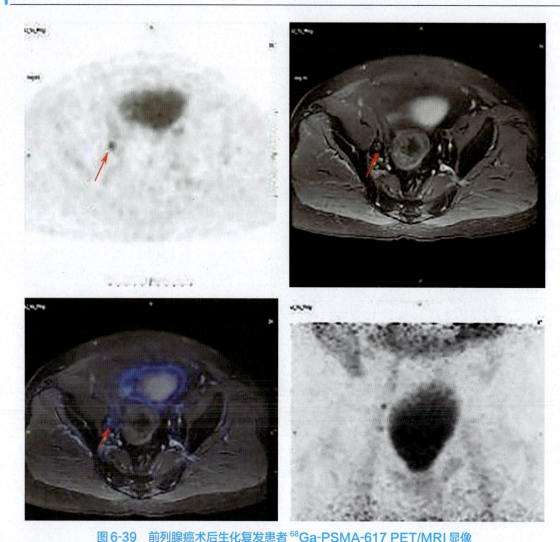

图 6-39　前列腺癌术后生化复发患者 ⁶⁸Ga-PSMA-617 PET/MRI 显像

男性，66 岁，前列腺癌根治术后复查 PSA 较前逐步增高，tPSA 0.44μg/L（<4.00μg/L），fPSA 0.02μg/L（<0.93μg/L）。⁶⁸Ga-PSMA-617 PET/MRI 显像见盆腔右侧一小淋巴结显像剂摄取浓聚，考虑转移性病变可能性大。

去势抵抗性前列腺癌）。②高度可疑前列腺癌患者初次活检阴性后靶向活检部位。③转移性前列腺癌系统性治疗的疗效监测。

2021 年 2 月《欧洲核医学与分子影像杂志》发表了《PSMA PET/CT 评估前列腺癌疗效的专家共识》。这一共识的背景在于 PSMA PET/CT 显像可用于前列腺癌的再分期，并可以作为评估治疗反应的生物标志物，但是目前仍旧缺乏评定治疗反应的标准。由核医学、放射学、泌尿学前列腺癌专家组成的小组于 2020 年 2 月 21 日在荷兰阿姆斯特丹召开会议，制定转移性前列腺癌患者基于 PSMA PET/CT 反应的标准以及最佳使用时机。主要共识有：①原则上，PSMA PET/CT 可在任何治疗前或治疗后有转移性疾病（包括 N1 疾病）风险的患者中应用。②如果 PSMA PET/CT 用于评估疗效，则需要进行基线的 PSMA PET/CT 扫描；如果原发肿瘤 PSMA PET/CT 显像为阴性，则不推荐其作为疗效评估的显像方法。③理想状态下，PSMA PET/CT 可以将患者分为应答者和非应答者；应答者应包括疾病稳定、部分或完全缓解；无应答应包括疾病进展；早期前列腺癌复发者，出现任何高度怀疑的病灶都应视为疾病进展；在前列腺癌多发转移的患者中，肿瘤摄取增加或体积增加 >30% 者为疾病进展，而如果总的肿瘤体积或者摄取增加未超过 30%，即使出现 2 个或更多的新病灶亦不能视为疾病进展。④完全反应：所有病灶均无显像剂异常摄取；部分反应：肿瘤摄取或体积减小＞30%；疾病稳定：肿瘤摄取或体积变化 ±30% 以内，没有新病灶出现；疾病进展：出现 2 个或多个病灶和 / 或肿瘤摄取或体积＞30%。⑤从临床角度来看，可以从 PSMA 反应评估中获益的患者为：在临床实践中，如果考虑改变治疗决策，而实验室检查结果和 / 或疾病临床病程不一致，则推荐进行 PSMA PET/CT 评估。⑥如何选择不同 PET 显像剂：^{68}Ga-PSMA-11、^{18}F-PSMA-1007 和 ^{18}F-DCFP$_y$L 表现相近；建议在疗效评估中应用相同的 PET 显像剂，并对显像剂、显像流程等进行严格的质控。

2021 年 5 月在《欧洲核医学与分子影像杂志》又发表了《PSMA-PET 显像 EANM 报告标准指南 1.0 版》。进行报告标准化的意义在于为临床实践提供一致的报告，有助于提高临床试验中数据的重复利用，有助于准确指出病灶位置以支持临床医生的治疗决策。这些均表明 PSMA PET/CT 显像已经逐渐成熟、规范化，并开展了各种临床研究和临床试验。

虽然我国 PSMA PET/CT 开展较晚，但是在一些单位已经将该检查常规用于前列腺癌诊断、分期以及转移性去势抵抗前列腺癌病灶的检测中。2018 年 2 月和 9 月，《中华外科杂志》分别发表了《前列腺特异性膜抗原靶向分子影像检查在前列腺癌患者中应用的中国专家共识》《2018 版转移性前列腺癌诊治中国专家共识》，均提出了 PSMA PET/CT 在前列腺癌临床应用的指南。指南推荐，对于中高危前列腺癌患者，应考虑联合 PSMA PET/CT 或 SPECT/CT 检查用于前列腺癌的分期评估。对于中高危前列腺癌患者，如病灶局限，可考虑应用 PSMA PET（SPECT）/CT 指导下的前列腺癌根治术 +ePLND 或放疗；对于生化复发前列腺癌患者，如 PSMA 靶向核素分子影像检查发现局限病灶，推荐行 PSMA PET（SPECT）/CT 检查引导下的精准挽救性手术治疗或放疗。

第三节 SPECT/CT 肿瘤显像

近年来，PET/CT 显像在肿瘤诊断中的应用与发展很快，但单光子肿瘤显像仍然有着重要价值。在没有购置正电子显像设备的单位，利用 SPECT 或 SPECT/CT 开展亲肿瘤显像是核医学科的主要临床工作之一。选择亲肿瘤核素或肿瘤标志物显像对肿瘤的早期诊断、鉴别诊断、分期、分级及评价疗效是肿瘤核医学的传统方法，具有很好的临床价值和应用前景。本节介绍几种常用的亲肿瘤显像方法。

一、^{99m}Tc-MIBI 肿瘤显像

^{99m}Tc-MIBI 作为一种优良的心肌显像剂，也有亲肿瘤特性，能被肿瘤组织摄取。^{99m}Tc 理化性质好，辐射吸收剂量低，允许给予较大剂量。^{99m}Tc-MIBI 作为肿瘤阳性显像剂，对乳腺癌、骨肿瘤、肺癌、脑肿瘤、甲状腺癌、鼻咽癌等恶性肿瘤的影像诊断展现出良好的前景。

（一）显像原理

^{99m}Tc-MIBI 是脂溶性带有正电荷的化合物。实验研究证实细胞内的 ^{99m}Tc-MIBI 约 90% 浓聚于线粒体内。肿瘤细胞摄取的机制可能是 ^{99m}Tc-MIBI 经被动弥散通过细胞膜进入细胞，由线粒体膜内负电荷的吸引作用进入线粒体。影响肿瘤细胞聚集 ^{99m}Tc-MIBI 的因素有肿瘤组织细胞类型、血流灌注、肿瘤细胞的增殖活力等。

细胞膜 P 糖蛋白（P-glycoprotein，P-gp）能将离子型脂溶性物质泵出细胞外，P-gp 过度表达是肿瘤细胞发生多重耐药（multidrug resistant，MDR）的重要原因之一。研究发现 ^{99m}Tc-MIBI 是 P-gp 的作用底物，P-gp 含量增加 ^{99m}Tc-MIBI 被转运出肿瘤细胞外也增多，使肿瘤细胞内浓聚程度降低。因此，^{99m}Tc-MIBI 显像可反映肿瘤组织内 P-gp 的水平，预测 MDR 的发生及化疗效果。

（二）显像方法

静脉注射 ^{99m}Tc-MIBI 740～1 110MBq（20～30mCi），于健侧前臂静脉注射，若怀疑双侧病灶

时,可经足背静脉注射。采用低能通用型或低能高分辨准直器。注射后 10～20min 采集早期相,
2～3h 进行延迟显像。不同脏器可采用不同体位,乳腺显像可使用乳腺显像专用装置,患者取俯卧
位,使乳房自然下垂,采集左、右侧位图像;取仰卧位采集前位图像,采集视野应包括乳腺及腋窝。

（三）图像分析

1. 正常图像 早期相双侧甲状腺显影清晰,延迟相甲状腺影像消退,头颈部、双侧上肢、腋
窝、胸部、腹部、盆腔及双侧下肢轮廓影清晰。双肺 ^{99m}Tc-MIBI 分布低而均匀,两肺之间纵隔显
影,心肌摄取 ^{99m}Tc-MIBI 显影清晰,双侧乳腺影对称,放射性分布均匀,有时可见乳头浓聚影。
^{99m}Tc-MIBI 主要通过肝胆及泌尿系统排泄,早期相肝脏摄取高,胆囊内 ^{99m}Tc-MIBI 聚集明显,脂
肪餐可促进肝胆系统的 ^{99m}Tc-MIBI 排泄。肾脏及膀胱 ^{99m}Tc-MIBI 浓聚程度较高,脾脏、肠道显
影,骨骼浓聚程度较低。

2. 异常图像 在正常 ^{99m}Tc-MIBI 高摄取部位以外见到异常浓聚影或于 CT 显像所见的肿物
部位见 ^{99m}Tc-MIBI 高摄取即属于异常。对于异常高摄取部位要注意分析早期相与延迟相 ^{99m}Tc-
MIBI 浓聚的动态变化,延迟相病灶部位的浓聚程度较早期相降低或浓聚影消失提示良性病变的
可能。对于病灶的半定量分析有助于提高诊断的准确性。分别计算早期相和延迟相的肿瘤 / 非
肿瘤(T/NT)比值,计算肿瘤滞留指数(RI)。

$$RI = (延迟相 T/NT - 早期相 T/NT) / 早期相 T/NT \times 100\%$$

RI 为正值时提示肿瘤有恶性的可能,负值时良性的可能性大。

（四）临床应用

1. 乳腺癌 ^{99m}Tc-MIBI 显像对乳腺癌的诊断有肯定价值,肿瘤部位有明显放射性浓聚影
(图 6-40),可呈单灶或多灶性,单侧或双侧乳腺,早期和延迟显像均可见放射性滞留,也可见乳腺
外异常局灶性浓聚。乳腺病变良、恶性鉴别的灵敏度约为 85%,特异性约为 80%。普通 SPECT
由于分辨率的限制,直径 <1cm 病灶检出率较低。目前,新研发的半导体探测器乳腺专用 γ 照相
机,固有分辨率达到 1.6mm,大大提高了 ^{99m}Tc-MIBI 显像对乳腺癌诊断的灵敏度。乳腺纤维腺瘤
可表现为假阳性结果。

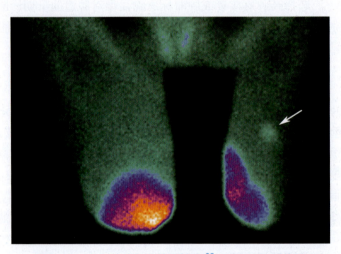

图6-40 左侧乳腺浸润性导管癌 ^{99m}Tc-MIBI 显像图

2. 肺癌 ^{99m}Tc-MIBI 显像肺癌表现为显像剂浓聚影(图 6-41)。对于肺部结节的良、恶性鉴
别和肺癌纵隔淋巴结转移的诊断具有一定意义。对肺癌检出灵敏度为 78%～96%,特异性为
70%～90.9%。对纵隔淋巴结转移灶的检出率灵敏度为 85.7%～87.5%,特异性 83.3%～88.2%。
此外,^{99m}Tc-MIBI 显像还可以预测小细胞肺癌化疗效果及评价治疗反应。在肺癌的治疗过程中,
观察治疗前后 RI 的变化有助于评价治疗效果及判断预后,如 RI 由正值转为负值提示治疗有效。

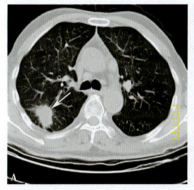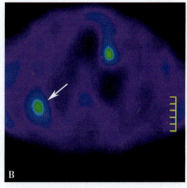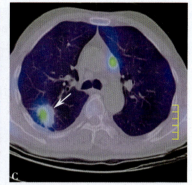

图 6-41　右上肺腺癌 ^{99m}Tc-MIBI SPECT/CT 断层显像图
A. CT 图像；B. SPECT 图像；C. SPECT/CT 融合图像。箭头指病灶。

3. 甲状腺癌　甲状腺摄取 ^{99m}Tc-MIBI 的机制与摄取 ^{131}I 或 ^{99m}TcO$_4^-$ 不同，不受碘摄入量或过量甲状腺激素抑制的影响，治疗前后及分化型或未分化型甲状腺癌均可摄取 ^{99m}Tc-MIBI。因此，可用于甲状腺肿瘤良、恶性鉴别的辅助诊断，^{131}I 或 ^{99m}TcO$_4^-$ 甲状腺扫描与 ^{99m}Tc-MIBI 显像可联合应用，对于 ^{131}I 或 ^{99m}TcO$_4^-$ 显像甲状腺"冷结节"，^{99m}Tc-MIBI 显像检出甲状腺癌的灵敏度为83%，特异性为72%，阳性预测值为43%。对于甲状腺髓样癌 ^{99m}Tc-MIBI 显像阳性率更高，特别是无摄取 ^{131}I 功能的分化型甲状腺癌复发和转移灶，^{99m}Tc-MIBI 显像可弥补 ^{131}I 显像的不足。

4. 甲状旁腺瘤　^{99m}Tc-MIBI 早期与延迟双时相显像是甲状旁腺腺瘤定位诊断的重要手段。一般大于 1g 的甲状旁腺腺瘤均能检出，可用于手术治疗后疗效评估。对于术后症状仍未缓解，可疑有其他部位甲状旁腺腺瘤的探测有一定价值。对甲状旁腺腺瘤诊断的灵敏度及特异性均优于 CT、MRI 及超声检查，特别是 SPECT/CT 的临床应用使 ^{99m}Tc-MIBI 对甲状旁腺腺瘤的诊断价值明显提高。

5. 脑肿瘤　由于 ^{99m}Tc-MIBI 不能通过血脑屏障，只能滞留在脑外血窦和血管中，^{99m}Tc-MIBI 显像脑组织呈放射性缺损区，而脉络膜等血窦可显影。当脑组织发生肿瘤，血脑屏障被破坏时，^{99m}Tc-MIBI 可通过血脑屏障进入病灶。由于 ^{99m}Tc-MIBI 带正电并具有亲脂性，可被肿瘤细胞中糖蛋白吸附。此外，肿瘤细胞的膜电压与正常细胞不同也可促使肿瘤细胞摄取 ^{99m}Tc-MIBI 增加，从而实现肿瘤阳性显像。但是，由于受 SPECT 空间分辨率的限制，难以检出小病灶。

6. 其他肿瘤　^{99m}Tc-MIBI 对鉴别良恶性骨病有一定的价值。大多数骨恶性病灶较良性病灶有更高的 ^{99m}Tc-MIBI 摄取，这可能与两者的摄取机制不同有关。当 ^{99m}Tc-MDP 骨显像不能区别良恶性时，^{99m}Tc-MIBI 影像可提供有用的信息，如有高度 ^{99m}Tc-MIBI 浓聚，则基本可考虑恶性病灶。当然 ^{99m}Tc-MIBI 显像不能取代 ^{99m}Tc-MDP 显像，两者结合应用，可更全面地为临床诊治提供有价值的帮助。

二、^{67}Ga 肿瘤显像

^{67}Ga（镓）是一种放射性核素，归属于金属元素，位于元素周期表中ⅢA 族。研究发现，该核素可以滞留在恶性肿瘤组织中，目前已作为非特异性亲肿瘤显像剂而常规应用于临床。^{67}Ga 由回旋加速器轰击 ^{68}Zn 产生，衰变形式是电子俘获，物理半衰期 78h，主要能峰有 93（39%）、185（24%）、300（16%）和 393（7%）keV，用于显像的是前三种能峰。

（一）显像原理

^{67}Ga 作为显像剂的化学形式为枸橼酸镓（^{67}Ga-cirtrate）。^{67}Ga 在肿瘤中的聚集机制至今尚未完全清楚。^{67}Ga 属元素周期表上第ⅢA 族元素，其生物学特性在许多方面与 3 价铁离子相似。一般认为，静脉注入 ^{67}Ga 后，血浆中至少有四种铁蛋白，即转铁蛋白、铁蛋白、乳铁蛋白和含铁蛋

白可与之结合，但主要与转铁蛋白结合形成 ^{67}Ga- 转铁蛋白复合物。该复合物可与肿瘤细胞膜上的转铁蛋白受体相互作用而进入细胞内，分布于胞质的溶酶体中，其余部分以 ^{67}Ga- 铁蛋白形式存在。^{67}Ga 在肿瘤细胞内聚集可能与下列因素有关：肿瘤分化程度和肿瘤血运是否丰富；肿瘤细胞的通透性和肿瘤组织中的 pH；^{67}Ga 与人体铁代谢密切相关。如血浆中铁含量高，供 ^{67}Ga 运输的转铁蛋白减少，^{67}Ga 进入到肿瘤的量就会减少。

（二）显像方法

检查前一天晚上，给予患者缓泻剂或检查前做清洁灌肠，以减少肠道放射性影响。^{67}Ga 静脉注射剂量为 111～370MBq（3～10mCi）。一般于注药后 40～70h 进行平面或断层显像。先进行全身显像，如有异常浓聚区再对该区域进行局部断层显像。

（三）图像分析

1. 正常图像　静脉注射 ^{67}Ga 后 24h，约有 26% 经尿排出，9% 从粪便排出，6% 分布于肝和脾，13% 沉积于骨骼中，其余主要分布于下列部位：头颈部分布于鼻咽、泪腺、唾液腺和甲状腺；胸部除胸骨柄、胸椎外，在妇女月经期、哺乳期或激素治疗时，双侧乳腺有聚集；腹部的肝、脾、肾和胃肠道有浓聚；骨骼系统中脊柱、骨盆、长骨干骺和骨骺端有聚集。儿童还可聚集于肘、膝、髋关节等。

2. 异常图像　病灶部位出现放射性异常浓聚为异常表现。病灶部位放射性浓聚程度可按Ⅲ级分类法划分。Ⅰ级为阴性，病灶部位放射性分布等于或低于周围正常组织或无放射性分布；Ⅱ级为阳性，病灶部位的放射性分布高于周围正常组织，放射性浓聚程度中等；Ⅲ级为强阳性，病灶部位的放射性分布明显高于周围正常组织，放射性浓聚程度高。

（四）临床应用

1. 淋巴瘤　淋巴瘤（lymphoma）是原发于淋巴结或淋巴组织的恶性肿瘤，可分为霍奇金淋巴瘤（Hodgkin lymphoma，HL）和非霍奇金淋巴瘤（non-Hodgkin lymphoma，NHL）。^{67}Ga 可提供全身图像，有利于淋巴瘤的临床分期。^{67}Ga 对淋巴瘤的诊断效能受组织类型、大小、部位等影响。HL 有较好的浓聚 ^{67}Ga 的性能，NHL 摄取 ^{67}Ga 的量与其恶性程度呈正相关。^{67}Ga 的浓聚程度可反应肿瘤的活力，所以 ^{67}Ga 显像可用于评估疗效，检测复发。

2. 肺癌　^{67}Ga 显像诊断原发性肺癌的灵敏度为 85%～90%，其检出率与肿瘤的细胞类型和大小有关。肺鳞状上皮细胞癌诊断敏感度最高，而腺癌较低。肿瘤直径小于 1.5cm 的检出率较低。^{67}Ga 显像对肺癌转移灶的检测有重要作用，有助于指导治疗、判断预后。

3. 肝癌　^{67}Ga 和 ^{99m}Tc- 植酸钠联合显像，对肝内占位病变的诊断有特殊价值。如胶体显像出现"冷区"，而 ^{67}Ga 显像原减低区出现充填（热区），如能排除肝脓肿，就可诊断为肝恶性肿瘤。^{67}Ga 显像属非特异性，两种显像和 AFP 联合应用可提高肝癌的检出率。^{67}Ga 对肝癌诊断的缺点是肝硬化并弥散性癌变时可呈现假阴性，肝脓肿患者可呈现为假阳性，另外对胆管细胞癌检出率较低。

4. 其他肿瘤　头颈部肿瘤 ^{67}Ga 显像多用于探测治疗后复发者，残留病灶摄取 ^{67}Ga 往往提示预后不良。^{67}Ga 可探测黑色素瘤、睾丸肿瘤的原发肿瘤及淋巴结转移灶。对消化道、泌尿系统、妇科肿瘤、乳腺癌、甲状腺癌、神经母细胞瘤的探查灵敏度不高。

三、^{201}Tl 肿瘤显像

^{201}铊（^{201}Tl）是金属元素铊的同位素，在元素周期表中位于ⅢA 族，与钾离子生物特性相似，一直作为钾的类似物而应用于心脏显像，临床实践中发现 ^{201}Tl 也是一种良好的肿瘤阳性显像剂。^{201}Tl 物理特性好，半衰期 73h，通过电子俘获衰变发射 135keV 和 167keV 的 γ 射线。

（一）显像原理

^{201}Tl 在肿瘤组织中浓聚的机制尚不清楚，可能与血流、肿瘤细胞活性、Na$^+$-K$^+$ ATP 酶系统、

非能量依赖性转运系统、钙离子通道系统和细胞膜通透性等多种因素相关。通过主动转运，加之肿瘤血运丰富，促使肿瘤部位摄取 ^{201}Tl 增多，故 ^{201}Tl 对肿瘤的亲和性并非特异的。

（二）显像方法

患者无需特殊准备，给药途径采用静脉注射，给药剂量一般为 111～185MBq（3～5mCi）。静脉注射后 10～20min 进行早期显像，2～3h 后行延迟显像。不同脏器可以选择不同的体位。

（三）图像分析

1. 正常图像 头颈部、脑部 ^{201}Tl 浓聚很少，整个大脑及小脑放射性分布很低。唾液腺、眼窝、鼻及甲状腺放射性分布较高。特别是颌下腺 ^{201}Tl 浓聚有时需与颌下淋巴结相鉴别。胸部 ^{201}Tl 为常用的心肌显像剂，心肌浓聚明显，胸骨不显影，双肺显影较淡，并低于肝脏。腹盆腔中肝脏、脾脏、肾脏及肠管放射性浓聚程度较高，肝脏浓聚程度低于心肌，在前位显像图上清晰，胃、子宫、卵巢、睾丸放射性浓聚程度较低。四肢肌肉显示清楚、对称，四肢关节部位无放射性浓聚。

2. 异常图像 病灶部位出现放射性异常浓聚为异常表现。病灶部位放射性浓聚程度可按Ⅲ级分类法划分（同 ^{67}Ga Ⅲ级分类法）。

（四）临床应用

1. 脑肿瘤 常见的脑肿瘤有胶质瘤、脑膜瘤、垂体瘤和听神经瘤。^{201}Tl 不能通过完整的血脑屏障，不能在正常组织内浓聚，脑肿瘤时细胞膜电位及膜结构的改变是脑肿瘤摄取 ^{201}Tl 的重要因素。肿瘤恶性程度越高，对 ^{201}Tl 的摄取越多，如Ⅲ～Ⅳ级脑胶质瘤摄取显著增加，而Ⅰ～Ⅱ级脑胶质瘤摄取少或不摄取。另外 ^{201}Tl 显像对肿瘤治疗后是否残存、复发或坏死等有一定帮助。脑肿瘤残存或复发可摄取 ^{201}Tl，如放疗后致脑肿瘤细胞坏死，则无 ^{201}Tl 聚集。

2. 甲状腺癌 ^{201}Tl 不受碘限制及甲状腺功能状态影响，检查前无需停用甲状腺素，检测灵敏度较高，有助于探测分化好的甲状腺癌转移灶和无碘摄取功能的复发病灶。^{201}Tl 显像对血清甲状腺球蛋白（Tg）浓度升高，而 ^{131}I 扫描阴性者可能得到阳性结果。但 ^{201}Tl 尚不能完全替代 ^{131}I 显像，可与 ^{131}I 互补，特别是对 ^{131}I 显像阴性、Tg 升高患者的随访有帮助。

3. 乳腺癌 ^{201}Tl 对乳腺癌及转移灶检查率较高。乳腺癌对 ^{201}Tl 有较高的摄取，而良性病灶摄取较少。病灶大小对检查的灵敏度有重要影响。

4. 其他肿瘤 ^{201}Tl 在子宫体腺癌内聚集量多，对骨巨细胞瘤术后观察和恶性肿瘤骨转移判定也有意义。

本章小结

肿瘤显像根据肿瘤局部放射性分布情况可分为肿瘤阴性显像和肿瘤阳性显像两类。PET 正电子显像属于肿瘤阳性显像，PET/CT 实现了功能代谢影像与 CT 解剖形态学影像的同机融合，取长补短、优势互补，是现代医学影像学技术进步的重要标志。

PET 是开放系统，采用不同的显像剂可获得不同的诊断信息。目前，使用的 PET 肿瘤代谢显像剂主要有 ^{18}F-FDG、^{11}C-胆碱、^{11}C-甲硫氨酸、^{11}C-乙酸盐、^{18}F-NaF 等，其中 ^{18}F-FDG 是葡萄糖的类似物，为最常用的显像剂。静脉注射 ^{18}F-FDG 前，受检者应做必要的检查前准备，以尽量减少或避免对诊断的干扰。PET 图像采集包括发射扫描和透射扫描，发射扫描方式有 2D 采集、3D 采集，静态采集、动态采集和门控采集，按照扫描范围分为局部采集和全身采集。根据图像采集的时间点不同分为早期显像和延迟显像，早期显像与延迟显像相结合，称为双时相显像。PET 图像重建主要采用有序子集最大期望值法（OSEM），飞行时间（TOF）技术可降低图像噪声，采用图像融合技术将 PET 和 CT 图像数据合成为单一图像。PET 图像的分析有定性分析和采用标准化摄取值（SUV）进行的半定量分析。^{18}F-FDG PET/CT 临床上主要用于肿瘤的良恶性鉴别诊断、肿瘤的分期、评价疗效、监测复发及转移、肿瘤残余和治疗后纤维组织形成或坏死的鉴别、寻找原发灶、指导临床活检、指导放疗计划，也应用于一些非肿瘤疾病的诊断。

亲肿瘤显像主要包括 ^{99m}Tc-MIBI 显像、^{67}Ga 显像及 ^{201}Tl 显像等,均属于肿瘤阳性显像。特异性肿瘤显像主要有利用抗原抗体特异性结合的肿瘤放射免疫显像及利用配体与受体特异性结合的肿瘤受体显像,基因显像主要有反义显像和报告基因表达显像。亲肿瘤显像,应用较为方便,价格也相对低廉。但这些显像剂不仅可被肿瘤细胞摄取,也可被代谢活跃的炎性细胞摄取,显像剂缺乏特异性,同时这些肿瘤显像方法得到的图像分辨力较差,影响诊断的准确性,因而目前这些肿瘤非特异性显像方法不作为首选方法,但是有些肿瘤显像仍具有一定的临床价值。

思考题

1. 简述 ^{18}F-FDG PET/CT 肿瘤显像原理及临床应用。
2. 简述 ^{99m}Tc-MIBI 肿瘤显像原理及临床应用。
3. 简述 ^{67}Ga、^{201}Tl 亲肿瘤显像原理。

(刘建军　兰晓莉　叶　慧)

第七章 骨、关节系统显像

放射性核素骨、关节显像是一种高敏感性的骨骼疾病诊断方法，目前已经成为临床影像核医学最具优势的项目之一。其主要是将能被骨质浓聚的放射性核素或标记化合物引入体内，然后在体外进行全身骨显像，可显示全身各部位骨骼的形态、血供和代谢情况，并可显示病变的部位和范围，具有灵敏度高等特点，为临床诊断和治疗提供有价值的信息。

第一节 骨、关节显像原理和方法

人体骨骼系统由 206 块骨构成，每块骨均由骨质、骨髓和骨膜组成，并含有丰富的血管和神经。骨质由多种细胞和细胞间的骨基质组成。骨细胞按其形态和功能一般分为三种类型：骨细胞、成骨细胞和破骨细胞。三种细胞在某些特定条件下可彼此转化，从一种细胞转变为另一种细胞。骨基质由有机物和无机成分构成，有机物主要有骨粘连蛋白、骨钙蛋白、蛋白多糖以及少量的硫酸软骨素。骨基质中的无机成分通称为骨盐，主要是羟基磷灰石 $[Ca_{10}(PO_4)_6(OH)_2]$，是由钙、磷酸根与羟基结合而成，为六角形的晶体。每克骨内的羟基磷灰石表面积约为 $100m^2$，类似离子交换柱，能与组织液中各种相应的离子或化合物进行离子交换或化学吸附。

骨与骨之间以结缔组织纤维、软骨或骨组织相连，形成骨连结，称为关节（joint）。根据连结的方式不同，关节分为三大类，即纤维连结、软骨结合和滑膜关节。滑膜关节的基本结构是关节面（articular surface）、关节囊（articular capsule）和关节腔（articular cavity）。关节面是相邻两骨的接触面，表面覆以光滑的关节软骨，多为透明软骨。关节囊由结缔组织形成，它附着于关节面的周缘及其附近的骨面上，封闭着整个关节腔，可分为内层的滑膜和外层的纤维膜。滑膜紧贴于纤维膜的内面，附着于关节软骨的周缘，可分泌滑液，起到减轻关节摩擦和保护关节的作用。纤维膜由结缔组织组成，有丰富的血管和神经，起着固定关节和限制关节运动的作用。关节腔是由关节囊的滑膜和关节软骨共同围成的密闭腔隙，腔内含少量滑液，内为负压，有利于关节运动并能维持关节的稳定性。

核医学应用平面和断层骨显像探测早期骨骼病变，监测骨骼疾病的发展过程，评价骨骼病灶的代谢活性。关节显像能灵敏地检测关节疾病及评价关节和关节周围骨骼病变，非常有助于骨关节病变的早期诊断、鉴别诊断，并且可以观察关节疾病的病变范围、大小和对治疗的反应。

一、骨 显 像

（一）原理

将放射性核素标记的特定骨显像剂（如 ^{99m}Tc 标记的亚甲基二磷酸盐）经静脉注射后，随血流达到全身骨骼，与骨的主要无机成分羟基磷灰石晶体发生离子交换、化学吸附以及与骨组织中的有机成分结合而沉积在骨组织内，利用放射性核素显像仪器（γ 相机、SPECT、PET 等）探测放射性核素显像剂在骨骼内的分布情况而形成全身骨骼的影像。

亲骨性显像剂的聚集可反映局部骨代谢，与成骨和破骨的活跃程度有关。骨骼各部位聚集骨显像剂的多少主要与其血流灌注量、代谢活跃程度及交感神经状态有关。当骨骼组织无机盐代谢更新旺盛,局部血流量增加,成骨细胞活跃(osteoblastic activity)和新骨形成时,可较正常骨骼聚集更多的显像剂,显像图上呈现异常的显像剂浓集区;当骨骼组织血液供应减少,或由于多种因素造成破骨细胞活性(osteoclastic activity)增强时,产生溶骨(osteolysis),骨显像剂聚集随之减少,呈现显像剂稀疏区。若病变骨内交感神经受损也可导致局部充血,血流增加,使显像剂在骨内的聚集增多。因此当骨骼发生病理性改变时,如肿瘤、炎症、骨折等,均可导致局部血流、代谢和成骨状态的改变,从而对骨骼疾病提供诊断依据。

(二)适应证与禁忌证

1. 适应证

(1)有恶性肿瘤病史,早期寻找骨转移灶,治疗后随诊。

(2)评价不明原因的骨痛和血清碱性磷酸酶升高。

(3)已知原发骨肿瘤,检查其他骨骼受累情况以及转移灶。

(4)临床怀疑骨折。

(5)早期诊断骨髓炎。

(6)临床可疑代谢性骨病。

(7)诊断缺血性骨坏死。

(8)骨活检的定位。

(9)观察移植骨的血供和存活情况。

(10)探查、诊断骨、关节炎性病变和退行性病变。

(11)评价骨病变治疗后的疗效。

2. 禁忌证 无明确禁忌证。

(三)显像剂

目前常用的骨显像剂主要有两大类。一类是单光子显像类显像剂,以 ^{99m}Tc 亚甲基二磷酸盐(^{99m}Tc-MDP)为代表,因其使用 SPECT 显像理想的放射性核素 ^{99m}Tc 标记且具有良好生物学性能,而成为目前最常用的 SPECT 显像类骨显像剂。成年人使用剂量一般为 555~1 025MBq(15~25mCi),体重大的患者可酌情加量,静脉注射后 2~5h 进行静态骨显像。儿童患者剂量按 9.25MBq(0.25mCi)/kg 计算,最小剂量不应低于 74MBq(2mCi)。另一类是正电子显像类显像剂,以 ^{18}F-NaF 为代表。与 ^{99m}Tc-MDP 比较,^{18}F-NaF 具有更好的药物代谢动力学特性如血液清除更快,骨组织摄取更高,约为 ^{99m}Tc-MDP 的 2 倍,并且使用 PET 进行显像提高显像的分辨率,结合同机进行的 CT 显像提供的精细解剖结构,大大提高了对骨骼病变诊断的特异性和准确度。成年人使用剂量一般为 185~370MBq(5~10mCi),对于肾功能好的患者静脉注射后 30~45min 即可进行显像,为了提高显像质量尤其是四肢长骨的显像质量可延迟至静脉注射后 90~120min 进行显像。儿童患者剂量按 2.22MBq(0.06mCi)/kg 计算,剂量范围 18.5~185MBq(0.5~5mCi)。

(四)显像方法

1. 患者准备 无需特殊准备。静脉注射显像剂,嘱咐患者多饮水,成年人在注射显像剂后 2h 内饮水应达到 500~1 000ml,检查前排尽尿液,以减少膀胱对图像的影响,注意不要让尿液污染患者的衣物和身体。请患者摘除金属物品。因疼痛而不能卧床者,先注射镇痛药物。

2. 图像采集

(1)^{99m}Tc-MDP 显像

1)三时相骨显像:患者平卧位,探头配置低能通用型准直器,能峰为 140keV,窗宽 20%,矩阵为 128×128 或 256×256,放大倍数(Zoom)为 1.0~1.5,探头对准检查部位,包括对侧相应部位,以弹丸式静脉注射 ^{99m}Tc-MDP 后,启动开关,立即以 1 帧/3 秒速度连续采集 20 帧(1min)为血流相,然后以 1 帧/1~2min 速度采集 5 帧为血池相,2~5h 静态骨显像为延迟相。血流相、血池相和延迟相三者称为三时相骨显像,如再增加一次 24h 静态骨显像则为四时相骨显像。

通过计算机处理，利用感兴趣区技术得到时间 - 放射性曲线，进行定量或半定量分析，算出局部血流灌注、血池和骨盐摄取比值，以便进行对比分析。

2）局部骨显像：患者仰卧于检查床上，探头配置低能高分辨或低能通用型准直器，能峰为140keV，窗宽20%，矩阵为 128×128 或 256×256，Zoom 1.0～1.5，采集足够计数使骨影像清晰。根据所需检查的病变部位选择不同体位，如检查胸部骨骼取前位，背部骨骼取后位，头颅骨取前位、后位及左右侧位，有些病变位于肩胛骨与肋骨重叠的部位，可采用双上臂外展并抱头体位。

3）全身骨显像：选用低能高分辨或低能通用型准直器，采集矩阵为 256×1024，Zoom 为 1.0，扫描速度根据放射性活度、探头灵敏度而定，通常为 15～20cm/min，或单副图像放射性计数 1～2M。使准直器尽量接近体表，常规取前后位及后前位，对可疑的局部阳性病变，可加做局部显像或选择不同角度斜位显像，必要时追加 SPECT 断层显像或 SPECT/CT 融合显像。

4）断层骨显像：① SPECT 断层显像：主要用于存在骨结构重叠的部位如头颅、椎体、骨盆、髋关节（股骨头）等。当患者平面显像鉴别有困难时，应进行局部断层显像。一般配用低能高分辨或低能通用型准直器，能峰为140keV，窗宽为 20%，矩阵为 128×128 或 64×64，Zoom 1.0～1.5，双探头各旋转 180°，1 帧 /6°，1 帧 /20～30s。② SPECT/CT 融合显像：定位像，范围 <500mm，电流为 30mA，电压为 120kV，确定 SPECT 与 CT 扫描范围保持一致；之后行螺旋 CT 断层扫描，层厚3mm，间距 1.5mm，矩阵 512×512；完成螺旋 CT 断层扫描后，SPECT 探头自动复位行 SPECT 断层采集。图像融合处理：对所得图像通过同机融合软件，实现 SPECT 和 CT 图像的同机自动融合。

（2）^{18}F-NaF 显像：常规进行全身显像，图像采集可参考 ^{18}F-FDG PET/CT 显像。

二、关 节 显 像

（一）原理及显像剂

当关节发生炎症或退行性变时，大量的滑膜增殖、水肿，关节液增多，血管增生，毛细血管通透性增加，导致局部血运增加，还有软骨破坏伴周围成骨反应性增生，使 ^{99m}Tc-MDP 或 ^{99m}TcO$_4^-$ 在增殖的滑膜上聚集，从而使骨关节显影。

显像剂主要使用 ^{99m}Tc-MDP 或 ^{99m}TcO$_4^-$。用 ^{99m}TcO$_4^-$ 进行关节显像，受检者须口服 KClO$_4$ 400mg 封闭甲状腺，1h 后静脉注射显像剂，立即检查，30min 内完成，因为 ^{99m}TcO$_4^-$ 在关节的浓聚与清除很迅速，延迟检查会漏诊。使用 ^{99m}Tc-MDP 时使用剂量同骨显像。

（二）显像方法

根据需要确定体位和采集方式。可局部显像、全身显像或动态显像。一般手、足采用局部显像，脊柱关节、肩关节和髋关节采用前位和后位，膝关节采用前位侧屈曲60°。动态采集可以观察关节、滑膜以及骨在三时相（血流相、血池相和延迟相）的变化，必要时可以进行关节断层显像和半定量分析。

用 ^{99m}Tc-MDP 关节显像，患者准备同骨显像，无需特殊。仍采用局部静态骨显像、三时相骨显像、全身骨显像和 SPECT/CT 融合图像。

第二节 正常骨、关节图像

一、骨 显 像

（一）三时相骨显像

1. 血流相 静脉注射骨显像剂后 8～12s，可见骨局部的大血管显影，随后逐渐显示软组织的轮廓。两侧动脉显影，放射性分布均匀、对称。

2. **血池相** 一般在注射骨显像剂后 1～2min 即可获得,此时显像剂大部分仍分布在血管床和血窦内。软组织轮廓更加清晰,双侧对称,显像剂分布均匀。骨骼显像剂稀疏,欠清晰,这一时期主要是反映局部软组织的血运情况。

3. **延迟相** 同骨静态显像。

(二)全身骨显像

由于各部位骨骼的组成结构、血液供应和代谢活跃程度等不同,使得骨显像剂的分布也不同。扁平骨如颅骨、肋骨、椎骨和胸骨等,以及长骨的骨骺端摄取的显像剂较多,而含骨密质较多的长骨骨干摄取显像剂相对较少。人的骨骼分布是左右对称的,所以正常人全身骨骼显像剂分布也是两侧对称的(图 7-1)。骨显像还存在年龄差异,儿童和成人的影像有不同之处,前者骨影普遍增浓,骨骺部位和成骨中心区可见明显的显像剂浓集。多数老年人由于骨与软组织比值降低,骨骼显示欠清晰。显像剂经过泌尿系统排泄,因而在全身骨显像上可见肾脏、膀胱影,有时还可见输尿管显影。

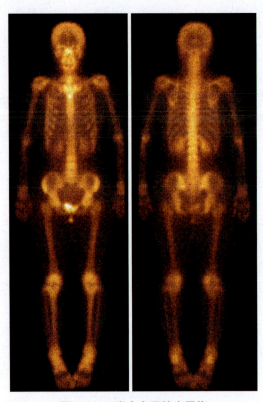

图 7-1 正常全身骨静态显像

1. **面颅骨** 颅骨、上颌骨、下颌骨显示清晰,显像剂分布均匀对称。甲状软骨显像剂较多。鼻咽部和鼻窦区血流量较多,显像剂相对浓集。

2. **肋骨和胸骨** 胸骨角的显像剂呈明显浓集。胸骨与胸椎重叠,必要时可加照斜位像。双侧肋骨放射性分布均匀对称,第 1 胸肋关节和胸锁关节可见显像剂浓集,且常见两侧不对称。儿童和青年人在肋软骨结合部可见生理性浓集。

3. **肩胛骨** 除肩峰、喙突、肩胛冈、肩胛下角摄取较多显像剂以外,其余部分因骨质菲薄而显示不清。

4. **椎体** 整个脊柱的显像剂分布是不一致的。在后位像上由于正常生理弯曲的存在,胸椎段显示更为清晰,可见胸椎横突,下部胸椎更明显。腰椎显示清晰,下部胸椎和腰椎的间盘呈带状显像剂减低区。年老患者的颈椎下段和胸椎常可见显像剂略浓集，反映椎体的退行性改变。脊柱融合不良可出现局部透明区。侧位像能清楚显示颈椎，并能区分颈椎体和棘突。

5.骨盆 前位像髂前上棘显像剂聚集较多，后位像骶骨和骶髂关节显示明显，坐骨结节较清晰。股骨颈比股骨头和大转子影淡。可见膀胱影，一般形态为椭圆形或圆形，但膀胱手术后可发生位置和形态变异，有时和异常的耻骨浓集影难以区分。

二、关 节 显 像

关节由骨端骨松质、软骨和滑膜三种组织组成。各关节处显像剂浓集高于邻骨组织。内部显像剂分布均匀，松质骨摄取较多，密质骨较少，因软骨基本无血运，故关节显像时骨不显影（显像剂为 $^{99m}TcO_4^-$ 时）。关节腔显像清晰，双侧关节对称均匀分布。儿童、青少年关节显像较老年人明显，生长期的儿童骨骼生长中心摄取显像剂增加，表现为双侧骨骺部位规则、对称的条状聚集带。四肢骨的大关节可见对称性显像剂浓集，在肌腱附着区和持续的骨形成区也可见显像剂摄取增高。肱骨头显示清晰，右肩关节由于多数人为右利手常比左侧显像剂摄取增多。小儿干骺端显像剂呈对称性浓集。

第三节 异常骨、关节图像

一、骨 显 像

（一）三时相骨显像

1.血流相

（1）动脉灌注增强：表现为患侧局部大血管位置、形态的改变以及显像剂异常聚集，多见于原发性骨肿瘤和急性骨髓炎等。

（2）动脉灌注减少：表现为病变部位显像剂稀疏、缺损，灌注时相的改变，如灌注的峰时延迟、峰值降低，见于骨血流完全中断、骨坏死如股骨头（缺血）无菌性坏死，骨梗死和某些良性骨病。

2.血池相

（1）局部的软组织或其周围软组织显像剂异常增高：见于恶性骨肿瘤、急性骨髓炎、蜂窝织炎等。这是由于局部血管增生、扩张所致；也见于股骨头无菌性坏死，由静脉回流障碍引起。

（2）骨局部的软组织显像剂稀疏、缺损：通常表现为局部显像剂分布欠均匀，显像剂增高的同时伴显像剂减低，提示有供血不足、血栓形成或坏死存在。图 7-2 所示动态骨显像，右股骨下端骨肉瘤在血流、血池相表现为病灶局部显像剂明显浓集。

3.延迟相 同骨静态显像。

（二）全身骨显像

显像图上出现与对侧或周围的正常放射性分布不同的局部或弥散性显像剂浓集（热区）或减低（冷区）即为异常骨显像。以显像剂浓集灶最为常见，可有点状、圆形、条形、片状和团块状等不同形态，按照浓集灶数目分为单发和多发（图 7-3）。由于破骨细胞引起骨破坏的同时常伴有病变周围成骨细胞的活性增加，因此可在显像图上显示为病灶中心呈显著的显像剂缺损冷区，而环绕冷区的周围呈现异常显像剂浓集影，形成炸面圈（doughnut）征象。

超级骨显像（super bone scan）指肾影不明显，膀胱内显像剂很少，骨影浓而清晰，软组织本底低，是弥漫性骨转移的一种表现，亦见于甲状旁腺功能亢进症和软骨病。肾衰竭时肾影也不明显，原因是血液内存留多量骨显像剂致软组织影明显而骨影不清晰。

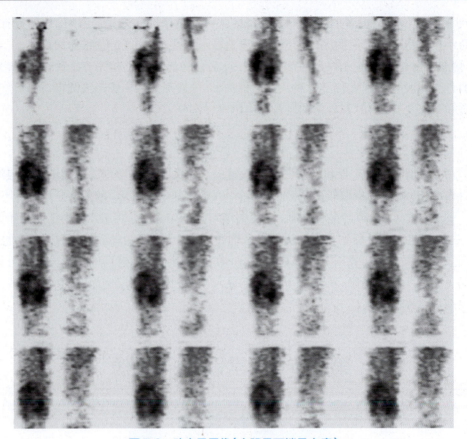

图 7-2　动态骨显像（右股骨下端骨肉瘤）

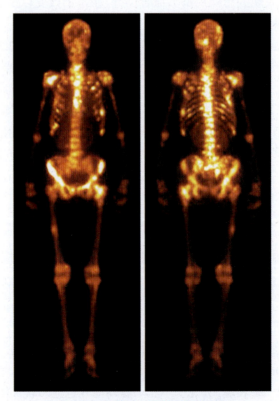

图 7-3　多发骨转移瘤显像剂浓集

（三）SPECT/CT 及 PET/CT 融合显像

1. SPECT、PET 显像发现局部显像剂浓聚和 / 或缺损区，该部位同机 CT 发现骨质破坏溶骨性改变或局部团块状密度增高的成骨区，可伴有软组织肿块，诊断为恶性病变；如果该部位 CT 骨质未见明显异常，但患者有肿瘤病史，仍应怀疑骨转移性病变，患者需密切随诊或进一步检查。

2. SPECT、PET 显像局部发现显像剂浓聚于手术、创伤或 CT 示的非病理性骨折、骨岛、椎小关节、骨质增生、骨赘形成等视为良性病变。

3. CT 显示骨质病变，而 SPECT、PET 显像未见相应部位的显像剂分布异常，视为良性病变（图 7-4）。

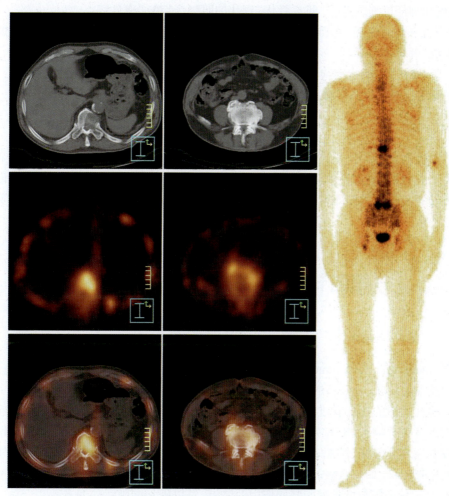

图 7-4　第 10 胸椎浓集灶为骨转移，第 5 腰椎浓聚灶为椎体退变所致

二、骨外显像剂浓集

骨外显像剂浓集可分为正常和异常的显像剂浓集，常由各种因素所引起。

1. 技术因素

（1）骨显像剂标记率不高，游离 ^{99m}Tc 使胃、甲状腺和结肠显影。

（2）标记时形成颗粒，使肺、肝显影。

（3）注射时显像剂渗漏到血管外。

（4）体表或衣物被血液或尿液污染。

2. 生理因素

（1）骨显像剂经过泌尿系统排泄，肾脏、输尿管和膀胱可显影，如双肾浓集显影剂多提示肾功能障碍。

（2）女性正常乳腺偶可显影，在孕期和哺乳期妇女可见对称性放射性浓集。男性乳房发育也可显影。

3. 病理因素

（1）软组织炎症：如多发性心肌炎、蜂窝织炎、滑膜炎、脓肿等。

（2）软组织损伤：如心肌、脑、肠、脾梗死等。

（3）软组织钙化和异位骨化：软组织瘤或转移病灶的钙化，如乳腺癌、胃肠道肿瘤、卵巢肿瘤、成骨肉瘤和神经母细胞瘤等；肌炎骨化、钙化的肌腱、淀粉样变性等。

（4）原发性和转移性癌：如肺癌、乳腺癌、神经母细胞瘤、甲状腺癌、骨肉瘤、胃肠淋巴瘤、恶性胸腹腔积液、肝转移癌等。

（5）其他：硬皮症、镰状细胞贫血等全身性疾病，可出现弥漫性软组织伴脏器显影；创伤、冻疮和酒精中毒引起的横纹肌溶解；制酸剂服用过多、透析患者等。

三、关节显像

对关节影像的分析，要结合临床病史、发病机制、好发部位等因素综合考虑，必要时做定量分析。在关节三时相、局部显像和全身骨显像时，见到病变的关节呈现异常显像剂浓集，在临床和 X 线摄片检查出现异常前即可检出阳性结果。若有坏死存在，关节显像可表现为显像剂稀疏、缺损区。

第四节　骨、关节显像临床应用

一、转移性骨肿瘤

骨转移（metastatic bone tumors）是癌症疼痛和患者生活质量降低的主要原因。随着放射性核素骨显像技术的发展，骨转移的发现时间大大提前，骨转移的发现率也明显提高。

如果对恶性肿瘤的死亡者进行尸检，约 70% 可发现骨转移灶。有报道死于乳腺癌、肺癌和前列腺癌的患者在尸检时，85% 发生骨转移。任何肿瘤都有发生骨转移的可能。最容易发生骨转移的原发肿瘤有乳腺癌、肺癌、前列腺癌、鼻咽癌、肾癌、甲状腺癌等，称为嗜骨性肿瘤。有些肿瘤很少发生骨转移，如皮肤癌、口腔癌、子宫癌等。多数骨转移是通过脊椎静脉系统（Baton 静脉丛）播散，是破骨细胞与成骨细胞共同作用的结果，且以破骨细胞活动为主。

骨转移瘤在 X 线片上可表现为溶骨性破坏或成骨性改变，其阳性率主要取决于病变脱钙或钙质沉积导致骨密度变化的程度。只有当局部钙的变化量 >30%～50%，脱钙区 >1.5cm 或出现明显的硬化区时，X 片才能清晰显示病灶。CT 扫描可以更为精确地显示骨转移瘤的浸润性骨质破坏及软组织肿块，对原发灶不明的骨转移瘤，CT 检查有助于发现原发肿瘤灶，对于轻微的骨膜反应不如 X 线片。MRI 对仅存在于骨髓腔内的早期转移灶有很高的灵敏度，能准确显示侵犯部位、范围及周围软组织情况，并可以进行多平面成像。此外，MRI 还有助于鉴别其他病变，如通过观察椎间盘有无受累与感染性病变相鉴别。MRI 对显示软组织受累以及显示脊髓继发改变极为清晰，可以显示硬膜囊、神经根及脊髓受压，故应对怀疑有神经压迫或有神经症状的患者首选 MRI 检查，在确定治疗方案、选择手术适应证和手术入路方面都可提供非常重要的依据。骨显像在探查恶性肿瘤骨转移的存在和范围方面具有很高的灵敏度，可比 X 线早 3～6 个月或更长时间发现骨转移灶，同时能发现 X 线、CT 及 MRI 等检查范围以外的病灶，因而成为诊断骨转移瘤的首选方法。但一些纯溶骨性肿瘤或成骨反应小、生长缓慢的肿瘤，如多发性骨髓瘤、甲状腺癌的骨转移灶，骨显像可呈阴性。骨转移患者可有酸性磷酸酶、碱性磷酸酶和血清钙磷水平的升高，但不如骨显像灵敏。骨显像的特异性较差，需结合病史、体征和 CT、MR、X 线等综合分析才能做出诊断。近年来，SPECT/CT 和 PET/CT 的临床应用，提高了骨骼病变诊断的准确性。

骨转移瘤的骨显像多表现为显像剂浓集区（热区），形态为团块状或条状，而且是多发、分布无规律，部位多见于中轴骨（胸骨、肋骨、椎体、骨盆骨）。一般的特征是椎体以胸、腰椎多见，骨盆骨以髂骨、坐骨多见，下肢骨以股骨上端、上肢骨以肱骨多见，肘（膝）关节以下骨骼较少发生骨转移。不同肿瘤的转移部位有相对应的特征，如肺癌、乳癌、鼻咽癌易转移至肋骨、上胸段椎体和肩胛骨，甲状腺癌易发生颅骨转移，前列腺癌易转移至胸、腰椎体和肋骨，且显像剂聚集较多，直肠癌易直接侵犯骶骨。但要注意一些常见的影响诊断的因素，如惯用右臂和右肩经常负重者，可比左侧相对应的部位浓聚更多的显像剂，右侧胸锁关节浓集显像剂较左侧为强，注射时漏出血管外或尿液污染体表，可造成相应部位浓聚较多的显像剂，检查时体位不对称也可造成两侧显像不对称。乳腺癌术后患侧肋骨显像剂略高于健侧，是软组织切除后对射线的衰减减少所致。

某些良性病变，如骨纤维结构不良、活动性关节炎、多发性骨髓炎、畸形性骨炎、手术引起的骨损伤和多发性骨折也可表现为浓集显影剂增加，应结合病史及其他影像学资料做出诊断。压缩性骨折常表现为椎体呈扁平状显像剂浓集，边界较清晰，可表现为一节椎体或多个椎体，但少数转移病变引起的压缩性骨折与此相同，二者难以鉴别，需结合病史。甲状旁腺功能亢进症、软骨病等良性代谢性疾病也可表现为超级骨显像，可根据浓聚显像剂最明显的部位相鉴别，多发骨转移多好发于中轴骨，四肢骨很少累及。而甲状旁腺功能亢进症等骨良性病变虽可累及全身所有骨骼，但以颅骨和四肢长骨最明显。有些患者首先出现骨转移，然后才找到原发灶，少数患者至死后，都难觅原发肿瘤，这类患者可根据骨显像结果初步判定原发病灶，根据各类肿瘤骨转移特点，对相应部位做详细检查，包括肿瘤标志物等。

骨显像中单发的局灶性显像剂浓集，虽可能为早期骨转移的一个征象，但良性可能性更大，特别是肋骨，约占 80%，因此，需结合 X 线片、CT、MRI 检查，与外伤、退行性关节炎和原发性良性骨病变等相鉴别。如果 X 线片、CT 正常而骨显像异常，高度提示为转移灶，应随访观察。

少数骨转移可表现为显像图上显像剂稀疏区（冷区），多见于颅骨、胸骨和椎体，稀疏区的两端或四周显像剂浓集，形成炸面圈征象，常见于乳腺癌、甲状腺癌。有些病变如骨囊肿、骨梗死或骨坏死早期、多发性骨髓瘤及激素治疗后或放射治疗后都可以在骨显像上呈现异常的显像剂稀疏区，这需要与骨转移相鉴别（图 7-5）。此外，骨内安置的金属物和假体，在骨显像上呈显像剂缺损区。

SPECT/CT 融合显像和 PET/CT 显像由于增加了 CT 显像，在评价骨骼代谢的同时，可结合骨骼结构的改变，与常规全身骨显像和断层骨显像相比较，明显地提高了对骨病变诊断的准确率，特别是骨退行病变与肿瘤骨转移的鉴别诊断，降低了骨显像诊断肿瘤骨转移的假阳性率。一般认为，骨骼的病变性质与病灶部位有关，如病变累及椎体和 / 或椎弓根，肿瘤骨转移可能性大，当病变累及椎小关节、棘突或椎体，呈"唇样"显像剂聚集，可考虑为退行性病变；如骨显像为热区，CT 图像表现正常者，常考虑为肿瘤骨转移；CT 表现为异常，而骨显像正常者，多考虑为良性病变。另外 CT 可将骨转移分为溶骨型、成骨型和混合型，可帮助指导治疗。

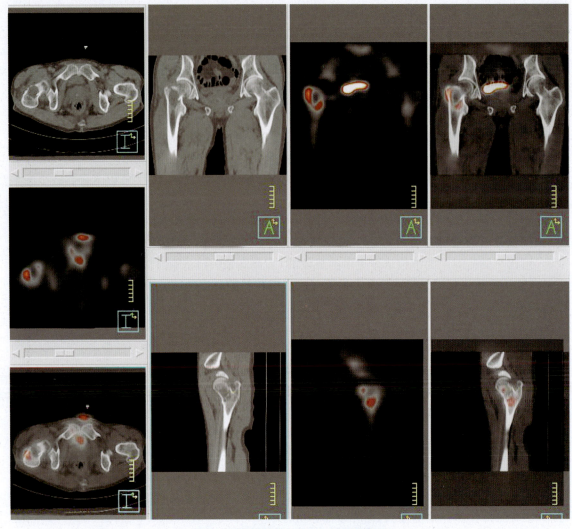

图 7-5　骨囊肿通过 CT 与转移瘤鉴别

^{18}F-NaF 骨显像类似于 ^{18}F-FDG 代谢显像，典型征象均是在 PET 显像图上出现显像剂分布异常浓聚（高代谢灶）（图 7-6、图 7-7）。^{18}F-NaF 骨显像与 ^{99m}Tc-MDP 骨显像相比具有半衰期短、骨骼系统辐射剂量小、图像分辨率高、对肿瘤检测灵敏度和特异性高等特点。特别是在检测溶骨性病灶及骨髓内的转移灶方面，且有助于 Paget 病或其他良性病变鉴别。^{18}F-FDG 代谢显像对溶骨性病灶检出的灵敏度较高，而对单纯成骨性病灶的灵敏度较低。^{18}F-FDG 显像与骨显像在诊断不同类型的肿瘤方面可互相补充。对骨转移的疗效评价方面，^{18}F-FDG 显像优于骨显像。

全身骨显像不仅可以早期发现骨转移病灶，还在对恶性肿瘤患者的临床分期、选择治疗计划、判定疗效等方面具有重要价值。对于易发生骨转移的乳腺癌、肺癌等患者应在每次治疗前常规进行全身骨显像以选择相应的治疗方案。骨转移患者在治疗过程中也要定期做骨显像，如发现已有的骨转移灶范围扩大、数目增多或放射性浓集程度进一步增高都表明病变恶化。但是少数患者在化疗或放疗后近期（2～3 个月）内可见病灶浓集显像剂增加，似有恶化，但临床上却属改善，这种不匹配的现象称为"闪烁现象"（flare phenomenon）。这种现象可能与放射性骨炎未愈、局部血流仍有增加和修复性新生骨骨盐代谢活跃有关。经过一段时间后即可消退。随访显像所获得的影像无明显变化，并不表明治疗效果差，因这类患者的生存期与影像改善者相同。

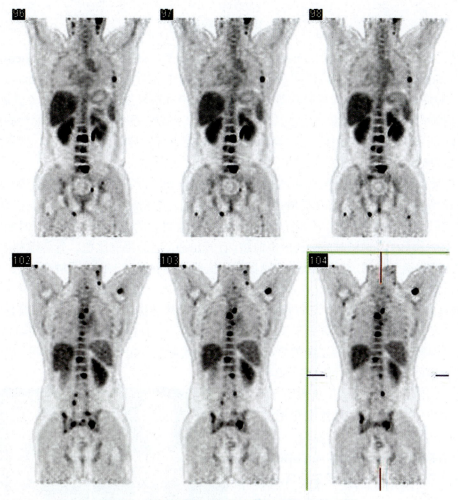

图 7-6 鼻咽癌骨骼广泛转移 ^{18}F-FDG PET 显像

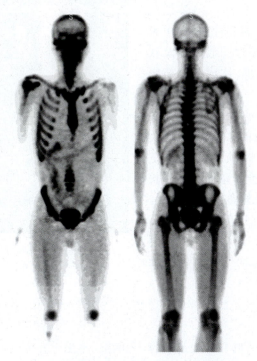

图 7-7 鼻咽癌骨转移 ^{18}F-NaF PET 骨显像

二、原发性骨肿瘤

原发性骨肿瘤（primary bone tumor）分良性和恶性两类，恶性肿瘤以骨肉瘤（osteosarcoma）、软骨肉瘤（chondrosarcoma）、尤因肉瘤（Ewing sarcoma）和多发性骨髓瘤（multiple myeloma）等较多见，良性肿瘤以骨软骨瘤、骨样骨瘤等为多见。单纯骨静态显像难以鉴别原发性骨肿瘤的良、恶性，但恶性肿瘤的动脉供血和成骨活性高于良性肿瘤，所以在静态显像上可见恶性肿瘤摄取的骨显像剂浓集明显高于良性肿瘤，在血流、血池相时显示恶性肿瘤部位血供丰富。如果病灶处没有明显的显像剂浓集，则恶性的可能性不大。

动态骨显像能综合地观察骨血供、血流分布及骨盐代谢状况，采用三时相骨显像对骨肿瘤的良、恶性进行鉴别。由于原发恶性骨肿瘤有大量血管增生、扩张，血供极丰富，因此在血流、血池相上，病变部位就表现为显像剂浓集明显增加。而良性骨肿瘤没有明显改变；在三时相显像时可利用 ROI 技术得到患 / 健侧时间 - 放射性曲线，计算出患 / 健侧摄取比值。骨恶性肿瘤血流、血池灌注患侧明显高于健侧，延迟相患 / 健侧摄取比值恶性骨肿瘤高于良性骨肿瘤，而良性骨肿瘤患侧稍高于健侧。

1. 成骨肉瘤 好发于 20 岁左右的年轻人，典型的发病部位为长骨干骺端，以股骨下端和胫骨上端较为多见。骨显像显示病变部位高度浓集显像剂，其内放射性分布不均，可见冷区，骨轮廓变形。骨肉瘤在骨显像图上显像剂增高的范围要比实际病变范围稍大（图 7-8）。成骨肉瘤中有一类骨表面的骨肉瘤，即骨膜骨肉瘤和骨旁骨肉瘤，多累及股骨远端，骨膜薄而透明，把肿瘤与骨皮质分开，在骨显像上呈现骨干外的显像剂浓集，且多数靠近干骺端。

2. 软骨肉瘤 常见于成年人，病变部位多在干骺端靠近软骨板处，常发生在骨盆（髋臼部）和四肢长骨，在显像图上很难与成骨肉瘤相鉴别。

3. 尤因肉瘤 易发生在 10～15 岁的儿童及青少年，主要侵及下肢骨和骨盆，也可累及肋骨、椎骨等部位。骨显像图显示骨及软组织内肿瘤均有显像剂浓集，比成骨肉瘤更趋均匀性分布。

4. 多发性骨髓瘤 以侵犯成年人造血性骨髓为特点，病变主要累及的部位有颅骨、肋骨、椎骨、胸骨、骨盆和股骨等，肘和膝以下骨髓极少累及。一些多发性骨髓瘤由于生长缓慢、溶骨病灶微小，在骨显像上可呈阴性。阳性病例中有 2/3 在显像图上呈单纯"热"区，1/3 呈"热"区合并"冷"区。多发性骨髓瘤的病灶以多发性为主，有较多的"冷"区也是本病的显像特点之一。

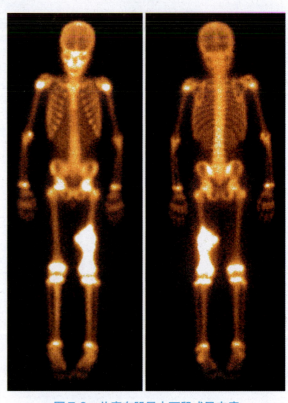

图 7-8　儿童左股骨中下段成骨肉瘤

5. 骨样骨瘤 典型表现是病变部位出现边界清楚的显像剂浓集，其周围可有弥漫性显像剂摄取增加（图 7-9）。

6. 骨软骨瘤 是良性骨肿瘤中最常见的，多单发，常见于青少年，以长骨干骺端主要是股骨远端和胫骨近端多见，骨显像图上表现为骨边缘处有显像剂摄取增高区。

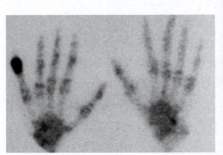
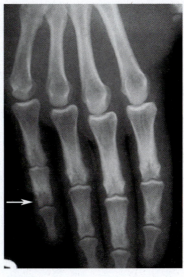

图 7-9 骨样骨瘤

7. 单发性骨囊肿 在显像图上可表现正常或呈局部显像剂摄取减低区，也可表现为沿病灶外周有显像剂摄取轻度增加。

8. 非骨化性纤维瘤 骨显像的特点为显像剂摄取增高环中有一放射性减低区，有病理性骨折时则为一显像剂摄取增高区，此病好发于青少年四肢长骨的干骺端。

三、骨显像在良性骨病方面的应用

（一）早期诊断急性骨髓炎

骨髓炎（osteomyelitis）较多见于小儿，最常发生于血流丰富的干骺端，很少累及邻近关节。骨髓炎在 X 线检查中呈阳性结果至少要在症状出现后 7～10d，而骨显像在症状出现后 1～7d 内即可显示异常。局部骨显像在急性骨髓炎发病后 24h 内因局部血流增加和代谢异常显示为放射性浓集（图 7-10）。炎症消退后，异常影像可持续半年以上，因此不宜用于观察疗效。骨显像多数情况下能对骨髓炎做出早期诊断，从而能在出现骨质破坏前进行及时治疗。但急性骨髓炎早期骨显像上可呈显像剂减少的"冷"区，其原因多由于炎细胞侵及骨髓腔，局部压力增高、血管栓塞或发生急性骨坏死所致。随病变的进展，"冷"区可被"热"区取代，在这一转变过程中，骨显像图上可出现假阴性。当临床怀疑患有骨髓炎的患者出现正常骨显像时，不能轻易排除骨髓炎的存在，应在 2～3d 后重复三时相骨显像检查或进行 ^{67}Ga 或 ^{111}In-白细胞显像。三时相影像上都在骨病变区有较局限的显像剂增高，有助于骨髓炎的早期诊断和鉴别。

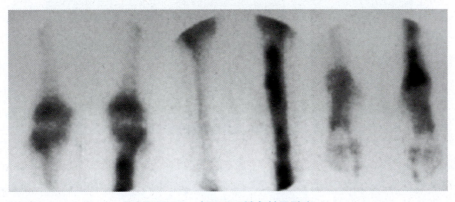

图 7-10 左胫骨下端急性骨髓炎

化脓性细菌感染后经血液播散至骨骼,开放性骨折发生了感染或邻近软组织感染直接蔓延至骨骼均可引起急性骨髓炎,而急性蜂窝织炎(acute cellulitis)常由皮肤、黏膜受伤,皮下疏松结缔组织受病菌感染所致。二者的鉴别对治疗有重要意义。临床和X线摄片鉴别困难,三时相骨显像可有助于鉴别。急性骨髓炎时,血流相、血池相和延迟相均可见病变局部显像剂异常聚集,并随时间而增浓,其显像剂消失较慢;急性蜂窝织炎血流相、血池相显像剂异常聚集,但放射性消退迅速,延迟相正常。24h延迟显像,两种病变上述差异更加明显,有助于早期诊断和鉴别诊断。

(二)骨折

X线可显示骨的解剖结构和周围软组织的变化,可显示骨皮质、骨小梁细节。因此,临床上大多数急性骨折都可依靠X线片诊断。但有些特殊部位(包括胸骨、腕骨、肩胛骨、跗骨、老年人或骨质疏松患者的近端股骨等)的创伤和骨折在X线片上很难被发现。骨显像常可发现隐蔽的骨折,并能鉴别骨折的类型,监测骨折的修复过程,探查骨折的延迟愈合和不愈合。

骨折的修复一般在创伤后24h即开始进行,在骨显像上可见到骨折愈合部位局部显像剂浓集增加。不完全骨折的典型表现是在局部弥漫性显像剂增加的背景上,出现一清晰的线形浓集影,这是骨折急性期的影像,大约持续8~12周,然后显像剂浓集程度缓慢而稳定地减低,直至骨显像最终显示正常。大多数(90%)骨折患者在创伤后2年内骨显像转为正常。由此可应用骨显像鉴别急性骨折与陈旧性骨折,急性骨折在骨显像上有明显的显像剂浓集,而陈旧性骨折显像剂摄取正常或轻度增加(图7-11)。

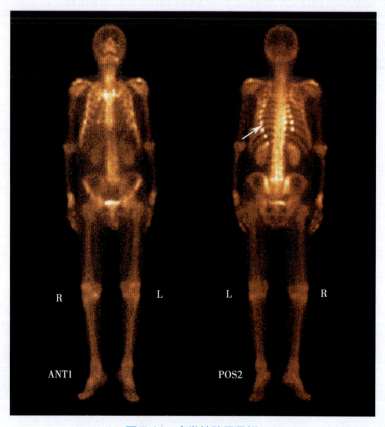

图7-11　多发性肋骨骨折

骨显像还可用于运动性创伤的诊断及治疗方法的改进。应力性骨折(stress fracture)又称行军性骨折或疲劳性骨折,常发生于军事训练、运动或劳动过程中,是一种多次超负重活动引起的骨折。应力性骨折常发生在胫骨和腓骨干、股骨颈的内侧面、跟骨、耻骨支的下面、跗骨和舟骨等部位，常累及双侧肢体，静态骨显像表现为长梭形显像剂增高区，多位于胫骨中 1/3 与远 1/3 的联结处，长度 <1/5 胫骨长度，向骨皮质横向延伸 50% 以上。累及腓骨时，最常发生在骨干的远端。在急性期（1 个月）内，血流、血池相可见显像剂增高。骨显像可比 X 线早 1～6 周发现此病变，如骨显像正常可排除应力性骨折。

（三）骨移植

骨显像不仅用于监测移植骨的血供和成活状态，还用于检查骨移植的修复速率以及诊断移植骨的并发症。骨显像可比 X 线早 3～6 周提示移植骨是否成活。骨移植早期骨显像呈显像剂冷区，以后边缘有轻微浓集，以两端明显，后期骨显像显示存活骨显像剂弥漫性增加，与健侧相似或高于健侧（图 7-12）。骨显像还可灵敏地发现骨萎缩、感染等骨移植的并发症。断层显像相对于平面显像具有较高的灵敏度，能获得高质量的图像，常用于颌面、髋臼等结构复杂部位的移植骨的监测。

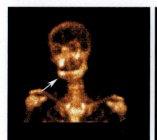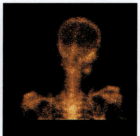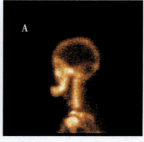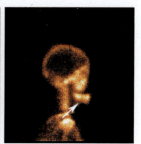

图 7-12　下颌骨移植术后（显示存活）

（四）骨无菌性坏死

骨无菌性坏死（avascular necrosis）最常发生于股骨头、远端股骨髁和肱骨头。三时相骨显像较单纯静态骨显像灵敏。在股骨头无菌性坏死早期，骨静态显像尚未出现显像剂减低区时即可出现血流相的动脉灌注减低，血池相静脉回流障碍，表现出患侧股骨头局部的毛细血管 - 血窦过度充盈。骨显像比 X 线更能早期发现骨无菌性坏死。股骨头坏死在发病 48h 内骨显像常呈阴性，以后可出现患侧股骨头部分或全部显像剂减低区，随病情发展，股骨头坏死进入血管再生和修复期，而且髋关节也逐渐发展成为骨关节炎，在骨显像上显示为股骨头显像剂缺损区周边出现显像剂增高影像，呈炸面圈样（图 7-13）。以后病情继续发展，显像剂浓集愈加明显，以至在平面像上仅显示股骨头显像剂浓集，难以诊断股骨头坏死，需进行断层显像，可出现典型的炸面圈征象。儿童特发性股骨头坏死（Legg-Calvé-Perthes 病）好发年龄为 4～8 岁，病理特征为股骨头骺的骨化核缺血性坏死，早期即症状出现的 5 周内，在骨显像上常显示患侧股骨头显像剂部分或全部缺如，部分中晚期患儿骨显像上可出现特征表现，即患侧股骨头骺（股骨头外上部）显像剂减低，髋臼部位显像剂增加。

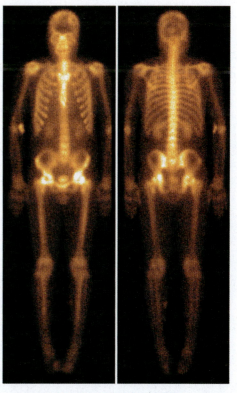

图 7-13　双侧股骨头坏死

（五）代谢性骨病

代谢性骨病（metabolic bone disease）是指一组以骨代谢异常为主要表现的疾病，如原发性甲状旁腺功能亢进症、骨质疏松症、肾性骨营养不良综合征、畸形性骨炎等。通常弥漫性累及全身骨骼，并伴有血清甲状旁腺激素的升高（骨质疏松除外）以及骨转换率的增高。在骨显像上显示全身各部位骨骼摄取显像剂明显增多，骨与软组织显像剂对比度很高，形成了代谢性骨病的特征影像：①全身骨骼显像剂摄取对称性增加；②颅骨和下颌骨的显像剂浓集尤其明显；③肋软骨连接处显像剂浓集呈串珠状；④胸骨柄和胸骨体侧缘的显像剂摄取增多，呈领带样的胸骨影，即"领带征"（tie sign）；⑤散在的假性骨折表现，包括椎体压缩性骨折；⑥肾影变淡或消失；⑦延迟显像时骨显像剂存留率明显增高；⑧有时可见肺、胃等软组织钙化影。各种代谢性骨病在骨显像上又有其自身的特点。

1. 原发性甲状旁腺功能亢进症（primary hyperparathyroidism） 疾病早期骨显像多正常。随病程进展，可见颅骨、颜面骨、颌骨和关节周边等处显像剂浓集，骨与软组织显像剂比值增高，以及有病理性骨折和软组织钙化灶等代谢性骨病的特征影像。

2. 骨质疏松症（osteoporosis） 早期患者如果未发生骨折，骨显像常呈阴性。部分患者骨显像可见到全身骨骼普遍性的显像剂摄取增加。急性失用性骨质疏松症患者的下肢在骨显像上显示有弥漫性的显像剂摄取增加，而在瘫痪肢体中摄取增高更常见。严重的骨质疏松患者的骨显像图显示弥漫性的显像剂摄取减少，常见中轴骨和附属骨出现显像剂"洗脱斑样"征象（wash-out pattern）。

3. 骨质软化症 几乎所有代谢性骨病的特征影像都可在本病的显像图上看到。中轴骨显像剂浓集显著，但更常见的是长骨（尤其是下肢骨）两端显像剂对称性浓集及呈铁轨状的骨皮质浓集。此外还有下颌骨、颅骨的显像剂摄取显著增加等。进展期的骨软化症常发生假性骨折，对称地分布于肩胛骨、股骨颈、骨盆和肋骨。

4. 肾性骨营养不良综合征 代谢性骨病的特征表现在其骨显像图上最为明显，如超级骨显像、下颌骨浓集、肋软骨串珠征、胸骨领带征等。尤其是透析以后，这种特征更加显著。病程长、病情重的患者可发生骨质软化，以椎体多见，在骨显像上显示脊椎骨弥漫性显像剂增高的背景下有线状显像剂浓集区，也可见有软组织钙化灶。

5. 畸形性骨炎（Paget disease） 多发生于骨盆和肋骨等部位，可累及骨的全部或大部分。骨显像在病变的溶骨和成骨期呈阳性，比X线更能早期诊断，但在硬化期呈阴性，不如X线片。骨显像的特点是显像剂浓集异常明显，聚集量高于正常骨骼近6～15倍，边界整齐，骨外形增宽或弯曲。

6. 肺性肥大性骨关节病 多见于肺癌、纤维囊性病和肺转移癌患者，主要是骨膜新骨形成，好发部位是四肢骨，骨显像的特点是对称性骨皮质外表显像剂增高，呈纵向线状，称"双轨征"（图7-14），50%的髌骨也显影。有少数肺癌患者是由于骨痛进行骨显像发现这种典型征象后，才进行X线胸片诊断。肺癌切除后，这种骨关节病好转，肺癌复发后又再出现。

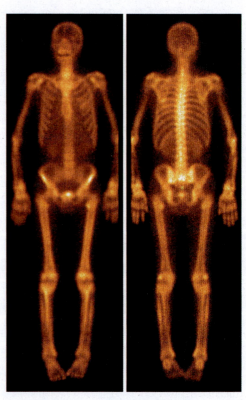

图7-14　肺性肥大性骨关节病

四、骨关节显像在骨关节疾病中的应用

1. 类风湿关节炎　骨显像能一次全身显示类风湿关节炎受损的部位和范围。早期类风湿关节炎（rheumatoid arthritis，RA）的关节和软骨尚未破坏时，局部仅充血、水肿，有单核细胞、淋巴细胞和浆细胞浸润，纤维蛋白渗出，即可见到累及的关节显像剂异常浓集，能早于 X 线摄片发现病灶。表现为整个腕部弥漫性显像剂浓集增高，指骨、趾关节或掌指关节区显像剂浓集。常出现多发的小关节异常浓集区（图 7-15）。晚期或慢性类风湿关节炎时关节显像与骨关节炎相似。

2. 滑膜炎　关节炎时常有滑膜的病理改变，可表现为增殖型滑膜炎（synovitis），是骨性关节炎常见的共同特性。可以有大量的滑膜增殖、水肿，关节液增多；亦可表现为纤维型滑膜炎，关节液少量。剥脱的软骨片及骨质增生刺激滑膜引起炎症，促进滑膜渗出。早期只有 $^{99m}TcO_4^-$ 关节显像呈阳性，阴性结果可除外活动性炎症。随着炎症的进展，^{99m}Tc-MDP 关节显像呈阳性，晚期 X 线摄片也显示阳性。三者结合对判断病期很有必要。

3. 强直性脊柱炎　强直性脊柱炎（ankylosing spondylitis，Marie Strümpell disease）是脊柱的慢性进行性炎症，侵及骶髂关节、关节突、附近韧带和近躯干的大关节，导致纤维性或骨性强直和畸形。早期常

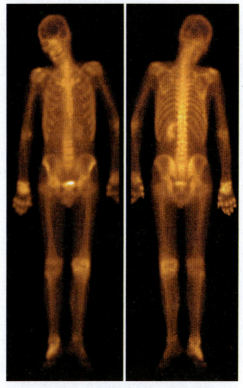

图 7-15　类风湿关节炎全身骨显像

从骶髂关节的下 1/3 开始受累，以后逐渐累及整个骶髂关节，双侧骶髂关节对称性显像剂浓集，呈"鹰眼征"，晚期脊柱自上而下呈"带状"放射性增高。用计算机的 ROI 技术定量测定骶髂关节与骶骨的显像剂摄取比值可早期诊断，其灵敏度高于 X 线，同时也是评价其疗效的灵敏指标。

4. 骨关节炎或退行性关节病　关节显像的特征性表现是第 1 腕掌关节显像剂明显异常浓集，并可见到更多关节受累，远端指 / 趾间关节显像剂浓集也可提高。髋关节髋臼呈现弧形显像剂异常浓集，常表示髋关节骨性关节炎。膝关节骨性关节炎显像剂异常浓集多在内翻或外翻畸形关节受力的一侧，常伴有髌骨显像剂异常浓集，即热髌征（hot patella sign），但"三时相"检查时血流、血池无异常。

化脓性关节炎"三时相"均阳性。故浓集区出现的部位、数目、显像剂浓集量及形态表现对关节显像早期诊断和鉴别诊断关节疾病提供帮助，结合临床整体考虑。青年人或肥胖者承重关节易发生骨关节炎，多在关节内侧区出现显像剂异常浓集，比如胫骨上端内侧缘可有明显显像剂异常浓集。

在治疗过程中，做关节显像（^{99m}Tc-MDP 更灵敏）观察病变关节显像剂浓集程度，可评价药物的疗效，用半定量分析方法作为对疾病治疗前后及随访观察的指标。X 线片显示关节间隙缩小，关节边缘有骨赘形成，后期骨端变形，关节表面不平整，边缘骨质增生明显。软骨下骨有硬化和囊腔形成，伴滑膜炎时髌下脂肪垫模糊或消失。

5. 人工关节显像　多用于观察人工股骨头的改变，人工关节术后 3～9 个月内，人工关节周围的骨质出现显像剂异常浓集，表明人工关节有松动或感染。X 线摄片不易发现，可以进行三时相骨显像，还可用 ^{67}Ga 显像，^{111}In- 白细胞显像或 ^{99m}Tc- 白细胞显像，进一步检查，以鉴别松动和

感染。三时相骨显像是判断骨移植是否成活更为敏感、特异的检测方法。血流相、血池相显像剂明显浓集或正常,延迟相显像剂浓集,表明移植骨成活、血运良好。如三时相骨显像均表现移植骨明显显像剂浓集少或无显像剂,且持续存在,提示移植骨未成活。如血流相、血池相无放射性分布,延迟相少许放射性,表示移植骨供血不良,可能为血管内血栓形成所致。

股骨头坏死后常做人工关节形成术,术后用三时相骨显像可观察人工关节是否有并发症发生,常见的是人工关节的松动、感染、关节旁新生骨等。在没有并发症发生时常表现为患侧股骨头区域(大小转子和髋臼)血流相、血池相均正常,未见到显像剂增高区。发生人工关节松动时可以出现血流相正常,血池相正常或显像剂摄取增加,延迟相人工关节附近骨组织显像剂异常浓集;人工关节伴感染的三时相显像表现为血流相、血池相和延迟相人工关节周围显像剂异常浓集。显像剂浓集可呈灶性和/或弥漫性。

人工关节形成术后发生并发症,有时通过三时相显像很难鉴别是由于关节松动还是感染所致异常,临床上还可进一步检查,如用 ^{67}Ga 显像或 ^{111}In 标记白细胞显像来帮助鉴别。在关节旁有局部放射性增加可能是关节旁异骨形成。

6. 膝关节病 骨的膝关节 SPECT 显像对软骨损伤、关节炎、半月板损伤等引起的膝关节痛起到筛选检查作用,且有较高的灵敏度,是一种非创伤性方法,同时对膝关节镜的检查起到"导向"作用。

本章小结

放射性核素骨显像在诊断骨骼疾病方面具有灵敏度高、价廉、简便等优点,目前已成为临床核医学最具优势的项目之一。放射性核素骨显像可以进行全身扫描而不增加额外的辐射剂量,对全身骨骼和病变的血流、代谢情况进行评价,在恶性肿瘤骨转移、原发骨肿瘤、代谢性骨病、缺血性骨坏死、移植骨存活的监测、关节疾病等方面发挥着重要的作用。近年来,SPECT/CT、PET/CT 等图像融合技术的发展和应用,在评价血流和代谢的同时结合解剖结构的改变情况,对提高诊断的灵敏度、特异性和准确性方面有了更大的提升,临床应用更加广泛。

思考题

1. 放射性核素显像的基本原理是什么?有哪些不同的显像方法?
2. 多发骨转移瘤的典型图像特征有哪些?
3. 超级骨显像的常见病因有哪些?
4. 放射性核素骨显像应用于原发性骨肿瘤的主要优势有哪些?
5. 融合显像的优势有哪些?

(韩星敏)

第八章 心血管系统显像

1926 年，美国波士顿的内科医生 Blumgart 等使用放射性核素氡进行血液循环方面的研究，开创了核技术在心血管系统中的应用先例。近三十年来，核医学心血管系统显像在美国等西方国家得到极大发展，目前已经成为心血管疾病特别是冠心病体外无创伤检查中不可或缺的方法之一，在美国和欧洲等制订的指南与共识中得到充分的肯定和推荐，已形成核心脏病学这一门系统性的学科。核心脏病学内容丰富，主要包括心肌灌注显像、心肌代谢显像、心血池显像和心功能测定、心肌凋亡显像和心脏神经受体显像等。其中，核素心肌灌注显像和 ^{18}F- 脱氧葡萄糖（FDG）心肌代谢显像是公认的评价心肌缺血和存活心肌的检查方法，在多种心脏疾病的临床诊疗中发挥着重要作用。

第一节　心肌灌注显像

心肌灌注显像（myocardial perfusion imaging，MPI）是核心脏病学中最重要也是最常用的显像技术，可用于可疑冠心病的诊断及鉴别诊断、已确诊冠心病患者心肌缺血范围、程度的评价，冠心病危险分层、预后评估及疗效评价，心肌病的诊断及鉴别诊断以及冠脉微血管疾病的诊断等方面，是判断心肌缺血患者的严重程度以及是否需要进行介入诊疗的关键评价指标。

一、显 像 原 理

正常或有功能的心肌细胞可以选择性摄取某些放射性核素或核素的标记物，不仅心肌组织局部放射性药物的蓄积量与局部心肌的血流量呈比例关系，而且心肌细胞摄取心肌灌注的显像药物需要依赖心肌细胞本身功能和活性。MPI 正是利用心肌细胞的这一特性，借助核医学显像设备（γ 照相机、SPECT 或 PET）等体外射线探测仪器进行心脏断层或平面显像。正常和有功能的心肌组织显影，而坏死的心肌组织和缺血心肌组织不显影（缺损）或影像变淡（稀疏），从而达到了解心肌供血和诊断心脏疾病的目的。

二、显 像 剂

心肌灌注显像的显像剂包括单光子类显像剂和正电子类显像剂，前者主要包括氯化亚 ^{201} 铊（$^{201}TlCl$，^{201}Tl）、^{99m}Tc- 甲氧基异丁基异腈（^{99m}Tc-methoxyisobutylisonitrile，^{99m}Tc-MIBI）及替曲膦（^{99m}Tc-tetrofosmin，^{99m}Tc-TF）等，后者主要包括 ^{82} 铷（^{82}Rb）、^{15}O 水（^{15}O-H_2O）和 ^{13}N 氨水（^{13}N-NH_3）等。

（一）单光子类显像剂

1. ^{201}Tl　^{201}Tl 为加速器（cyclotron）生产药物，价格偏高，相对不易获得，物理半衰期为 73h，主要通过电子俘获（electron capture）方式进行衰变，释放 69～83keV 的特征 X 射线并用于显像。^{201}Tl 是 K^+ 的类似物，经静脉注射后，其在组织和亚细胞的分布类似于 K^+，细胞摄取 ^{201}Tl 的能量约 60% 依赖于 Na^+-K^+ 泵和 Na^+-K^+ ATP 酶活力。^{201}Tl 被心肌组织首次通过的摄取与局部心肌血流量成正比，反映了局部心肌血流灌注情况；在平衡状态时其分布情况与局部 K^+ 池相当，可以反映存活心肌数量。^{201}Tl 心肌灌注显像的一个独特优势是一次静脉注射后能获得静息和延迟心肌灌注显像，这一特点是因为 ^{201}Tl 具有"再分布"（redistribution）现象。再分布是指正常心肌对

169

^{201}Tl 的清除在 2h 内可达 30%，但是缺血心肌在这段时间内的清除明显减少，甚至不断摄取显像剂，导致 2h 后的延迟显像缺血部位显像剂分布增多，使早期显像中缺血部位的放射性稀疏或缺损消失或明显减轻。缺点：一是射线能量较低导致显像能量窗中散射分数增加，容易造成衰减；二是半衰期较长造成噪声增加，影响图像质量。

2. ^{99m}Tc 标记的化合物 由于 ^{99m}Tc 具有较好的理化性质适用于 SPECT 显像，加之其通过发生器获得、制备方便，故临床应用最多，主要包括以下几种。

（1）^{99m}Tc-MIBI：^{99m}Tc-MIBI 属于异腈类化合物，是一种脂溶性、小分子的单价阳离子，静脉注射后可通过扩散方式进入心肌细胞，与细胞线粒体相结合。由于 ^{99m}Tc 的理化性质优越，可用的剂量较大、图像质量较高，故适合于断层显像和心电图门控图像采集。^{99m}Tc-MIBI 也可通过静息和负荷状态下的显像来判断心肌血流灌注和存活心肌情况，但无"再分布"现象，完成两次显像需分两次注射显像剂。局部心肌血流量和每克心肌摄取的放射性数量呈线性关系，但心肌摄取分数较 ^{201}Tl 低（分别为 66% 和 85%），在较低水平血流情况下，心肌摄取对 ^{99m}Tc-MIBI 的影响较 ^{201}Tl 明显。^{99m}Tc-MIBI 主要通过肝胆系统和泌尿系统代谢和排除，患者注射显像剂后 30min 进食脂餐（牛奶或煎鸡蛋等）可加速排泄，减少邻近脏器摄取 ^{99m}Tc-MIBI 对心肌影像的干扰。

（2）^{99m}Tc-TF：^{99m}Tc-TF 是一种脂溶性、正电荷的二膦络合物，其在心肌内的动力学分布与 ^{99m}Tc-MIBI 类似，静脉注射后即通过被动扩散被心肌细胞所摄取，可在 4h 内保持稳定，无明显"再分布"现象，主要通过肾脏和肝胆系统代谢和排出。^{99m}Tc 标记替曲膦无需煮沸加热，适合进行一日法显像。

（二）正电子类显像剂

1. ^{82}Rb 与 ^{201}Tl 相似，^{82}Rb 也是 K$^+$ 的类似物。心肌摄取 ^{82}Rb 的多少同样受局部血流灌注、K$^+$ 水平、Na$^+$-K$^+$ ATP 酶的活力以及膜结构完整性的控制。^{82}Rb 可通过发生器（^{85}Sr/^{82}Rb 发生器）获得，半衰期为 125min，其发射出的正电子的能量较高，穿透能力要强于其他发射正电子的同位素，导致图像的分辨率相对较差；^{82}Rb 的图像噪声也较大，会影响图像的分辨率、降低图像质量。

2. ^{15}O-H$_2$O 由加速器生产，半衰期为 2min，在血流量为每分钟（80~100ml）/100g 条件下，首次通过摄取率为 96%，心肌对 ^{15}O-H$_2$O 的摄取与冠脉血流量成良好的正相关。

3. ^{13}N-NH$_3$ 由加速器生产，物理半衰期为 10min，心肌摄取率为 83%，中性、脂溶性的 NH$_3$ 通过扩散快速通过细胞膜。^{13}N-NH$_3$ 自 1972 年起就开始作为 PET 心肌灌注显像的显像剂，静息及负荷显像可在一日内完成，可用于门控心肌灌注显像的采集及心肌血流的定量分析。

三、显 像 方 法

（一）平面图像采集

多体位平面图像采集，主要包括前后位（ANT）、45°左前斜位（45° LAO）、70°左前斜位（70° LAO）和左侧位（L.Lat）等，配低能高分辨率或低能通用型平行孔准直器，采集矩阵 128×128，能窗选择应根据各自的 γ 照相机系统寻找能量峰值，上下窗宽各为 20%，每个体位的图像累积计数应≥500 000。现在逐步被 SPECT 及 PET/CT 显像所取代。

（二）单光子发射计算机断层显像（SPECT）

受试者常规取仰卧位，双臂上举并固定，配低能高分辨率准直器，能窗的选择与平面图像采集相同，采集矩阵 64×64，采集范围多从右前斜 45°到左后斜 45°，共 180°。首选自动贴近体表的非规则旋转轨迹采集，每 6°一步采集投影一次，共采集 30 帧，每投影采集计数应＞100 000。如使用透射衰减校正时，系统自动打开 γ（或 X）线透射源进行透射图像采集。采用仪器自带的滤波反投影法或迭代法进行断层图像重建，重建前可根据需要对原始采集图像进行位移和时间校正。投影滤波函数一般选用 Butterworth 滤波，截止频率和陡度因子的选择应根据 SPECT 系统的不同略有差别，根据各自仪器条件选择最适合的参数，重建（图 8-1）后获得心脏短轴、垂直长轴和水平长轴的断层图像（图 8-2）。

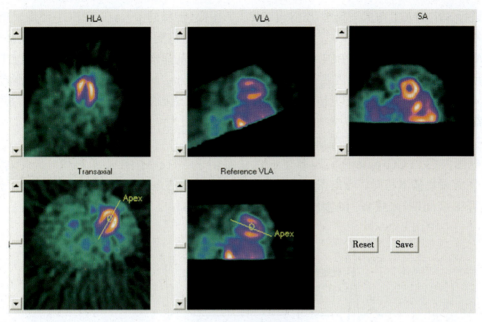

图 8-1 心脏重建图

由于心脏长轴和人体长轴存在一定角度,利用随机软件可以调整心脏长轴的位置和角度,再据此断层后获得不同断面的断层图像。HLA,水平长轴;VLA,垂直长轴;SA,短轴;Apex,心尖。

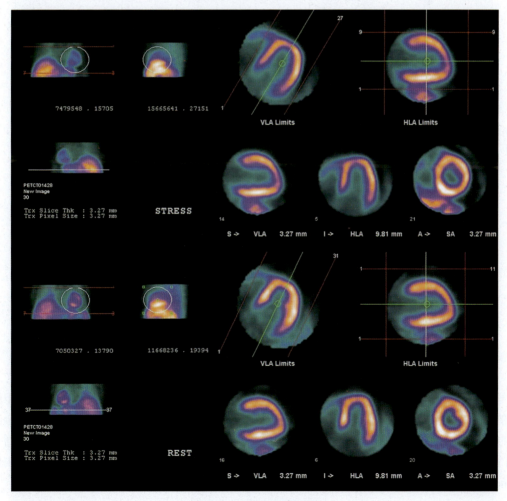

图 8-2 心脏不同断面图

将心脏重建后进行断层,分别获得短轴(SA)、垂直长轴(VLA)和水平长轴(HLA)三个断面图像。

171

在进行 SPECT/CT 图像采集时，先采集 SPECT 图像（步骤同上）。在 SPECT 图像采集后，启动 CT 图像采集，管电压 140kV，管电流 25mA。再使用随机配备软件进行 CT 图像衰减矫正或 SPECT/CT 图像融合。目前 SPECT/CT 融合设备所带 CT 从非诊断级 CT 到 64 层以上 CT 不等，均可以用于衰减矫正。如果只需要行冠脉钙化积分（coronary artery calcium scoring）测定时，至少需要 4 层以上 CT（推荐 6 层以上）；如果要完成 CT 血管造影（CTA）时，至少需要 16 层以上的 CT（推荐 64 层以上 CT）。

（三）心电图门控 SPECT 采集

心电图门控（ECG-gated）心肌断层显像法多用于 ^{99m}Tc-MIBI 心肌显像，其采集参数与 SPECT 图像采集基本相同。心电图门控是指首先通过获取心电图 R 波作为采集触发信号，每个心动周期（R-R 间期）采集 8~16 帧图像再将其叠加（图 8-3）。

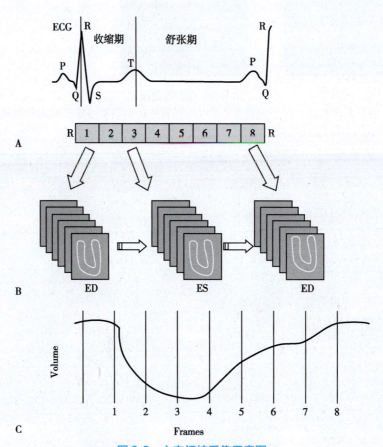

图 8-3　心电门控采集示意图

以心电图 R 波作为采集触发信号，每个心动周期内采集多帧图像，再将其叠加成一个心动周期，并获得时间放射性曲线。

与单纯的 SPECT 断层成像相同，重建获得心脏各断层的血流灌注图像。门控分析使用随机配置的 QGS、QPS 等专用软件进行，以获得舒张末期（end diastolic，ED）、收缩末期（end systolic，ES）的图像和时间容积曲线（volume time curve），计算获得室壁运动（wall motion）、室壁增厚率（wall thickening）等信息以及左室射血分数（left ventricular ejection fraction，LVEF）、舒张末期容积（end diastolic volume，EDV）、收缩末期容积（end-systolic volume，ESV）等参数（图 8-4）。

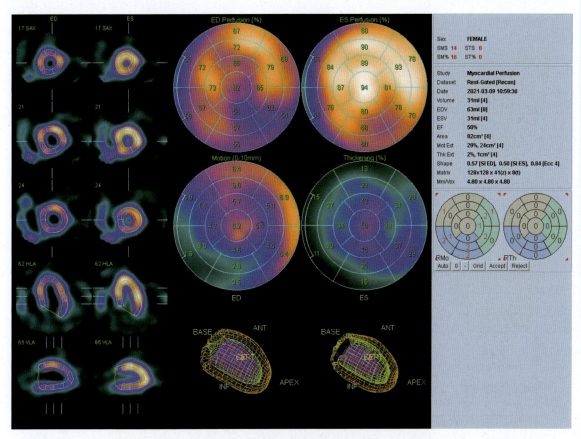

图 8-4 心电图门控采集所得信息
包括射血分数、舒张末期容积、收缩末期容积、室壁增厚率等。

（四）正电子发射断层显像（PET）

主要利用符合线路和电子准直的原理，正电子的放射性核素在衰变时发生湮灭辐射后会产生两个方向相反、能量相等（511keV）的 γ 光子，利用体外显像设备对其进行探测，具有较高的计数效率和统计学可靠性，可进行动态和静态采集。而且，PET 采集时常规使用散射校正和透射校正，也有效地减少了组织衰减等对图像所造成的影响。目前单纯的 PET 已基本被 PET/CT 所取代，可在 PET 图像采集前或后进行 CT 图像采集，将后者用于衰减矫正，并可用随机附带软件进行同机图像融合。PET/CT 分辨率高，可实现心肌血流绝对定量检查，用于评估心肌静息状态、最大充血负荷状态的微循环血流量及心脏储备能力，从生理功能角度评估心肌血流情况。同时获得心功能参数：EDV、ESV、LVEF、室壁运动、室壁增厚率、室壁收缩同步性；各室壁静息及负荷冠脉血流量；冠脉血流储备等（图 8-5）。因此能更准确判断心肌有无缺血或梗死，评估心肌异常的严重程度及异常面积，从而指导临床治疗（图 8-6）。

PET 心肌血流绝对定量检测适用于以下情况。

1. 冠脉造影或 CTA 检查正常或表现为非阻塞病变，冠脉形态学检查与临床诊断或临床症状不一致：如以往的"X 综合征"、冠脉 PCI 或旁路移植术后仍然有心脏症状等。

2. 慢性冠脉综合征患者择期再血管化前罪犯血管的定位及治疗决策的指导。

3. 冠脉狭窄临界病变患者治疗决策（支架，旁路移植术，还是强化口服药物治疗）的指导。

4. 血管病危险人群（如糖尿病、高脂血症、高血压病、吸烟、睡眠呼吸暂停综合征、肿瘤放化疗后等）的早期内皮功能损伤微循环评估及危险分层。

5. 多支冠脉病变表现为均衡型血流减低患者的微循环评估。

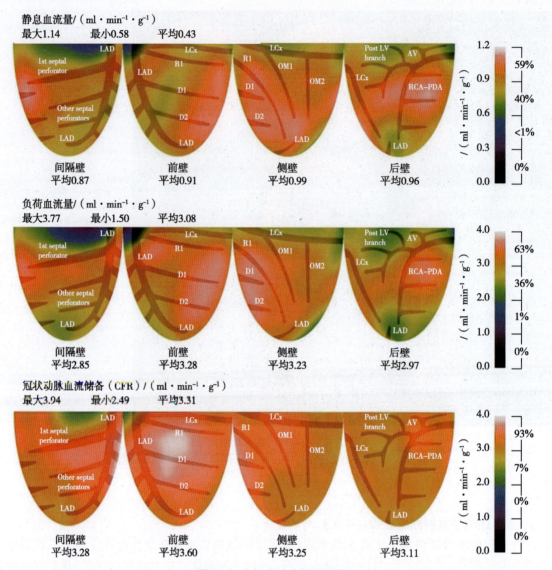

图8-5 心肌血流定量分析图

从上到下分别是静息血流量、负荷血流量及冠脉血流储备的最大值、最小值及平均值，精准地给出了个体化的微循环情况。用伪彩的方式直观展示左室四个壁的心肌血流情况，直观易懂，可重复性好。

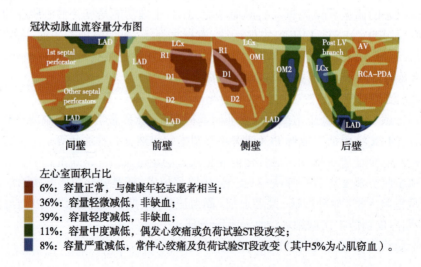

冠状动脉血流容量分布图

间壁　　　前壁　　　侧壁　　　后壁

左心室面积占比

■ 6%：容量正常，与健康年轻志愿者相当；
■ 36%：容量轻微减低，非缺血；
■ 39%：容量轻度减低，非缺血；
■ 11%：容量中度减低，偶发心绞痛或负荷试验ST段改变；
■ 8%：容量严重减低，常伴心绞痛及负荷试验ST段改变（其中5%为心肌窃血）。

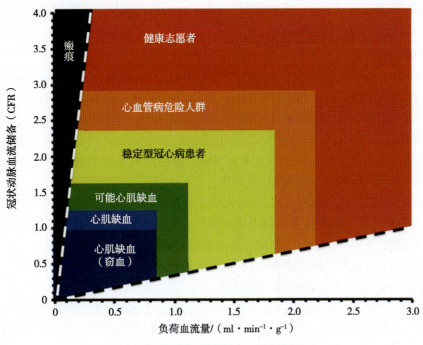

图 8-6　冠脉血流图及临床危险度分层

6. 临床可疑冠状动脉微血管病变的筛查、确诊冠脉微血管病变患者的治疗检测随访。

7. 肥胖人群、传统 SPECT 心肌灌注显像结果难以定性等。

血流图内叠加了冠脉 2～3 级分支数据库，可以准确定位犯罪血管，有针对性的指导支架或旁路移植术的操作，结合近 7 000 例的临床随访观察，给出了确切的非缺血、缺血、瘢痕等诊断。不同颜色代表不同的病理状态，如表 8-1 所示。

表 8-1　冠脉血流容量不同颜色所代表的临床意义

颜色	心肌血流	临床意义
红色	正常	检查志愿者
橘色	轻微减低	具有心血管病危险因素的人群
黄色	轻度减低	可疑冠心病人群
绿色	中度减低	缺血可能性大
蓝色	重度减低	确定缺血
深蓝色	心肌窃血	心肌缺血，常与侧支循环有关
黑色	心肌瘢痕	陈旧性心肌梗死

四、负荷试验

（一）负荷试验的生理基础

由于冠脉的代偿性适应，冠脉狭窄初期心肌灌注仍可维持正常水平，甚至有些冠心病患者即使冠状动脉存在明显狭窄（70%～80%），在静息状态下心肌灌注显像仍无明显异常。但是在负荷状态（运动、情绪激动或使用增强心肌收缩力的药物等）下，心肌的耗氧量和 / 或冠脉血流量明显增加，正常冠脉血流量最大可增加 3～5 倍，正常冠脉血流量明显增加，狭窄冠脉血流量轻度增加或不增加，此时严重狭窄的冠脉血流便会相对减低，这就使得静息状态下显像正常的病变冠脉血流供应区得以暴露，从而达到诊断目的。

（二）负荷试验类型

1. 运动试验 心肌灌注显像时的负荷试验首选运动负荷试验，一般采用平板试验（treadmill test）或踏车运动试验（bicycle exercise test）。在运动达到预计心率（最大心率的85%，相当于190－年龄）或终止指标时，静脉注射显像剂并继续运动1min后择期进行显像。^{99m}Tc-MIBI一般在静脉注射显像剂后1～1.5h采集图像，评价有无负荷下心肌缺血，如必要可在第二天加做静息显像，判断缺血是否可逆。^{201}Tl则通常在负荷高峰时静脉注射显像剂后的5～15min进行早期显像，延迟3～4h再以同样条件进行"再分布显像"，了解有无可逆性心肌缺血。

（1）运动试验的适应证和禁忌证：运动负荷心肌显像的适应证为冠心病、不明原因的胸痛、心肌缺血和心肌梗死的诊断及需要了解心脏储备功能者。禁忌证包括心脏功能严重受损、心衰、近期心肌梗死（48h内）、不稳定型心绞痛（unstable angina）、严重高血压（收缩压＞180mmHg）、低血压（收缩压＜90mmHg）、严重心律失常、严重肥胖以及存在下肢运动障碍等。

（2）运动试验的方法、终止指标和注意事项。

1）运动试验步骤：①运动前需完善心电、血压监护并予记录，建立静脉通路；②按预定负荷方案逐级进行，实时记录心电图和血压；③达到预计心率时静脉注射显像剂，同时记录心电图，继续运动1min；④停止运动后继续记录心电图和血压，记录运动过程中出现的各种症状和体征，比较运动前后心电图变化，判断运动试验结果。

2）终止运动试验的指标：①达到预计心率；②心电图ST段抬高≥0.1mV或压低大于0.2mV；③发生心绞痛；④血压下降大于10mmHg或过高超过210mmHg；⑤出现严重的心律失常；⑥劳累无法坚持。

3）注意事项：①监护运动试验的医生需为心脏科医生或经过心脏科培训、完成心脏科轮转的核医学科医生；②实验室需配备必要的抢救药品和抢救设备，如硝酸甘油、毛花苷C和心电除颤器等；③运动量要达负荷量，否则易造成假阴性。

2. 药物负荷试验 对于不能或不宜进行运动负荷试验的患者可行药物负荷试验。常用的负荷药物包括扩张冠脉血管型药物及耗氧型药物，前者有双嘧达莫、腺苷及ATP，后者有多巴酚丁胺及去甲乌药碱。双嘧达莫和腺苷在标准剂量下可增加3～5倍的冠脉血流，达到与运动负荷相似的效果，临床上应用较多。

（1）药物负荷试验的适应证和禁忌证：扩管型药物（双嘧达莫、腺苷及ATP）负荷试验的适应证为：不能运动或运动量不能达到要求的患者；有左束支传导阻滞（left bundle-branch block，LBBB）或安装起搏器者；年老体弱、有下肢疾病、冠脉手术或溶栓治疗后进行疗效观察及预后评估等。禁忌证除了运动试验的禁忌证外，还有二度以上房室传导阻滞、窦房结疾病、支气管哮喘及药物过敏等。多巴酚丁胺负荷试验主要用于不能行运动负荷试验且有支气管痉挛性疾病的患者。

（2）药物负荷试验的方法、终止指标和注意事项

1）双嘧达莫负荷试验步骤：①检查前48h内停用氨茶碱类药物，忌用咖啡因类饮料或食物；②运动前需完善心电、血压监护并予记录，建立静脉通路；③通过三通管静脉缓慢推注双嘧达莫0.14mg/（kg·min），3min后静脉注射显像剂，然后继续推注双嘧达莫1min，实时记录心电、血压及试验过程中出现的症状和体征；④注射完成后让患者坐起，以减少肺部血容量。药物负荷试验的终止指标和注意事项基本同运动负荷，实验室还必须备有氨茶碱等。

2）腺苷负荷试验步骤：①检查前停用双嘧达莫及氨茶碱类药品，检查当日忌用咖啡和茶等；②完善心电、血压监护，建立静脉通道；③静脉匀速滴注（宜用输液泵给药）腺苷0.14mg/（kg·min）共6min，在满3min时静脉注射显像剂；④滴注腺苷前后记录心电图、血压及症状、体征。腺苷的

副作用包括面部潮红（37%）、胸痛（35%）和呼吸急促等，由于腺苷的代谢很快，因此副作用持续的时间也很短（多＜1min），多数情况下减慢静脉输注速率和／或缩短输注时间即可缓解。

3）多巴酚丁胺负荷试验步骤：①检查前 24h 停用 β 受体阻滞剂；②完善心电、血压监护，建立静脉通道；③静脉给药（宜用输液泵）从 5μg/（kg·min）开始，每 min 增加一级（5μg），最大量可达 40μg/（kg·min），此时静脉注射显像剂，随后继续滴注多巴酚丁胺 1min。多巴酚丁胺的副作用包括室上性和室性心律失常（6%）、心悸（40%）、胸痛（20%）、气短（17%）和头痛（15%）等。

五、图 像 分 析

（一）正常图像

心肌灌注断层影像（图 8-7）可分为：①短轴断层图像（short axis slices，SA），指垂直于心脏长轴自心尖向心底（或反之）的依次断层影像，若第一帧为心尖图像则最后一帧为心底部图像，可显示左室前壁、前间壁、前侧壁、后侧壁、下壁和后壁等；②水平长轴断层图像（horizontal long axis slices，HLA），指平行于心脏长轴由膈面向上（或反之）的断层影像，可显示左室心尖、间壁和左室侧壁等；③垂直长轴断层图像（vertical long axis slices，VLA），指垂直于上述两个层面的、由室间隔向左侧壁（或反之）的依次断层影像，可显示左室前壁、下壁、心尖和后壁等。正常情况下，无论是负荷后还是静息状态下心肌灌注图像，心肌的显像剂分布较均匀，不同室壁的放射性

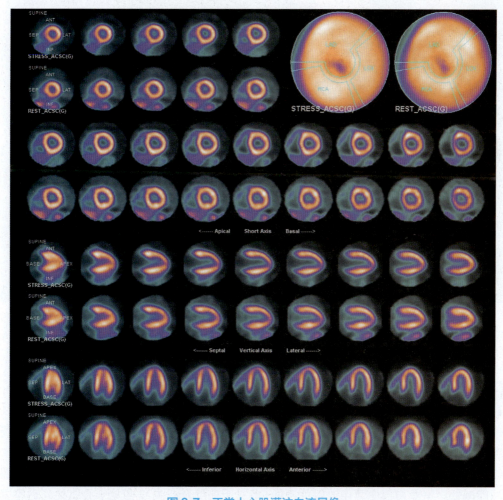

图 8-7　正常人心肌灌注血流显像
单数排为负荷图像，双数排为静息图像，1～4 排为短轴断层图像（SA），5～6 排为垂直断层图像（VLA），7～8 排为水平断层图像（HLA）。

计数分布变化不超过 20%，左室心肌轮廓清晰，而右室心肌影像较淡或不显影。负荷后影像与静息时影像的放射性分布基本一致，有时右室静息状态下影像显示不清，但负荷后可见显示。

靶心图（图 8-8）或称"极坐标靶心图"，是将短轴断层影像自心尖部展开后形成的二维同心圆图像，计算左室各壁显像剂分布的相对百分数再以不同颜色显示。靶心图的作用包括半定量显示心肌缺血的程度，将患者靶心图上各部位放射性计数与数据库的正常值比较。也可将两次显像的结果相减后放在一个靶心图上（例如静息和负荷、治疗前后等），称为相减靶心图（图 8-8），若部位显示为空白则说明两次显像时该部心肌血流无变化。此外，靶心图也可以直观地了解受累血管和范围，通常情况下，左前降支（left anterior descending，LAD）主要支配左室前壁、前间壁、前侧壁和心尖部的血供，左回旋支（left circumflex，LCX）主要支配后侧壁的血供，右冠状动脉（right coronary artery，RCA）主要支配左室下壁、后间壁、后壁和右室的血供。将靶心图与冠脉供血区域进行匹配，即可通过靶心图推断病变血管的部位和范围。

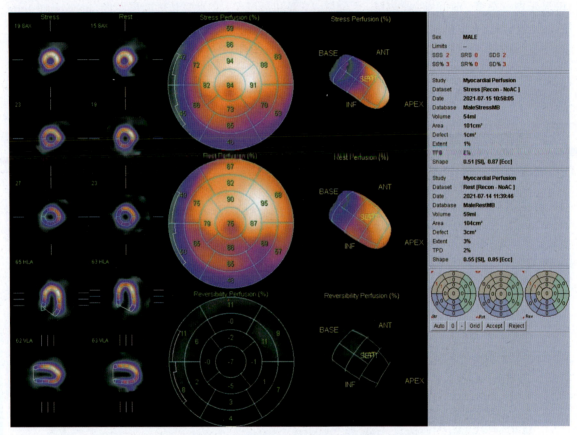

图 8-8　正常人极坐标靶心图及相减靶心图
第 1 列为 ^{99m}Tc-MIBI 负荷血流灌注靶心图，第 2 列为静息血流灌注靶心图，第 3 列为相减靶心图。APEX，心尖；BASE，基底部；ANT，左室前壁；SEP，间壁；LAT，左室侧壁；INF，左室下壁。

（二）异常图像及解释

1. 图像形态异常

（1）左心室腔扩大：多见于冠心病、瓣膜病、扩张型心肌病、肥厚型心肌病终末期和药物性（如多柔比星）心肌损伤等引起的左室功能减低。

（2）左心室室壁厚度改变：室壁均匀性变薄伴心室腔增大，多见于扩张型心肌病和瓣膜病伴左室功能减低。室壁局部变薄伴放射性减低（多见于前壁及心尖），多见于心肌梗死后室壁瘤形成。非对称性室壁增厚，以间壁和前壁增厚为主，多见于肥厚型心肌病。以前壁为主的室壁增厚并伴有侧壁基底部变薄和心室乳头肌显影，多为高血压病所致。

2. 心室放射性分布异常 判断异常的标准为同一心肌节段在两个不同方向的断面上连续两个或两个以上层面出现放射性分布异常，主要可分为下列五种。

（1）可逆性缺损（reversible defect）：负荷图像出现放射性分布缺损，静息或延迟图像该缺损部位放射性分布恢复到正常心肌水平（即最大计数的 80% 以上），即所谓放射性"填充"或"再分布"（图 8-9）。主要见于可逆性心肌缺血，亦可见于各种原因（如药物、病毒、高血压和糖尿病）所致心肌或微循环功能损伤。

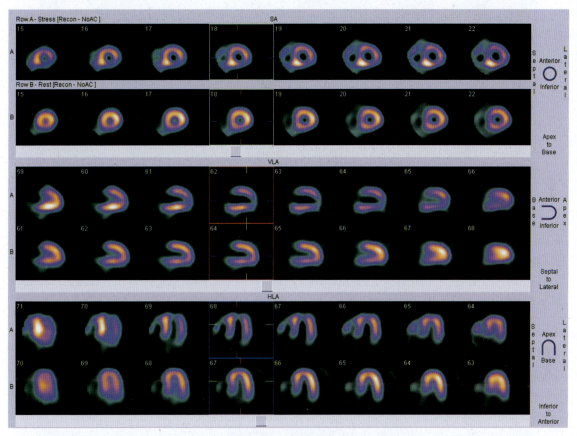

图 8-9 可逆性缺损

负荷图像（单数排）上见左室下壁心尖部放射性分布缺损，静息图像（双数排）上缺损区放射性分布恢复正常。第 1~2 排为短轴图像，第 3~4 排为垂直长轴图像，第 5~6 排为水平长轴图像。

（2）固定性缺损（fixed defect）：表现为负荷图像出现放射性分布缺损，静息或延迟图像该缺损部位仍无放射性分布（图 8-10），多见于心肌梗死、心肌瘢痕或部分严重缺血的心肌。

（3）部分可逆性缺损（mixed defect）：又称混合性缺损，指负荷图像出现放射性分布缺损，静息或再分布图像示缺损区域明显缩小或显像剂摄取有增加（图 8-11）。提示部分心肌缺血为可逆性，同时伴有心肌梗死或瘢痕。

（4）反向再分布（reverse redistribution）：表现为延迟或静息心肌显像时，心肌缺损的放射性减少≥15%。该现象可能与下列因素有关：急性心肌梗死再通后的心肌功能损伤、冠脉闭塞后侧支循环形成和冠脉介入术或旁路移植术后心肌处于功能恢复中。

（5）"花斑"样改变：表现为节段性分布、多处小范围、严重程度不一致的放射性稀疏或缺损（图 8-12），与冠脉供血分布不一致，可见于心肌炎和心肌病等。

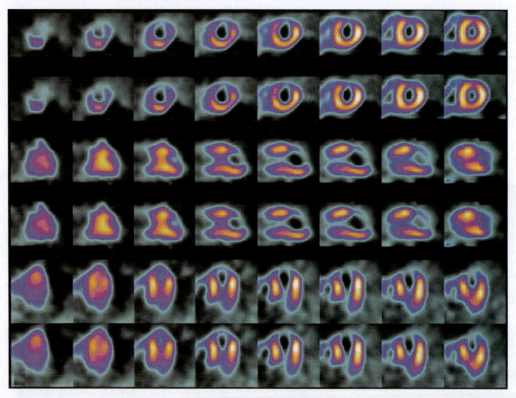

图 8-10 固定性缺损

负荷图像（单数排）上见左室前壁、心尖、前间壁和侧壁近心尖放射性分布缺损，静息图像（双数排）上缺损区放射性缺损未见明显变化。第1~2排为短轴图像，第3~4排为垂直长轴图像，第5~6排为水平长轴图像。

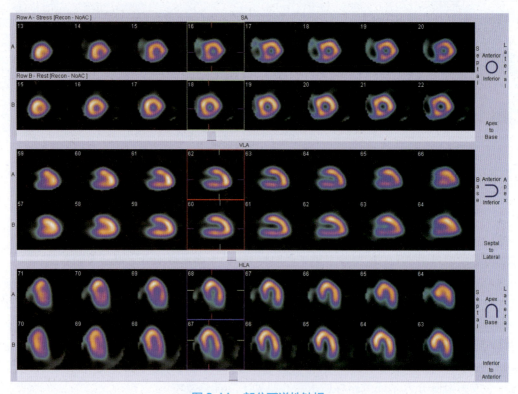

图 8-11 部分可逆性缺损

负荷图像（单数排）上见左室下壁放射性分布明显稀疏，静息图像（双数排）见上述放射性分布异常区域的放射性摄取有所改善（下壁心尖部部分填充），但并未恢复至正常。第1~4排为短轴图像，第5~6排为垂直长轴图像，第7~8排为水平长轴图像。

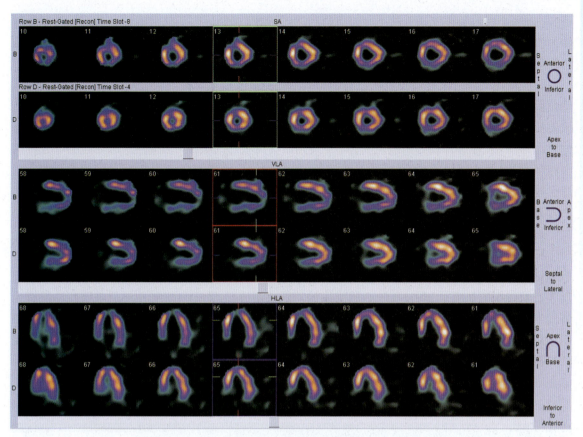

图 8-12 "花斑"样改变

静息图像见左室各壁示节段性、多处小范围和严重程度不一致的放射性稀疏或缺损。第 1~2 排为短轴图像，第 3~4 排为垂直长轴图像，第 5~6 排为水平长轴图像。

六、临床应用

（一）诊断缺血性心脏病

随着冠心病的诊疗技术不断提高，特别是高危患者的早期诊断和准确鉴别，以及溶栓治疗、介入和旁路移植手术等的有效使用，使得与冠心病有关的死亡率明显下降。核素心肌灌注显像（MPI）作为一种检测心肌缺血的非侵入性影像学方法，具有较高的准确性和极好的效价比，可以早期、准确检测心肌缺血，诊断冠心病并降低冠心病的死亡率（图 8-13）。研究证实，MPI 对于冠脉造影以及其他因素（包括年龄、性别、症状、危险因素和负荷试验的结果）提示中度冠心病可能的患者最为适用。

利用 SPECT 设备进行 MPI 时，使用不同的显像剂（包括 ^{201}Tl、^{99m}Tc-MIBI 和 ^{99m}Tc-TF 等）在诊断冠心病时均具有相似的准确性。由于 PET 与 SPECT 相比具有更高的空间分辨率和更佳的衰减矫正等优势，因此利用 PET/CT 进行 MPI 诊断冠心病时具有更高的准确性，其中 ^{13}N-NH$_3$ 的半衰期约为 10min，一日便可完成静息加负荷显像。

心电门控采集较非门控有明显的优势，采用心电图门控采集所获得的 MPI 结果可以对心室的室壁运动和室壁增厚率进行评价，有助于读片者区分软组织衰减所造成的伪影以及真正的血流灌注异常。进行心电图门控图像采集有助于提高读片者的自信心，通过结合门控采集所得信息可以明显减少"模棱两可"的检查结论。此外，通过门控图像采集所获得的左室 EF 和左室容积等参数在对患者进行危险度分层和预后判断方面也具有重要价值。

在负荷方式的选择上，首选运动负荷，如不能或不愿接受运动负荷时可行药物负荷。研究也证实,采用不同的负荷方式以及不同的负荷药物时,MPI 诊断冠心病的准确性亦无明显差别。总体而言,运动负荷和药物负荷 MPI 用于检测冠心病(以冠脉造影显示狭窄超过 50% 为标准)的敏感性分别为 87% 和 89%,特异性分别为 73% 和 75%。

心肌灌注显像对冠心病心肌缺血的诊断效能还受到狭窄冠脉的支数、狭窄的部位和程度、运动负荷的情况以及局部室壁运动异常程度等因素的影响。对于三支病灶或弥漫性微血管病灶造成的心肌血流量弥漫性减低,半定量分析可能表现为假阴性。PET 心肌血流绝对定量检测便可弥补这一缺憾,能够评估心肌静息状态、最大充血负荷状态的微循环血流量(每克心肌每分钟的血流毫升数)及心脏储备功能(冠脉血流储备 CFR、冠脉血流量 CFC),从生理功能角度评估心肌有无缺血,从而更精准地指导临床治疗(口服药物强化治疗还是支架或冠脉旁路移植的再血管化治疗)并检测治疗效果。除此之外,PET 采集的同机 CT 还可以得到冠脉钙化情况;房室有无增大、胸部大血管病变以及扫描范围的胸部病变等信息。

核素 MPI 与冠脉造影(coronary angiography,CAG)是临床常用诊断冠心病的影像学方法,冠脉造影是目前诊断冠心病的"金标准",但这两种方法所反映的意义并不相同。核素 MPI 主要反映心肌组织的血流量变化、反映心肌组织的功能代谢情况,而冠脉造影主要反映冠状动脉有无解剖学上的异常。例如,在冠脉造影中,通过视觉分析所得到的冠脉狭窄严重程度并不总是与心肌组织功能异常的严重程度相一致,有时冠脉造影结果虽然正常但心肌组织却可能存在血流灌注异常。冠脉造影和 MPI 分别反映了冠心病的两个方面,前者能直观评价冠脉的狭窄情况,后者能准确反映心肌缺血情况,故两者在诊断和评价冠心病上具有很强的互补性。

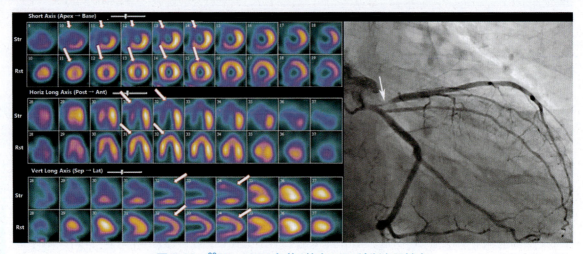

图 8-13　^{99m}Tc-MIBI 负荷 / 静息 MPI 诊断心肌缺血

MPI(左图)示左室前壁可逆性灌注缺损(箭头),提示局部心肌缺血(Str 为负荷图像,Rst 为静息图像)。冠脉造影(右图)显示左前降支近端明显狭窄(箭头)。

(二)用于冠心病心肌缺血的危险度分层和预后判断

MPI 可以通过评价心肌缺血的程度和范围、辨别与危险性相关的心脏功能异常(如室壁运动、室壁收缩的一致性等)来评估冠心病患者的危险程度,并预测受检者发生心脏不良事件的可能性,这些信息比对冠心病患者进行简单的、单纯的临床诊断更具临床意义。对临床确诊或可疑的冠心病患者进行预后判断时,最重要的是评估患者发生"严重心脏事件"(hard cardiac events,包括心脏性死亡和非致死性心肌梗死)的风险。MPI 的优势在于积累了充足的循证医学证据,根据 MPI 可以有效地将临床可疑或确诊的冠心病患者分为低危(年心脏病死亡率 <1%)、中危(年心脏病死亡率介于 1%~3%)和高危(年心脏病死亡率 >3%)。

美国核心脏病学会（ASNC）曾指出：如果负荷 MPI 结果正常，则受检者在未来至少 1 年的时间内发生严重心脏事件的概率极低（<1%），而且更为重要的是，这一结果与其他临床相关因素（包括性别、年龄、症状、有无冠心病病史、显像所采用的技术方法和使用的显像剂的种类等）相比，是一个独立的预测因子。

利用 MPI 在对确诊或可疑冠心病患者进行危险度分层方面的研究显示，如果受检人群的灌注结果正常，则危险度极低；而如果受检人群的灌注显像结果提示为轻度异常，则发生心脏性死亡的危险度为低度危险（年发生概率为 0.8%），但发生心肌梗死的危险度为中度危险（年发生概率为 2.7%）；如果受检人群的灌注显像结果为中度或明显异常，则其发生心脏性死亡或心肌梗死的危险度为中度危险。灌注结果提示轻度异常的人群死亡率低，故在临床治疗上通常采用药物治疗而非血运重建，临床研究也显示出药物治疗可以有效降低心肌梗死、急性缺血综合征或住院的发生率。因此 MPI 可用于冠心病患者危险度分层并指导临床治疗。

除灌注信息外，MPI 所获得的其他信息也有助于预测未来心脏事件发生的可能性，包括：①左室一过性缺血性扩大（transient ischemic dilation，TID）。TID 是指左室容积在负荷图像上要明显大于静息图像所示，原因可能是由于心内膜下弥漫性心肌缺血所致。TID 通常提示存在严重和大范围的心肌缺血，在判断心肌主要供血冠脉有无严重狭窄（管腔狭窄＞90%）方面具有极高的特异性。TID 同样是一个可用于危险度评价的指标，其在预测所有心脏事件方面能够提供独立的增量预后价值，如果存在 TID，即使对于低危人群仍应给予更多的关注，在临床上采用更积极的诊疗方式。②肺摄取显像剂增加。研究显示运动负荷后肺摄取 ^{201}Tl 增加与单纯的心肌血流灌注异常相比能提供增量的预后信息。该现象与 TID 之间并无特别的相关性存在，故在对患者进行危险度分层时两种信息可以相互补充。③门控 SPECT 所得参数。研究显示，预测心脏性死亡时，门控采集所获得的负荷后左室射血分数（LVEF）和收缩末期容积（LVESV）与灌注缺损的严重程度和范围（以 SSS 表示）相比能提供更多的有价值信息。而且 LVESV 能为负荷后 LVEF 提供更多的信息。还有研究显示，在预测心脏性死亡时，负荷后 LVEF 和负荷诱发的缺血范围（以 SDS 表示）能提供更多有价值的预后信息，LVEF 是预测死亡率最强的预测因子，而 SDS 则是预测 MI 最强的预测因子。④药物负荷时心电图 ST 段改变。在药物负荷过程中受检者出现的 ST 段改变与预后之间存在一定的关系。例如腺苷药物负荷时 ST 段压低可作为判断受检者不良预后的单变量或多变量预测因素，能够比单纯的血流灌注信息提供增量的预后价值。

（三）用于临界病变功能意义的判断

临界病变是指冠脉造影显示冠脉直径狭窄在 25%~75% 的范围，对于临界病变而言，采用何种治疗策略（介入治疗或药物治疗）临床上多存在一定的困难。对血管造影所显示的冠脉狭窄程度以及冠脉的血流储备能力进行视觉评价会受到检查者人为因素的影响，当冠脉造影术后仍不能确定采用何种治疗方案时，则可以利用 MPI 对临界病变进行危险度分层。即使是冠脉造影显示病变为左主干或三支病变的患者，如果核素显像结果提示为低度危险，则该类患者更适合强化药物治疗，而且采用药物治疗方案并不会增加其心脏事件的发生率。成本 / 效益分析显示，MPI 在减少有症状心绞痛患者的血运重建术（冠脉支架置入或冠脉旁路移植术）的比例上具有重要的价值，而且根据 MPI 结果所引起的治疗方案的改变并不会对患者的预后产生不利影响。

（四）用于评价冠心病治疗疗效、预测患者心脏不良事件的发生

核素心肌血流灌注显像是评价冠心病疗效的首选影像学方法，广泛应用于冠脉支架置入术、经皮冠状动脉球囊扩张术（percutaneous transluminal coronary angioplasty，PTCA）、冠状动脉旁路移植术（coronary artery bypass graft，CABG）和药物治疗前后心肌血流量和缺血心肌的变化情况，近年来结合相位分析技术还可用于心衰等患者的再同步化治疗的筛选和评价（图 8-14）。MPI 可用于协助病例的选择，监测 CABG 患者在围手术期有无心肌梗死，评价治疗后冠脉狭窄解除与否和心肌血供的恢复情况，以及确定是否需要再次手术治疗或选用其他治疗方式。

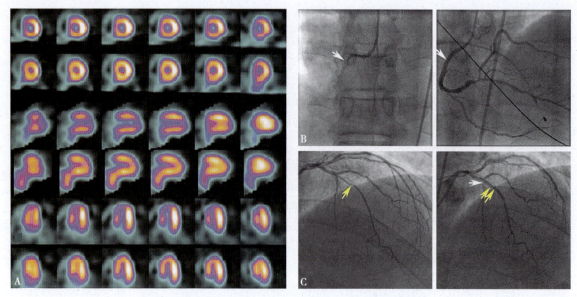

图 8-14 ^{99m}Tc-MIBI 负荷 / 静息 MPI 评价 PCI 疗效

PCI 术前 ^{99m}Tc-MIBI 负荷图像（图 A 单数排）示左室前壁近心尖、心尖、室间隔和下壁放射性分布缺损及稀疏，PCI 术后负荷图像（图 A 双数排）示上述缺损及稀疏区恢复正常或明显改善。PCI 术后在 RCA 近端明显狭窄处置入一枚支架（图 B）、在 LAD 中段狭窄处置入一枚支架（图 C）。

冠状动脉 CABG 术后患者的手术疗效、有无心肌缺血、缺血的部位、范围和程度等的评价主要依据 MPI。有研究显示，运动负荷 MPI 的结果是预测 CABG 术后患者不良事件发生的最重要的预测因素，MPI 血流灌注缺损的范围是和预后相关的唯一指标：有灌注缺损的患者危险度较高（2.1%∶0.4%），SSS 越高则死亡的危险程度越高，MPI 能明显增加对心脏性死亡的预测能力。在预测患者的预后时，与临床各项指标相比，总静息评分（SRS）和肺对 ^{201}Tl 摄取的增加能提供增量的预后信息；血流灌注的异常情况和肺对 ^{201}Tl 摄取的增加是不良心脏事件的独立预测因素；长期随访也显示，MPI 显示心肌缺血的患者与没有缺血的患者相比，发生恶性事件的危险程度更高。总之，对于 CABG 术后人群，如果出现心肌缺血的表现，则应使用 MPI 对缺血的程度和范围进行评价，并以此制订治疗方案；对于 CABG 术后无症状的人群，则建议在术后 5～7 年时行 MPI 用于评价是否存在心肌缺血。

（五）用于非心脏外科手术前的患者危险度评估

考虑到潜在冠心病的可能，对拟行中度或高度风险手术并伴有中度临床风险（如糖尿病、稳定型冠心病或代偿性心衰等）的患者在术前应首选非侵入性的检查方法，包括负荷 MPI、ETT、负荷超声心动图等进行评估，有助于判断患者心脏相关的长期预后。尤其是一些特殊情况下，例如伴有活动性出血或失代偿性心衰且需接受非心脏手术的患者，在进行疗效评价和危险度分层时应行 MPI。对拟行急诊非心脏手术的患者也应首选 MPI 评价心肌缺血的范围和程度。对于择期手术的患者，应首选心电图运动试验，而对于那些原本 ECG 异常或不能行 ETT 的患者则可以考虑行 MPI。核素心肌显像对心肌缺血检测的阳性预测值较低，但却具有非常高的阴性预测值（96%～100%）。可逆性缺血的患者与那些有固定缺损的患者相比，在手术前后发生心脏事件的风险可能更大；而固定的缺损则可能是判断长期危险程度的一个重要指标。

（六）对于冠脉微血管病变的诊断

冠脉造影提示大血管未见明显狭窄，而持续存在心前区不适、疼痛等冠心病相关症状的患者可能存在冠脉微血管病灶引起的心脏储备功能下降及心肌缺血，在排除心外膜下冠状动脉狭窄和痉挛病变后，应首先采用药物负荷（静脉注射腺苷或双嘧达莫）的方法并选用经胸多普勒超声

（transthoracic Doppler echocardiography，TTDE）、CMR 或 PET 等无创性影像技术测量 CFR。目前，PET 是测量 CFR 的无创性技术金标准。

（七）其他

1. 心功能不全或严重心律失常患者的病因诊断。
2. 存活心肌判断。
3. 心肌病的病因诊断。
4. 心肌炎的辅助诊断。

第二节 心肌代谢显像

缺血心肌的活力（存活情况）是涉及缺血性心脏病诊断、治疗和预后评价的一项重要指标。临床上对缺血性心脏病所广泛开展的血运重建（如冠状动脉支架置入和冠脉旁路移植术等）可以改善以缺血存活心肌为主的血流灌注及室壁运动功能，却不可能改善不可逆损伤的心肌功能。因此，有效、准确地评价心肌活力对于指导治疗和评价预后等至关重要。

临床研究和动物实验显示，心肌发生严重缺血后，根据缺血发生的速度、范围、程度以及侧支循环建立等不同，心肌细胞的损害可能出现三种情况。一是坏死心肌（necrosis myocardium），即不可逆性的心肌损害，即使冠脉血流恢复，受损心肌和心功能也不会得到有效改善。二是冬眠心肌（hibernating myocardium），是当慢性持续性心肌缺血时，心肌细胞通过代偿，降低耗氧量及代谢速度，以使心肌细胞保持存活状态，但此时会部分和全部地丧失局部心肌收缩功能。当冠脉再通血流恢复后，通过改善和消除心肌缺血，这部分心肌的功能可部分或全部恢复正常。三是顿抑心肌（stunned myocardium），是指短时间（急性）心肌缺血后，心肌细胞发生一系列生理、生化和代谢改变，心肌组织和细胞尚未坏死，但结构、代谢的改变，尤其是收缩功能的障碍在再灌注后数小时至数周才恢复；缺血时间越长，则心功能恢复时间也越长。上述的冬眠心肌和顿抑心肌即为缺血存活心肌。

一、葡萄糖代谢显像

（一）^{18}F-FDG 心肌代谢显像原理

正常人在生理状态下，脂肪酸是心肌代谢（脂肪酸氧化）的主要能量来源，心肌摄取 ^{18}F-FDG 较少，显影不清，而脂肪酸代谢显像则清晰，特别是在空腹或血糖浓度较低时，心肌所需能量几乎全部来自脂肪酸氧化。在葡萄糖负荷状态下，心肌细胞转以利用葡萄糖作为主要能源物质，因此，心肌葡萄糖代谢显像清晰。^{18}F-氟代脱氧葡萄糖（^{18}F-2-fluoro-2-deoxy-D-glucose，^{18}F-FDG）通过心肌细胞膜上的葡萄糖转运体经主动转运进入心肌细胞，在己糖激酶的作用下，生成 6-磷酸葡萄糖，无法继续进行下一步代谢而陷落在细胞内，得以进行 PET 显像。^{18}F-FDG 在心肌细胞内的累积是心肌细胞正在进行葡萄糖代谢的指标。因此，在葡萄糖负荷下，缺血、缺氧心肌的脂肪酸代谢绝对减少，葡萄糖代谢相对增加，故可用于评价心肌的活力。通过结合静息状态下心肌的血流灌注情况，则可对缺血存活心肌的活力进行判断。

（二）^{18}F-FDG 心肌代谢显像方法和图像分析

患者必须为 ^{18}F-FDG PET 显像做好充分准备，目的是在心肌细胞内诱导最高可能的 ^{18}F-FDG 摄取。患者禁食至少 6h 以上，检查前测血糖，若血糖为 7.77～8.88mmol/L，则于 60min 内静脉注射 ^{18}F-FDG 111～555MBq（3～15mCi），注射剂量根据患者体重及采集方式不同。若血糖低于 7.77mmol/L，则口服葡萄糖 25～75g 后 30min 注射 ^{18}F-FDG；若高于 8.88mmol/L，则皮下注射胰岛素 4～20U 后再根据血糖水平注射 ^{18}F-FDG。通常口服葡萄糖用于增加内源性胰岛素生成，促进心肌的葡萄糖摄取和代谢，从而优化了正常灌注和缺血但存活心肌的 FDG 摄取。口服葡萄糖对于糖尿病患者常常无效，因其产生胰岛素的能力有限。所以，对于空腹血糖 >13.88mmol/L 或糖尿病患者，不需要葡萄糖负荷，可以使用常规胰岛素将血糖降至 7.77mmol/L。静脉注射 ^{18}F-FDG 45～60min 后利用 PET 或带符合线路 SPECT 进行断层图像采集，所得图像与心肌血流灌注图像（如前所述）进行对比。

在心肌血流灌注减低或缺损的心肌节段，^{18}F-FDG 心肌代谢显像相应节段的显像剂摄取增加，为灌注 / 代谢不匹配（mismatch），表明局部为缺血存活心肌（图 8-15）。冬眠心肌表现为典型的灌注 / 代谢不匹配，这种模式与血运重建后心肌灌注和功能（局部室壁运动）的改善以及该区域灌注的恢复相关。反之，在心肌血流灌注缺损或减低的心肌节段，^{18}F-FDG 心肌代谢显像相应节段的显像剂摄取仍为缺损或减低，为灌注 / 代谢匹配，为心肌梗死改变，提示局部无存活心肌或瘢痕组织（图 8-16）。^{18}F-FDG 心肌代谢显像在确定患者管理和避免心肌瘢痕患者不必要的血运重建过程中非常重要。在特定患者中，如左束支传导阻滞（LBBB）、非缺血性心肌病或糖尿病患者，可以观察到第三种模式，即所谓的反向失配，表现为心肌 ^{18}F-FDG 摄取相对于血流灌注减少，由于其血流灌注正常，为存活心肌。静息心肌灌注正常或接近正常的区域显示 ^{18}F-FDG 摄取减少，可代表存活但受损的心肌或正常心肌。LBBB 的患者会出现局限于间隔心肌的反向失配。

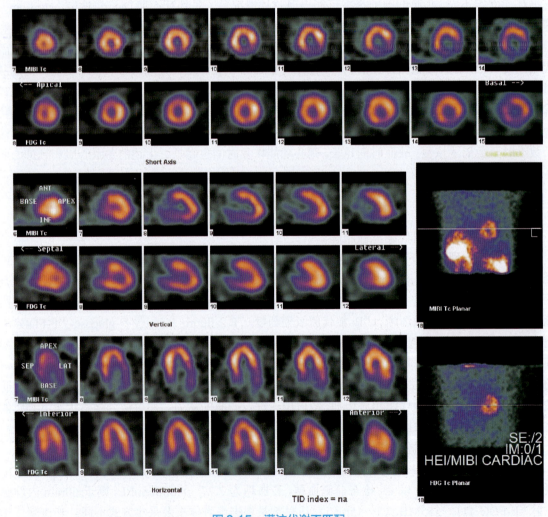

图 8-15　灌注代谢不匹配

^{99m}Tc-MIBI 静息 MPI 图像（单数排）示左室下壁（中部、基底）、后侧壁（中部、基底）心肌放射性缺损，^{18}F-FDG 代谢图像（双数排）示上述缺损区放射性摄取明显改善，提示局部为缺血存活心肌。

第四种模式是静息状态下 ^{18}F-FDG 摄取和灌注保存，这些心肌是具有活性的，表明其在休息时没有缺血或冬眠，可能是正常心肌，也可能是狭窄血管供应区域的心肌，这些血管在负荷下会被阻塞或缺血。在评估心肌代谢活性的程度时，重要的是要考虑冬眠心肌累及的范围（即不匹配的范围）和功能失调组织的整体活性。

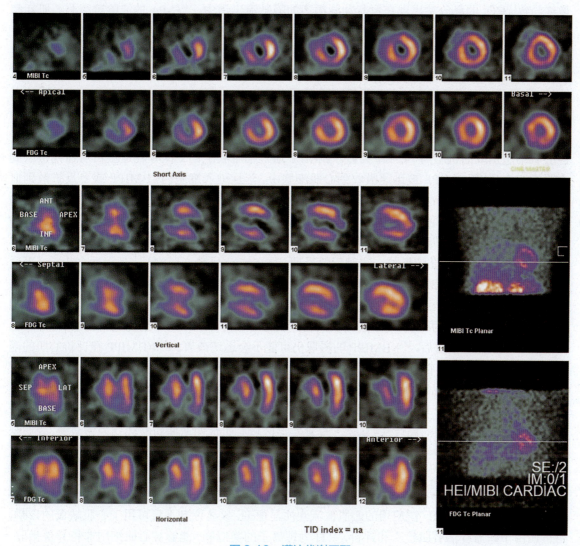

图 8-16　灌注代谢匹配

^{99m}Tc-MIBI 静息 MPI 图像（单数排）示左室心尖、前壁（心尖、中部）、下壁（心尖、中部）、侧壁心尖、间隔心尖心肌放射性缺损区，^{18}F-FDG 代谢图像（双数排）示上述缺损区放射性摄取未见明显变化，提示局部为坏死无活性的心肌。

　　分析与灌注缺损相关的心室壁运动对于避免 SPECT 心肌灌注由于软组织衰减伪影引起的假阳性代谢灌注不匹配非常重要，包括膈肌所致的下壁或乳腺导致的前壁心肌的衰减。使用极坐标图显示的定量分析可能有助于视觉解释判断。

二、脂肪酸代谢显像

　　1. ^{11}C-棕榈酸（^{11}C-palmitate acid，^{11}C-PA）　在禁食和有氧条件下，长链脂肪酸是心脏的首选能源，为心脏工作提供 65%～70% 的能量，有 15%～20% 的总能量来自葡萄糖。^{11}C-PA 是心肌脂肪酸代谢的主要底物之一，提供一半心肌脂肪酸 β 氧化所产生的能量。心脏对 ^{11}C-PA 的摄取取决于局部灌注、跨膜扩散、转运蛋白以及通过结合辅酶 A 被胞质接受。在正常灌注心肌中，^{11}C-PA 的提取率为 40%。^{11}C-PA 经静脉注射后，通过细胞膜长链脂肪酸转运蛋白（CD36）转运，迅速被心肌细胞摄取，在细胞内与结合蛋白结合后，通过与辅酶 A 结合使 ^{11}C-PA 代谢活化，其是由硫激酶介导的一种能量依赖性反应，导致显像剂滞留在心肌中。根据需要，摄取的 ^{11}C-PA 大约 80% 被激活后，从细胞内脂质池运输到线粒体中，经过 β 氧化从心肌中快速清除，最终导致 ^{11}CO$_2$ 的释放并出现在冠状动脉循环的静脉流出道中。^{11}C-PA 的清除速率与心肌耗氧量呈负相关，故可作为心肌能量代谢的指标。通常在静脉弹丸注射 ^{11}C-PA 555～740MBq（15～20mCi）即刻开始图像采集，持续 40～60min。^{11}C-PA 的心肌初始摄取和分布主要由局部血流决定。当心肌缺血或梗死时，脂肪酸 β 氧化减少，对 ^{11}C-PA 的摄取也减少，局部出现放射性稀疏或缺损，该方法主要用于研究缺血心肌的能量代谢情况。

2. ^{123}I- 甲基碘苯脂十五烷酸（^{123}I-BMIPP） 与 ^{11}C-PA 比较，^{123}I-BMIPP 是一种碘标记的甲基支链脂肪酸，主要存在于心肌细胞中，分解代谢有限，是单光子心肌脂肪酸代谢显像剂，其被心肌细胞摄取的机制与 ^{11}C-PA 类似。BMIPP 通过细胞膜上的 CD36 转运蛋白从血浆摄取到心肌细胞中。^{123}I-BMIPP 被迅速吸收到心肌细胞中，一旦进入细胞内，BMIPP 或者反扩散到血浆中，或者积聚在脂质池中，或者进行受限制的 α 以及 β 氧化。心肌细胞中，BMIPP 酶促转化为 BMIPP- 辅酶 A 或三酰甘油，该过程依赖于 ATP，是一个不可逆的步骤。这种转化阻止了 BMIPP 向血浆的反向扩散，并促进了其在细胞内长时间的滞留，其在心肌内的摄取和滞留与心肌局部血流灌注量和 ATP 浓度直接相关。注射后的早期（2～5min）反映心肌灌注，延迟后（30min）可反映心肌代谢情况。^{123}I-BMIPP 在心肌中的长期滞留及其在血液的快速清除和肝、肺摄取的减少，使得 SPECT 技术可以很好地进行心肌成像和显示。在心肌缺血的情况下，脂肪酸代谢减少引起的 ATP 生成减少反映为心肌 BMIPP 摄取减少。缺血心肌对 ^{123}I-BMIPP 的摄取明显减少，即使血流灌注部分或完全恢复后，^{123}I-BMIPP 的摄取仍可能不会迅速改善。^{123}I-BMIPP 能评价心肌的灌注和代谢，是评价冬眠心肌较好的显像剂，还有一些研究利用 ^{123}I-BMIPP 探讨心肌"缺血记忆"（ischemic memory）的现象。因此，^{123}I-BMIPP 提供了一种测定体内心肌脂肪酸利用的方法。

^{11}C-PA、^{123}I-BMIPP 均反映体内的心肌脂肪酸代谢。使用 ^{11}C-PA、^{123}I-BMIPP 显像，结合同一区域 ^{18}F-FDG 摄取增加的局灶性心肌缺损，证实该区域心肌代谢从脂肪酸转变为葡萄糖，表明缺血但存活的心肌。

三、^{201}Tl 存活心肌显像

^{201}Tl 是最早在临床广泛应用的心肌血流灌注显像剂，该显像剂不仅可用于心肌缺血的诊断，也可应用于缺血存活心肌检查和评价，^{201}Tl 为钾离子的类似物，能够被心肌细胞非特异性摄取，其摄取是一个能量依赖的过程，摄取量取决于局部血流量和心肌细胞膜 Na$^+$-K$^+$ ATP 酶的活力。^{201}Tl 评价缺血存活心肌的检查方法较多，主要包括有 ^{201}Tl 负荷再分布法、^{201}Tl 延迟再分布法、^{201}Tl 再注射法、硝酸甘油介入 ^{201}Tl 显像法和 GIK（葡萄糖、胰岛素、钾）介入 ^{201}Tl 显像法等。

1. ^{201}Tl 负荷再分布法 ^{201}Tl 的摄取是一个能量依赖的过程，心肌细胞对 ^{201}Tl 的摄取需要完整的细胞膜，因此摄取意味着心肌细胞存活，其摄取的程度与心肌存活的程度有关。当注射 ^{201}Tl 时，初始心肌的摄取量与血流成比例，之后根据心肌细胞和血液之间的浓度梯度（依赖于细胞膜的完整性），有一个与从心肌中洗脱的速率相关的再分配阶段。注射后 3h，^{201}Tl 的重新分布取决于存活的心肌细胞、应激试验后初始受损的严重程度以及血液中 ^{201}Tl 的浓度和清除率。组织学研究证实，^{201}Tl 摄取的程度（特别是在再注射后）和速度与组织存活和代谢的状态有关。在细胞膜完整性丧失（细胞死亡）或心肌血流量减少的细胞中，心肌 ^{201}Tl 摄取将缺失。负荷后 3～4h 的 ^{201}Tl 延迟图像上出现 ^{201}Tl 再分布是心肌存活的重要标志。但是，在再分布图像上没有明显的 ^{201}Tl 再分布并不意味着局部没有存活心肌，重复进行 ^{201}Tl 图像采集已经被用于优化对局部存活心肌的评价。

2. **^{201}Tl 延迟再分布法**　研究发现，常规负荷后 3～4h 的"再分布"^{201}Tl 心肌图像所示"不可逆性"缺损节段中有约 50% 会在冠脉血运重建、恢复血流灌注后出现局部心肌对 ^{201}Tl 的摄取，并且局部心肌功能会有改善。因此，通过延迟 24h 再进行 ^{201}Tl 心肌显像，可以使 ^{201}Tl 有足够的时间从血池集中在冬眠的心肌细胞，提高对缺血存活心肌检出的准确度。24h 延迟显像出现 ^{201}Tl 再填充的原因主要与冠状动脉狭窄程度有密切关系，在严重狭窄的冠脉支配区，心肌局部血供明显减低，运动时更加重了局部缺血，经过 3～4h 的 ^{201}Tl 再分布后，局部心肌虽然可缓慢摄取脏器间与正常心肌中洗脱而来的 ^{201}Tl，但因时间较短，摄取量也较少，随着时间的延长，缺血心肌的 ^{201}Tl 摄取不断增加，最终出现 ^{201}Tl 的再填充现象。

^{201}Tl 延迟 24h 心肌显像方法：运动或药物负荷试验，心脏负荷达到高峰时静脉注射 ^{201}Tl 148MBq（4mCi）。于注射后 10min、3～4h 和 24h 分别进行负荷、再分布和 24h 延迟 ^{201}Tl 心肌图像采集。临床上通常采用负荷 / 再分布（3～4h）。严重缺血的心肌，摄取和清除 ^{201}Tl 缓慢，需要更多的时间重新分布。延迟摄取对确定干预后功能改善区域具有良好的阳性预测价值，但由于衰变致计数率低和身体的生物清除，图像质量差，阴性预测值不高。

3. **^{201}Tl 再注射法**　虽然 24h 延迟再分布显像能提高存活心肌判断的正确性，但延迟显像时随着放射性的衰减，心肌的放射性计数较低，图像质量下降，且随着时间的延长及血中 ^{201}Tl 浓度的降低，也难以满足缺血区 ^{201}Tl 的供应，影响存活心肌的检测。所以在负荷 / 再分布后再次注射 ^{201}Tl，使血中 ^{201}Tl 浓度再次升高，不仅增加了缺血区 ^{201}Tl 再次供给量，而且提高了准确度，图像质量更佳。

^{201}Tl 再注射心肌显像方法：运动或药物负荷试验，心脏负荷达到高峰时静脉注射 ^{201}Tl 111MBq（3mCi）。于注射后 10min 和 3～4h 分别进行早期和延迟 ^{201}Tl 心肌图像采集。延迟图像采集结束后立即静脉注射 ^{201}Tl 37MBq（1mCi）。再注射 30min 后进行 ^{201}Tl 再注射显像。

^{201}Tl 摄取量大于最大区域摄取量的 50%～60% 表明心肌存活。冬眠心肌初始可能由于灌注减少而 ^{201}Tl 摄取减少，但洗脱缓慢，在再分布显像时表现为最初 ^{201}Tl 摄取量减少的区域相对摄取量增加。持续性固定缺损，即初始和再分布或延迟再分布显像 ^{201}Tl 摄取均 <50%，表明心肌无活性，即纤维化。

4. **硝酸甘油介入 ^{201}Tl 法**　硝酸甘油介入在短时间内可显著增加冠状动脉的血流量，迅速改善缺血区心肌的血液供应，使静息 MIBI 显像时表现为灌注缺损区的存活心肌增加对显像剂的摄取，提高存活心肌的检出率，对估测存活心肌有一定的临床价值。硝酸甘油介入 ^{201}Tl 心肌显像方法：常规负荷延迟 ^{201}Tl 心肌显像后，进行硝酸酯类介入试验，达到预期介入效果时，再注射 ^{201}Tl 37MBq（1mCi），再注射 30min 后进行第三次图像采集。

四、硝酸甘油介入 ^{99m}Tc-MIBI 心肌显像法

心肌对 ^{99m}Tc-MIBI 的摄取依靠血流，通过被动扩散到心肌细胞膜上，进入线粒体中。心肌对 ^{99m}Tc-MIBI 的摄取依赖于细胞膜的完整性和线粒体的功能，证明细胞具有代谢活性。硝酸甘油介入使心外膜和侧支血管扩张，血流增加，通过增加冠脉血流量和改善缺血区域心肌细胞的血液供应，可以提高 ^{99m}Tc-MIBI 心肌显像对缺血存活心肌检出的敏感性。具体方法如下：第一天进行静息 ^{99m}Tc-MIBI 心肌显像。隔天进行硝酸酯类介入试验，达到预期介入量后（收缩压较服药前下降 20mmHg 或收缩压 <90mmHg），在患者口服硝酸盐（通常为 10mg 硝酸异山梨酯）后 10～15min 或更早静脉注射 ^{99m}Tc-MIBI 814～1 110MBq（22～30mCi）。注射后 1h 进行 ^{99m}Tc-MIBI 心肌显像。之前静息状态时摄取 ^{99m}Tc-MIBI 减少的节段放射性摄取增加表示心肌存活，即冬眠心肌。

五、心肌活力判断的临床意义

与心肌梗死引起的心肌灌注缺损比较，严重的慢性缺血或冬眠心肌尽管心肌细胞灌注严重

不足，但仍保持了细胞膜的完整性和足够的代谢活性，以维持细胞的活力，而不是收缩能力。超声心动图、多重门控采集（MUGAs）和门控 SPECT 不能区分这些区域，因为这些区域没有正常的心肌收缩。这类存活但低灌注的心肌在功能和代谢意义上是"冬眠"的。随着冠脉血运重建术的广泛应用，缺血存活心肌的存活状态直接影响治疗方案的选择、治疗效果的预测和评价以及患者长期预后，心肌活力的判断至关重要。存活但低灌注心肌的患者可以从冠状动脉血运重建中获益，改善心功能，降低年死亡率。通过核素显像技术对心肌活力进行评价，方法手段多样、临床应用早且积累了大量的循证医学证据，而且 ^{18}F-FDG PET 显像目前仍然是临床判断存活心肌的"金"标准。

大量研究探讨了 ^{201}Tl 显像技术在评价存活心肌和预测血运重建术后局部左室功能改善方面的价值，所用的显像方法包括 ^{201}Tl 延迟再分布显像法和 ^{201}Tl 再注射法，结果显示上述方法预测左室阶段功能改善方面的敏感性和特异性分别为 87% 和 54%。此外，还有些研究探讨了 ^{201}Tl 显像在预测血运重建术后总体左室功能改善方面的价值，结果显像其平均敏感性和特异性分别为 84% 和 53%。上述均显示出 ^{201}Tl 显像具有较好的敏感性，而特异性较低主要与存活心肌的判断标准和具体显像方法有关。对于接受血运重建术的心衰人群，也有研究探讨了 ^{201}Tl 显像所显示的存活心肌状态在预测术后症状 / 运动能力是否改善以及判断长期预后方面的价值。结果显示，对于 ^{201}Tl 显像提示有缺血存活心肌的人群，其术后 NYHA 心功能分级均有明显改善；而对于 ^{201}Tl 显像提示无明显存活心肌的人群，接受血运重建术后症状和 NYHA 心功能分级等均不能得到改善。大样本研究证实了 ^{201}Tl 显像在预测心衰患者长期预后方面的价值，通过 ^{201}Tl 显像判断存活心肌后，对于有缺血存活心肌的心衰人群，其接受血运重建术后的生存期要明显高于无存活心肌的心衰人群，两组人群的死亡率也存在明显差别。

关于 ^{99m}Tc-MIBI 心肌显像技术在存活心肌判断方面的研究显示，^{99m}Tc-MIBI 显像在预测血运重建术后局部心肌功能改善方面的平均敏感性和特异性分别为 83% 和 65%。如果采用硝酸甘油介入时，诊断的敏感性为 81%，特异性达到 69%。硝酸甘油介入 ^{99m}Tc-MIBI 心肌显像在预测左室总体功能改善方面的平均敏感性和特异性分别为 84% 和 68%。在预后判断方面，研究结果显示，对于有缺血存活心肌的人群，如果接受血运重建术则年死亡率为 3%，如果仅接受药物治疗则年死亡率是 9%。Sciagra 等探讨了硝酸甘油介入 ^{99m}Tc-MIBI 显像在预后判断方面的作用，所有患者分为药物治疗组、完全性血运重建组和非完全性血运重建组，结果显示接受完全性血运重建的患者预后最好，未接受血运重建的患者，其存活心肌的多少是预测未来心脏事件发生的最重要因素。

一些观察性研究表明，^{18}F-FDG PET 判断可以预测左室功能的恢复和血运重建后存活率的提高。心肌存活的程度与血管重建术后左室功能和心衰症状的改善程度相关。此外，PET 引导下的缺血性心力衰竭患者血运重建治疗提高了患者的生活质量。利用 ^{18}F-FDG PET 判定心肌活力预测血运重建术后局部心肌功能改善时，^{18}F-FDG PET 的平均敏感性和特异性分别为 92% 和 63%，阳性和阴性预测值分别为 73%（66%～80%）和 90%（86%～95%）。采用带符合线路的 SPECT 进行显像时，^{18}F-FDG 预测血运重建术后左室局部心肌功能方面的敏感性和特异性分别为 85% 和 75%。^{18}F-FDG PET 在预测左室总体功能改善方面时，总的敏感性和特异性分别为 83% 和 64%。在预测心衰症状改善以及判断长期预后方面，大量研究探讨了血运重建术前存活心肌与血运重建术后症状改善之间的关系。结果显示 ^{18}F-FDG PET 显像提示有缺血存活心肌的人群在接受血运重建术后心衰症状能够明显得到改善。对于缺血存活心肌状态与接受不同治疗（药物治疗与血运重建）人群的长期预后之间的关系，研究证实：有缺血存活心肌的人群在接受血运重建术后预后最佳，而对于有缺血存活心肌的人群，如果仅接受药物治疗则年死亡率最高；对于无存活心肌的人群，无论采用药物治疗还是血运重建其年死亡率均在 4%～6% 之间。

另外三种方法可用于评估心肌存活情况，包括小剂量多巴酚丁胺负荷超声心动图、小剂量多巴酚丁胺心脏磁共振成像（LDD-CMR）和延迟钆强化心脏磁共振成像（LGE-CMR）。小剂量多巴酚丁胺负荷超声心动图和小剂量多巴酚丁胺心脏磁共振成像是研究心肌收缩储备功能的方法。功能失调心肌的受损存活节段在休息时不能正常收缩，可能对小剂量多巴酚丁胺（5mg/kg）有反应。多巴酚丁胺输注时，受损但存活的心肌节段收缩储备增加，室壁的运动和增厚改善。大部分由瘢痕组织组成的无活性的心肌组织在运动方面不会有任何改善。尽管超声心动图具有特异性（约81%），但对于可能有显著结构改变但仍然存活的区域检测的灵敏度较低，利用 ^{18}F-FDG PET 判定心肌活力仍是最有效的手段。同时，该项检查还依赖于操作员的水平。值得注意的是，在较高的多巴酚丁胺浓度下，可能会记录到"双相反应"。小剂量多巴酚丁胺对左室射血分数的最初改善可能是由于心肌缺血引起继发的收缩需求增加。

　　LGE-CMR 的前提是钆对比剂在瘢痕组织中的保留时间比在正常心肌中的保留时间长。在有关 CMR 心肌存活研究的荟萃分析中，显示 LGE-CMR 对预测血管重建术后室壁运动恢复具有最高的敏感性（95%），LDD-CMR 具有最高的特异性（91%）。CMR 判断心肌存活的独立标准指小剂量多巴酚丁胺输注下的变化，LGE < 50% 室壁厚，室壁运动 > 2mm，和 / 或舒张末期的室壁厚度 > 5.5～6mm，通过系列 CMR 的测量预测心肌功能恢复情况。评估心肌活性的不同显像方法的比较见表8-2。

表8-2　评估心肌活性的不同显像方法的比较

显像方法	活性评估	局限性
^{201}Tl-SPECT	心肌细胞膜的完整性	空间分辨率有限 辐射剂量最高
^{99m}Tc-SPECT	线粒体膜的完整性	空间分辨率有限
心脏 PET/CT	葡萄糖代谢	未广泛开展
多巴酚丁胺负荷超声心动图	收缩功能储备	有限的隔音窗 观察者间的变异
心脏磁共振成像	收缩功能储备延迟钆强化	禁忌证：心脏装置、肾功能不全 未广泛开展

第三节　心血池显像和心功能评价

　　放射性核素心血池显像（radionuclide cardiac blood pool imaging）又称为心室造影术（radionuclide angiocardiography，RNA），主要包括首次通过法和平衡法两种显像方法。

一、首次通过法心血池显像

（一）显像原理

　　首次通过法心血池显像（first pass radionuclide angiocardiography，FPRNA）是以"弹丸"（bolus）式静脉注射放射性核素或其标记物，随即启动 γ 照相机于心前区部位进行快速图像采集，并记录放射性核素依次通过上腔静脉→右心房→右心室→肺动脉→肺→左心房→左心室→主动脉的全过程。对连续采集所获得的图像，勾画出左、右心室感兴趣区（regional of interest，ROI），获得时间 - 放射性曲线（radioactivity time curve），并计算出反映左、右心室功能以及各项血流动力学有关的参数指标。

（二）显像剂

　　理想的用于 FPRNA 的显像剂应满足以下条件：一是其在通过中心循环的过程中必须保持相

对的稳定并能留在血管中；二是其应具有较高的安全性以便能使用较高的放射性活度，从而保证在较短的采集时间内获得足够的放射性计数。临床主要使用的显像剂包括 ^{99m}Tc 标记物和其他短半衰期放射性核素这两类。

1. ^{99m}Tc 标记的显像剂　　主要包括 $^{99m}TcO_4^-$、^{99m}Tc-DTPA、^{99m}Tc-MIBI 和 ^{99m}Tc-TF 等。DTPA 的优点在于其肾脏清除速度较快，故可在静息状态下静脉注射 ^{99m}Tc-DTPA 20min 后再次注射该显像剂，进行负荷试验。首次静脉注射 ^{99m}Tc-DTPA 的活度为 740MBq（20mCi），再次注射的活度为 740～1 110MBq（20～30mCi）。^{99m}Tc-MIBI 和 ^{99m}Tc-TF 的优点在于一次注射显像剂后，可以在完成 FPRNA 后再进行心肌血流灌注显像，无需再次注射，活度通常为 550～1 110MBq（15～30mCi）。

2. 其他短半衰期的放射性核素　　临床上使用较多的有 ^{178} 钽（^{178}Ta，物理半衰期 93min，55～65keV）、^{191m} 铱（^{191m}Ir，物理半衰期 49s，129keV）和 ^{195m} 金（^{195m}Au，305s，262keV），其中 ^{195m}Au 主要用于成年受检者，而 ^{191m}Ir 更适用于儿童。

（三）显像方法

FPRNA 检查时对"弹丸"注射环节要求严格，体积要求 <1ml，放射性活度 740MBq，如"弹丸"注射失败，则显像剂散布于血流中，不利于判断分流情况，也无法准确测量心室功能。此外，也应根据不同的检查目的选择相应的静脉注射部位，例如在测定左室功能和判断有无分流异常时主要选择静脉中部或颈外静脉作为注射点，而在测定右室功能时主要选择肘前静脉作为注射点。

患者通常采用仰卧位，静脉注射显像剂前几秒即应开始图像采集，矩阵 64×64，每 30ms 采集一帧，连续采集 60s，测定右室功能时探头多采用右前斜位，测定左室功能时多采用前位。在进行负荷试验时首选踏车负荷，此方法受检者胸部的移动幅度较小，图像位移伪影少。

（四）图像分析

对靶区进行 ROI 勾画，得到时间 - 放射性曲线。通过动态电影显示局部室壁运动情况。根据舒张末期（end diastolic，ED）和收缩末期（end systolic，ES）的放射性计数获得左室射血分数（left ventricular ejection fraction，LVEF）和右室射血分数（RVEF）等参数，计算公式如下：

$$射血分数 = （舒张末期计数 - 收缩末期计数）/ 舒张末期计数 × 100\%$$

由于 FPRNA 采集的心动周期较少、时间较短，采集的总计数偏少，故所得 LVEF 和 RVEF 值的准确性不如平衡法。

（五）临床应用

FPRNA 的优点是图像采集所需时间短，能够勾画"ROI"区分左、右心室，获得的各项功能参数和指标的准确性较高、重复性好（图 8-17）。这些参数和指标主要包括心室总体和局部的室壁运动情况和射血分数等，这些信息在冠心病、先天性心脏病、瓣膜性心脏病和慢性阻塞性肺疾病等的诊断、鉴别诊断、预后判断、辅助治疗决策制定等方面均具有一定的意义。

1. 冠心病　　FPRNA 曾被广泛地应用在冠心病的诊断、鉴别诊断、危险度分层和预后判断等方面，FPRNA 所得的室壁运动情况、心室收缩和舒张的容积变化等信息均有助于冠心病的诊断。但随着心肌血流灌注显像的广泛应用，FPRNA 在冠心病中的应用已较少。

2. 先天性心脏病　　FPRNA 可以动态观察放射性核素显像剂通过心脏和大血管的整个过程，因此利用 FPRNA 可诊断先天性的左向右分流并可进行分流的定量分析。正常情况下，如果右室出现放射性则左室应无放射性出现。右至左分流表现为在肺显影同时或之前，显像剂过早进入左心或主动脉。左至右分流表现为肺内示踪剂清除差，呈肺"脏污"现象（smudge sign）。

3. 瓣膜性心脏病　　静息 FPRNA 可用于评价瓣膜关闭不全，放射性核素或其标记物通过左心房或左心室时速度减慢即提示可能存在二尖瓣或主动脉瓣关闭不全，并且利用时间放射性曲线可对反流的程度进行定量分析。此外，对瓣膜关闭不全患者进行连续监测有助于动态评价病变的严重程度，可对何时进行瓣膜置换术提供指导意见，术后复查也可以评价手术的治疗效果。

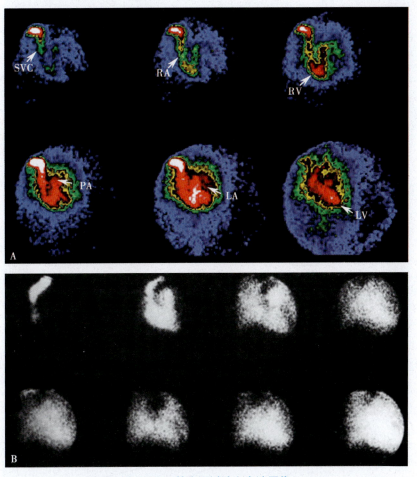

图 8-17 首次通过法心血池显像

正常人图像（图 A）见放射性显像剂经"弹丸"式注射后依次通过上腔静脉（SVC）、右心房（RA）、右心室（RV）、肺动脉（PA）、肺和左心房（LA）的过程。左向右分流患者图像（图 B）见肺影持续显示（显像剂自左向右分流所致），呈肺"脏污"现象。

二、平衡法心血池显像

（一）原理

平衡法心血池显像（equilibrium radionuclide angiography，ERNA）选用的显像剂通过静脉注射后能在血液循环中暂时停留且不逸出血管。静脉注射显像剂后，以受检者心电图的 R 波作为开始采集的触发信号，启动 γ 照相机按照预设自动、连续和等时进行采集。每个 R-R 间期（心动周期）分成 8 或 16 帧图像，采集 300～400 个心动周期，一般应该达到 3～7M 的放射性总计数，通过这种方法提高了采集技术、获得更多的信息量，得到心动周期全过程清晰的心血池影像（图 8-18）。采集结束后使用 ROI 进行图像处理，获得系列左、右心室的功能参数指标和不同时相室壁收缩舒张图像，将各心动周期采集的影像快速连续播放，即可显示出心室的舒缩电影。采集触发信号多次开启、关闭 γ 照相机进行图像采集的装置称为门电路，门电路在一个心动周期中多次开启，故又称为多门电路（multiple gated，MUGA）。

（二）显像剂

由于所需显像剂需要在血液循环中停留足够长的时间，因此 ERNA 主要使用 ^{99m}Tc 标记的红细胞（RBC）作为显像剂。成人剂量为 555～1 110MBq（15～30mCi），儿童剂量按 8～16MBq（0.2～0.4mCi）/kg 计算。^{99m}Tc-RBC 的标记方法有体内标记法、体外标记法和半体内标记法等，

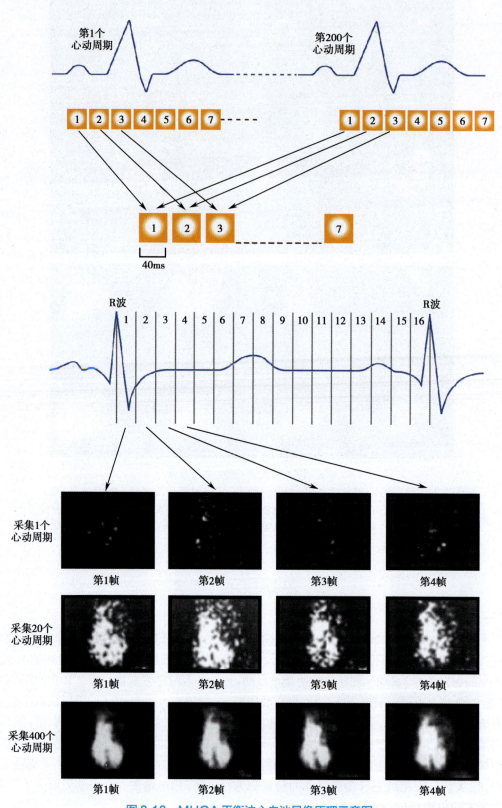

图 8-18　MUGA 平衡法心血池显像原理示意图

以心电图 R 波作为门控的采集触发信号,在每个心动周期内采集多帧图像再依次叠加,得到一个完整的心动周期图像。

其中体内法标记过程简单，但标记率较低（75%～85%）；体外法标记率高（>95%）但标记过程复杂；半体内法则介于上述两者之间。

（三）显像方法

静脉注射核素显像剂约 15min 后，待其达到平衡状态时进行门电路数据采集，分别采集前后位（ANT）、左前斜位（LAO）、左侧位（LL）和右前斜位（RAO）等多个体位以更好地显示心脏解剖结构，其中 LAO 45° 可以将左、右心室分隔得最清楚，同时测定左、右心室的功能最为准确。准直器可选用低能通用型或高分辨准直器，矩阵 64×64 或 128×128，并根据矩阵采集足够的放射性计数，每个心动周期可分成 8～32 帧采集，共采集 300～400 个心动周期。采集可在静息状态下或负荷状态下进行，负荷方式通常采用踏车负荷或药物负荷，以减少体位移动所致伪影。

（四）结果分析

ERNA 采集所获得信息经 ROI 勾画和计算机处理后可分别获得左、右心室心动周期的时间 - 放射性曲线，由于心室内的放射性计数与心室容积成正比，因此该曲线可理解为心室 - 容积曲线，据其可计算出多项反映心功能的参数，常用参数如下。

1. 反映心室收缩功能的参数　包括心室射血分数（ventricular ejection fraction，VEF）、局部射血分数（regional ejection fraction，REF）、高峰射血率（peak ejection fraction，PER）和前 1/3 射血分数（first third ejection fraction，1/3EF）、心输出量（cardiac output，CO）和每搏容量（stroke volume，SV）等，其中左室射血分数（LVEF）是反映心脏收缩功能最常用也是最重要的指标。正常静息状态下，左心室射血分数 >55% 与局部射血分数均 >50%，右心室射血分数 >40%，负荷状态下增加 5% 以上为心功能正常；如无明显增加甚至下降则提示心功能或心脏储备功能异常。射血分数的计算公式如下：

$$EF = \frac{EDC - ESC}{EDC - BKG} \times 100\%$$

局部 EF 值测定由于不受心脏储备功能影响，比整体射血分数更敏感，有利于心功能异常的早期诊断。具体局部 EF 的计算方法是将 LAO 45° 的心室影像从中心点分成 5～8 个扇区，根据每个扇区的时间 - 容积曲线可以计算出每个区域的 EF。正常情况下心尖部 >70%，后侧壁介于 55%～70%，室间壁介于 40%～55%。

2. 反映心室舒张功能的参数　包括高峰充盈率（peak filling rate，PFR）、前 1/3 充盈分数（first third filling fraction，1/3FF）、高峰充盈时间（time of peak filling rate，TPFR）和平均充盈率（average filling rate，AFR）等。由于心室舒张是需要能量的心肌纤维主动松弛过程，在许多心脏疾病中表现出比收缩功能异常更为敏感，因此在左心室功能异常的早期诊断中，尤其是充血性心力衰竭（可能存在收缩功能正常而舒张期功能异常）的准确判断中有重要价值。

3. 反映心室容量负荷的参数　舒张末期容量（end diastolic volume，EDV）、收缩末期容量（end systolic volume，ESV）等。在评价心力衰竭和心功能严重减低患者经治疗后心室大小变化中有明确作用，正常人 ESV 的容量相对减少、EDV 的容量相应增加（图 8-19）。

4. 局部心室壁活动　通过对动态电影进行视觉分析，正常状态下心室壁运动表现为各壁呈均匀向心性回缩，异常室壁运动则表现为整体或局部心室壁运动异常。临床上常采用视觉评价法判断心室壁的运动情况，将室壁运动分为以下四级：0 = 运动正常（normal wall motion），1 = 运动低下（hypokinesis），2 = 无运动（akinesis），3 = 反向运动（dyskinesis）。还可以通过计算心室壁轴缩短率等定量判断心室壁运动情况（正常人心室壁的轴缩短率应 >20%）。

$$缩短率 = \frac{心室舒张末期心影长径 - 心室收缩末期心影长径}{心室舒张末期心影长径} \times 100\%$$

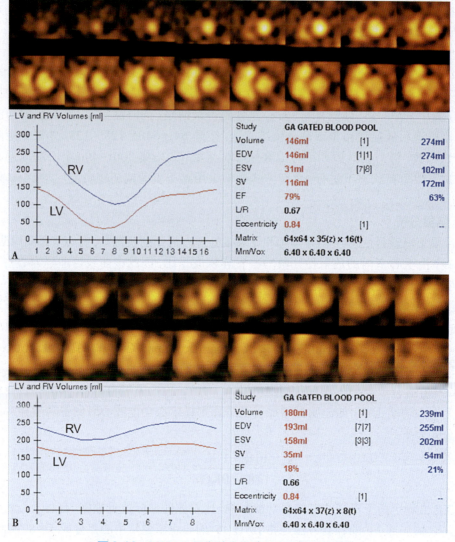

图 8-19　MUGA 平衡法心血池显像所获门控信息

正常人（图 A）所得门控信息，包括心动周期的影像、心室的时间 - 容积曲线和心脏功能容积的各项参数（所得均正常）。扩张型心肌病患者（图 B）所得门控信息，见心动周期影像显示欠清，时间 - 容积曲线低平，EF 值明显下降，EDV 和 ESV 明显扩大。

5. 时相分析　应用傅里叶变换对具有周期性变化的心室壁各局部的时间 - 放射性曲线进行拟合，获得心室局部开始收缩的时间（时相）和收缩幅度（振幅）两个参数，重建后获得心室时相图和振幅图等反映心室功能状况的影像，可用于评价左、右心室壁局部收缩的启动时间、顺序和收缩强度，该方法被称为时相分析（phase analysis），又称相位分析（图 8-20）。

（1）时相图（phase image）：以不同的灰度或颜色表示心室壁局部发生收缩的时间，灰度越高代表时相度数越大，即开始收缩的时间越晚。正常情况下，左、右心室的各壁收缩基本同步，故应表现为相同的灰度，无明显分界线；而心房与心室开始收缩的时间相差甚远，故表现为完全不同的灰度。当发生心肌缺血、心肌梗死、室壁瘤和预激综合征等时，病变处的时相会出现明显异常（明显延迟或提前等）。

（2）时相直方图（phase histogram）：表示像素区的时相频率分布的图形。其纵坐标表示像素计数的高低，横坐标表示时相角的度数（0°～360°）。正常时，时相直方图表示为一种双峰分布形式，前一个峰表示心室收缩的分布区，图形高而窄，反映心室的收缩协调性；后一个峰表示心房和大血管收缩区域，图形矮而宽，两峰的时相度数相差近180°。心室峰底的宽度称为相角

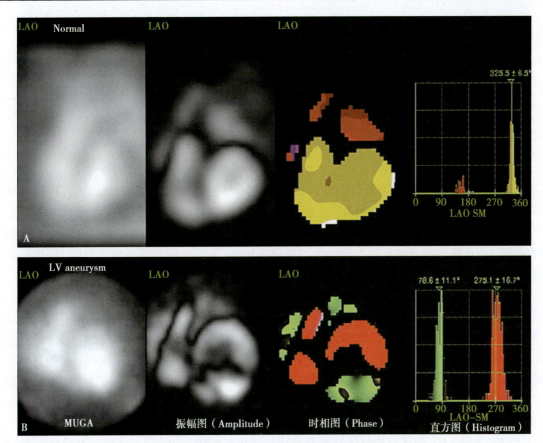

图 8-20　平衡法心血池显像相位分析

正常人（图 A）相位分析振幅图和时相图等均可见左室各壁收缩同步，室壁瘤（aneurysm）患者（图 B）相位分析见左室各壁收缩不同步（反向运动）、相角程明显增大等表现。

程（phase shift），为心室最早收缩和最晚收缩的时间差，反映心室的协调性，正常相角程应＜65°。如心室峰呈双峰或相角程增宽，提示可能存在冠心病心肌缺血，如心室峰与心房峰间出现杂乱的小峰，可能为室壁瘤形成。

（3）振幅图（amplitude image）：是反映心肌收缩力（幅度）大小的一种图像，使用不同灰度表示心肌收缩力大小。正常情况时，房室之间和两个心室之间的分界明显。

（4）时相电影（phase cine）：以白点（或黑点）标示室壁收缩和传导的顺序，用电影显示方式模拟出心室肌兴奋传导的过程，称为时相电影。正常情况下激动起源于室间隔，下行至膜部后传向左、右心室。传导阻滞时，时相电影上可见相应束支显影延迟；而预激综合征时，表现为预激的起点和旁路处的时相提前。时相电影可以更直观地显示传导异常的部位、范围和程度等。

（五）适应证和禁忌证

1.适应证

（1）冠心病心肌缺血。

（2）室壁瘤的诊断。

（3）瓣膜性心脏病。

（4）心肌病。

（5）充血性心力衰竭。

（6）心脏传导异常，如束支传导阻滞和预激综合征等。

（7）慢性阻塞性肺疾病与肺心病。

（8）药物对心脏毒性反应的监测。

2. 禁忌证

（1）严重的心律失常。

（2）未能控制的不稳定型心绞痛。

（3）充血性心力衰竭失代偿期。

（4）严重的高血压（血压超过 200/120mmHg）。

（5）近期急性心肌梗死（距发作＜48h）。

（六）临床应用

1. 测定心脏功能 ERNA 是测定心脏功能的可靠方法，被认为是当前测定心室功能的"金标准"，该方法具有无创、便于重复检查、能同时得到反映心脏收缩和舒张功能的各项参数等优点。临床上，超声心动图、MRI 和 CT 等也被用于测量心脏功能，但这些大多是通过形态学的方法进行测量，是根据心室腔的几何形态的变化进行心室容积计算。ERNA 是测量心室腔内的放射性计数，该计数直接反映了心室腔内放射性量的多少，不受心室几何形状的影响，所得心室容积和功能参数更为准确。但在某些特殊情况下，例如严重心律失常时，仍可能低估心脏功能。

2. 冠心病的诊断 心肌缺血缺氧可导致室壁运动失调和心脏整体功能下降，通过测量心功能参数（如 EF 值等）和室壁运动情况，可对冠心病心肌缺血患者进行预后评价和疗效监测等。心肌缺血如未发生心肌梗死，静息状态下，LVEF 可表现为正常，对冠心病诊断价值不大；但在运动或药物负荷状态下，心肌缺血患者 LVEF 较静息状态没有上升（正常人负荷后 LVEF 较静息状态可增加 5% 以上）甚至出现下降。此外，异常的局部室壁运动还可辅助判断冠脉受损的部位和范围。

心肌梗死的患者，心脏功能受损程度主要取决于梗死的部位、范围和程度，可表现出心肌收缩不协调、左心室舒张末期压力增高、舒张和收缩末期容量增多、LVEF 减低等。有研究显示，以负荷 LVEF 下降≥5% 和远离梗死区域出现节段性室壁运动障碍诊断冠心病时，其诊断的敏感性和特异性分别为 62% 和 75%。通过心功能参数测定对心肌梗死患者进行预后判断也很重要，有研究显示，发生急性心肌梗死后 LVEF 正常的患者，一年内的死亡率为 2%～4%；而 LEVF＜30% 的患者，死亡率为 12%；LEVF＜20% 的患者，一年内死亡率高达 47%。ERNA 所获得的 LVEF、EDV 和 ESV 等在判断治疗疗效和预后等方面具有重要意义。

3. 室壁瘤的诊断 ERNA 对室壁瘤的定位诊断有较好价值，阳性率可达到 90%～95%，并可以鉴别真性室壁瘤与假性室壁瘤。影像表现可见左室增大和室壁瘤部位膨突；室壁运动可出现局部无运动或反向运动等异常和射血分数下降、心功能受损等。时相图可见局部时相明显延迟、边界明显，在时相直方图的心室峰和心房峰之间出现一个异常峰，即室壁瘤峰。

4. 传导异常的判断 应用时相分析可对心脏的束支传导阻滞、预激综合征的旁路传导、顽固性频发室性期前收缩及持续性单行性室性心动过速患者，进行有效定位，辅助临床电生理进行诊断。有研究报道，ERNA 的相位分析对旁路传导的检出率介于 76%～88.9%，而且对单一旁路的传导异常，检出率更高。

5. 在瓣膜性心脏病中的应用 超声心动图是对瓣膜性心脏病诊断和分级最重要的影像学方法，核素心血池显像有助于阐述主动脉瓣、二尖瓣狭窄的病理机制以及评价手术治疗效果等。核素心血池显像通过测定心室功能和容积大小，能够预测反流性心瓣膜疾病的预后情况、指导瓣膜性心脏病治疗方案的制定和手术时机的选择。

6. 在心肌病中的应用 扩张型心肌病在核素心血池图像中一般表现为左心腔明显扩大、心脏功能明显受损、左室射血分数明显减低；室壁运动表现为弥漫性减弱，时相电影、时相分析均提示心室各壁运动减弱。这与冠心病所致不同，冠心病往往表现为符合冠状动脉支配节段的心肌局限性损害，导致室壁局部出现运动异常。肥厚型心肌病的核素图像主要表现为左心腔变小、室间隔不均匀增厚和左室射血分数增加，舒张充盈障碍，顺应性降低。但终末期肥厚型心肌病由于失代偿也可表现为左室心腔扩大，心室射血分数明显减低。

7. 其他　核素心功能显像有助于鉴别充血性心力衰竭的病因是心肌缺血所致还是非缺血所致,是收缩功能减退还是舒张功能减退。对于接受化疗的肿瘤患者,核素显像能够准确地评价心功能,可用于检测化疗过程中患者心功能的变化,及时发现化疗药物引起的心肌损害,辅助临床决策。

第四节　其他心血管核医学显像方法

一、亲心肌梗死显像

心肌梗死(myocardial infarction,MI)是由于冠脉内斑块破裂以及血栓形成导致冠状动脉急性闭塞,冠状动脉急性、持续性缺血缺氧所引起的心肌坏死。冠脉痉挛和心肌组织需求氧气和营养物质的增加也可能是心肌梗死发生的诱因。在梗死灶周围区域也同时存在着不同程度心肌缺血缺氧所致损伤,损伤的程度与血流减少和代谢需求变化的情况相关。心肌坏死和严重的心肌缺血导致心肌细胞膜破裂和通透性增加,胞内物质被大量释放出来,可通过检测这些物质来判断心肌组织损伤情况,而某些放射性核素标记药物也能够进入并滞留在该区域,表现为放射性"热区",而正常心肌组织不摄取该显像剂,故称为亲心肌梗死阳性显像。

(一)显像剂和显像方法

临床常用的显像剂主要包括骨显像剂、放射性核素标记的抗肌凝蛋白重链单克隆抗体以及 ^{99m}Tc 标记的葡萄糖类似物三类。

1. ^{99m}Tc 标记的焦磷酸盐　^{99m}Tc 标记的焦磷酸盐(^{99m}Tc-pyrophosphate, ^{99m}Tc-PYP)应用得最早,能够被最近发生心肌梗死区域的心肌摄取。急性心肌梗死后,坏死细胞的钙离子内流,迅速进入病灶并于心肌细胞内形成羟基磷灰石结晶沉积下来,这些结晶沉积物是骨示踪剂摄取的场所,变性的大分子上也可能发生一些结合。心肌梗死区域一些残余血流是必要的,以促进示踪剂到达梗死区和周围组织,示踪剂随后扩散到坏死组织并被结合。^{99m}Tc-PYP 通过与该晶体进行离子交换、化学吸附或以和钙离子相似的方式停留在心肌细胞内,从而使梗死病灶显影。显像前静脉注射 ^{99m}Tc-PYP 555~740MBq(15~20mCi),2~4h 后进行多体位平面或 SPECT 断层显像。

2. 放射性核素标记的抗肌凝蛋白重链单克隆抗体　肌凝蛋白是心肌结构蛋白的重要组成之一,具有两条重链和四条轻链。急性心肌坏死时,受损心肌细胞的细胞膜通透性增高、完整性受损,轻链可以释放到血液中,重链则留在坏死的心肌细胞内。此时,利用 ^{111}In 或 ^{99m}Tc 标记抗肌凝蛋白重链单克隆抗体,标记物可透过受损的细胞膜与肌凝蛋白重链特异性结合,使梗死灶显影。显像前静脉注射 ^{111}In 标记抗肌凝蛋白重链单克隆抗体 74~185MBq(2~5mCi),由于其在血液中的清除速度较慢,故需在注射显像剂后 24~48h 再进行平面或断层显像。

3. ^{99m}Tc 标记的葡萄糖类似物　主要为 ^{99m}Tc-葡糖二酸(GLA)。D-葡糖二酸(D-glucaric acid, GLA)是一种六碳二元羧酸的葡萄糖类似物,是葡萄糖在生物体内代谢的产物之一,主要经泌尿系统排出体外。当心肌细胞坏死、细胞膜破裂时其可与细胞核内的核蛋白结合,故可用于心肌梗死显像。^{99m}Tc-GLA 的优点在于血循环中清除快速,可用于急性心肌梗死的早期诊断。

(二)图像分析

正常情况下心肌不显影,急性心肌梗死时梗死灶可出现不同程度的异常放射性浓聚,通常最高的放射性摄取在梗死区域的边缘。在大面积梗死区域,中心区无血流灌注,无示踪剂摄取,梗死边缘周围可见特征性的环状或炸面包圈形的放射性浓聚区。急性事件发生后 12h 即可见明显放射性摄取,24~48h 梗死区域的放射性浓聚程度最高,48~72h 局部放射性摄取达高峰。此后,随着梗死区域的愈合,放射性摄取开始降低,图像通常在 14d 内恢复正常。由于 ^{99m}Tc-PYP 也是一种骨显像剂，因此使用 ^{99m}Tc-PYP 时，胸骨、肋骨和脊柱等骨骼也会显影。^{99m}Tc-PYP 具有较高的软组织摄取量，脑梗死灶可以摄取。此外，需要注意鉴别的是，其他几种情况会导致心肌对 ^{99m}Tc-PYP 的广泛摄取增加，包括心肌淀粉样变、心肌炎、辐射后损伤和多柔比星导致的心脏毒性等。使用 ^{111}In 标记抗肌凝蛋白重链单克隆抗体作为显像剂时，肝脏和脾脏也可见显像剂摄取。

（三）临床应用

亲心肌梗死显像主要用于急性心肌梗死的诊断，在早期，由于临床上缺乏具有足够敏感性和特异性的诊断方式，亲心肌梗死显像尚占有一定的地位。但近年来，随着特异性心肌酶测定以及肌红蛋白和肌钙蛋白测定的广泛应用，临床对急性心肌梗死的诊断准确性显著提高、诊断时间明显缩短，加之亲心肌梗死显像自身的局限性，目前临床应用已越来越少。

既往研究显示，在对急性心肌梗死的诊断效能方面，^{99m}Tc-PYP 诊断的敏感性介于 59%～100% 之间，诊断急性透壁性心肌梗死的敏感性可达到 94%，但对心内膜下的非透壁性心肌梗死诊断的灵敏度仅 42%。^{99m}Tc-PYP 与钙离子结合并滞留在死亡或严重缺血的心肌细胞中，容易高估梗死灶的大小。该显像剂可用于心肌梗死发生后的 12h 至 8d 内，在心肌梗死后 48h 敏感性最高，故对于大面积心肌梗死患者，^{99m}Tc-PYP 显像可能在数月内都呈阳性表现。

^{99m}Tc-GLA 心肌梗死显像的动物实验显示，^{99m}Tc-GLA 的摄取主要发生在心肌细胞损伤和早期细胞死亡的缺血区域，其在缺血坏死心肌内的比活度较高，而在正常心肌和缺血存活心肌中的摄取和滞留相对较低。在动物模型中，心肌梗死发生后的 30min，^{99m}Tc-GLA 即可浓聚于受损组织，故可用于诊断急性心肌梗死。有临床研究显示，在急性心肌梗死发生后的 9h 内注入 ^{99m}Tc-GLA 可以对梗死区域进行诊断和定位。

目前应用亲心肌梗死显像的主要指征为：患者发生持续性胸痛但是未到医院就诊，直到胸痛发生数日后才到医院就诊，此时心肌酶谱测定对心肌梗死诊断已无明显价值，如果仅根据心电图诊断心肌梗死有困难（例如患者伴有左束支传导阻滞、安装心脏起搏器者和左心室明显肥厚等）时，则可行亲心肌梗死显像证实心肌梗死曾经发生。但此时，心肌梗死本身所带来的巨大临床风险已不存在，诊断的紧迫性也已明显降低，临床关注的重点转向集中在利用各种负荷灌注信息或室壁运动情况来评价患者的预后以及是否需要进一步的介入诊疗。因此，即使是存在心肌梗死显像的指征，亲心肌梗死显像在临床上仍较少应用。

二、放射性核素心血管动态显像

放射性核素心血管动态显像（radionuclide angiocardiography）曾广泛用于先天性心脏病和其他心血管疾病的诊断，但近年来，随着彩色多普勒超声、CT 血管造影以及数字减影血管造影（DSA）等技术的广泛应用，该方法已不是临床一线的检查方法，但在一些无法提供其他影像学检查的地区或在某些特定情况下仍有一定的实用性。

（一）显像原理

静脉"弹丸"式注射显像剂后，显像剂动态首次通过心脏及大血管，再由体外的射线探测设备记录这一过程，根据所显示的心脏及大血管的位置、形态、通道和顺序等情况对心血管疾病进行诊断。

（二）显像剂及显像方法

单纯以放射性核素心血管动态显像过程为目的时，首选 ^{99m}TcO$_4^-$；同时想加做心血池静态显像时，可选 ^{99m}Tc 标记红细胞（^{99m}Tc-RBC）或 ^{99m}Tc 标记人血清白蛋白（^{99m}Tc-HAS）；对可疑或伴有急性心肌梗死患者，首选 ^{99m}Tc-PYP，可以在动态显像后加做亲心肌梗死显像。显像时患者取仰卧位于 γ 照相机探头下，通过静脉"弹丸"式注射显像剂，成人剂量 370～740MBq（10～20mCi），体积 <1ml，儿童剂量 37～111MBq 或 296～592MBq/m^2 体表面积，随即开始以 1～2 帧/s 的速度连续采集 20 帧图像，选用低能通用型或低能高分辨准直器，矩阵 64×64。

（三）适应证

1．先天性心脏病的评价。

2．左室室壁瘤及主动脉瘤的诊断。

3．肺动脉狭窄的诊断。

4．上腔静脉阻塞综合征的诊断。

5．瓣膜性心脏病的评价。

（四）图像分析

1．正常图像　正常人从上腔静脉显影到腹主动脉显影历时约10s，分为以下三个时相。

（1）右心相：上腔静脉、右心房、右心室及肺动脉依次显影，影像呈"U"字形，中间有一空白区为升主动脉位置，历时约3s。

（2）肺相：从肺动脉主干显影到双肺影消退，历时约4s，肺影和心影之间无明显分界线。

（3）左心相：肺影逐渐消退时，左心房、左心室、升主动脉、主动脉弓、降主动脉和腹主动脉依次显影，呈倒"8"字影像，历时约3s。

（4）肺稀释曲线：在左肺野勾画ROI，以时间为横坐标，放射性活度为纵坐标，得到时间-放射性曲线，通过该曲线可测定左向右分流的分流率。

2．异常图像

（1）左向右分流：左心房和左心室显影时右心及肺部再度显影，称为"脏污肺"影像。

（2）右向左分流：右心房和右心室显影时左心及主动脉提前显影。

（3）肺动脉狭窄：左心显影较正常延迟。

（4）其他常见异常包括有心室扩大、形态异常、血管狭窄和影像中断等。

（五）临床应用

1．先天性心脏病的诊断　可对心内异常解剖结构、有无异常分流、分流的部位和性质进行判断，通过肺稀释曲线可以对心内的分流量进行定量分析。

2．腔静脉阻塞综合征的定位　可对血管阻塞的部位以及侧支循环的情况进行判断，当侧支循环丰富时，可出现"飞舞征"影像。

3．左心室室壁瘤和主动脉瘤的诊断

（1）肺动脉狭窄的诊断：肺动脉段狭窄部位影像变细，狭窄近段影像变粗，左心显影延迟。

（2）瓣膜性心脏病反流量的定量评价：辅助诊断瓣膜性心脏病，指导手术时机的选择。

三、心脏受体显像

心脏的神经支配包括交感神经和副交感神经，两者均通过神经末梢释放神经递质作用于心肌细胞浆膜中的神经受体，发挥调节心率和心肌收缩力等作用。交感神经末梢释放去甲肾上腺素和肾上腺素，作用于β_1肾上腺素能受体；副交感神经末梢释放乙酰胆碱，作用于心肌中的毒蕈碱受体。去甲肾上腺素及乙酰胆碱均可被神经末梢重新摄入神经细胞内，心脏自主神经节后神经元含丰富的神经受体，包括胆碱能受体的烟碱和毒蕈碱受体、肾上腺素能受体的α肾上腺素能受体和β肾上腺素能受体。心脏自主神经系统的重要性在心脏病患者中被重视，因为一个或两个分支的损害可导致功能失衡，从而增加不良后果的风险，如心力衰竭进展和心律失常事件。心脏自主神经系统的状态也影响心脏药物和介入治疗的效果和有效性。因此人们努力开发各种显像剂及成像方法用于研究心脏交感神经支配。

有较多研究利用放射性核素显像剂探讨心脏的突触前自主神经功能，包括SPECT用单光子显像剂，例如[123]I标记的间位碘代苄胍（MIBG，去甲肾上腺素的类似物）、[123]I-吲哚洛尔（PIN）和[123]碘氰吲哚洛尔（ICP）；PET用正电子显像剂[11]C标记的羟基麻黄碱（HED）、[18]F-间羟麻黄碱（[18]F-MER）、[18]F-氟苯乙胍、[18]F-多巴胺、[18]F-氟去甲肾上腺素和[11]C-肾上腺素等，其中尤以[123]I-MIBG应用较多。

（一）¹²³I-MIBG 显像原理

心脏交感神经主要的神经递质是去甲肾上腺素（NE），它在交感神经末梢合成、储存和代谢。交感神经兴奋时，神经递质通过胞吐释放到突触间隙。一小部分被释放的神经递质与突触后 α 以及 β 肾上腺素能受体相互作用，主要是心脏 β_1 受体。大多数释放的神经递质通过 NE 转运体（一种钠/氯依赖性转运蛋白）在神经末梢通过 1 类摄取机制再摄取，NE 转运体对儿茶酚胺和儿茶酚胺类似物具有高度亲和力。在神经末梢内，NE 或者被单胺氧化酶代谢，或者被位于囊泡膜上的质子依赖性转运蛋白囊泡单胺转运体隔离在囊泡中。MIBG 特异性摄取与储存的机制类似于 NE，通过与 NE 相同的途径被交感神经末梢特异性摄取，并储存在突触前束，用放射性核素标记的 MIBG 静脉注射后能够观察其放射性摄取分布的影像，评价心脏交感神经的完整性及其功能状态。

（二）显像方法和图像分析

静脉注射 ¹²³I-MIBG 111～185MBq（3～5mCi）15～30min 后行早期平面和 SPECT 显像，3～5h 后行延迟显像，不同时相进行图像采集可以评价在各种状态下 MIBG 特异性聚集的程度，有利于评价心肌对 MIBG 的洗出变化。前后位平面图像是评价心交感神经功能的理想方法，SPECT 断层图像通常用于评估三维心肌摄取模式。心脏对 ¹²³I-MIBG 的摄取是通过计算心脏与纵隔的放射性计数比值（H/M）和心脏与肺的放射性计数的比值来判断的，它与循环中的儿茶酚胺的量呈负相关，增加心脏交感神经系统的活性则使 MIBG 的清除加快。¹²³I-MIBG 显像的正常图像可见心肌轮廓显影清晰，放射性分布较均匀（图 8-21）。¹²³I-MIBG 显像的异常图像可见心肌放射性摄取减低，轮廓模糊，提示心脏交感神经功能受损；或者心肌完全不显影，提示心脏交感神经功能失支配（图 8-22）。

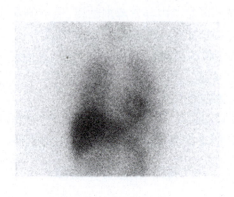

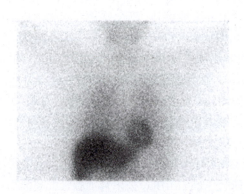

图 8-21　¹²³I-MIBG 显像的正常图像

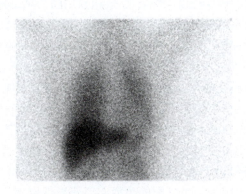

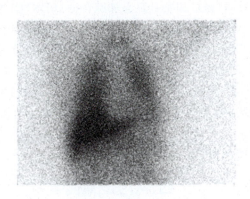

图 8-22　¹²³I-MIBG 显像的异常图像

心肌未见显影，提示心脏交感神经功能失支配。

（三）临床意义

1．**心肌梗死**　心肌梗死后受累的心肌组织表现不同程度的心脏神经完整性和功能受损（去神经化，denervation），急性心肌梗死的病理生理过程可用 ¹²³I-MIBG 受体显像来监测，病变初期心肌 ¹²³I-MIBG 显像和血流灌注显像基本接近；起病后数日，¹²³I-MIBG 图像可见放射性减低或缺损区明显大于血流灌注异常区域，表明交感神经的受损范围大于心肌细胞的受损范围。对于治疗后好转的患者，异常血流灌注恢复的速度要快于 ¹²³I-MIBG 的速度，表明去神经后神经支配的恢复要慢于血流灌注的恢复。

2．**缺血性心脏病**　不稳定型心绞痛患者行 ¹²³I-MIBG 受体显像，可以探测到血流灌注显像未能发现的冠状动脉狭窄所致心肌缺血，并有助于探测到血管痉挛性心绞痛，而这类患者冠状动脉造影结果通常为阴性。因此，¹²³I-MIBG 受体显像诊断心肌缺血可能较心肌血流灌注显像更为敏感。

3．**充血性心力衰竭**　心力衰竭常伴有心肌肾上腺素能神经活性或效力减低。心衰患者心肌 ¹²³I-MIBG 摄取减低，表现为心脏 / 纵隔比值减低，心脏放射性分布不均，且 ¹²³I-MIBG 从心肌中洗脱加快。¹²³I-MIBG 受体显像可无创性评价心力衰竭患者病情的严重程度、病理生理变化和患者的预后，有研究显示，¹²³I-MIBG 的摄取程度是判断充血性心衰患者生存期的重要预测因素。

4．**心肌病**　对于肥厚型心肌病患者，即使心脏交感神经有冲动，其心肌 ¹²³I-MIBG 摄取仍明显低于正常人，心肌对 ¹²³I-MIBG 的洗脱加快。对于扩张型心肌病患者，早期相时患者与正常人心肌 ¹²³I-MIBG 摄取基本一致，但延迟相上可见 ¹²³I-MIBG 在患者心脏中的滞留时间明显缩短。经有效药物治疗后，¹²³I-MIBG 图像上表现出显像剂的摄取较治疗前明显改善，¹²³I-MIBG 受体显

203

像是客观评价心肌病患者的病变程度、病程、疗效和预后的一项良好指标。

5．内分泌疾病引起的心脏病　糖尿病患者常伴有心脏交感神经受损，受损严重时会增加患者的死亡率。研究显示，通过对糖尿病患者进行 ^{123}I-MIBG 心脏受体显像，发现糖尿病患者心肌 ^{123}I-MIBG 摄取减少，交感神经功能受损的患者更为突出。还有研究显示伴有糖尿病的心肌缺血患者，^{123}I-MIBG 摄取呈弥漫性分布异常，静息心肌缺血患者常表现为左室下壁 ^{123}I-MIBG 放射性缺损，上述结果提示心脏交感神经受体显像对评价糖尿病患者有较好的价值。

6．心脏移植　心脏移植是心脏失神经支配的最佳模型，因为在移植手术中神经纤维被切断。然而，有证据表明随着心脏移植时间的推移，出现局部神经再支配。有 40%～50% 的患者出现神经再支配过程。神经再支配过程并不能导致完全的神经再支配，而是局部交感神经末梢的再现。功能研究表明，出现神经再支配的患者心率变异性更大，运动耐受性更好，运动后左室功能改善。^{123}I-MIBG 受体显像能够有效评价心脏移植患者神经再支配的情况。

7．帕金森病　帕金森病（PD）和帕金森叠加综合征（PDS）都属于帕金森综合征，PD 的早期诊断以及应用临床标准或影像学方法鉴别诊断 PD 和 PDS 是临床的难点问题。PD 和 PDS 的疾病进展速度不同，对左旋多巴的治疗反应不同，且 PD 可用 DBS 手术治疗，因此，PD 和 PDS 的鉴别诊断至关重要。心脏交感神经功能障碍是 PD 的早期表现，而 PDS 则没有心脏交感神经功能障碍，应用 ^{123}I-MIBG 进行心肌交感神经支配成像可作为早期 PD 和 PDS 鉴别诊断的有效技术。文献报道心肌 MIBG 交感神经支配显像诊断 PD 的综合敏感性为 88%，鉴别 PD 与其他帕金森综合征的综合特异性为 85%，认为对临床疑似 PD 患者，心肌 MIBG 交感神经支配显像具有较高的敏感性和特异性，能够精确地评估心肌交感神经功能水平。

四、心肌乏氧显像

心肌灌注显像剂 ^{99m}Tc-MIBI 和 ^{201}Tl 等检测心肌缺血缺氧主要是基于心肌灌注缺损或局部心肌代谢改变，因而仅提供了心肌缺血缺氧的间接证据，不能十分可靠地判断缺血但存活的心肌。心肌乏氧（hypoxia）显像是一种阳性显像，使用的乏氧显像剂能迅速准确地选择性滞留在乏氧组织或细胞中，直接反映组织血供与耗氧之间的平衡状态，识别缺血但存活的心肌，为冠心病患者的再血管化治疗和预后提供依据，有助于对缺血存活心肌的病理生理学的发生发展进行研究。

（一）显像剂和显像原理

常用的心肌乏氧显像剂主要包括硝基咪唑类和非硝基咪唑类。前者主要有放射性卤素标记的 MISO（misonidazole）及其衍生物，^{99m}Tc 标记的硝基咪唑类化合物如 ^{99m}Tc-BMS181321（nitroimidazol）、^{99m}Tc-BMS19479 和 ^{99m}Tc-BATNI 等；后者主要包括 ^{99m}Tc-HL91（4,9- 二氮 -3,3,10,10- 四甲基十二烷 -2,11- 二酮肟，BnAO）和 ^{62}Cu 标记的 BTS（bisthiosemicarbazone）衍生物等。

亲脂性的硝基咪唑类化合物通过弥散进入细胞内，进入存活细胞内后，在细胞内酶（主要是黄嘌呤氧化酶）的作用下发生单电子还原，产生自由基阴离子。当细胞内氧丰富时，由于氧化硝基有更高的电子亲和力，自由基阴离子又能被迅速再氧化成原化合物，扩散到细胞外；当缺乏足够的氧时（乏氧状态下），自由基阴离子被进一步还原成氮的化合物形式，产物与细胞内组分结合，滞留于细胞内，从而通过核素显像的方法评价组织和细胞的乏氧状态。非硝基咪唑类化合物作为乏氧显像剂的原理尚不完全清楚，有人认为其乏氧性可能与其特殊性的配合物结构和理化性质有关。

（二）临床应用

1．检测心肌缺血　心肌乏氧显像能够检测心肌缺血，并能够较为准确地鉴别缺血存活心肌和坏死心肌，特别是对于慢性持续性心肌缺血的诊断更有价值。通过心肌乏氧显像有助于对冠心病患者进行诊断、危险度分层、疗效和预后判断等。

2．评价新生血管形成　组织乏氧可促进生成血管因子，如血管内皮生长因子（VEGF）、血小板衍生生长因子（PDGF）和转化生长因子β1（TGF-β1）等的表达，促进血管再生。通过核素乏氧显像检测持续性的心肌缺血，为客观评价这种治疗方法提供有用的依据。

3．在心肌病中的应用　乏氧状态所引起的一些细胞因子和血管因子的释放可引起血管生成的不平衡，促使心肌病的发展，乏氧在心肌病的发生中起一定作用，利用乏氧显像有助于探讨心肌病的发病机制。

五、心肌凋亡显像

细胞凋亡与细胞坏死不同，凋亡是指由于外来因素触发了细胞内预存的死亡程序而引发的细胞自杀过程，是由基因控制的细胞自主的有序性死亡，是一个主动过程。细胞凋亡与许多心血管疾病包括心肌梗死、心力衰竭、动脉粥样硬化、高血压和心肌病等都有关系。细胞凋亡时，细胞膜结构发生改变，其中原本存在于细胞膜脂质双层内层的磷脂酰丝氨酸（PS）外翻至外层，这是凋亡过程中普遍存在的现象，因而可以用一种能与PS高度亲和的物质来检测细胞凋亡。

Annexin V是一种内源性生理蛋白，与细胞分化增殖过程的信号转导有关，分布于心肌细胞、成纤维细胞和内皮细胞等，当细胞凋亡时，Annexin V可与PS结合并有很高的亲和力。放射性核素^{99m}Tc或^{18}F标记的Annexin V也有相同的高亲和力，可与凋亡细胞表面的PS相结合，在SPECT或PET显像中表现为亲凋亡灶的"热"区。凋亡心肌显像的应用主要包括评价缺血性心脏病和再灌注损伤、监测心脏移植中的排斥反应、对心衰患者细胞凋亡的评价等。^{99m}Tc-Annexin V用于凋亡显像的局限性在于其分子量较大、血液清除较慢，导致早期显像效果较差。^{18}F-Annexin V PET与单光子显像相比，前者检测的敏感性和空间分辨率更高，可以更好地定位和定量测定发生凋亡的位置和程度，而且^{18}F的半衰期更短、生物清除更快。此外还应注意的是，Annexin V与PS特异性结合不仅发生在凋亡细胞的表面，也可以在炎症、内皮细胞、坏死细胞发生，Annexin V也可与坏死细胞内的PS结合，影响诊断的特异性。

还有研究者利用^{99m}Tc标记突触结合蛋白1的C2A片段谷胱甘肽转移酶复合物（FM2）对心肌凋亡显像进行探讨，结果提示利用FM2进行凋亡显像早期（注射显像剂3h内）即可获得较高质量的图像。近年来，随着其他影像学技术的发展，包括MRI、光学技术和超声技术等也越来越多地应用于细胞凋亡的检测和评价，为凋亡显像提供了更多的思路和更多样化的检测手段。

六、心肌淀粉样变显像

淀粉样变是一种罕见疾病，其特点是局部或全身沉积的蛋白质具有不稳定的异常三级结构，并有聚集的趋势和随后的纤维形成，导致受累器官功能障碍。心脏淀粉样变病变通常是全身疾病的一部分，是受影响最严重的器官，但在某些疾病中，可能会发生心脏孤立受累。心脏淀粉样变（cardiac amyloidosis，CA）过去被认为是一种难以治愈的疾病，近年来随着新的无创性诊断方法和特异性治疗药物的出现，CA逐渐被临床医生认识。已知的淀粉样蛋白有30多种，但有5种常浸润心脏：转甲状腺素蛋白相关的野生型（TTRw）或突变型（TTRm）、免疫球蛋白轻链（AL）、免疫球蛋白重链、血清淀粉样蛋白A和载脂蛋白A1，其中最常见的形式是AL或TTR亚型。TTR亚型的CA即转甲状腺素蛋白淀粉样变心肌病（ATTR-CM）。CA的正确分型非常重要，便于选择合适而有效的治疗方法。

放射性核素显像在ATTR-CM的诊断和鉴别诊断中具有重要作用，对疾病的治疗和预后有重要意义。TTRm的识别在家庭咨询中具有重要意义。对心脏病相关淀粉样蛋白类型的不正确判断可能会危及生命，如果TTR患者被错误地归类为AL，则会进行化疗。此外，CA具有特殊性，对其他病因导致的心力衰竭的常用治疗药物具有耐受性，如β受体阻滞剂和血管扩张剂等。

（一）显像原理

用于骨显像的经典示踪剂是^{99m}Tc标记的焦磷酸盐（PYP）、双膦酸盐如3,3-二膦-1,2-丙二羧酸（DPD）和羟亚甲基二膦酸（MDP）等。它们对 TTR 亚型的淀粉样变蛋白有很高的亲和力，可能是因为它们的钙含量较高。一些 AL 型的病例可能表现出更高的微钙化密度，证明了心脏摄取的合理性，即使摄取程度不是那么高。^{99m}Tc-MDP 是临床上应用最广泛的骨显像示踪剂，但与 ^{99m}Tc-DPD、^{99m}Tc-PYP 比较，^{99m}Tc-MDP 在诊断 TTR 型 CA 方面的研究结果似乎并不理想。

（二）显像方法和图像分析

患者无特殊准备。休息时静脉注射 370～740MBq（10～20mCi）^{99m}Tc-PYP，分别在 1h 和 3h 后进行平面或者 SPECT 图像采集。第 1h 为胸部局部平面显像，心脏区域位于中心位置。1h 的平面图像可以通过心肌和对侧肺的计数比率（或示踪剂摄取量）进行定量分析。在心脏上勾画圆形感兴趣区域（ROI），在右半胸（肺上）镜像勾画 ROI。在每个 ROI 上测量总平均计数和绝对平均计数。每个 ROI 平均计数的比值即为心脏／对侧肺比率（H/CL）。H/CL≥1.5 分，且心肌表现为弥漫性放射性摄取增高为 TTR 阳性，H/CL＜1.5 分为阴性。

放射性药物在心肌中的放射性浓聚峰值出现在给药后 1h 左右，尤其是 ^{99m}Tc-DPD，在软组织摄取 2～3h 后，放射性摄取逐渐下降，与骨骼的摄取程度成反比。在 3h 的平面图像中，通常采用 Perugini 的定性评分，对心脏放射性摄取与骨摄取的强度进行比较。Perugini 评分分为四个等级：0 级，心肌放射性摄取缺失；1 级（轻度），放射性摄取强度低于骨骼；2 级（中度），放射性摄取强度等于骨骼；3 级（显著），放射性摄取强度高于骨骼，同时心肌表现为弥漫性放射性摄取增高。一些医疗中心选择不进行 3h 的延迟显像，主要是为了缩短检查时间提高患者的舒适度，提高工作效率，通过采用高计数的图像采集方法，患者应用的放射性药物的剂量可以更低。这种情况建议使用 CT 成像（SPECT/CT）更好地鉴别心血池和真实的心肌放射性摄取。应用视觉评估方法对于 1h 相图像较 3h 相更敏感，特异性相对较低。

需要强调的是这些放射性药物在先前心肌梗死区域摄取的可能性，但通常表现为局灶性的放射性浓聚，可能在长达 7d 内呈阳性，但在这段时间后很少保持阳性，这与 CA 的弥漫性放射性摄取增高的模式不同。

（三）临床意义

CA 是一种罕见疾病，但随着无创性诊断方法的出现，它的发病率逐渐提高。正确识别淀粉样蛋白亚型不仅涉及完全不同的治疗方法，而且还具有预后和心理社会意义。^{99m}Tc-PYP 心肌淀粉样变显像对 ATTR-CM 具有高度敏感性（99%）和特异性（86%），是公认的辅助 CA 诊断和鉴别诊断的关键显像方法，2018 年欧洲心脏病学会大会已将该显像技术列为首选的无创检查。Perugini 的定性评分≥2 且血、尿轻链指标阴性对 ATTR-CM 诊断的特异性和阳性预测值均达到 100%。根据 3h 图像评估的 Perugini 评分对 CA 的预后判断有重要价值，0 级患者的生存率明显高于 1、2 和 3 级患者。因此，心肌淀粉样变显像作为一种无创、无害、经济有效的成像技术，在确定疑似 CA 的淀粉样蛋白亚型中占有重要地位。

第五节　典型病例分析

【病例 1】心肌缺血

1．病史摘要　患者女，41 岁，间断性心前区疼痛 2 年，加重伴肩背部疼痛 10 余天。查体：T 36.7℃，P 70 次/min，R 18 次/min，BP 120/87mmHg。双肺呼吸音清，未闻及明显干湿性啰音，心率 70 次/min，律齐，心脏各瓣膜听诊区未闻及病理性杂音及心包摩擦音。腹软，无压痛、反跳痛，肝脾肋下未及，移动性浊音（-），双下肢无水肿。心脏彩超：心内结构及血流未见明显异常，EF=72%。腹部彩超：胆囊息肉样病变。胃镜：慢性非萎缩性胃炎。入院后完善相关化验及检查，于导管室行冠状动脉造影术示：冠状动脉分布优势类型呈右优势型，左主干未见狭窄，前降支未见狭窄,回旋支未见狭窄,右冠未见狭窄。临床诊断:胸痛原因待查,冠心病?心脏神经症?为进一步明确是否存在心肌缺血于核医学科行静息及负荷心肌显像。

2. 检查方法 运动+静息心肌灌注显像。

3. 影像表现 负荷心肌显像可见左室前壁心尖段血流明显减低,静息心肌显像提示左室前壁心尖段血流减低处见显像剂填充,提示前壁心尖部为可逆性心肌缺血(图8-23)。相减靶心图(图8-24)提示心尖部缺血部分可逆(SSS=2,SRS=1,SDS=1)。

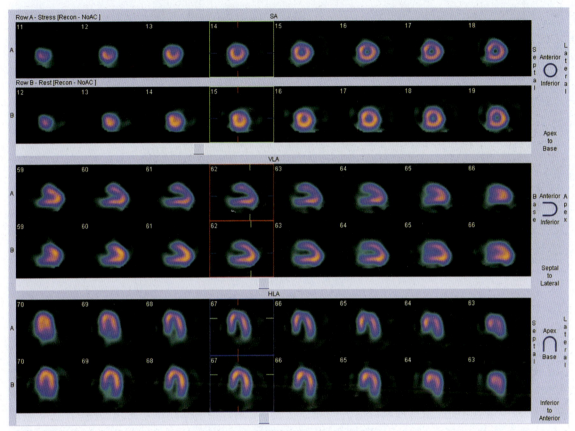

图8-23 静息及负荷心肌灌注显像

负荷及静息心肌显像提示左室前壁心尖部可逆性心肌缺血。单排为负荷心肌显像,双排为静息心肌显像。可见负荷显像心尖部放射性缺损区在静息显像见显像剂部分填充。

4. 鉴别诊断 本病需与心肌梗死、心肌病和心肌炎等进行鉴别。通过病史、临床表现、心电图、超声心动图、心肌核素显像以及心肌酶谱等血清学结果进行鉴别。

5. 临床诊断 微血管性心绞痛;慢性非萎缩性胃炎;胆囊息肉。

6. 治疗计划 给予抗血小板聚集、调脂稳斑、降低心肌耗氧量、改善心功能等对症治疗。

7. 随访 规律服药三个月后随访,患者心前区疼痛症状明显缓解。

8. 病例小结 本例患者常于活动后出现心前区疼痛,伴有胸闷、出汗,临床症状符合冠心病,但心电图、超声心动图及冠脉造影均未见明显异常,而临床症状渐进性加重。心肌灌注显像提示前壁心尖部缺血,且缺血大部分为可逆性,负荷状态下缺血更为明显,这也和患者的临床表现相符合。冠脉造影虽然为诊断冠心病的金标准,但是其通过显示大的冠脉(左前降支、回旋支和右冠状动脉)的血管轮廓,显示血管管径的狭窄或阻塞情况,不能显示冠脉微循环及实际的心肌血流状态。心肌灌注显像,尤其是负荷心肌显像能够从功能水平反映心肌细胞的灌注水平,及早发现冠心病。

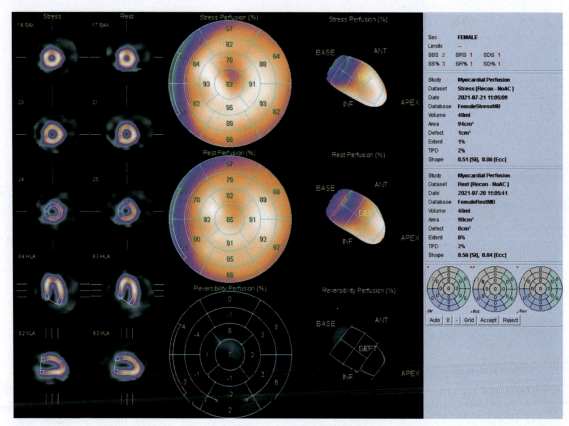

图 8-24 相减靶心图
提示心尖部缺血部分可逆。

【病例2】心肌梗死

1. 病史摘要 患者男，63 岁，反复劳累后胸闷 6 月余，加重 1 月余。患者约半年前干活后出现胸闷，伴喘憋，每次持续 10 分钟，休息后可缓解，否认胸部疼痛、冷汗、腰背部撕裂样疼痛、头痛、恶心、呕吐等不适，未重视未诊治。期间症状反复。1 月余前搬动重物时出现胸闷，症状较前加重，伴全身大汗、乏力、喘憋，无胸部疼痛，仍未就诊。1 月前体检时当地医院心电图提示"心肌梗死"，予以保守治疗（不详）。自发病以来，活动耐力有所下降，现上两层楼会出现喘憋症状。既往有 2 型糖尿病 5 年余，平素不规律服用格列美脲治疗，空腹血糖 9mmol/L，餐后血糖 15mmol/L。吸烟 30 年，约半包 /d，机会性饮酒。查体：P 71 次 /min，R 21 次 /min，BP 143/71mmHg，SpO_2 99%，双肺呼吸运动对称，双侧语颤对称，无胸膜摩擦感，双肺呼吸音清，未闻及干湿啰音及胸膜摩擦音，心前区无隆起及凹陷，心界正常，心率 71 次 /min，心律齐，各瓣膜听诊区未闻及病理性杂音。心电图示：$V_1 \sim V_3$ 导联 QS 波，前间壁心肌梗死。心肌酶：TnI 1.610 ↑，NT-ProBNP 1 379 ↑。心脏超声示：心肌梗死后超声改变，左室壁节段性运动异常，左室心尖部室壁瘤形成，左房扩大，左室扩大，室间隔心肌肥厚（基底段），左室收缩功能减低（轻度），左室舒张功能减低，心包积液（微量）。胸部 CT 平扫：冠状动脉钙化灶伴心影增大，心包少量积液。临床诊断考虑冠状动脉硬化性心脏病、急性前间壁心肌梗死。行心肌显像进行诊断和鉴别诊断，并对心肌梗死的位置、范围、程度和存活情况进行评估。

2. 检查方法 静息核素心肌灌注显像，心肌葡萄糖代谢 PET 显像。

3. 影像表现 静息心肌灌注显像示左室前壁（心尖、中部）、间隔心尖、前间隔中部、侧壁心尖心肌血流灌注缺损，下壁（中部、基底部）、前侧壁中部、后侧壁（中部、基底部）心肌血流灌注减低，考虑心肌梗死所致（图 8-25）。心肌葡萄糖代谢 PET 显像示左室前壁（心尖、中部）、前间隔中部心肌无代谢活性，与静息心肌灌注显像匹配，心肌无存活；间隔心尖、侧壁心尖心肌代谢减低，与静息心肌灌注显像不匹配，心肌部分存活；下壁（中部、基底部）、后侧壁（中部、基底部）心肌代谢正常，与静息心肌灌注显像不匹配，心肌存活；前侧壁中部心肌代谢减低，与静息心肌灌注显像匹配，心肌部分存活（图8-26）。

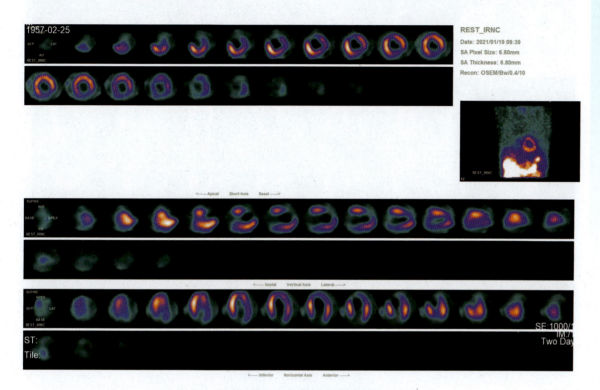

图8-25　静息心肌灌注显像
左室多个心肌节段放射性减低或缺损。

4. 鉴别诊断　本病需与心肌缺血、心肌病和心肌炎等进行鉴别。通过病史、临床表现、心电图检查、超声心动图和心肌酶谱等血清学结果等可以鉴别。

5. 临床诊断　冠状动脉粥样硬化性心脏病，室壁瘤形成，多支病变，急性前间壁心肌梗死。

6. 治疗计划　冠状动脉旁路移植术，室壁瘤切除术。

7. 手术治疗　患者行体外循环下冠状动脉旁路移植术，室壁瘤切除术。术中探查室壁瘤位于心尖部，直径约4cm，行切除术。

8. 病例小结　本例患者为临床高度可能的冠心病、心肌梗死患者，患者有糖尿病、吸烟史等冠心病的高危因素，心电图检查提示前间壁心肌梗死，心肌酶升高，心脏超声示心肌梗死后超声改变、左室壁节段性运动异常及左室心尖部室壁瘤形成，临床症状符合。静息心肌灌注显像示左室前壁（心尖、中部）、间隔心尖、前间隔中部、侧壁心尖心肌梗死，下壁（中部、基底部）、前侧壁中部、后侧壁（中部、基底部）心肌血流灌注减低。心肌葡萄糖代谢PET显像示间隔心尖、侧壁心尖、前侧壁中部心肌部分存活，下壁（中部、基底部）、后侧壁（中部、基底部）心肌存活。通过无创性的心肌灌注显像和心肌葡萄糖代谢PET显像可以诊断心肌梗死，评价梗死的部位、范围和程度以及心肌的存活情况等，鉴别诊断心肌病、心肌炎等，并有助于指导进一步诊疗措施的制定，建议进一步（冠状动脉旁路移植术）恢复血流灌注受损但尚存活的心肌的血流供应。但应注意的是，行血运重建术后，存活心肌的功能可部分或全部恢复正常，通常在再灌注后数小时至数周才恢复，可以再次行心肌血流灌注显像以评价心肌血流灌注和功能恢复情况。

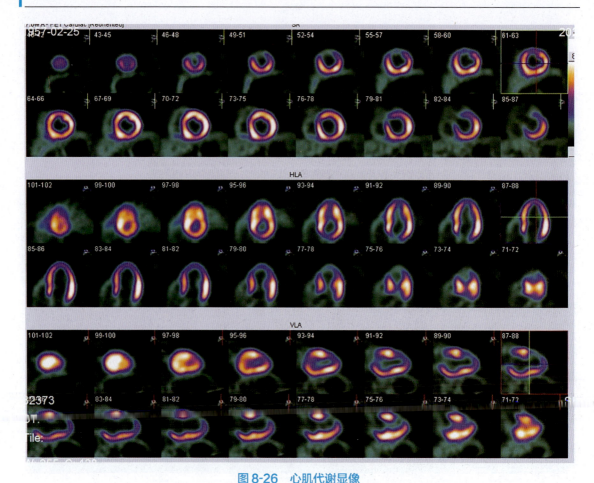

图 8-26　心肌代谢显像

静息心肌灌注显像放射性减低或缺损区部分改善。

本章小结

心脏核医学显像主要包括心肌灌注显像（MPI）、心肌代谢显像、心血池显像和心功能测定、心肌凋亡显像和心脏神经受体显像等。其中，MPI 最为重要也最常用，MPI 的显像剂主要包括单光子类显像剂和正电子类显像剂，前者主要包括 ^{201}Tl、^{99m}Tc-MIBI、^{99m}Tc-TF 等，后者主要包括 ^{82}Rb、^{15}O-H_2O 和 ^{13}N-NH_3 等。图像的采集方法包括平面图像采集、SPECT 断层图像采集、心电图门控 SPECT 采集和 PET/CT 显像等。MPI 常会采用负荷试验（包括运动负荷和药物负荷），通过负荷试验可以明显提高心肌缺血性的检出率。MPI 的主要临床应用包括：诊断缺血性心脏病，冠心病心肌缺血的危险度分层和预后判断，临界病变功能意义的判断，评价冠心病治疗疗效以及血运重建术后冠脉再狭窄或桥血管再闭塞等，非心脏外科手术前的患者危险度评估等。

心肌代谢显像和活力评估的方法包括葡萄糖代谢显像、脂肪酸代谢显像、^{201}Tl 存活心肌显像和硝酸甘油介入 ^{99m}Tc-MIBI 心肌显像等多种，其中 ^{18}F-FDG 心肌代谢显像是目前判断存活心肌的"金标准"。心肌活力的判断对于治疗方案的选择、疗效的预测和患者长期预后的评价等方面均至关重要。

心血池显像主要包括首次通过法（FPRNA）和平衡法（ERNA）两种显像方法。FPRNA 可以观察显像剂依次通过心脏和大血管的过程，可用于冠心病、先天性心脏病和瓣膜性心脏病等的诊断。ERNA 在评价心室功能中具有重复性好和准确性高等优点，可获得大量有关心室收缩功能、舒张功能、室壁活动和时相分析等方面的参数信息，ERNA 被认为是当前测定心室功能的"金标准"。

思考题

1. 简述心肌灌注显像的原理。
2. 心肌细胞损害有哪几种类型？如何判断心肌活力？
3. 简述心肌负荷试验的原理。
4. 平衡法心血池显像的心功能参数有哪些？

（武志芳　景红丽）

第九章　内分泌系统显像

内分泌系统由内分泌腺（包括垂体、甲状腺、甲状旁腺、肾上腺、性腺和胰岛等）以及体内其他器官中的内分泌组织和细胞组成。核医学显像可以评价内分泌系统的生理功能、研究病理生理机制以及辅助相关疾病的诊断和鉴别诊断，对内分泌系统疾病的诊断和治疗具有重要价值。本章主要介绍甲状腺、甲状旁腺、肾上腺显像，以及它们在一些疾病中的独特临床价值。

第一节　甲状腺显像和甲状腺功能测定

成人的甲状腺位于颈前正中甲状软骨以下，分左右两叶，两叶的下 1/3 处由峡部相连，每叶上下径约 5cm，横径约 2.5cm，总面积 10～18cm²，重量 20～25g。甲状腺的主要功能是合成（即碘摄取、碘的有机化、碘化酪氨酸的偶联）、储存和释放甲状腺激素。甲状腺激素的分泌由下丘脑、垂体和甲状腺的反馈调节轴调节。血液循环中存在与血浆蛋白结合的结合型甲状腺激素（大于 99%）和不与血浆蛋白结合、呈游离状态的游离甲状腺激素（小于 1%）。前者包括甲状腺素（T₄）、三碘甲状腺原氨酸（T₃）和反式三碘甲状腺原氨酸（rT₃），后者包括游离 T₃（FT₃）、游离 T₄（FT₄）。两者处于动态平衡，但只有游离的甲状腺激素才具有生理活性作用。甲状腺显像能提供甲状腺（异位甲状腺）位置、形态、大小、功能的信息，结合甲状腺功能检查及甲状腺激素测定可以诊断、指导甲状腺及其相关疾病的治疗。

一、甲状腺显像

（一）甲状腺静态显像

1. 显像剂及原理　甲状腺具有选择性摄取和浓聚碘的能力，碘被甲状腺摄取的速度和量与甲状腺功能有关。⁹⁹ᵐTc 与碘同属一族，也能浓聚于甲状腺组织，且具有较放射性碘更好的物理特性，故常被用于进行常规甲状腺显像。由于 ⁹⁹ᵐTc 不参与甲状腺激素的有机合成，故主要反映甲状腺的摄取和吸收功能。

2. 操作方法　¹³¹I 或 ¹²³I 显像前的患者准备与甲状腺 ¹³¹I 摄取试验相同。⁹⁹ᵐTc 显像无需特殊准备。

（1）平面显像：主要用于观察颈部甲状腺和异位甲状腺情况。空腹口服 ¹³¹I 1.85～3.7MBq（50～100μCi）后 24h，或 ⁹⁹ᵐTcO₄⁻ 74～185MBq（2～5mCi）后 1～2h 在颈前用 γ 相机显像，或静脉注射 ⁹⁹ᵐTcO₄⁻ 74～185MBq（2～5mCi）后 20～30min 显像。常规采用前位和左、右前斜位平面显像。患者取仰卧位，颈部尽量伸展以暴露甲状腺。应用 ¹³¹I 显像时选用高能准直器，能峰 364keV，窗宽 20%；应用 ⁹⁹ᵐTc 显像时，宜选用低能针孔准直器或低能高分辨率平行孔准直器，能峰 140keV，窗宽 20%。异位甲状腺显像宜选用平行孔准直器。采集矩阵 128×128，放大 2～4 倍。

（2）断层显像：主要用于临床怀疑甲状腺结节而平面显像不能明确诊断甲状腺结节或结节性甲状腺肿等特殊情况。甲状腺摄 ⁹⁹ᵐTcO₄⁻ 功能低下者，由于剂量小不宜作断层显像。静脉注射 ⁹⁹ᵐTcO₄⁻ 296～370MBq（8～10mCi）后 20min 应用 SPECT 行断层显像，采用低能高分辨平行孔准直器，采集矩阵 64×64 或 128×128，放大 2 倍，探头旋转 360° 共采集 64 帧，每帧采集 15～20s，或每帧采集 80 000～120 000 计数。采集结束后进行断层重建,获得横断面、矢状面和冠状面影像。必要时 SPECT/CT 融合显像能准确定位。

(3) ^{131}I 全身显像:主要用于寻找分化型甲状腺癌转移灶。空腹口服 ^{131}I 74～185MBq(2～5mCi)后 24～48h 进行前位和后位全身显像,必要时加做 72h 显像。患者取仰卧位,探头移动速度为 5～10cm/min,必要时可在全身显像的基础上行断层显像。应用 SPECT/CT 显像时,可用 CT 定位和图像融合。

(4) ^{123}I 显像:^{123}I 图像比 ^{99m}Tc 更清晰,分辨率更高,且对患者辐射剂量低,甲状腺的吸收剂量仅为 ^{131}I 的 1%,更适合用于儿童显像,但需回旋加速器生产,价格较贵,半衰期短,不能长途运输,应用受限。

3. 图像分析

(1) 正常图像

1) 平面显像:正常甲状腺影像位于颈前正中,呈蝴蝶状。一般右叶稍大于左叶、位置稍高于左叶。甲状腺内显像剂分布基本均匀,峡部或一叶的上方有时可见显像剂分布较低的锥体叶影(图 9-1)。^{99m}Tc 射线能量较低,胸骨等的遮挡有可能降低纵隔内甲状腺肿的检出率;^{99m}Tc 还能被甲状腺外组织如唾液腺、鼻咽部和胃黏膜等摄取;如等待时间过长,唾液腺分泌的 ^{99m}Tc 经口腔吞咽入食管,局部可形成条索状影,易被误认为锥体叶等,通过大量饮水后再次显像可以鉴别。

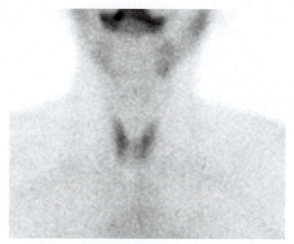

图 9-1 正常甲状腺静态影像(^{99m}TcO$_4^-$ 显像)

2) 断层影像:横断面两叶多近似圆点状,相当于峡部部位影像上可相连也可分开;冠状面影像与平面像类似;矢状面两叶图像近似甲状腺侧位影像。

(2) 异常图像

1) 位置异常:异位甲状腺常见于舌根部、舌下、舌骨下(图 9-2)、气管内和胸骨后,偶见于心包、心内和卵巢等部位。

2) 形态异常:甲状腺形态不规则或不完整,可见于结节性甲状腺肿、甲状腺手术后等。甲状腺一叶或完全不显影,可见于无甲状腺或先天性一叶缺如者。

3) 大小异常:常表现为甲状腺体积增大,可见于单纯性甲状腺肿、甲状腺炎、结节性甲状腺肿等。

4) 显像剂分布异常:常见甲状腺弥漫性显像剂分布增高、稀疏或不显影,如甲状腺功能亢进、甲状腺功能减退或亚急性甲状腺炎。甲状腺结节时,可见甲状腺局灶性显像剂分布增高或稀疏。分化型甲状腺癌出现肺、骨骼、脑等远处转移时,^{131}I 全身显像可见转移灶显像剂分布异常浓聚。

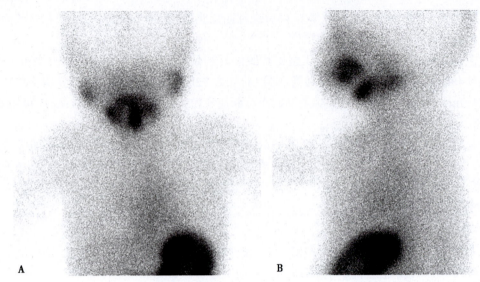

图9-2 舌骨下异位甲状腺 $^{99m}TcO_4^-$ 显像图
A. 前后位；B. 左侧位。

（二）甲状腺动态显像

1. 原理及显像剂 肘静脉"弹丸"式注射 $^{99m}TcO_4^-$ 后， $^{99m}TcO_4^-$ 将迅速通过心脏，进入甲状腺动脉系统灌注到甲状腺组织，其在甲状腺的流量和流速反映甲状腺及其病灶部位的血流灌注和功能状态。应用 γ 相机或 SPECT 快速连续显像，可以记录血流灌注甲状腺情况，结合甲状腺静态显像结果，可为甲状腺弥漫性或局限性疾病的诊断提供依据。

2. 操作方法 患者取仰卧位，颈部尽量伸展充分暴露甲状腺，采用低能高灵敏平行孔准直器，探头尽可能贴近颈部；肘静脉"弹丸"式注射 $^{99m}TcO_4^-$ 370～740MBq（10～20mCi，体积0.5～1.0ml），同时启动计算机进行采集；采集矩阵 64×64，放大 1.5～2.0 倍，以 2s/ 帧的速度连续采集30s，得到血流灌注相。待注射显像剂后 20～30min 再行甲状腺静态显像。应用 ROI 技术，在血流灌注相上可获得颈部和甲状腺血流的时间 - 放射性曲线，由此可定量分析血供情况。

3. 图像分析

（1）正常图像：正常情况下，首先见锁骨下动脉显影，8～12s 双侧颈动脉对称显影，12～14s 后颈静脉显影，16s 左右甲状腺开始显影，之后颈部血管影逐渐消退，显像剂在甲状腺逐渐增高，至22s 左右甲状腺显像剂已超过颈动、静脉，过程中甲状腺内显像剂分布均匀。正常颈动脉 - 甲状腺通过时间平均为 2.5～7.5s。

（2）异常图像

1）甲状腺或甲状腺结节部位提前清晰显影，提示甲状腺或结节部位血流灌注增强，若同时静态显像示甲状腺或结节部位显像剂分布增高，见于甲状腺功能亢进或自主性高功能甲状腺腺瘤；若静态显像示甲状腺结节部位显像剂分布明显降低，可见于甲状腺恶性肿瘤。

2）甲状腺或结节部位显影较正常甲状腺明显减淡或不显影，提示甲状腺或结节部位血流灌注减少，见于甲状腺功能减退或甲状腺良性肿物。

（三）临床应用

1. 异位甲状腺的诊断 异位甲状腺多为胚胎发育时甲状腺不能下降至正常位置所致。^{131}I 显像是发现和诊断异位甲状腺的最佳方法。在排除甲状腺癌转移的情况下，正常甲状腺部位未见显影，而在异位甲状腺好发部位出现团块样显像剂浓聚影，提示异位甲状腺。但也有极少数患者正常和异位甲状腺同时存在，如颈部正常甲状腺组织显影，卵巢内出现摄 ^{131}I 功能的组织，应首先考虑卵巢异位甲状腺；畸胎瘤内有时含甲状腺组织或伴发甲状腺功能亢进，也可见盆腔内显像剂浓聚,表明甲状腺显像不仅能定性、定位异位甲状腺,还能够了解身体其他部位有无功能性甲状腺组织。异位甲状腺功能多较低,若用 $^{99m}TcO_4^-$ 显像,应注意有可能因邻近器官的显影或影像重叠而被掩盖。

X 线胸片见到上纵隔阴影,若聚 ^{131}I,可以确定与甲状腺有关,多为颈部甲状腺肿大向胸骨切迹下延伸;但若不聚 ^{131}I,则不能完全排除胸骨后甲状腺肿,因为摄 ^{131}I 功能很差时可不显像,做断层或 SPECT/CT 图像融合检查,可明确诊断。

2. 甲状腺结节功能的判断和良恶性鉴别 临床上甲状腺结节十分常见,良性和恶性结节的鉴别对治疗方法的选择和预后估计有重要意义。根据甲状腺结节摄取显像剂的情况可将甲状腺结节分为"热""温""凉""冷"四种类型(图 9-3),其特点见表 9-1。

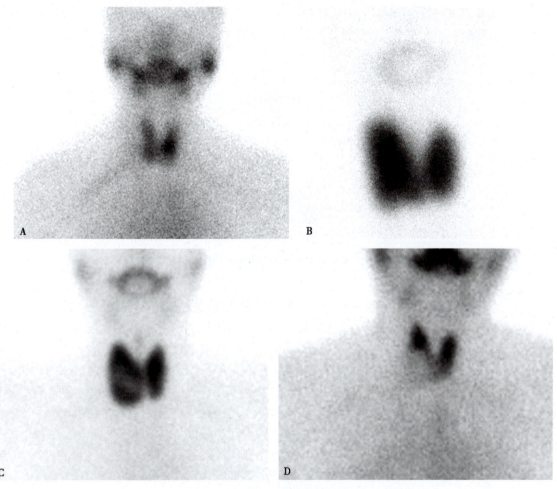

图 9-3 甲状腺显像四种结节
A. "热"结节; B. "温"结节; C. "凉"结节; D. "冷"结节。

表 9-1 甲状腺显像四种类型结节的影像特征

结节类型	与邻近甲状腺组织相比较
"热"结节	显像剂摄取增高
"温"结节	显像剂摄取相似
"凉"结节	显像剂摄取减低
"冷"结节	显像剂摄取缺损

"热"结节多见于自主性高功能甲状腺腺瘤或结节性甲状腺肿伴功能自主性结节(图9-4),癌变的可能性很小,约为1%。手术或采用大剂量 131I 治疗可治愈本病。甲状腺显像对自主性高功能甲状腺腺瘤的诊断、治疗方案的选择及疗效评价均具有独特价值。由于自主性高功能甲状腺腺瘤本身功能自主,不受促甲状腺激素(TSH)调节,早期其分泌的甲状腺激素可通过 TSH 反馈抑制周围正常甲状腺组织,使血液 T_3、T_4 水平暂时维持正常,影像表现为单个"热"结节伴正常甲状腺组织放射性分布不同程度的减低,此种"热"结节应与局部甲状腺组织增生相鉴别,鉴别方法可采用甲状腺激素抑制显像。随着病情进展,当正常甲状腺组织被完全抑制时,功能自主的腺瘤继续分泌过多的甲状腺激素,可导致出现甲状腺功能亢进症状,显像可见孤立的"热结节",此种"热"结节需与先天性一叶缺如、一叶发育不全伴对侧代偿性增生相鉴别,鉴别方法可采用 SPECT/CT 断层融合显像鉴别,可替代 TSH 兴奋试验显像方法。自主性高功能甲状腺腺瘤所致的甲状腺功能亢进的治疗,临床上主要有两种方法:131I 与手术治疗。随着 131I 治疗后甲状腺功能的恢复,甲状腺显像可见"热"结节病灶消失,甲状腺影像恢复正常。

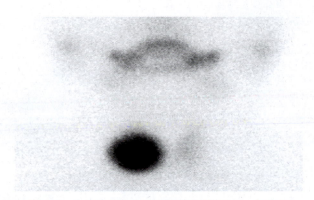

图9-4 自主性高功能甲状腺腺瘤 $^{99m}TcO_4^-$ 显像图

"温"结节多见于良性甲状腺腺瘤,也可见于结节性甲状腺肿和慢性淋巴细胞性甲状腺炎。

"冷"结节和"凉"结节可见于甲状腺囊肿、钙化、纤维化、腺瘤出血和甲状腺癌,甚至个别慢性淋巴细胞性甲状腺炎或亚急性甲状腺炎,这类结节恶性概率较高,尤其单发"冷"结节恶变概率最高,平均约为20.8%,而多发性"冷"结节的癌变率为0~18.3%,"凉"结节的恶变率10%左右。鉴别"冷"结节和"凉"结节的良恶性可采用 $^{99m}Tc-MIBI$、^{201}Tl、$^{99m}Tc-DMSA$ 等亲肿瘤显像剂进行甲状腺肿瘤阳性显像。如果原"冷"结节和"凉"结节区显像剂异常浓聚,则恶性可能性大(图9-5),反之,则良性病变的可能性大。应用甲状腺动态显像了解结节部位血流灌注的丰富程度,也有助于鉴别结节良恶性:若结节处血流丰富,则甲状腺癌可能性大,其诊断特异性、灵敏度及准确性均在90%以上,若无血流灌注或血流灌注减少,则多为甲状腺囊肿、腺瘤(包括瘤内出血、钙化及囊性变)、结节性肿大等良性病变。

3. 分化型甲状腺癌转移灶的寻找及 131I 治疗效果的评价 分化型甲状腺癌(甲状腺乳头状癌和滤泡状癌)及其转移灶保留有不同程度的浓聚 131I 能力,应用 131I 全身显像可显示其转移或复发灶(图9-6),并由此判断转移癌是否适合 131I 治疗。由于转移灶的摄 131I 功能不如正常甲状腺组织,因此利用 131I 全身显像寻找转移灶之前需通过手术或 131I 治疗去除残留甲状腺组织(简称"清甲"治疗),同时提高 TSH 水平如术后停服左甲状腺素钠3~4周或外源性注射 TSH 的方法增强病灶摄取 131I 的能力,以提高对转移病灶的检出率。应用此法诊断甲状腺癌转移灶的灵敏度80%,特异性96%。尤其是经 131I 治疗后5~7d 全身显像,不仅可显示术后残余功能性甲状腺组织,为评价 131I 清甲疗效提供对比,而且可能发现诊断剂量 131I(5mCi 左右)显像未能发现的转移灶,这对制订随访和治疗方案有重要意义。

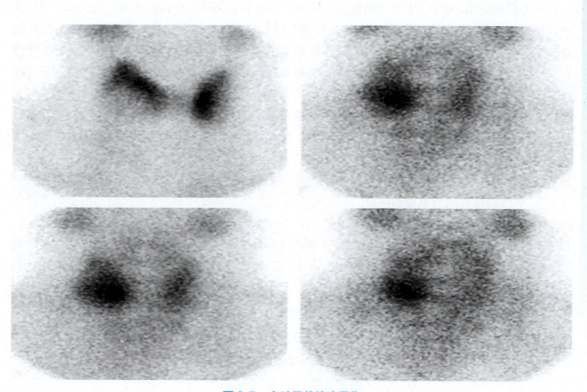

图 9-5 右叶甲状腺癌显像
$^{99m}TcO_4^-$ 显像，右叶"凉"结节；^{99m}Tc-MIBI 显像，原"凉"结节区显像剂填充。

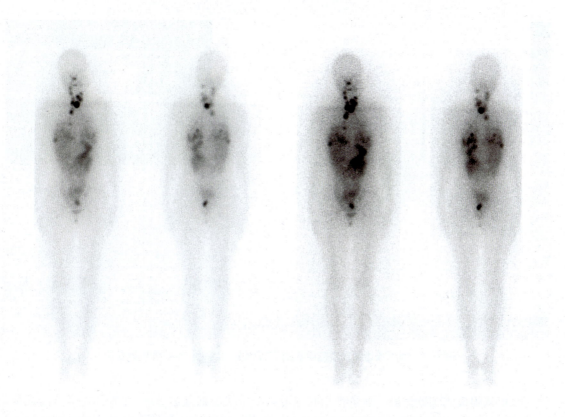

图 9-6 全身 ^{131}I 显像示甲状腺癌颈部残留及多处转移

　　许多研究证明，对于 ^{131}I 全身显像阴性而血清甲状腺球蛋白（thyroglobulin，Tg）水平增高的分化型甲状腺癌患者，^{18}F-FDG PET 显像阳性率明显增高，其在复发或失分化转移灶的寻找及病情再分期方面具有重要价值。对于其他病理类型甲状腺癌宜采用不同显像剂以利于病灶检出，如甲状腺髓样癌可采用 ^{201}Tl、$^{99m}Tc[V]$-DMSA 显像，未分化甲状腺癌可采用 ^{201}Tl 或 ^{18}F-FDG PET/CT 显像。

　　4. 颈部肿块与甲状腺关系的判断　甲状腺显像见甲状腺影轮廓完整，肿块位于甲状腺外，且不摄取 ^{131}I 或 ^{99m}Tc，多提示为甲状腺外肿块。少数"冷"结节远离甲状腺，此时肿块是否随吞咽移动对鉴别诊断有帮助；当肿块相近的甲状腺影像轮廓不完整，无论肿块是否有显像剂浓聚，均提示肿块与甲状腺关系密切。必要时可做 SPECT 断层或 SPECT/CT 图像融合检查加以鉴别。

　　5. 甲状腺及其结节重量的估计　甲状腺重量的估算是确定甲亢 ^{131}I 治疗给药剂量的重要环节，甲状腺显像可用于估算甲状腺的重量。甲亢时甲状腺静态显像常表现为甲状腺弥漫性肿大，形态基本正常，甲状腺摄取 ^{131}I 或 $^{99m}TcO_4^-$ 功能增强，显像剂呈均匀浓聚，周围组织本底明显降低（图 9-7）。甲状腺平面显像法估算甲状腺的重量与其他影像方法比较，更利于临床对功能甲状腺组织大小的评估。常用经验算式如下：

$$甲状腺重量（g）=甲状腺面积（cm^2）×左右叶平均高度（cm）×K$$

式中 K 为常数，介于 $0.23\sim0.32$，随显像条件不同有差异，各单位应建立特定仪器条件的 K 值。

　　甲状腺显像也可用于自主性高功能甲状腺腺瘤结节质量的计算：

$$结节质量（g）=4/3\pi\cdot x\cdot y^2$$

其中 $x=1/2$ 结节长径（cm），$y=1/2$ 结节短径（cm），该方法的测量误差约 20%。

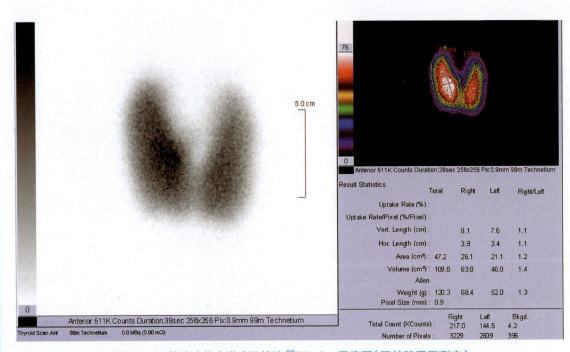

图 9-7　甲状腺功能亢进症甲状腺 $^{99m}TcO_4^-$ 显像图（甲状腺重量测定）

　　6. 甲状腺炎的辅助诊断　亚急性甲状腺炎由于甲状腺细胞被破坏，早期核医学检查表现为"分离现象"，即甲状腺显像见局限性稀疏、缺损区，或一叶、双叶弥漫性稀疏改变甚至完全不显影，而血液中甲状腺激素水平增高。当疾病恢复正常时，甲状腺影像也恢复正常。慢性淋巴细胞性甲状腺炎临床无明显症状时，甲状腺显像也可正常。当出现甲状腺功能减退症状时，甲状腺影像可出现显像剂分布浓聚、稀疏不均匀，有的甚至为"冷"结节，需结合血清甲状腺球蛋白抗体（TgAb）、甲状腺微粒体抗体（TMAb）测定、甲状腺细胞穿刺、组织学检查等进一步确诊。

（四）与其他影像比较

超声检查在甲状腺疾病中的应用非常广泛，其灵敏度和分辨率高，简便价廉，可以发现直径2mm的结节，分辨结节为实性、囊性或是混合性，了解结节有无完整包膜，是否存在钙化（沙砾样钙化）、液化或出血，确定结节的数量、大小、形态及其血流改变等。目前已成为诊断原发性甲状腺肿瘤的首选方法。对于甲状腺癌尤其是乳头状癌病变的诊断意义较大。此外，目前比较先进的超声技术还有彩色多普勒血流成像（color Doppler flow imaging，CDFI）、超声造影（ultrasound contrast）、实时组织弹性成像（real-time tissue elastography，RTE）等，都为甲状腺病变的良恶性判断提供了重要信息，特别是超声引导下细针抽吸活检（fine-needle aspiration biopsy，FNAB）提高了甲状腺癌的确诊率。但由于超声检查为组织结构的声像图，主要提供解剖形态学方面的信息，不能判断结节的功能，难以发现异位甲状腺，难以发现与鉴别甲状腺癌术后功能甲状腺组织的残留和分化型甲状腺癌的转移灶等，而这些均是核医学显像的优势。X线摄片受器官重叠影响，主要用于观察甲状腺的大小、内部有无钙化、气管有无受压等情况。

CT分辨率高，可清晰显示甲状腺结节的包膜及其完整性，观察甲状腺肿瘤形态学改变，对周围组织的浸润及其与周围血管、气管和食管的关系，有无淋巴结转移等。MRI灵敏度高、软组织分辨率好，与其他常规影像学比较，其诊断甲状腺癌的敏感度较高。但在甲状腺影像诊断中，CT和MRI检查一般较少采用。

^{18}F-FDG PET主要用于甲状腺癌转移灶的检出和术后复发的鉴别。适用于术后Tg升高而^{131}I全身显像阴性的患者。^{131}I全身显像对于高分化型甲状腺癌转移灶诊断阳性率高，而^{18}F-FDG对于低分化型甲状腺癌转移灶诊断灵敏性高，对于甲状腺未分化癌、髓样癌的检测，^{18}F-FDG PET是较好的发现远处转移灶的全身显像方法。

二、甲状腺功能测定

（一）甲状腺 ^{131}I 摄取试验

1. 原理 碘是合成甲状腺激素的主要原料，其被甲状腺摄取的速度和数量以及在甲状腺内停留的时间与甲状腺功能状态密切相关。放射性碘与无机碘在机体内的生物学行为完全一致，口服一定量的 ^{131}I 后，在不同的时间点分别测定甲状腺部位的放射性计数，可获得不同时间点的甲状腺摄 ^{131}I 率，据此可判断甲状腺的功能状态。

2. 操作方法及结果分析

（1）受检者准备：禁用可影响甲状腺摄 ^{131}I 的药物或食物，例如含碘药物（包括碘油造影剂）和食物、含溴的药物、甲状腺激素、抗甲状腺药物、肾上腺皮质激素和避孕药等均能抑制甲状腺对 ^{131}I 的摄取；机体缺碘状态、抗甲状腺药物停药后反跳和治疗数月后甲状腺增生等能增加对 ^{131}I 的摄取。因此，检查前应停服上述食物和药物2~4周。游离 ^{131}I 和 ^{131}I 合成的甲状腺激素可通过胎盘屏障进入胎儿血循环，也可由乳汁分泌，因此妊娠期和哺乳期妇女禁用本检查。

（2）操作方法：受检者空腹口服 ^{131}I 溶液或胶囊74~370kBq（2~10μCi），服药后继续禁食2h。在服药后2h、4h、24h（或3h、6h、24h）分别用甲状腺功能测定仪在颈前测定甲状腺部位的放射性计数。根据下列公式计算各时间点摄 ^{131}I 率：

$$甲状腺摄 ^{131}I 率（\%）＝\frac{甲状腺部位计数－本底计数}{标准源计数－本底计数}×100\%$$

每次测定时，先测室内天然本底计数及标准源计数。标准源为与受检者等量的 ^{131}I，并将其移入直径为2.5cm、高为18cm的圆柱玻璃管内，其内加入30ml水。测量时间均为60s，测量条件相同。以时间为横坐标，甲状腺摄 ^{131}I 率为纵坐标，绘制出甲状腺摄 ^{131}I 率曲线（图9-8）。

3. 结果分析　因地域、饮食、环境中含碘量高低及采用的测量仪器、方法的不同，甲状腺摄 ^{131}I 率的正常参考范围有很大差异，故每个医院应建立自己的正常参考值，当人群的碘摄入量发生变化时，还应及时加以修订。但正常人的甲状腺摄 ^{131}I 率的规律是相同的，即随时间延长而逐渐升高，24h 达高峰。一般 2～3h 摄 ^{131}I 率为 15%～25%，4～6h 摄 ^{131}I 率为 20%～30%，24h 摄 ^{131}I 率为 30%～50%。2～6h 摄 ^{131}I 率为 24h 的 50% 左右，两者比值在 0.37～0.6 之间。青少年摄 ^{131}I 率可比成年人高 13%～20%，年龄越小，增高越明显，有时可有高峰前移。

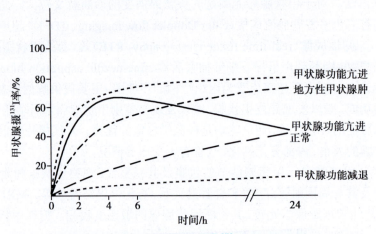

图 9-8　正常和异常甲状腺摄 ^{131}I 功能试验曲线

（二）甲状腺激素抑制试验

1. 原理　正常情况下，口服甲状腺激素后，血液中 T_3、T_4 水平升高，通过负反馈作用，可抑制腺垂体分泌 TSH，使甲状腺摄 ^{131}I 率明显降低。但甲状腺功能亢进时，由于存在非垂体的病理性甲状腺刺激因素，导致甲状腺对 ^{131}I 的摄取不再受 TSH 调节，所以甲状腺摄 ^{131}I 率无明显下降，表现为不受抑制。

2. 方法及结果分析

（1）方法：在完成第一次甲状腺摄 ^{131}I 试验后，即给患者口服 T_3，每日 4 次，每次 20μg，连续 1 周；或 T_4 每日 3 次，每次 60mg，连续 10～14d。然后重复甲状腺摄 ^{131}I 率试验。做第 2 次甲状腺摄 ^{131}I 试验前必须先测甲状腺部位残留放射性计数，作为本底扣除。均取 24h 摄 ^{131}I 率，按下式计算甲状腺摄 ^{131}I 抑制率：

$$甲状腺摄 ^{131}I 抑制率（\%）= \frac{第 1 次 24h 摄 ^{131}I 率 - 第 2 次 24h 摄 ^{131}I 率}{第 1 次 24h 摄 ^{131}I 率} \times 100\%$$

值得注意的是，本法因需服用 T_3、T_4，可使心率上升，心脏负担增加，故心绞痛、心房纤颤及心力衰竭者禁用，妊娠期、哺乳期妇女禁用，老年患者慎用。

（2）结果分析：正常人抑制率 >50%。抑制率 25%～50% 为轻度抑制，需进一步检查或可考虑抗甲状腺药物试验性治疗。抑制率 <25% 或无抑制者提示甲状腺功能亢进。

（三）过氯酸钾释放试验

1. 原理　过氯酸钾（$KClO_4$）和卤族元素碘在体内的生物学行为相似，均容易被甲状腺摄取和浓聚，并能竞争抑制甲状腺对碘离子的摄取，促使甲状腺内未被有机化的碘离子释放入血液。正常人无机碘离子进入甲状腺后在过氧化物酶作用下迅速被氧化为碘分子并被有机化（即酪氨酸碘化），因此，腺体内无机碘离子很少。

当甲状腺有机化障碍时，无机碘离子不能有机化，大量的无机碘离子堆积在甲状腺内，此时若给予过氯酸盐，细胞内大量的无机碘离子可被置换而释放出来。本检查通过测定服用过氯酸盐前后甲状腺摄 ^{131}I 率的变化，来判断甲状腺内碘有机化过程有无障碍。

2.方法及结果分析

（1）方法：空腹口服 ^{131}I 174kBq（2μCi），2h 后测量甲状腺摄 ^{131}I 率，随后口服过氯酸钾 400～800mg（儿童按 10mg/kg 给予），1h 后再次测量甲状腺摄 ^{131}I 率，按下式计算释放率：

$$释放率(\%)=\frac{服过氯酸钾前摄\ ^{131}I\ 率-服过氯酸钾后摄\ ^{131}I\ 率}{服过氯酸钾前摄\ ^{131}I\ 率}\times100\%$$

（2）结果分析：正常人释放率＜10%。释放率＞10% 提示碘有机化部分障碍，释放率＞50% 提示碘有机化明显障碍。

（四）临床应用

临床上甲状腺功能判断首选血清 TSH、FT_3、FT_4 测定。甲状腺摄 ^{131}I 功能试验、甲状腺激素抑制试验和过氯酸钾释放试验在下列情况对甲状腺疾病的鉴别诊断和治疗仍具有重要意义。

1.甲状腺功能亢进症 ^{131}I 治疗剂量的计算　甲状腺 ^{131}I 摄取试验能获得甲状腺摄 ^{131}I 率和甲状腺内 ^{131}I 有效半减期，这两个指标是甲状腺功能亢进症 ^{131}I 治疗前 ^{131}I 给药剂量估算的重要参考依据。

2.甲状腺功能亢进症和甲状腺功能减退症辅助诊断　甲状腺功能亢进症患者甲状腺摄 ^{131}I 率曲线特点是：① 24h 摄 ^{131}I 率高于正常，反映甲状腺摄 ^{131}I 率增加；②摄 ^{131}I 率高峰前移反映摄 ^{131}I 率增快；③ 2h 与 24h 摄 ^{131}I 率之比大于 0.8 或 4h 与 24h 摄 ^{131}I 率之比大于 0.85，反映摄 ^{131}I 率增快且合成甲状腺激素并分泌的速度加快。符合①＋②或①＋③为甲状腺功能亢进曲线，该法诊断甲状腺功能亢进症的符合率约 90%。甲状腺摄 ^{131}I 率高低与甲状腺功能亢进症的严重程度不成比例，因此不能用于判断患者的病情和疗效。甲状腺摄 ^{131}I 率在甲状腺功能减退时常见摄 ^{131}I 速度缓慢，且各时间点摄 ^{131}I 率低于下限值，但诊断特异性不强，所以一般不选用。

3.甲状腺功能亢进症与缺碘性甲状腺肿的鉴别诊断　甲状腺功能亢进症与缺碘性甲状腺肿时，甲状腺摄 ^{131}I 率均可呈现增高曲线。但前者甲状腺激素抑制试验的抑制率小于 50% 或不被抑制；后者甲状腺激素抑制试验的抑制率大于 50%。

4.甲状腺轴反馈调节功能的研究，评价甲状腺功能亢进治疗效果和预测复发　甲状腺功能亢进症治疗后，如果甲状腺摄 ^{131}I 率能被甲状腺激素抑制，即甲状腺激素抑制试验的抑制率大于 50%，说明垂体与甲状腺轴之间的反馈调节关系已经恢复正常，甲状腺功能亢进症已经治愈，复发的可能性较小。

5.亚急性甲状腺炎或慢性淋巴细胞性甲状腺炎等的辅助诊断　亚急性甲状腺炎时，由于大量甲状腺滤泡受到破坏，甲状腺激素释放入血循环，使血清甲状腺激素水平增高，但摄 ^{131}I 率明显降低（24h 摄 ^{131}I 率常小于 10%），出现两者结果"分离"的现象。慢性淋巴细胞性甲状腺炎时，甲状腺激素可以为正常、增高或降低，甲状腺摄 ^{131}I 率可正常或降低，但过氯酸钾释放试验呈阳性，提示存在碘有机化过程障碍。此外，部分家族性酶缺乏性克汀病及耳聋 - 甲状腺肿综合征患者氯酸钾释放试验呈阳性。

第二节　甲状旁腺显像

甲状旁腺通常有上、下两对，于甲状腺后面，有时甲状旁腺可埋于甲状腺组织内。甲状旁腺分泌甲状旁腺激素，与降钙素和维生素 D 共同作用，调节血液的钙含量。甲状旁腺激素的作用是升高血钙；降钙素的作用是降低血钙含量。甲状旁腺功能失调会引起血液中钙、磷含量的比例失调，导致手足搐搦症或引起骨质过度吸收发生骨折等疾病。

甲状旁腺功能亢进多是由甲状旁腺腺瘤引起的。虽然生化检查能确诊甲状旁腺功能亢进，但是甲状旁腺显像能定位高功能腺瘤和异位甲状旁腺，指导手术切除。

一、原理及显像剂

甲状旁腺显像（parathyroid imaging）方法较多，包括 $^{201}Tl/^{99m}TcO_4^-$ 显像减影法、$^{99m}Tc\text{-}MIBI/^{99m}TcO_4^-$ 显像减影法和 $^{99m}Tc\text{-}MIBI$ 双时相法。

$^{99m}Tc\text{-}MIBI$ 既可被功能亢进的甲状旁腺组织摄取，也可被甲状腺组织摄取，但其从甲状腺清除的速率要快于从功能亢进的甲状旁腺清除的速率，因此通过 $^{99m}Tc\text{-}MIBI$ 延迟显像，可以显示功能亢进的甲状旁腺影像。^{201}Tl 与 $^{99m}Tc\text{-}MIBI$ 相同也可被甲状腺和功能亢进的甲状旁腺同时摄取，$^{99m}TcO_4^-$ 只被甲状腺组织摄取而不被甲状旁腺摄取，因此应用计算机图像减影技术，将 ^{201}Tl 或 $^{99m}Tc\text{-}MIBI$ 的图像减去 $^{99m}TcO_4^-$ 的图像，也可得到功能亢进的甲状旁腺的影像。

目前常用显像剂为 $^{99m}Tc\text{-}MIBI$、$^{201}TlCl$ 及 $^{99m}TcO_4^-$，成人用量分别为 370MBq（10mCi）、74MBq（2mCi）及 185MBq（5mCi）。

二、操作方法

1. **$^{99m}Tc\text{-}MIBI$ 双时相法**　静脉注射 $^{99m}Tc\text{-}MIBI$ 370MBq（10mCi）后 15min 和 2～3h 分别在甲状腺部位采集早期和延迟影像。早期影像系甲状腺及功能亢进的甲状旁腺的综合影像，延迟影像主要反映功能亢进的甲状旁腺摄取显像剂功能情况。此法比较简便，临床较常用（图9-9）。

2. **$^{201}Tl/^{99m}TcO_4^-$ 减影法**　患者仰卧位，于肘静脉注射 ^{201}Tl 74MBq（2mCi）后 5～15min 应用低能高分辨或低能通用平行孔准直器采集前位甲状腺和甲状旁腺位影像。体位不动，再静脉注射 $^{99m}TcO_4^-$ 185MBq（5mCi）后 10min 采集甲状腺影像，应用计算机图像处理软件从 ^{201}Tl 影像减去 $^{99m}TcO_4^-$ 影像，即为甲状旁腺图像。

3. **$^{99m}Tc\text{-}MIBI/^{99m}TcO_4^-$ 减影法**　方法与 $^{201}Tl/^{99m}TcO_4^-$ 减影法基本相同。静脉注射 $^{99m}Tc\text{-}MIBI$ 370MBq（10mCi）后 10～15min 行甲状腺显像，然后再注射 $^{99m}TcO_4^-$ 重复甲状腺显像，前者甲状腺部位影像减去后者，即为甲状旁腺影像。

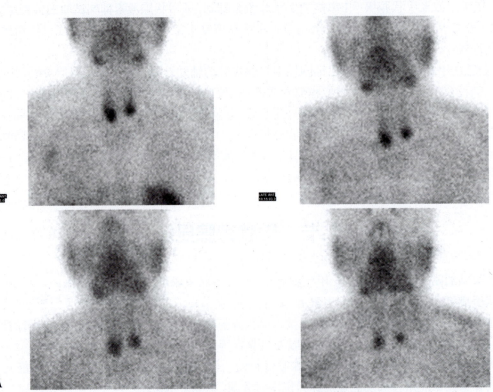

A

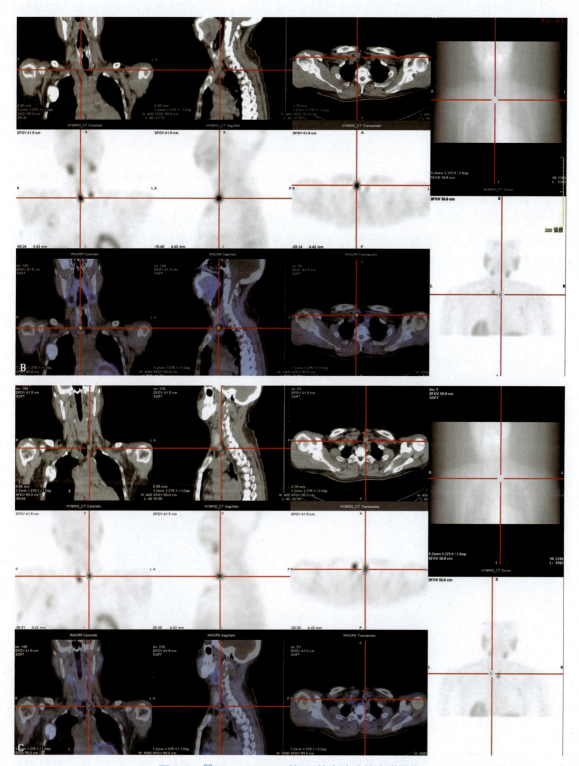

图9-9 ^{99m}Tc-MIBI 双时相甲状旁腺功能亢进图像

A. ^{99m}Tc-MIBI 双时相图, 第1列早期图像, 第2列延迟图像; B、C. 甲状旁腺断层显像。

三、图 像 分 析

1. 正常图像　正常甲状旁腺由于体积较小,重量轻,血流量和细胞活性相对较低不能显影。减影处理后或双时相法仅见甲状腺显影,颈部无异常显像剂浓聚灶。

2. 异常图像　采用减影法或双时相法,甲状旁腺腺瘤、甲状旁腺增生、甲状旁腺癌均可在病变位置出现局灶性显像剂浓聚。如果显像剂浓聚区为多个,常提示甲状旁腺增生;如为单个,则常提示甲状旁腺腺瘤;如在正常甲状旁腺位置以外出现显像剂浓聚区,结合临床需考虑异位甲状旁腺。

四、临 床 应 用

甲状旁腺显影主要用于甲状旁腺功能亢进症的病因诊断,甲状旁腺腺瘤术前定位及术后随访。甲状旁腺显像诊断腺瘤的灵敏度主要取决于腺瘤大小及其代谢功能的活跃程度:一般重量10~15g者检出率80%;重量>15g,阳性率可达100%(图9-10),诊断的准确率可达90%~95%,高于超声和CT,是目前较好的诊断和定位的影像学方法。手术切除腺瘤或增生病灶是治疗甲状旁腺功能亢进的有效方法。甲状旁腺显像可为手术提供病灶部位、数量、大小及功能等信息,对术中缩短寻找病灶时间、缩小探查范围、降低手术并发症有重要意义。

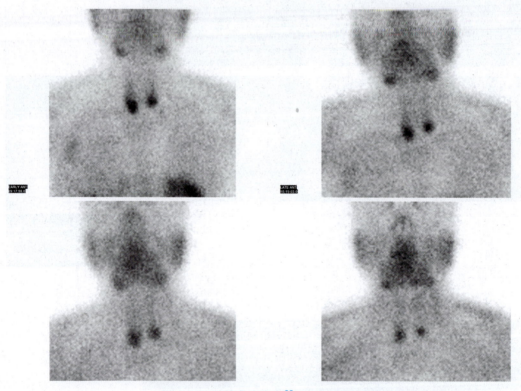

图9-10　甲状旁腺腺瘤 ^{99m}Tc-MIBI 显像图像
上排为注射显像剂后 15min,左下为注射显像剂后 2h,右下为注射显像剂后 10h。

继发性甲状旁腺功能亢进由多种原因(常见于肾功能不全、骨软化症)引起,由于低钙血症也可刺激甲状旁腺增生肥大,增生常累及四个腺体,甲状旁腺显像可见多个甲状旁腺同时显影。各种能导致甲状腺显像出现"冷"结节和"凉"结节的原因,如滤泡状瘤、颈部类肉瘤淋巴结节、甲状腺恶性肿瘤病灶等,亦可摄取 ^{201}Tl 或 ^{99m}Tc-MIBI,导致出现假阳性,应根据临床症状和生化检验结果加以鉴别。

约有 10% 的人群有异位甲状旁腺,大多位于气管后、胸骨后或纵隔内,显像时甲状腺部位不见甲状旁腺显影,而在上述好发部位出现局限性显像剂浓聚区(图 9-11)。当临床高度怀疑甲状旁腺功能亢进症,而用针孔准直器未发现甲状旁腺病灶时,应改用平行孔准直器做颈胸部显像,以免漏诊。由于 ^{201}Tl 或 ^{99m}Tc-MIBI 也可被各种肺癌及其转移灶选择性摄取,而肺癌也可引起高血钙,应结合临床加以鉴别。对于病史长、病情较重的甲状旁腺功能亢进症患者,最好加做全身骨显像,可协助判断全身骨骼的异常代谢情况。SPECT/CT 显像对确诊异位甲状旁腺腺瘤尤其具有重要价值。

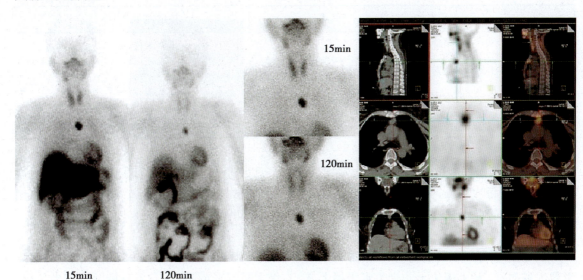

15min

120min

15min   120min

图 9-11 ^{99m}Tc-MIBI 双时相法异位甲状旁腺图像及 SPECT/CT 断层显像

第三节 肾上腺显像

肾上腺位于腹膜后,实质由周围的皮质(占肾上腺体积 90%)和中央部分的髓质(占肾上腺体积 10%)构成。皮质能分泌 50 余种类固醇激素,皮质显像可用于皮质疾病的诊断。肾上腺髓质分泌肾上腺素和去甲肾上腺素,髓质显像对诊断肾脏及肾外嗜铬细胞瘤有重要价值。

一、肾上腺皮质显像

(一)原理及显像剂

1. 原理   胆固醇是合成皮质激素的原料,静脉注射放射性核素标记的胆固醇,其与天然胆固醇生物化学特性相似,也可被肾上腺皮质细胞摄取,并参与激素合成,因此利用显像仪可显示肾上腺皮质位置、大小、形态及功能状态。口服地塞米松(一种糖皮质激素)后促肾上腺皮质激素(ACTH)负反馈分泌减少,皮质功能随之减低。因肾上腺皮质腺瘤的功能多为自主性,所以不受抑制。地塞米松抑制试验对鉴别肾上腺皮质增生和腺瘤具有独特的诊断价值。

2. 显像剂 ^{131}I 标记的 6- 碘代胆固醇(6-IC)和 6β- 碘代胆固醇(NP59)。前者合成简便,临床常用,后者有很高的亲肾上腺皮质功能,靶区 / 本底比值高且摄取速度快。

(二)显像方法

1. 检查前准备

(1)封闭甲状腺:注药前 3d 口服复方碘溶液 10 滴,每日 3 次,或服用饱和过氯酸钾溶液 10滴,每日 3 次,持续至检查结束。旨在阻断或减少甲状腺对游离 ^{131}I 的摄取。

（2）停服影响摄取显像剂的药物：影响肾上腺皮质摄取放射性胆固醇的主要因素有体内胆固醇库、输送胆固醇的载体蛋白、促肾上腺皮质分泌剂。许多药物可以对此产生影响（表9-2），应于检查前至少2周开始停用。摄入过量的钠或高胆固醇血症亦可降低肾上腺皮质的摄取。

（3）清洁肠道：显像前晚口服缓泻剂，旨在清除肠道内容物对显像剂排泄的干扰，必要时每次显像当天清洁灌肠。显像前20min服用脂餐可以收缩胆囊排出胆汁，去除胆囊影的干扰。

表9-2　影响肾上腺皮质摄取 [131]I-碘代胆固醇的药物

摄取增加	摄取减少
甲吡酮	地塞米松
口服避孕药	米托坦
降胆固醇药	普萘洛尔
4-氨基吡唑嘧啶	螺内酯

2.地塞米松抑制试验　在第一次常规显像一个月后进行，第二次注射显像剂前2d开始口服地塞米松，每次2mg，每日4次，直至检查结束。余同常规显像方法。比较两次显像结果，无变化为阴性；若抑制试验后放射性聚集影减少或不显影，即为阳性。

（三）图像分析

1.正常图像　多数情况下，注射显像剂后第3d肾上腺开始显影，第5～9d影像清晰。两侧影像大致对称，肾上腺位于肋脊角水平稍上方，右侧多呈圆形或锥形，左侧呈椭圆形或半月形。右侧肾上腺位置多高于左侧（占80%～90%）。因右侧肾上腺体与肝脏重叠且离体表较近，所以右侧显像剂也较左侧浓（图9-12）。地塞米松抑制试验表现为双侧肾上腺皮质影明显受抑。

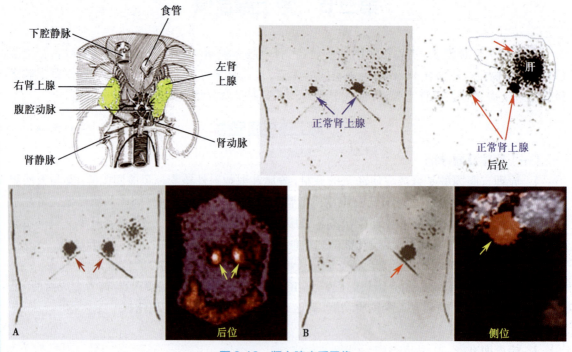

图9-12　肾上腺皮质显像

上排：正常肾上腺皮质显像；下排：异常肾上腺皮质显像。A.双侧皮质增生；B.皮质腺瘤（单侧浓集）。

2．异常图像 肾上腺皮质显像异常影像分析见图9-13。

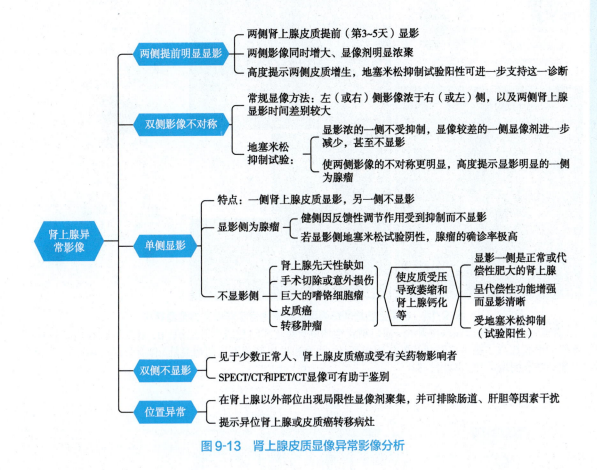

肾上腺异常影像
- 两侧提前明显显影
  - 两侧肾上腺皮质提前（第3~5天）显影
  - 两侧影像同时增大、显像剂明显浓聚
  - 高度提示两侧皮质增生，地塞米松抑制试验阳性可进一步支持这一诊断
- 双侧影像不对称
  - 常规显像方法：左（或右）侧影像浓于右（或左）侧，以及两侧肾上腺显影时间差别较大
  - 地塞米松抑制试验：
    - 显影浓的一侧不受抑制，显像较差的一侧显像剂进一步减少，甚至不显影
    - 使两侧影像的不对称更明显，高度提示显影明显的一侧为腺瘤
- 单侧显影
  - 特点：一侧肾上腺皮质显影，另一侧不显影
  - 显影侧为腺瘤
    - 健侧因反馈性调节作用受到抑制而不显影
    - 若显影侧地塞米松试验阴性，腺瘤的确诊率极高
  - 不显影侧
    - 肾上腺先天性缺如 / 手术切除或意外损伤 / 巨大的嗜铬细胞瘤 / 皮质癌 / 转移肿瘤 → 使皮质受压导致萎缩和肾上腺钙化等
    - 显影一侧是正常或代偿性肥大的肾上腺 → 呈代偿性功能增强而显影清晰 / 受地塞米松抑制（试验阳性）
- 双侧不显影
  - 见于少数正常人、肾上腺皮质癌或受有关药物影响者
  - SPECT/CT和PET/CT显像可有助于鉴别
- 位置异常
  - 在肾上腺以外部位出现局限性显像剂聚集，并可排除肠道、肝胆等因素干扰
  - 提示异位肾上腺或皮质癌转移病灶

图9-13 肾上腺皮质显像异常影像分析

（四）临床应用

1．肾上腺皮质功能亢进性疾病的定位诊断 肾上腺皮质腺瘤和增生均可引起皮质功能亢进或增强，如皮质醇症、原发性醛固酮增多症等疾病。

（1）皮质增生：多为双侧，表现为双侧显影提前，影像增大增浓，地塞米松试验双侧均受抑。因SPECT对皮质增生诊断的灵敏度较高，SPECT与CT融合显像甚至对0.5cm以上的功能亢进的病灶也能有很高的检出率，因此对决定治疗方案和预后都有特殊诊断价值。

（2）皮质腺瘤：表现为腺瘤影像浓，且不受地塞米松抑制，对侧肾上腺影像减淡或不显影。应用地塞米松抑制试验有助于增生和腺瘤的鉴别。

（3）SPECT/CT显像：不但可以检出肾上腺0.5～1.0cm大小的肿瘤，还能提供肾上腺皮质的功能信息。尤其是对双侧增生、术后肾上腺和异位肾上腺的检出定位具有重要的临床价值。

2．探测皮质醇增多症术后复发病灶 肾上腺皮质显像对探寻皮质醇增多症术后复发病灶有价值，肾上腺皮质显像可见术后复发病灶部位显像剂异常浓聚。

3．肾上腺皮质癌及转移灶的辅助诊断 当CT或超声检查提示一侧腺体肿块，肾上腺皮质显像示该侧不显影或显像剂明显减少，而对侧肾上腺显影正常，则应考虑皮质癌可能性大（图9-14）。虽然原发灶多不显影，但当有其肝、肺的转移时，皮质癌转移灶往往能见到显像剂的浓聚。PET/CT显像也对肾上腺转移癌有重要诊断价值（图9-15）。

4．监测移植肾上腺组织存活 移植肾上腺组织部位肾上腺皮质显像见显像剂浓聚表明移植组织存活。如果无显像剂浓聚影，表明移植组织未存活。

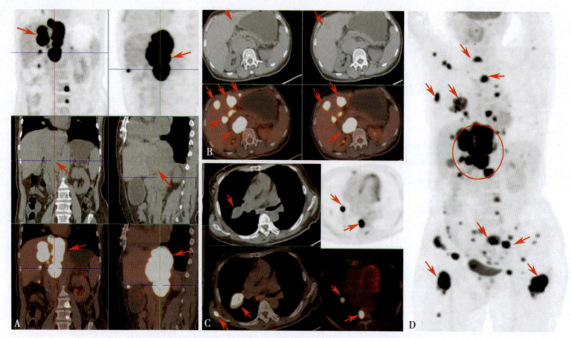

图 9-14 右肾上腺嗜酸细胞型皮质癌术后 7 年复发伴全身转移

A. 右侧肾上腺区软组织密度肿物,葡萄糖代谢增高,累及肝门及局部肝组织;B. 肝及肝包膜内多发葡萄糖代谢增高灶;C. 肺内多发葡萄糖代谢增高灶;肋骨和椎体葡萄糖代谢增高灶,伴有骨质破坏;D. 全身多发葡萄糖代谢增高灶,多发转移。

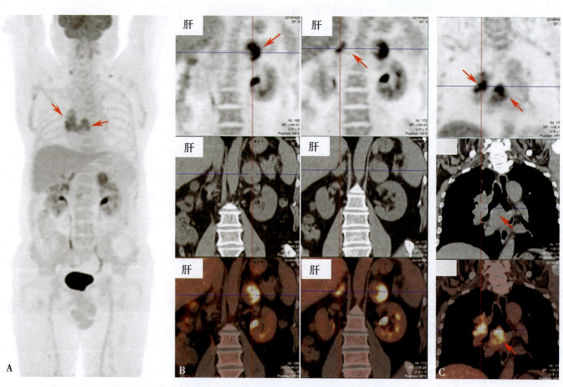

图 9-15 双侧肾上腺转移癌(原发肺癌)显像

A. 右肺下叶癌(箭头),癌胚抗原(CEA)14.0↑,细胞角蛋白 19(CYFRA21-1)4.20↑,神经元特异性烯醇化酶(NSE)24.2↑;B. 双侧肾上腺多发类圆形结节、肿块,葡萄糖代谢增高;C. 右肺下叶软组织密度肿块,葡萄糖代谢增高(箭头)。

二、肾上腺髓质显像

（一）原理及显像剂

1. 原理 肾上腺髓质能合成和分泌肾上腺素和去甲肾上腺素,其中去甲肾上腺素还可被再摄取进入细胞质中并储存于囊泡内。放射性同位素碘(^{131}I、^{123}I)标记的间位碘代苄胍(MIBG)化学结构类似于去甲肾上腺素,注入体内后能与肾上腺素能受体结合,但不产生去甲肾上腺素的药效。放射性碘标记的 MIBG 能够使肾上腺髓质及其他富含肾上腺素能受体的组织和器官(如心肌、脾脏、腮腺等)以及病灶显影。

2. 显像剂

(1) ^{131}I-MIBG:目前常用,成人用量通常为 74～111MBq(2～3mCi)。由于 ^{131}I-MIBG 可诱发血压升高,静脉注射时速度须缓慢控制在 1～2min 以上,并密切观察患者反应。

(2) ^{123}I-MIBG:具有合适的物理特性,显像质量优于 ^{131}I-MIBG,成人使用量可提高至 370MBq(10mCi),图像质量和灵敏度均提高,而辐射吸收剂量仅与 18.5MBq(0.5mCi)的 ^{131}I-MIBG 相当。但需加速器生产,价格较贵,半衰期较短,显像剂储存不便。

3. 注意事项 妊娠期及哺乳期妇女禁做肾上腺髓质显像检查。

（二）显像方法

1. 检查前准备

(1) 须封闭甲状腺,清洁肠道。

(2) 停用能抑制肾上腺髓质功能的药物:例如苯丙胺、可卡因、生物碱、6- 羟基多巴胺、胰岛素、三环类抗抑郁药、吩噻嗪、苯丙醇胺 / 伪麻黄碱、盐酸去甲麻黄碱和去氧肾上腺素等,停药至少 2 周。

2. 显像方法 患者取仰卧位,进行后位及前位的图像采集,对疑有肾上腺外或恶性嗜铬细胞瘤时,应进行全身显像。使用 SPECT/CT 显像可确定病灶位置。

（三）图像分析

1. 正常图像

(1) ^{131}I-MIBG 显像:①正常人肾上腺髓质一般不显影,只有10%～20%的肾上腺髓质在48～72h 显像时显影,且影像小而模糊。②显像图中可见心肌、肝、脾、唾液腺、肾及膀胱影像较浓。心肌摄取显像剂与血中茶酚胺水平呈负相关,所以嗜铬细胞瘤患者心脏摄取减低,甚至不显影。③肝脏在注射后 72h 摄取最高,此后逐步下降,如存在嗜铬细胞瘤,肝内显像剂迅速下降。④有15%～20%病例在结肠内见到显像剂影像,易与嗜铬细胞瘤相混淆(图 9-16)。

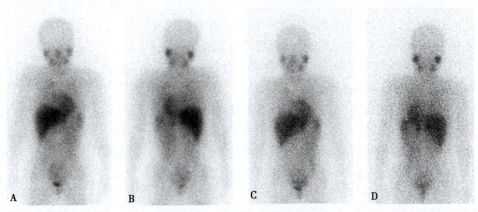

图 9-16　正常肾上腺髓质显像

A. 24h 前后位;B. 24h 后前位;C. 48h 前后位;D. 48h 后前位。可见双侧肾上腺髓质正常显像,48h 较 24h 更清晰。鼻咽部、唾液腺、肺、心肌、肝、膀胱等器官正常显像。

（2）^{123}I-MIBG 显像：常于注射后 24h 肾上腺髓质对称显影，唾液腺、心肌显影尤其清晰，心肌显影程度也与血浆去甲肾上腺素浓度呈负相关。

2. 异常图像

（1）双侧肾上腺清晰显影：双侧肾上腺髓质显影清晰或在注射显像剂后 24h 即显影清晰，提示双侧肾上腺髓质增生（图 9-17）。

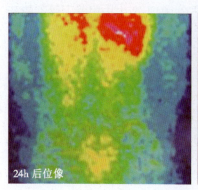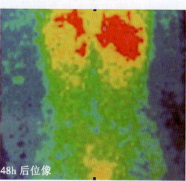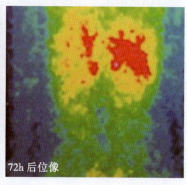

图 9-17　双侧肾上腺髓质增生 ^{131}I-MIBG 显像图

注药后 48h 显像见双侧肾上腺髓质显影，延迟显像至 72h，双侧肾上腺髓质显影更清晰，考虑为双侧肾上腺髓质功能增强。

（2）单侧肾上腺清晰显影：单侧肾上腺髓质明显显影或 24h 即清晰显影，多提示为嗜铬细胞瘤，不显影侧为正常肾上腺髓质。

（3）肾上腺以外异常显影：优先采用 SPECT/CT 显像，可较准确定位病灶。在肾上腺以外的其他部位出现异常团块状显像剂浓聚影，排除其他干扰因素后，可诊断为异位嗜铬细胞瘤；若一侧肾上腺部位也可见有明显的浓聚影，则肾上腺以外的浓聚区应考虑为恶性嗜铬细胞瘤的转移灶。对于小儿患者，如腹壁或骨骼处有异常浓聚影，应高度怀疑为神经母细胞瘤。

（四）临床应用

1. 嗜铬细胞瘤的定位　对于良性嗜铬细胞瘤，手术切除是最有效的治疗方法，因此术前定性和定位诊断十分重要。

（1）影像比较：尽管 CT、MRI 和超声检查对定位诊断肾上腺内嗜铬细胞瘤有较大价值，但是否为有功能的嗜铬细胞瘤则难以定性。另外，对肾上腺外病灶也无法判断其性质和来源。因此放射性碘标记 MIBG 显像是特异定性和定位诊断嗜铬细胞瘤的首选方法，SPECT/CT 显像更能提高诊断的效能。

（2）^{131}I-MIBG 显像：是一种对嗜铬细胞组织高度特异的功能显像，其对嗜铬细胞瘤诊断的灵敏度为 85.5%～88.9%，特异性为 97.1%～100%，准确性大于 95%。对异位的嗜铬细胞瘤或嗜铬细胞瘤术后残留病灶、复发病灶进行探测要进行全身显像（图 9-18）。

（3）^{123}I-MIBG SPECT/CT 显像临床价值：比 ^{131}I-MIBG 显像的图像质量好，特别是断层显像，可明显提高检测阳性率，减少误诊。

（4）鉴别假阴性：注意下列情况：①无功能嗜铬细胞瘤；②瘤体过小且中央坏死液化；③肾上腺髓质肿瘤伴有皮质肿瘤，此时可见健侧肾上腺显影，而患侧不显影；④肝摄取显像剂过高掩盖右侧肾上腺病变；⑤膀胱摄取显像剂过高掩盖位于膀胱的异位嗜铬细胞瘤；⑥肿瘤组织功能极强，使得显像剂从肿瘤组织释出速度大于其摄取与贮存，而难以浓聚致使不显影。

2. 恶性嗜铬细胞瘤转移灶的诊断

（1）转移好发部位：骨骼、肝脏，也可见于脑、肺、膀胱以及淋巴结等处。其临床表现或组织病理均缺乏特异性。

（2）病理诊断指标：有肿瘤包膜浸润，血管内有癌栓或在非嗜铬组织中找到嗜铬细胞。

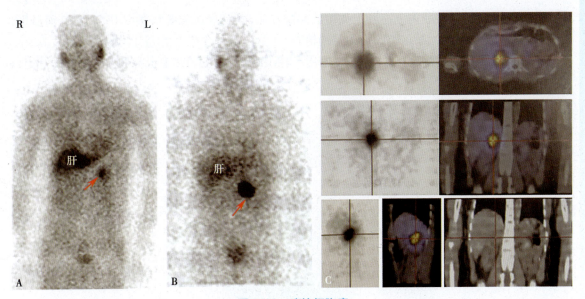

图 9-18　嗜铬细胞瘤

A. 左肾上腺嗜铬细胞瘤；B. 腹主动脉旁恶性嗜铬细胞瘤；C. 右肾嗜铬细胞瘤 SPECT/CT 显像。

（3）^{131}I 或 ^{123}I-MIBG 全身显像临床价值：在上述好发部位见到显像剂摄取灶，即可诊断为恶性嗜铬细胞瘤转移（图 9-19）。一般转移灶在注射显像剂后 24h 即可显影，而且诊断骨转移的敏感度比 ^{99m}Tc-MDP 骨显像还要高。本法对恶性嗜铬细胞瘤及其全身转移灶的诊断具有明显优势。

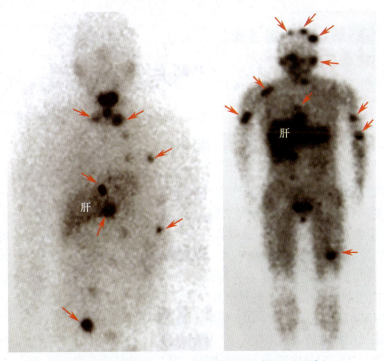

图 9-19　恶性嗜铬细胞瘤伴全身转移（箭头所指）

3. 交感神经母细胞瘤的诊断

（1）疾病特点：神经母细胞瘤是源于原始神经外胚层细胞的高度恶性肿瘤，多发生于肾上腺髓质，也可发生于头颈部、纵隔、腹膜、盆腔等部位。好发于婴幼儿，位于儿童恶性肿瘤第三位。

（2）^{131}I-MIBG 显像临床价值：对该肿瘤诊断具有高度特异性和灵敏度，准确性近似于嗜铬细胞瘤，通过显像尚可了解疾病分布和浸润的全部范围，这对预后判断以及选择合适的治疗方案有非常重要的意义。某些内分泌肿瘤如甲状腺髓样癌、类癌和绒癌等可摄取 ^{131}I-MIBG 而显影，但 ^{131}I-MIBG 显像不是诊断这类肿瘤的首选检查，因为这类肿瘤产生的高分泌激素可诱发具有全身性效应的生化特征。而一旦诊断确立，应用 ^{131}I-MIBG 的 SPECT/CT 全身显像有助于病灶定位诊断（图 9-20）。

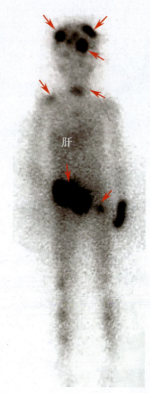

肝

图 9-20　神经母细胞瘤患儿 ^{131}I-MIBG 的 SPECT/CT 全身显像（提示多处转移灶）

第四节　典型病例分析

【病例 1】自主性高功能甲状腺腺瘤

1. 病史摘要　患者女，40 岁，心悸，失眠，颈部梗阻感 5 个月，发现颈前下方包块 3 周，无发热，肿块局部无明显不适。查体：右颈部触及一约 3.0cm×4.0cm 肿物，质地中硬，无触痛，心率 90 次/min，律齐。实验室检查：血清 FT_3、FT_4 轻度增高，TSH 减低，TgAb 及 TMAb 正常。甲状腺彩色超声示：右叶甲状腺近峡部实质性等回声占位，大小约 3.2cm×3.8cm，边界清楚，包块内见血流信号，考虑甲状腺腺瘤；左叶未见明显异常。甲状腺摄碘率在正常范围。行甲状腺显像鉴别是否是自主性高功能甲状腺腺瘤、甲状腺腺瘤或炎性包块。

2. 检查方法　甲状腺静态显像。

3. 影像表现　甲状腺静态显像示双侧腮腺、颌下腺放射性分布明显增浓，右叶甲状腺近峡部"热"结节，其周围及对侧叶甲状腺组织放射性分布明显减低，隐约显影，考虑自主性高功能甲状腺腺瘤可能性大（图 9-21A）。

4. 鉴别诊断　局部甲状腺组织增生或增厚性结节。不支持点：患者甲状腺显像表现为"热"结节，正常甲状腺组织功能明显减低（受抑），临床有甲状腺功能亢进表现，实验室检查 TSH 水平减低。

5. 临床诊断　自主性高功能甲状腺腺瘤。

6. 治疗计划　行^{131}I治疗,口服给予^{131}I 1 100MBq(30mCi)。

7. 随访复查　患者4个月后门诊复诊,甲状腺激素水平正常,颈部包块明显缩小,再次行甲状腺显像见"热"结节病灶消失,双叶甲状腺显影正常(图9-21B)。

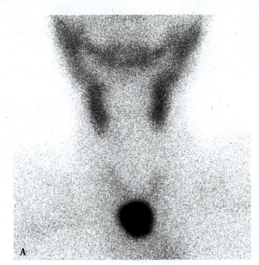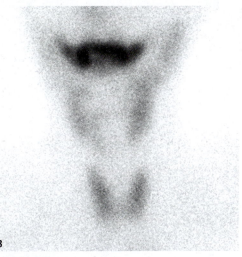

图9-21　自主性高功能甲状腺腺瘤^{131}I治疗前后

A. 治疗前;B. 治疗后4个月。

8. 病例小结　本例患者为典型的自主性高功能甲状腺腺瘤所致的甲状腺功能亢进(Plummer病)。超声检查提示良性单发结节且双叶甲状腺完整,甲状腺核医学静态显像有典型"热"结节及正常甲状腺组织功能受抑的表现,这些均支持Plummer病诊断。核医学影像对自主性高功能甲状腺腺瘤的诊断起到了决定性作用,为选择^{131}I治疗还是手术治疗,以及^{131}I治疗剂量的估算提供了重要依据;为早期疗效评价提供了客观准确的方法。

【病例2】甲状腺癌术后

1. 病史摘要　患者男,63岁,之前因甲状腺左叶肿物入院,行甲状腺癌根治术+左侧根治性颈部淋巴结清扫术。

2. 术后病理诊断　左叶癌灶6.0cm×3.5cm×2.0cm,其中3个病灶,乳头状癌。浸透被膜,到达甲状腺周围软组织,形成癌结节;可见脉管瘤栓;周围淋巴结转移;甲状腺右叶未见癌灶;左颈侧淋巴结多发转移(8/47)、右颈淋巴结转移,喉返神经(入喉处)组织内可见癌浸润。

3. 全身^{131}I-SPECT/CT显像

(1)^{131}I治疗前评估:术后40d显示颈部摄碘灶和胸部多发摄碘灶(图9-22A、D),考虑双肺多发转移摄碘灶(图9-22F)。给予7.4GBq(200mCi)的^{131}I进行首次核素治疗。

(2)首次^{131}I清灶疗效的随访评价:半年后在非TSH抑制状态下,甲状腺球蛋白9.3ng/ml,甲状腺球蛋白抗体748.9IU/ml。全身^{131}I-SPECT/CT显像显示颈前甲状腺区未见摄碘灶;双侧颈部小淋巴结,未见明显摄碘;双肺多发小结节,未见明确摄碘(图9-22B);再给予3.7GBq(100mCi)的^{131}I治疗。

(3)再次^{131}I清灶疗效的随访评价:第14个月全身^{131}I-SPECT/CT显像显示颈前甲状腺区和双肺病灶消失(图9-22C、E、G)。

4. 病例小结　本例患者为典型的甲状腺乳头状癌伴双肺多发转移,术后应用全身^{131}I-SPECT/CT显像进行检测残留病灶和转移灶,判断复发危险度和评估疗效。尤其为^{131}I清甲或清灶治疗处方剂量的确定,以及是否再次^{131}I治疗提供重要的靶向影像依据,具有很高的临床价值。

233

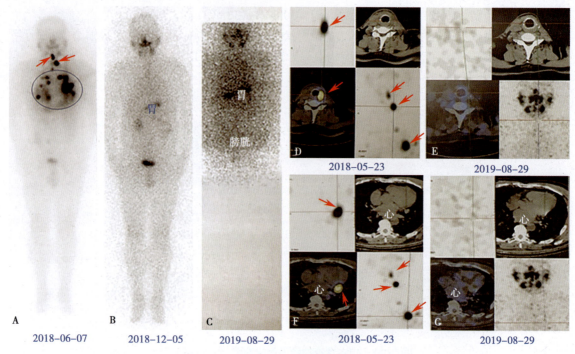

图 9-22 分化型甲状腺癌术后 ¹³¹I 清灶治疗

A. 第一次清灶治疗前颈部摄 ¹³¹I 灶（红色箭头），胸部多发摄碘灶，考虑双肺多发转移（蓝色圈）；B. 第一次清灶治疗前，颈前甲状腺区未见摄碘灶；双侧颌部小淋巴结，未见明显摄碘；双肺多发小结节，未见明确摄碘；C. 进行二次 ¹³¹I 清灶治疗后复查，颈前甲状腺区和双肺病灶消失；D. 甲状腺左叶 ¹³¹I 治疗前 SPECT/CT 显示病灶浓集；E. 甲状腺左叶清灶治疗后病灶消失；F. 肺转移清灶治疗前病灶浓集；G. 肺转移清灶治疗后病灶消失。

本章小结

本章主要介绍了内分泌器官功能显像的原理、方法、图像分析、临床应用及其在一些疾病中的独特临床价值。

甲状腺显像是临床核医学的重要部分。它能够显示甲状腺的位置、大小、形态和功能，确定甲状腺结节（直径≥1cm）的功能状态。甲状腺结节在甲状腺核素显像上可分为"热"结节（高功能性）、"温"结节（正常功能性）、"凉"结节（低功能性）和"冷"结节（无功能性）。¹³¹I 全身显像可评价甲状腺癌术后功能甲状腺组织的残留和 ¹³¹I 治疗分化型甲状腺癌疗效。在异位甲状腺诊断、甲状腺结节良恶性鉴别及甲状腺癌转移灶诊断中也具有独特临床价值。甲状腺功能测定是甲状腺显像临床应用的重要补充。

甲状旁腺显像主要用于功能亢进的甲状旁腺腺瘤、异位甲状旁腺腺瘤的定位诊断。对甲状旁腺腺瘤术后复发检测方面也具临床应用价值。

肾上腺皮质显像可了解肾上腺皮质的功能状态，发现皮质腺瘤和增生，地塞米松介入抑制试验对两者有鉴别诊断的价值。

肾上腺髓质显像可用于肾上腺素能肿瘤的诊断。最重要的临床价值是用于基于临床特征和生化异常而疑诊嗜铬细胞瘤的定位诊断，其灵敏度和特异性达 90% 以上。另外，对异位嗜铬细胞瘤、恶性嗜铬细胞瘤转移灶及手术后复发的病灶功能定位具有特殊临床价值，也有助于神经母细胞瘤和某些神经内分泌肿瘤的功能定位诊断。功能解剖融合显像（SPECT/CT，PET/CT）的应用对诊断效能的提高具有重要的临床价值。

思考题

1. 简述甲状腺摄 ^{131}I 的试验原理。
2. 简述甲状旁腺双时相法进行甲状旁腺显像的原理。
3. 简述甲状腺功能测定的临床应用。
4. 试述肾上腺髓质显像的临床价值。

（张　青　李小东）

第十章　神经系统显像

随着 SPECT/CT、PET/CT、PET/MRI 分子影像设备普及、神经分子类靶向药物的不断研发和临床转化的应用，以及 AI 软件的开发和应用，以分子影像设备和分子靶向显像剂结合 AI 智能定量化分析成为核医学神经影像诊断和研究的方向。在神经系统疾病的病因诊断、发生 / 发展、病灶定位、放疗靶区勾画 / 定位、分期、转归及疗效评价上，发挥出越来越重要的作用。应用 ¹⁸F、¹¹C、¹³N、¹⁵O、⁶⁴Cu 等多种放射性核素，标记特定功能性基因、受体、蛋白质、细胞内外信号传导递质等关键化合物，制备靶向神经分子探针，结合特定神经疾病的特定靶点，对神经退行性改变、神经功能性改变、肿瘤等疾病，可以做到早期诊断，如阿尔茨海默病、帕金森病、血管性神经性疾病、肿瘤等。在提高全球神经系统类疾病的早期诊断率、干预治疗的评价方面，不仅提供了有效的观察手段和方法，而且已成为诊疗的"金标准"。早期诊断和早期有效干预，可以全面有效地降低神经系统疾病的死亡率和致残率。但是 PET/MRI、定量化应用和神经分子类靶向药物的临床转化应用，时间短经验少，许多方面有待于进一步深入研究和评价。本章主要介绍脑血流灌注显像（cerebral blood flow perfusion imaging，CPI）、脑代谢显像（cerebral metabolism imaging，CBI）、脑受体递质显像（cerebral receptor-transmitter imaging，CRTI）。

第一节　脑血流灌注显像

一、原理、显像剂和方法

（一）原理

脑血流灌注显像剂是不带电荷、脂溶性的小分子量化合物，静脉注射后能通过完整的血脑屏障进入脑细胞，经水解酶或脱脂酶的作用由脂溶性变成水溶性，不能反向扩散出脑细胞而滞留其内。其进入脑细胞的量与局部脑血流量成正比，用 SPECT/CT 进行脑断层显像，经图像重建处理后可获得横断面、冠状面和矢状面的断层影像，显示大脑、小脑、基底节和脑干等各个部位局部血流量的影像，根据一定的生理数学模型，可以计算出各部位的局部脑血流量（regional cerebral blood flow，rCBF）和全脑平均血流量。

（二）显像剂

常用的显像剂为 ⁹⁹ᵐTc- 双半胱乙酯（⁹⁹ᵐTc-ECD）或 ⁹⁹ᵐTc- 六甲基丙烯胺肟（⁹⁹ᵐTc-HMPAO），用量 740~1 100MBq（20~30mCi）。放化纯 ⁹⁹ᵐTc-ECD > 90%，⁹⁹ᵐTc-HMPAO > 80%。

（三）方法

1. 受检者准备　视听封闭，令受检者在安静暗光空间中，闭目戴黑色眼罩，用耳塞塞住外耳道，5min 后由静脉注射显像剂。调节探头的旋转半径和检查床的高度，固定体位，调节头部位置使眼外眦和外耳道的连线（OM 线）与地面垂直使其适于脑显像的要求。

2. 显像类型

（1）静息显像：使用 ⁹⁹ᵐTc-HMPAO 或 ⁹⁹ᵐTc-ECD 时，注射前 30min～1h 令受检者空腹口服过氯酸钾 400mg，封闭甲状腺、脉络丛和鼻黏膜，减少 ⁹⁹ᵐTcO₄⁻ 的吸收和分泌。

（2）负荷显像：由于脑部供血系统具备一定的储备和扩张能力，正常人在脑储备血流下降时，血管扩张增加血流量，常规静息状态下 CPI 往往无异常。因此常常通过药物负荷的血管扩张试验，检查缺血性病变患者的脑血流储备功能和血管反应性变化，提高其阳性诊断率。其他负荷试验是在药物干扰神经细胞活动或者生理性刺激条件下，检查脑功能的活动和变化，准确地进行疾病功能区域的定性和定位。CPI 介入试验主要有以下五大类。

1）药品介入试验：腺苷、乙酰唑胺、贝美格诱发、尼莫地平、乙酰肉毒碱、抗胆碱药物、精神药物、潘生丁、CO_2 负荷等介入试验。

2）人为干预介入试验：过度换气诱发、剥夺睡眠诱发、睡眠诱发、直立负荷、颈动脉压迫等试验。

3）生理刺激介入试验：包括肢体运动、视觉、听觉刺激、躯体感觉刺激等试验。

4）认知作业介入试验：记忆、听觉语言学习、计算、思索等试验。

5）物理性干预试验：磁场干预、低能激光照射、针刺激发等试验。

扩血管药物负荷试验常用于缺血性脑血管疾病（ischemic cerebrovascular disease，ICVD）诊断，临床应用最为普遍，特别是功能性缺血区域和梗死区域的鉴别，有利于判断血管的储备和反应能力，对选择恰当的治疗和疗效预估是一种有价值的手段和方法。

乙酰唑胺负荷试验，其原理是乙酰唑胺能抑制脑内碳酸酐酶的活性，使碳酸脱氢氧化过程受到抑制，导致脑内 pH 急剧下降，正常情况下会反射性地引起脑血管扩张，导致 rCBF 增加 20%～30%，而病变部位血管的反应性扩张较弱甚至无反应。应用乙酰唑胺后潜在缺血区和缺血区的 rCBF 增高不明显或者放射性减低区明显，与脑显像正常部位对比差异性增大，可以显著提高缺血性脑血管的早期诊断率。需行两次显像，先行常规 CPI，后行乙酰唑胺负荷试验状态下 CPI，将两次显像所得的影像进行对比分析。

腺苷是一种分子量为 267.25kDa 的小杂环分子，普遍存在于组织中，是一种体内能量代谢和多种细胞活动的核苷酸介质，具有强有力的小动脉扩张作用，可被细胞主动摄取和经酶的降解（腺苷脱氨酶）而被代谢。静脉滴注腺苷后，其扩张血管的作用快速而短暂，2min 后将产生脑血管扩张作用。腺苷对发生哮喘的支气管有强烈的收缩作用，但对正常的气道却无此作用。少数患者可出现呼吸困难、严重时可出现支气管痉挛，需立即停止静脉注射，严重时可采用氨茶碱类药物。检查类似乙酰唑胺负荷 CPI。

3. 采集条件 使用 ^{99m}Tc 标记物时，一般配低能高分辨或通用型准直器，能峰 140keV，窗宽 20%；采集矩阵 128×128，旋转 360°，6°/帧，共采集 64 帧。

二、适应证和禁忌证

（一）适应证

1. ICVD 的诊断：短暂性脑缺血发作、慢性脑缺血以及术前评估。

2. 癫痫（epilepsy，EP）致痫灶的定位诊断。

3. 痴呆（dementia）的诊断与鉴别诊断。

4. 颅脑外伤功能性诊断及治疗随访的评价。

5. 脑部感染性疾病的评估。

6. 脑死亡的评价。

7. 脑功能性研究：情绪障碍包括焦虑症、恐惧症、强迫症和癔症、精神分裂症、睡眠障碍的功能损伤定位及辅助诊断；偏头痛、儿童孤独症、注意缺陷多动障碍、抽动障碍、学习障碍、精神发育迟滞的功能损伤定位。

（二）禁忌证

孕妇和哺乳期妇女以及不愿意接受该项检查者。

（三）接受 SPECT/CT 和 PET/CT 检查的患者的吸收剂量和有效剂量（表 10-1）

表 10-1　成人和儿童接受 DAT 检查所受的最大吸收剂量和有效剂量

	放射性药物	器官	最大吸收剂量 /（mGy/MBq）	有效剂量 /（mSv/MBq）
成人	⁹⁹ᵐTc-ECD	胆囊壁	0.05	0.007
	⁹⁹ᵐTc-HMPAO	肾脏	0.034	0.009 3
儿童 （>5 岁）	⁹⁹ᵐTc-ECD	胆囊壁	0.11	0.022
	⁹⁹ᵐTc-HMPAO	肾脏	0.14	0.027

三、图 像 分 析

（一）正常图像与结果判断

脑显像剂摄取与脑血流灌注量及脑细胞摄取功能成比例，显像剂分布和放射性摄取高低反映不同局部脑血流灌注、脑神经细胞功能活跃程度。脑血流灌注断层影像可见左右两侧大脑皮质、基底节、丘脑、小脑和脑干等灰质结构，由于血流量高于白质，表现为放射性浓聚区，呈对称性分布；白质和脑室部位放射性摄取明显低下，脑灰、白质对比度好（图 10-1）。⁹⁹ᵐTc-ECD 测定的全脑平均血流量为（44.2±4.5）ml/（100g·min），左右脑的 rCBF 相近，男女性别间无明显差异。正常情况下左右大脑半球相应部位放射性比值差异小于 10%，大于 10% 为异常。

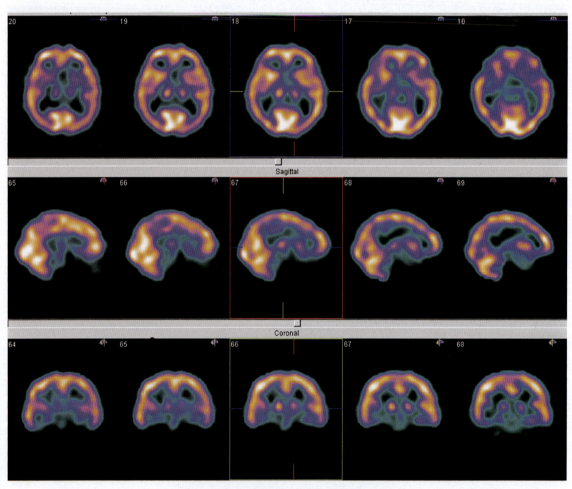

图 10-1　正常 ⁹⁹ᵐTc-ECD 脑血流灌注图
上排为横断面，中排为矢状面，下排为冠状面。

（二）图像分析方法

1．目测法　至少连续两个断面以上有一处或多处放射性摄取减低区或异常浓聚区，脑室及白质区域扩大或尾状核间距增宽，两侧丘脑、基底节及小脑较明显不对称等均视为异常。

2．半定量分析法

（1）在断层影像某区域和对侧的镜像部位提取计数，计算感兴趣区（ROI）比值。

（2）利用扇形区分割法提取某扇面区域和镜像扇面均数，计算比值。

3．定量分析法　rCBF 定量分析的理论基础是 Fick 的物质守恒原理，即单位时间内显像剂被脑组织摄取并滞留的量等于动脉血带入脑组织的量减去脑静脉血中带走的量。由于定量测定需要抽取动脉血样测量放射性计数，在实际操作中多有不便。目前也可采用 Lassen Correction 公式和其他方式计算 rCBF，评估 rCBF 和脑血管储备功能。

4．神经人工智能（AI）软件应用　由于大脑功能区域的重叠、放射性计数以伪彩图像表现，造成的目测法诊断率低下甚至造成盲区，而放射性半定量法由于平面像固定区域划分导致立体组织重叠，放射性计数同样造成盲区。统计参数图（statistical parametric mapping，SPM）分析以整个三维图像中的所有像素作为分析对象，获得每个像素所包含的信息大小，然后对每个像素的数值大小进行统计检验，将统计上有意义的像素提取出来得到统计参数图，是像素图像量化的统计表现方法，为目前脑功能影像学研究的精确数字化的分析方法，具有快速、功能区域定位明确、图像直观等特点。

采用 AI 智能化分析，收集、整合、建模、处理、记忆、判断数据库特定疾病的功能区域定位的特殊影像表达，提高计算机对特定疾病的 AI 诊断，帮助医生了解和快速诊断神经系统特定疾病、难以用传统诊断方法发现的微小病变和特定功能区域病变，有利于筛查和早期诊断无症状的神经系统疾病患者，且可以采用定量化方法更加精准和精确地定位病灶。AI 智能化分析更有利于 PET/CT 和 PET/MRI 普及后医生对大量受检患者影像报告的快速处理，例如 AI 分支中机器学习（machine learning，ML）的应用，使计算机能够根据训练数据确定自己的规则，从而更加智能地处理数据，而不需要明确的编程指令指示如何处理数据。因此，AI 智能化分析更易发现微小功能性病灶并进行精确数字化的诊断、分级和随访观察的比对等，有利于临床转化前期药物的开发和研究。

（三）异常图像的类型

1．局限性放射性分布减低或缺损　脑皮质和脑内灰质核团有单处或多处局限性放射性分布减低或缺损区，呈类圆形、椭圆形和不规则形等。引起局限性放射性分布减低或缺损的原因很多，如 ICVD、脑出血、脑脓肿、EP 发作间期和偏头痛等缺血性、功能性和占位性脑病皆可出现。

2．局限性放射性浓聚或增高　脑皮质和脑内灰质核团有单处或几处局限性放射性浓聚或增高，多数呈点灶状、团块状，有的呈环形或新月形等。EP 发作期致痫灶、偏头痛发作期可表现为放射性浓聚。短暂性脑缺血发作、脑梗死亚急性期和慢性期的病灶周围可出现放射性浓聚，这种现象称为"过度灌注"（图 10-2）。负荷试验时，如负荷生理刺激、针刺等亦见相应脑皮质和灰质核团放射性分布增高，表明该脑区对刺激的应答使 rCBF 灌注增加，脑细胞功能活动增高。

3．大小脑失联络现象　一侧大脑皮质有局限性放射性分布减低或缺损，同时对侧小脑放射性分布亦见明显减低，这种现象称为大小脑交叉失联络（图 10-3）。多见于慢性脑血管病，常见梗死和功能性缺血范围大于结构成像的梗死范围。

4．白质区扩大　脑梗死、脑出血和脑肿瘤等疾病除可见局部明显的放射性分布减低或缺损外，有时可见白质区扩大，中线结构偏移，多不规则。这是由于局部病变造成周围组织缺血、水肿和受压所致。

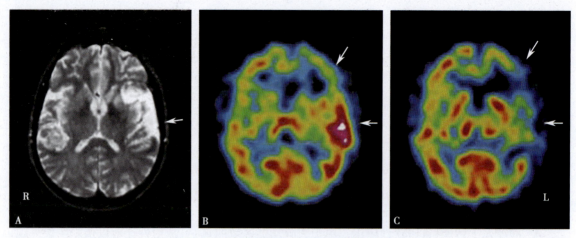

图 10-2　左侧颞叶梗死灶周围放射性过度摄取

A. MRI 显示左侧颞叶高信号；B. 左侧额叶放射性减低，颞叶呈放射性增高；C. 左侧额、颞、顶叶放射性减低。

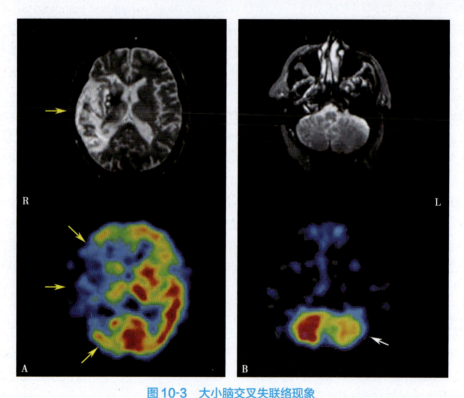

图 10-3　大小脑交叉失联络现象

A. 右侧颞叶脑梗死灶放射性缺损；B. 左侧小脑放射性减低。

5. 脑结构紊乱　表现为脑内放射性分布紊乱，无法识别原有结构。有时可见脑皮质周围有环形放射性分布，呈花边状。多见于脑挫伤。这些所见是由于外力撞击使脑内部分组织挫伤、水肿、缺血、功能不全和血脑屏障（BBB）受损等原因所致。

6. 异位放射性浓聚　正常脑结构以外部分的异常放射性的非生理性浓聚。主要分布于鼻腔、侧脑室、头皮或颅骨内，往往是脑挫伤伴脑脊液漏、硬膜下血肿、蛛网膜下腔出血等疾病引起。

7. 脑萎缩　表现为皮质变薄，放射性分布呈弥漫性稀疏、减低，脑室和白质相对扩大，脑内容量减少。伴有脑裂增宽，脑内灰质核团变小，核团间距离加宽。常见于脑萎缩症、抑郁症晚期、阿尔茨海默病和各型痴呆等。

8. 脑内放射性分布不对称　一侧放射性明显高于或低于对侧，如舞蹈症、帕金森病时，一侧基底节可明显低于对侧基底节。

四、临床应用

（一）ICVD 的诊断

1. 短暂性脑缺血发作和可逆性缺血性脑病的诊断　短暂性脑缺血发作（transient ischemic attack，TIA）和可逆性缺血性脑病（reversible ischemic neurologic deficit，RIND）是颈动脉或椎 - 基底动脉系统的短暂性血液供应不足而引起的脑缺血发作，临床表现特点为突然发病，持续时间短暂，可在几秒至几小时的时间内表现为局灶性神经功能缺失，随即恢复而没有重要功能损伤后遗症，多在 24h 内恢复正常。可以是首次发作，也可呈反复多次发作，周期长短不一（图 10-4）。相对于 TIA，RIND 则恢复较慢。一般认为皮质 rCBF 低于 23ml/（100g·min）时，才会出现临床症状。当 rCBF 逐渐恢复，数值超过此限值，症状消失，但 rCBF 可能仍未恢复到正常范围[50～55ml/（100g·min）]，处于慢性低灌注状态。长期处于慢性低灌注状态的患者若不及时治疗可能导致不可逆性脑缺血，最终发展为脑梗死。及早发现慢性低灌注状态，对于患者的治疗和预后非常有意义。

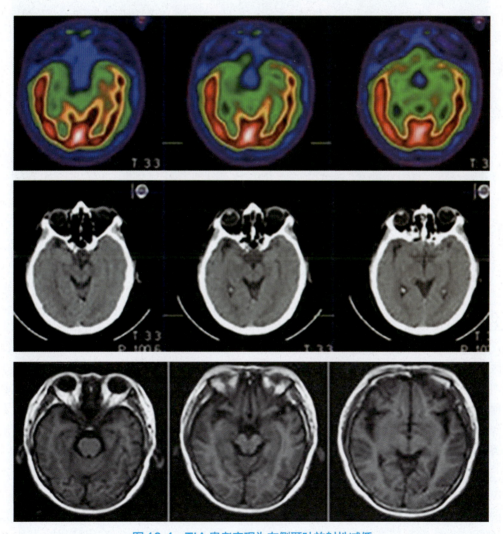

图 10-4　TIA 患者表现为左侧颞叶放射性减低

可采用常规 CPI、药物腺苷、乙酰唑胺、双嘧达莫等介入试验以及 AI 智能分析方法，提高诊断的敏感性，有助于 TIA 和 RIND 的早期诊断。评估脑血管的储备功能、药物效果以及预后评价（图 10-5）。在治疗决策、疗效评价和预后判断方面具有重要的临床实用价值。

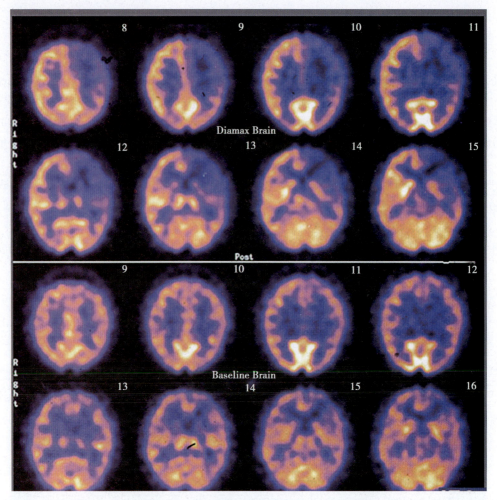

图 10-5　脑缺血患者

上排图像（乙酰唑胺负荷显像）显示左侧大脑半球额叶、颞叶、基底节区放射性摄取明显减少。下排图像（静息显像）显示放射性摄取较对侧稍低，额叶区有放射减低区，其他无明显减低区。

2.脑梗死的诊断　脑梗死（cerebral infarction）区域在 CPI 中表现为局限性放射性减低或缺损区，且显示的病变范围要大于 CT 和 MRI，原因是脑梗死显示的放射性减低区包括梗死组织、梗死区外的缺血区组织和失联络症的低代谢组织（图 10-6）。CPI 主要应用于功能性缺血病灶的改变，例如评价梗死灶梗死状态、缺血程度、交叉性小脑失联络征象、过度灌注现象等，有利于发现脑梗死病灶外的脑血流低灌注异常区域。因此在脑梗死的早期诊断、功能性诊断、疗效和预后评价等方面具有应用价值。AI 能弥补目测法的缺陷，快速准确定位缺血病灶，与人工目测法比较两者具有很高的重复性和契合度（图 10-7、图 10-8）。

（二）癫痫灶的定位诊断

癫痫（EP）是由多种原因引起的全球最常见的神经系统慢性疾病之一，全世界大约有 5 000万人罹患 EP，每年新增 EP 患者约 240 万人。大多数 EP 患儿起病于儿童期。多数患儿经过正规EP 药物治疗，约 80% 可获完全控制，但 20%～30% 的 EP 患儿药物治疗效果不佳，其中 55%～80% 的患儿，特别是起源于颞叶的复杂部分性发作 EP 病灶，需要手术和药物联合治疗控制顽固性发作。手术之前需要精确定位致痫灶的位置和范围，有利于 EP 控制和患儿的恢复。

EP 灶有结构异常病灶、功能异常病灶或两者兼有。多种方法以及影像学检查，如皮质脑电图（MEG）、CT、MRI（f-MRI）、SPECT、PET 等无创性方法在 EP 灶定位中均具有重要的作用。

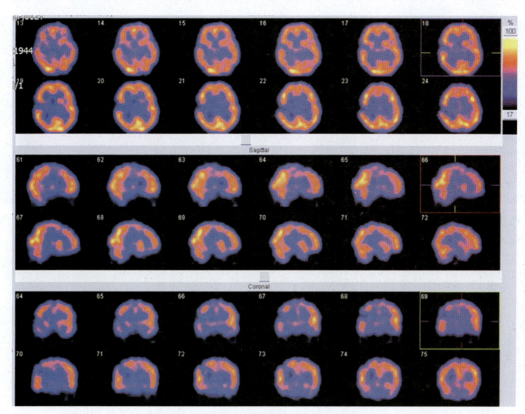

图 10-6 右侧颞叶、顶叶梗死表现为放射性缺损

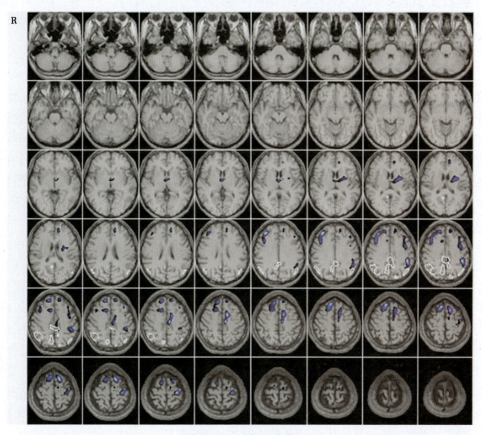

图 10-7 脑梗死患者

MR +^{99m}Tc-ECD 异机融合显像，蓝色区域表示缺血区域。可见左侧基底节区、双侧额上、中回均有散在不同程度的缺血病灶。

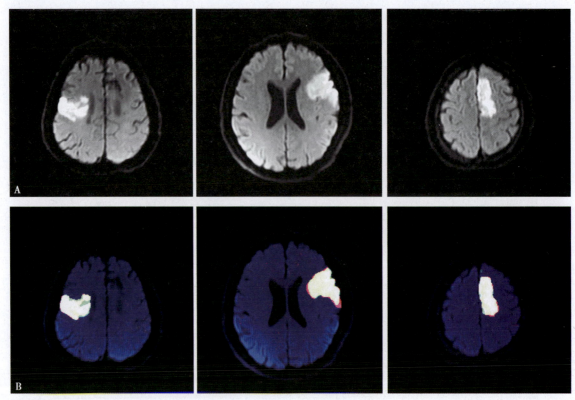

图 10-8 AI 智能与人工目测法比较

A. DWI 图像；B. 红色区域为人工标注结果，绿色区域为人工智能输出结果，黄色为二者一致区域。在急性 - 亚急性前循环非腔隙性脑梗死（ASACNLII）患者中，比较三种情况下人工智能识别病变区域与人工识别病变区域。提示人工智能与人工识别病变区域具有高度的一致性。

MEG 是功能诊断方法；CT 和 MRI 均是形态结构诊断方法，CT 主要反映 EP 灶的形态改变，如脑血管病变、颅内肿瘤、炎症等；MRI 更具有优越的组织结构对比的作用，较 CT 有更高的软组织分辨率，特别是在反映海马硬化、脑皮质发育异常与 EP 关系上，具有很高的临床价值，但都有可能误判 EP 病灶。在美国的大部分专业 EP 中心，MRI 扫描对将近 20%～50% 的难治性 EP 患者 EP 灶不能准确定位，甚至可能出现错误定位。术前 EP 病灶的精确定位，特别是依赖于图像引导手术切除 EP 病灶，不仅需要形态定位更需要功能定位，SPECT 和 PET 更具有一定的优势，以保证 EP 灶的结构被准确切除和功能被消除。

　　PET、SPECT 较 CT、MRI 更能反映脑功能和代谢性改变与 EP 病灶的关系，同时可以进行 EP 病灶的形态结构的定位性诊断，有助于术前引导 EP 灶的功能和形态的定位。对于 EP 灶功能定位而言，发作期与发作间期比较，致痫灶的功能更加活跃，因此发作期 SPECT 显像优于发作间期 PET 显像，发作间期 PET 显像优于发作间期 SPECT 显像。但检查时，体位激发的焦虑以及注射前镇静剂的使用都有可能改变脑局部功能。虽然空间分辨率 PET 优于 SPECT，但是 ^{18}F 半衰期短，较难在 EP 发作期制备 ^{18}F-FDG 注入到患者体内，捕获到致痫灶，在临床上实用价值较小。对 MRI 显像无器质性异常的患者，发作间期 PET 显像与发作期或发作间期 SPECT 显像相比，PET 敏感性稍低（60%:87%）。因此，放射性药物显像定位和引导 EP 病灶，有赖于在 EP 发作期及发作间期，正确进行放射性药物成像。特别是 EP 灶在发作期，脑组织的生理和生化出现明显的变化，脑血流增加，病灶呈高代谢；EP 发作间期 rCBF 降低，病灶呈低代谢（图 10-9）。PET 或 SPECT 定位 EP 病灶与 MEG 吻合率高，多数报道在 90% 以上，已被大量术后病理结果证实。手术后，90% 以上发作得以部分或完全控制（图 10-10）。

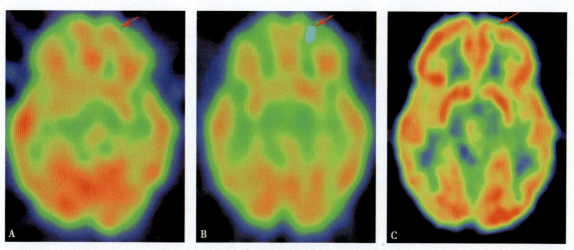

图 10-9　左侧额叶局部性 EP 灶患者

A. 发作期左侧额叶高灌注；B. 发作间期低灌注，蓝色区域显示叠加相减图像（EP 波）；C. 发作间期相应左侧额叶区域 FDG 低代谢。图 A、B 为 ^{99m}Tc-ECD SPECT，图 C 为 ^{18}F-FDG PET。

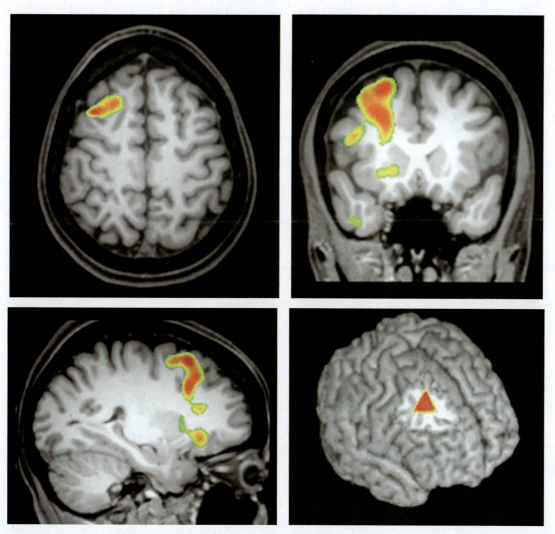

图 10-10　难治性癫痫患儿

术前显像：右侧额叶提示高灌注癫痫灶，计算机软件提供更具体形象的癫痫灶，有利于手术切除。上排分别为横断面、冠状面，下排分别为矢状面、SPECT/MRI 融合显像和 3D 图像（红色区域为癫痫灶）。

（三）痴呆的诊断与鉴别诊断

痴呆是智能进行性下降，并影响到患者日常生活、交往和工作能力的一组慢性进展性疾病。患者会出现不同程度的记忆、语言、视空间知觉、定向及高级执行功能的损害，并常常伴有行为和情感异常。全世界大约有 4 750 万人罹患痴呆，每年新增痴呆患者 770 万。痴呆患病率随年龄增长而快速增加，在 60 岁以上人群中为 5%～8%，且发病率逐年增加。

其中，阿尔茨海默病（Alzheimer's disease，AD）是最常见的痴呆类型，约占全部痴呆的 70%，其他常见类型包括路易体痴呆（dementia with Lewy body，DLB）、额颞叶痴呆（frontotemporal dementia，FTD）和血管性痴呆（vascular dementia）等。轻度认知损害（mild cognitive impairment，MCI）是痴呆的前期临床表现，是进行痴呆早期诊断与干预的重要阶段。但痴呆不是 MCI 的唯一转归方向，研究发现约 30% 的 MCI 保持稳定，10% 回归正常，这说明 MCI 是一个异质性群体。

AD 的主要病理学改变包括：①神经元丢失，起始于内嗅皮质，与认知功能评分相关；②突触密度减低，起始于齿状回，与情景记忆评分相关；③细胞内神经纤维缠结（neurofibrillary tangles，NFTs），即异常聚集的磷酸化的 tau 蛋白，起始于内嗅皮质和鼻周皮质，逐步扩展至海马、颞叶乃至全皮质；④细胞外神经炎性斑块，即异常聚集的不溶性 β- 淀粉样蛋白（amyloid β，Aβ），起始于新皮质，逐步扩展至内嗅皮质、扣带回、皮质下神经核团及小脑。

AD 患者 SPECT 断层显像的典型表现是双侧顶叶和颞叶为主的大脑皮质放射性对称性减低（图 10-11），但也有部分患者左右半球不对称，甚至是单侧的。利用高分辨 SPECT 可以发现海马血流灌注降低明显，这对于 AD 诊断更为灵敏。SPM 与半定量化 ROI 比较，其优势在于以精确定量化数据库分析，并以 3D 立体结构定量化显示病灶部位，弥补了对微小缺血病灶的功能性诊断。有助于对 MCI 早期诊断、早干预治疗以预防痴呆的进展（图 10-12）。局部脑血流减低的程度和范围与 AD 的病情严重程度相关，脑血流灌注显像诊断 AD 轻、中、重度的灵敏度分别为 67%、86% 和 92%，特异性为 91%。其他类型的痴呆在 SPECT 断层显像图中的影像表现各有特

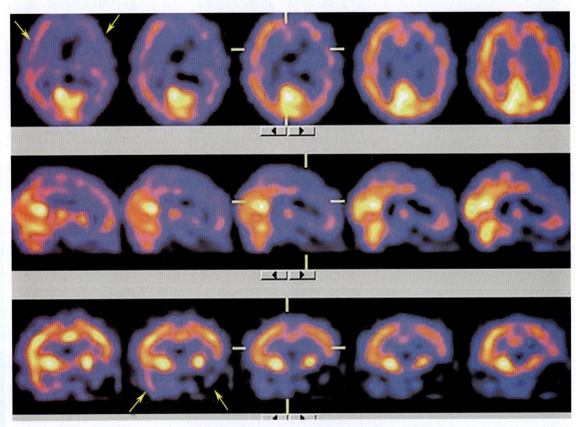

图 10-11　痴呆患者表现为双侧额叶、颞叶放射性减低

点,如多发性脑梗死性痴呆(MID)表现为大脑皮质多发性散在分布的放射性减低区,基底节和小脑常常受累(图 10-13)。PD 痴呆则主要是基底节部位放射性分布减低。额叶型痴呆(Pick 病)主要表现是额叶放射性分布减低或缺损。

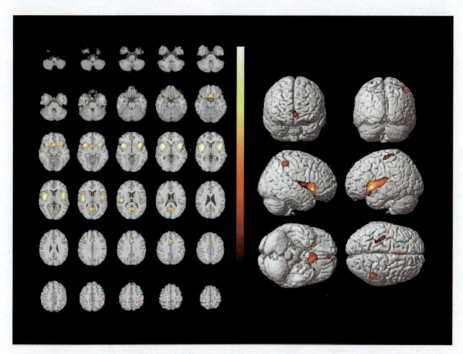

图 10-12　轻度痴呆患者 ^{99m}Tc-HMPAO 显像 SPM 与 MR 融合图像
部分脑皮质缺血性轻度痴呆患者(仅有轻度记忆与语言障碍)与健康对照组比较存在差异,显示额叶、胼胝体下、中央前回、岛叶、边缘系统、前扣带回和后扣带回灌注减少(缺血性早期痴呆:认知性紊乱,红色显示病灶部位)。

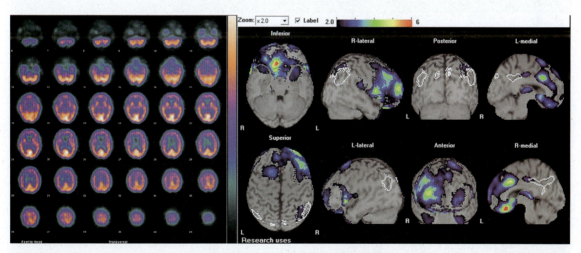

图 10-13　痴呆患者 SPM 处理后图像
左图 ^{99m}Tc-ECD 显像:双侧额叶、颞叶放射性减低,外侧裂增宽。右图 ^{99m}Tc-ECD 显像(Z-Score 处理后):双侧额叶、颞叶放射性减低。SPM 图较目测图:明确双侧额叶(上回、下回)、双侧颞叶放射性明显减低,以右侧为著。诊断为额颞叶型痴呆。认知测试 +,PD 测试 -,蓝色表示为放射性减低区。

(四)颅脑外伤功能性诊断及治疗随访评价

1. 颅脑外伤功能性诊断　颅脑外伤是常见的外伤,轻中度颅脑外伤的患者中,CT 和 MRI 可表现为结构正常,但部分患者伴有功能性损伤(图 10-14)。例如头疼、头晕和其他类型的损伤性改变,影响行动、行为和思维等。SPECT 断层显像通过显示局部脑血流灌注的减低,诊断功能性损伤,阳性率为 68%～77%。同时还可用于颅脑损伤治疗后的随访和预后评估。

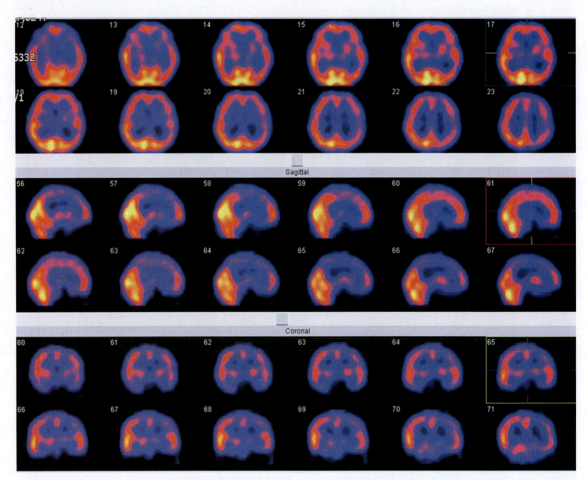

图 10-14　脑外伤患者表现为左侧额叶、顶叶、丘脑放射性低灌注

2. 治疗前后的研究　融合图像借助于 CT、MRI 的高分辨率提高了对图像的解析能力,利于发现微小功能性病灶,可以精确地定位微小病灶,特别是对脑基底部边缘系统纹状体、海马、小脑及脑干的微小病灶。同时采用 SPM 和 AI 分析,更能准确地对病灶进行微小病灶、早期诊断、分期、分级以及治疗评估和预后随访。脑多发性硬化患者高压氧治疗前后比对表现为治疗前多处血流低灌注,EDSS 平均为 4 分,而治疗后低灌注得到改善,EDSS 6 分,评分增加(图 10-15)。

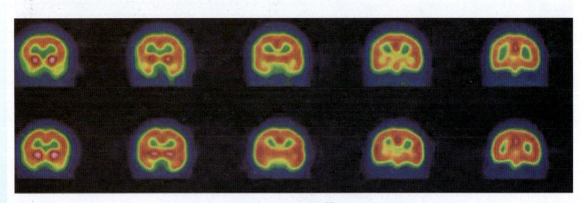

图 10-15　脑多发性硬化患者 ^{99m}Tc-ECD 显像

上排图像为高压氧治疗前显像,显示右侧颞后叶中度放射性低灌注;下排图像为高压氧治疗后显像,显示右侧颞后叶灌注正常。

（五）其他

1. 脑肿瘤手术及放疗后复发与坏死的鉴别诊断　脑血流显像对诊断脑瘤术后或放疗后的复发有一定价值。恶性肿瘤的血供丰富，复发灶的 rCBF 常增高，影像表现为放射性增浓区；而坏死区基本上没有血供呈放射性减低或缺损区（图 10-16、图 10-17）。脑肿瘤 ^{201}Tl、^{99m}Tc-MIBI、PSMA 等亲肿瘤阳性 SPECT 显像，对脑肿瘤术后纤维化、放射性坏死与肿瘤复发的鉴别诊断具有重要价值，发现病灶区最高计数/镜像区计数比值符合患者治疗后病理变化状况，鉴别活性肿瘤与瘢痕或坏死组织的灵敏度和特异性分别为 92% 和 88%。靶向肿瘤探针为肿瘤分期、分级、恶性程度及增殖提供了可靠直观的影像信息（图 10-18）。

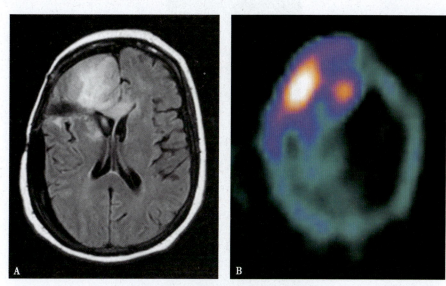

图 10-16　胶质瘤术后并接受放疗化疗

A. FLAIR MRI 诊断放疗或化疗后坏死；B. ^{201}Tl SPECT 显示右额叶放射性摄取明显增加，诊断肿瘤复发。组织学检查证实为肿瘤复发，2 个月后死亡。

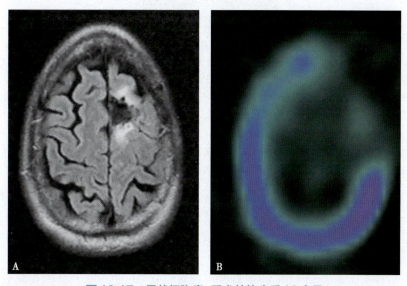

图 10-17　星状细胞瘤，手术并放疗后 12 个月

A. FLAIR MRI 显示手术部位有白质性改变，可疑肿瘤复发部位；B. ^{201}Tl SPECT 显示左额叶未见放射性摄取。3 个月后的 MRI 显示白质信号异常范围缩小，提示放疗后炎症性反应。

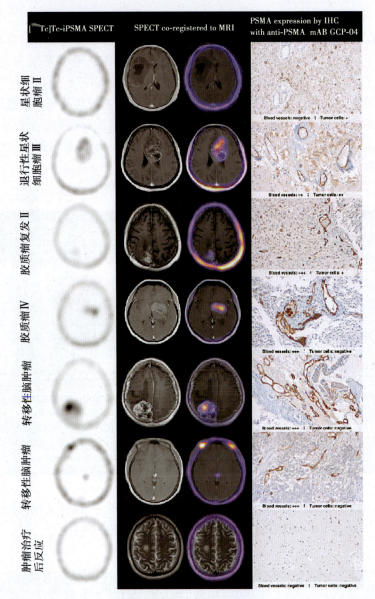

图 10-18 系列性脑肿瘤

左排为 ^{99m}Tc -iPSMA SPECT 显像，中排为 SPECT/MRI 融合显像，右排为抗 PSMA 免疫组化。从上至下依次为星状细胞瘤Ⅱ、退行性星状细胞瘤Ⅲ、胶质瘤复发Ⅱ、胶质瘤Ⅳ、转移性脑肿瘤、转移性脑肿瘤、肿瘤治疗后反应。肿瘤恶性程度高：放射性摄取越多、范围越大，组化可见肿瘤细胞数目增多、分裂明显、增殖明显。

2．脑功能性研究 脑血流量与脑的功能活动之间存在着密切关系，应用 SPECT 断层显像结合各种生理负荷试验有助于研究脑局部功能活动与各种生理刺激的应答关系。如通过视觉、听觉、语言等刺激，可分别观察到枕叶视觉中枢、颞叶、听觉中枢以及额叶语言中枢或精神活动区放射性分布增浓。另一项研究发现，在右上肢和右下肢负重随意运动时，左侧中央前回和中央后回的运动感觉支配中枢放射性增浓，该部位 rCBF 值较对侧增加 5.8%～13.5%，比安静状态增加 9%～12.9%。

许多神经精神疾病通过 SPECT 断层显像可观察到 rCBF 的改变。如偏头痛发作时 rCBF 发生增高或减低的变化（图 10-19）；精神分裂症患者 rCBF 的变化特点是从脑前部向后部呈阶梯形改变，以额叶损害最严重，rCBF 明显减低，基底节和颞叶亦常受损，左侧受损程度常较右侧重；抑郁症患者额叶和颞叶、边缘系统的 rCBF 减低；遗传性舞蹈症患者大脑皮质和基底节出现多处

rCBF 减低区；小儿缺氧缺血性脑病（HIE）局部放射性降低或缺损；脑动静脉畸形处 rCBF 明显
减低。

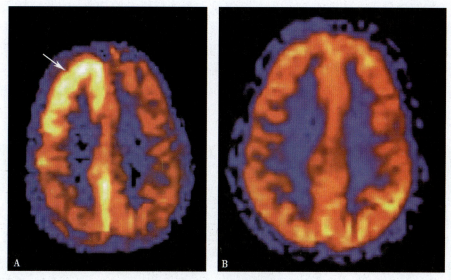

图 10-19　偏头痛患者 CPI

A. 右侧额叶放射性摄取增加，定量分析：CBF 右侧 128.9ml/（100g·min）、左侧 56.6ml/（100g·min）；
B. 6d 后，恢复到右侧 57.7ml/（100g·min）、左侧 61.6ml/（100g·min）。

第二节　脑代谢显像

一、FDG 脑代谢显像

　　脑的代谢非常旺盛，其能量绝大部分（90% 以上）来自糖的有氧代谢。由于脑组织本身并不
能储存能量，所以需要连续不断地供应氧气和葡萄糖。脑的重量占体重的 2%，而其消耗的葡萄
糖占全身的 20%。葡萄糖通过有氧代谢提供能量，只有当氧分压下降至 6.67kPa（50mmHg）时
才通过无氧酵解供应能量。葡萄糖几乎是脑细胞能量代谢的唯一来源。氟［^{18}F］-2- 脱氧葡萄糖
（^{18}F-FDG）为葡萄糖的类似物，静脉注入人体后进入脑组织，在己糖激酶的作用下磷酸化生成 6-
磷酸 -FDG，后者不能参与葡萄糖的进一步代谢而滞留于脑细胞内。通过显像，可以反映大脑生
理和病理情况下葡萄糖代谢情况，了解脑局部葡萄糖的代谢状态。与 SPECT 比较，PET 空间分
辨率更高，可达 4～5mm，而且 PET 所用核素均为超短半衰期核素，对人体的辐射剂量低，更适
合基础状态和不同负荷状态脑显像研究。应用动态采集还可获得有关糖代谢的各种速率常数、
脑组织葡萄糖代谢率等定量参数。另外正电子脑代谢显像可以借助各种生理性刺激或药物介入
观察神经活动状态，以助临床诊断和治疗。

二、脑蛋白质代谢显像

　　蛋白质代谢中两个主要步骤是氨基酸摄取和蛋白质合成，细胞恶变后，氨基酸转运率的增
加比蛋白质合成增加更明显，因为不少过程是氨基酸转运参与而不是蛋白质合成参与，包括
转氨基和甲基化作用。脑蛋白质代谢显像主要显像剂有：^{11}C-MET（^{11}C- 甲基 -L- 甲硫氨酸）、
^{11}C-TYR（^{11}C- 酪氨酸）、^{18}F-FET（^{18}F- 氟代乙基酪氨酸）、^{123}I-IMT（^{123}I- 碘代甲基酪氨酸）等。其中，
^{11}C-MET 较为常用，该显像剂易穿透血脑屏障而进入脑组织。通过 PET 显像可获得显像剂在脑
内的断层图像，利用生理数学模型得到脑内氨基酸摄取和蛋白质合成的功能及代谢参数。

三、脑氧代谢显像

正常人脑的重量仅占体重的 2%，但其耗氧量占全身耗氧量的 20%，因此脑耗氧量是反映脑功能代谢的重要指标之一。^{15}O-CO$_2$ 被受检者吸入后，或受检者被注入 ^{15}O-H$_2$O，用 PET 进行动态显像，可得到脑氧代谢率（CMRO$_2$）。结合 CBF 测定结果，还可计算出人脑的氧吸收分数（OEF），CMRO$_2$ 和 OEF 是反映氧代谢活动的较好指标。

目前国内 PET/CT 在临床应用最广的是 ^{18}F-FDG 代谢显像（图 10-20），以下详细介绍 ^{18}F-FDG 脑代谢显像的临床应用。

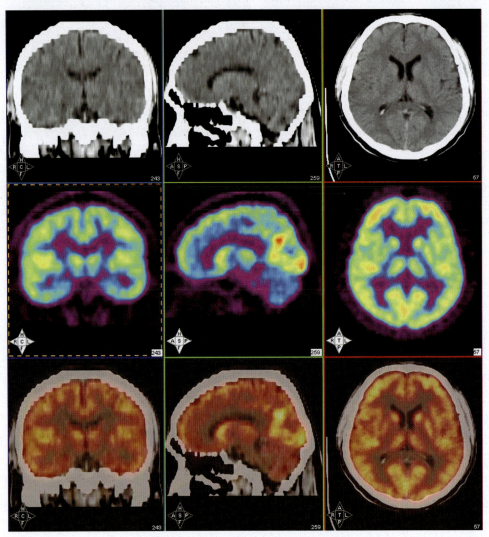

图 10-20 正常 FDG PET/CT 脑显像

（一）适应证

1. EP 灶的定位诊断、术前评价与疗效判断。

2. 痴呆的诊断（包括早期诊断和痴呆严重程度评价）及鉴别诊断、病程评价。

3. 脑肿瘤恶性程度分级判断、术前脑功能及预后评价；治疗后肿瘤复发与放射性坏死或纤维化的鉴别诊断；指导细针穿刺活检；转移性脑肿瘤的诊断（全身显像有助于寻找肿瘤原发灶和颅外转移灶）。

4. ICVD 的诊断。

5.脑外伤的诊断。

6.精神疾病和脑功能研究。

（二）显像方法

患者 PET 检查前禁食 4～6h。检查者保持安静,戴黑眼罩和耳塞,避免声光刺激。建立静脉通道,2D 模式采集时,注射 3.7～6.7MBq/kg ^{18}F-FDG;3D 模式采集时,^{18}F-FDG 注射剂量范围在 1.9～3.7MBq/kg。常规显像宜在注射后 30min 进行。患者定位于检查床上,先行发射(emission, E)扫描或先行透射(transmission,T)扫描依具体情况而定,采集时间一般为透射扫描 8～10min,发射扫描＞8 000 万计数,PET/CT 因为应用 CT 数据进行 PET 的衰减校正,透射扫描时间明显减少。视机型不同,选择其适当的重建参数(重建方式、滤波函数、矩阵大小、放大因子、截止频率、陡度因子等)进行图像的重建。

（三）图像分析

1.目测分析法 正常人脑代谢显像与局部 CPI 近似。同样采取横断面、冠状面和矢状面图像显示。大脑左右两侧半球放射性分布基本对称,大脑皮质、基底神经节、丘脑、脑干及小脑摄取 ^{18}F-FDG、^{15}O$_2$ 很高,而脑白质放射性分布明显低于皮质。由于 PET 分辨率高,应用 PET 所得到的图像明显优于 SPECT 的图像。

由于正常成人大脑内的神经元细胞多为成熟的细胞,故无明显的蛋白质合成代谢和胆碱代谢。所以利用 ^{11}C-MET 或 ^{11}C-Cho 作为示踪剂,在正常脑组织内无明显放射性浓集。只有当脑内出现病变(如肿瘤),肿瘤细胞生长、增殖旺盛,导致对于 ^{11}C-MET 或 ^{11}C-Cho 摄取增加,类似于脑肿瘤亲肿瘤"阳性显像"。

采用目测法读片观察包括,两侧脑半球示踪剂分布是否对称,是否存在放射性分布缺损、稀疏或浓聚。特别是应用 CT 时,还应注意形态结构的变化,如密度变化、病灶形态特点、位置变化等。

2.半定量分析法 最常用的是应用 ROI 技术,类同于 SPECT/CT 显像,一般是在横断面上,选取病变部位,然后镜像到对侧的相应脑区,比较两个区域放射性计数差异的百分比,一般相差 10% 以内为正常,相差 10%～15% 提示可疑,相差大于 15% 为异常。或者是选取靶组织(病变部位),然后选取正常部位为对照,对照部位常选取对于示踪剂摄取相对稳定,较少发生病变的部位,如小脑。将两个部位的放射性计数进行比较,结果通常称为靶 / 非靶(T/NT)比值,即靶组织(target,T)与非靶组织(non-target,NT)的比值。

3.统计参数图（SPM） PET/CT 同样采取 SPM 分析方法,仍需要建立 PET/CT ^{18}F-FDG、^{15}O$_2$、^{11}C 等的多种药物标准模板,基于足够数量的正常人群脑显像所得到的标准图像,然后将受检者的图像进行位置校正,并与模板进行融合,即可直观地显示功能异常的脑功能区。结果客观、重复性好,有利于不同患者间的比较。

目前,在 AD 等相关脑疾病的 FDG PET 脑功能成像研究中,SPM 图像分析方法已经得到部分应用,克服了 ROI 及视觉分析法的局限性,是一种比传统分析法更具优势的图像分析方法。任何"异常"都是相对于"正常"而言的,所以对于异常疾病的诊断必须以可靠的正常对照为基准,正常对照是否具有可靠性直接会影响实验的结果。所以在研究之前有必要对图像分析方法的可靠性、可行性进行验证并需要对正常对照组进行筛查以排除正常个体的变异,从而建立严格的正常参照基准。

在此基础上,所有影像数据库都可以建立疾病的 AI 智能化分析,对特定疾病的特定区域进行快速、准确、定量和自动分析,但基于大脑复杂的功能区域的关联性活动和检查时功能变化,医生仍需要结合影像表现和临床特征进行综合性分析和判断。

（四）临床应用

1.癫痫灶的定位诊断、术前评价与疗效判断 PET 在癫痫(EP)的临床应用主要还是在结构上无异常的原发性 EP 患者的功能性致痫灶的诊断。微创和手术适应证是在临床上已经充分、合理应用抗 EP 药物治疗达 2 年以上，仍然频繁发作，明显影响患者生活质量者，其中对单个、局限的 EP 灶又不累及重要生理功能的患者效果最为理想（图 10-21）。PET 对 EP 灶定位有很高的价值。80% 的部分性 EP 患者发作间期脑内可见一处或多处代谢减低区，局部脑葡萄糖代谢率降低幅度为 14%～58%。而发作期增加幅度可达 82%～130%。但大部分复杂型 EP 发作患者的病灶位于颞叶，CT 及 MRI 对 EP 病灶定位的灵敏性差，均小于 30%。在部分复杂型 EP 发作期，颞叶病灶部位呈高灌注高代谢，发作间期呈持续低灌注低代谢。发作间期 PET FDG 显像和 SPECT 灌注显像探测 EP 病灶的灵敏性为分别为 70%、40%～50%。发作期 SPECT 显像 rCBF 灵敏性可达 80%～90%，FDG PET 可达 90% 以上。目前由于 PET/MRI 多模态融合成像、SPM、AI 和多种核素探针的结合应用，对 EP 病灶定位更加准确，为 EP 的微创和外科治疗提供了可靠的定位依据，并取得了满意的疗效（图 10-22～图 10-24）。预后方面，脑电图显示局部异常，而 SPECT 显像正常的患者，外科手术效果差。但对于发作期 EP 灶，由于正电子核素的半衰期较短，进行发作期 PET 显像的机会较少，另外发作期脑葡萄糖代谢的升高幅度变化较大（30%～300%），复杂

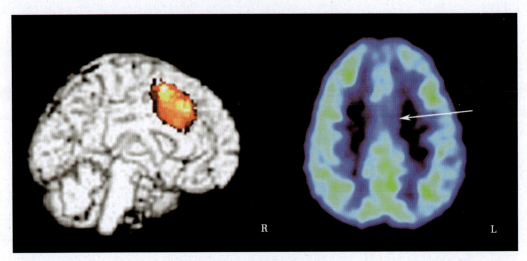

图 10-21　难治性 EP

MRI 正常，EEG 癫痫波，^{18}F-FDG PET 显像正常，SPM 左侧额叶 / 扣带回低灌注。治疗后，癫痫控制。SPM 较目测和半定量法更为精确。

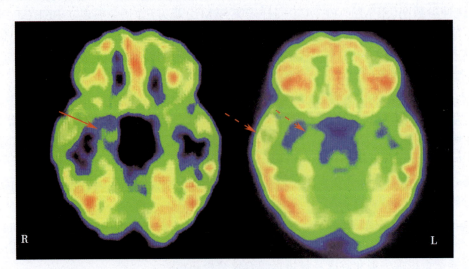

图 10-22　右侧颞叶 EP

^{18}F-FDG PET（L）显示右侧颞叶和新皮质大范围代谢减低，^{11}C-flumazenil PET（R）显示右侧海马代谢减低。病灶更准确。

部分发作及全身性强直痉挛发作持续时间短，低于 ^{18}F-FDG 在脑内的摄取时间（30~40min），因而发作期显像实际上包含了发作间期、发作期和发作后期的不同时相，这取决于 EP 发作与注射显像剂的间隔时间。因此，无论是 SPECT 或者 PET 显像，捕捉 EP 的发作时间和选择发作间期时间对致痫灶的定位至关重要，事先需要做许多辅助工作。

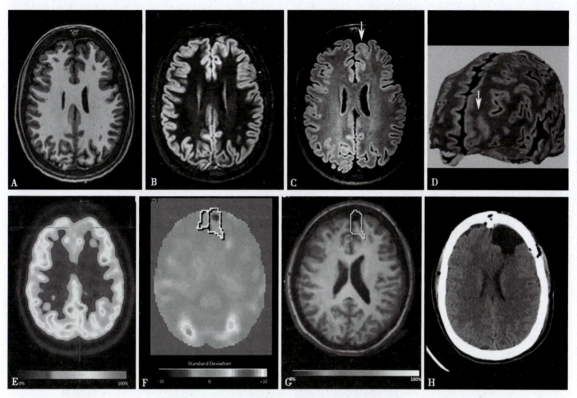

图 10-23　左侧额叶局灶性皮质发育不良

A~D. T_1 反转恢复脉冲，FLAIR 和曲线重建显示异常皮质增厚，异常高信号，白质和灰质之间界限不清。E. 目测 PET 无明显异常。F. 定量 PET 显示左额叶异常。G. PET/MRI 融合图像。H. 手术切除病灶后的 CT。

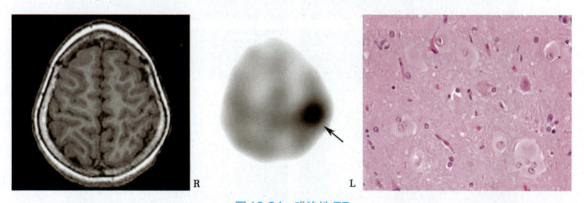

图 10-24　难治性 EP

MRI 正常，^{11}C-methyl-L-tryptophan PET 左侧顶叶放射性高摄取，术后免疫组化显示为局灶性脑皮质发育不良（FCD）ⅡB，有气球样细胞改变。术后癫痫得到控制。

2. 痴呆的诊断（包括早期诊断和痴呆严重程度评价）及鉴别诊断、病程评价　PET 有助于痴呆的早期诊断与鉴别诊断。AD、多发性梗死性痴呆（MID）、额叶型痴呆（Pick 病）、慢性硬脑膜下血肿、正常颅压性脑积水、唐氏综合征、皮质 - 纹状体 - 脊髓变性、肝豆状核变性（Wilson 病）等均可引起痴呆。前瞻性研究发现，PET 比临床诊断方法（包括血液学检查、反复性的神经心理测试、EEG 和结构影像)能提前约 2.5 年检测 AD,其准确性在 90% 以上(图 10-25)。PET 除了能够早期准确诊断 AD,还有利于与其他类型痴呆及与正常老化做鉴别诊断、病程生物学分期及治疗的生物学反应评价。AD 早期双侧顶叶出现对称性减低,晚期双侧颞叶出现减低,常累及额叶,最后导致全脑的代谢减低(图 10-26)。MID 典型图像表现为脑内散在、多发和不规则的代谢减低区,往往和 CPI 所示的放射性减低、缺损区相吻合。Wilson 病表现为豆状核葡萄糖代谢明显下降,也可伴有全脑的葡萄糖代谢减低。而 HD 痴呆,无论早、晚期尾状核代谢始终减低。PD 伴痴呆除颞顶叶代谢减低外,纹状体糖代谢异常,特别是初级视觉皮质代谢明显减低,侧枕叶中度减低,而中颞叶相对保留。¹⁸F-FDG PET 还可对记忆能力的减退做出预后评价,例如相关皮质的相对低代谢能够预测是否会发生认知功能的下降,而且发现有关记忆标准测试结果下降幅度与下顶叶、上颞叶及后扣带回初期的低代谢程度相关($r=0.71$)。Silverman 与 Phelps 报道 ¹⁸F-FDG PET 用于数年内(可长达 9 年,平均 3 年)临床病理转归的预测,灵敏度 90%~93%,特异性 74%~77%,准确性 83%~85%。痴呆患者的神经功能缺失症状往往与低代谢或低灌注区相吻合,有明显语言功能障碍或出现失语时,可见左额、颞、顶叶以及外侧裂区代谢明显减低;记忆缺失者,双侧中颞叶血流灌注减低且以右侧为著。

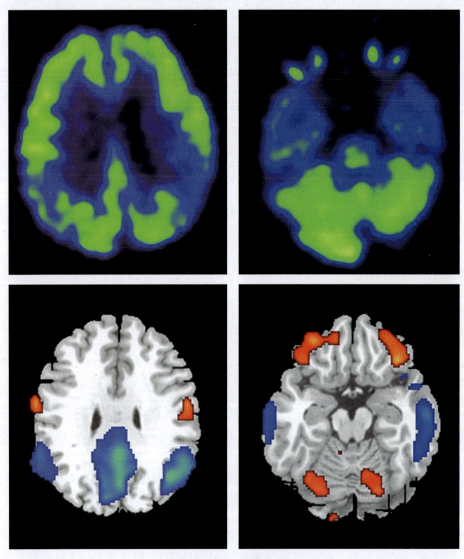

图 10-25　痴呆患者

¹⁸F-FDG PET 显示双侧颞叶、顶叶、后扣带回明显对称性放射性减低(上排为 PET,下排为 PET/MRI 融合图像)。

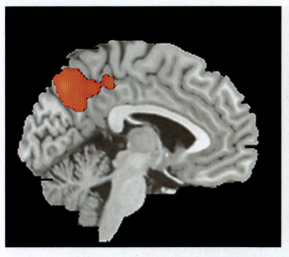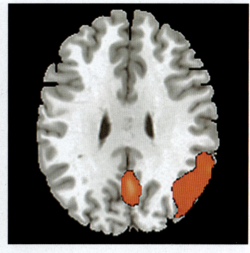

图 10-26　痴呆患者

^{18}F-FDG PET 显像（左图为早期痴呆，右图为晚期痴呆）。左图显示左侧楔前叶低代谢；右图显示左侧缘上回低代谢。显示早期和晚期痴呆患者病变部位有所区别。

β- 淀粉样蛋白（amyloid β-protein，Aβ）为 AD 老年斑的主要核心成分，被认为是神经退行性变的原因及重要的病理特征之一。淀粉样斑块（amyloid）显像目前最常用的显像剂有 ^{18}F-FDDNP 和 ^{11}C-PIB 两种。Kepe 等应用 ^{18}F-FDDNP 对 13 例可疑 AD 和 10 例正常人进行 PET 显像，AD 患者内颞叶、顶叶、前额叶 SUV 高于正常对照，^{18}F-FDG PET 显像颞顶叶葡萄糖代谢降低。Klunk 等成功进行了首例人体活体的放射性药物 ^{11}C-BTA-1（或称 Pittsburgh Compound-B，简称 PIB）的 Aβ 分子 PET 显像，放射性药物明显滞留于淀粉样物沉积的相关区域，如额叶皮质最强，顶叶、颞叶、枕叶、纹状体均有放射性的摄取。提示淀粉样斑块显像可以判定受累的脑区，更重要的是受累脑区影响的程度，有助于 AD 的早期诊断，监测和评价药物的治疗效果。

3. PD 诊断　PD 是一种全球性疾病，每年发病率在（4.5～19）/10 万，经过年龄等因素标准化后为（9.7～13.8）/10 万，患病率高于发病率。上海人口普查发现 PD 发病率在 18/10 万人。大多数研究报告报道患病率在（100～200）/10 万。目前并没有确凿的证据说明 PD 新患病人数的增加，但近来由于对 PD 的认识，特别是由于 SPECT/CT 和 PET/CT 技术的应用，发现 PD 发病年龄有所提前。以前认为发病大约在 50～60 岁，现在将 40 岁之前诊断为 PD 的患者称为早期 PD，最早发病年龄甚至提前到 21 岁，称之为"青少年 PD"，这就对 PD 的早期诊断提出了更高的要求。

PD 的发病机制是黑质体部分密度改变，致黑质纹状体束去神经化的多巴胺能神经元的损伤以及纹状体多巴胺的减少，其过程是纹状体 - 苍白球和苍白球 - 丘脑通道的失衡，引起主要运动功能的缺陷。结合环境因素导致的基因发病诱因，被认为是细胞内线粒体功能障碍导致的进行性的神经退化，也包括氧化和蛋白质功能退化。多巴胺神经元内的路易小体（细胞质内物质）也被认为是 PD 的标志物。

很多疾病和因素可以产生类似 PD 的临床症状和病理改变，临床上称之为帕金森综合征（PS），它的鉴别诊断范围宽泛，在帕金森综合征的一系列病因中最常见的是 PD（图 10-27）。非典型帕金森综合征（APS）是一组神经退行性变疾病，可累及黑质、纹状体和 / 或苍白球，包括多系统萎缩（multiple system atrophy，MSA）（图 10-28）、进行性核上性麻痹（progressive supranuclear palsy，PSP）、皮质基底节变性（corticobasal degeneration，CBD）以及路易体痴呆（dementia with Lewy bodies，DLB）（图 10-29）。非神经变性类帕金森综合征与 PD 的鉴别诊断困难，主要疾病包括特发性震颤（essential tremor，ET）、血管性帕金森综合征（VP）、药物源性帕金森综合征（DIP）和心因性帕金森综合征（PsyP）。SPM 及 AI 应用，利用图像叠加分析对不同分期和阶段 PD 进行对比观察，可以直接形象地用色差显示代谢的高低，且定量化显示 PD 之间的差异（图 10-30）。

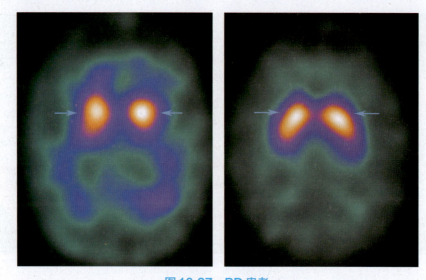

图 10-27　PD 患者

典型 PD 表现，从右侧正常"逗号"形状到异常"顿号"形状，壳核放射性摄取减低较尾状核明显。

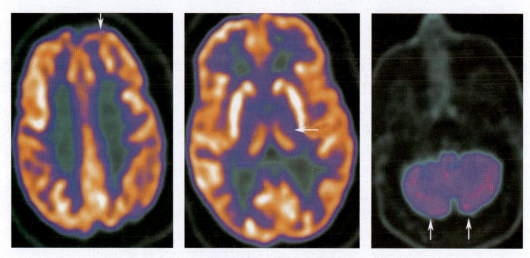

图 10-28　MSA 患者

FDG-PET 显示：额中回、丘脑和小脑代谢降低。

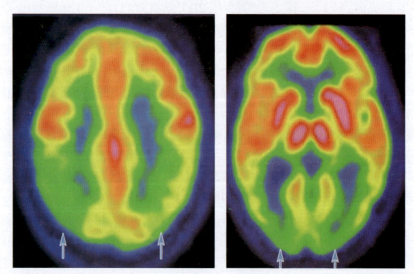

图 10-29　DLB 患者

FDG-PET 显示：顶后回、枕叶代谢降低。

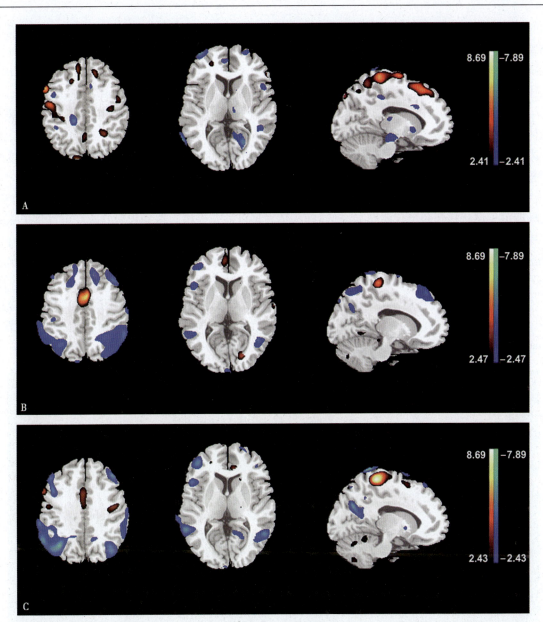

图 10-30　PD 患者

A. 轻微记忆减退 PD 和无记忆减退 PD：右侧额上回、右侧中央前回、左侧颞上回、左侧后扣带回和左侧海马代谢降低；左侧中央后回、左侧中央沟和右侧中央前回代谢增高。B. 痴呆型 PD 和轻微记忆减退 PD：右侧额上回、左侧中央前回、左侧顶叶、右侧角回、左侧缘上回、左侧楔前叶和楔叶代谢减低；而轻度 PD 有左侧扣带回代谢增高。C. 痴呆型 PD 和无记忆减退 PD：右侧额叶、左侧顶叶、右侧缘上回双侧颞叶、左侧后扣带回、双侧楔前叶和左侧楔叶代谢减低；无症状 PD 显示为中央回代谢增高。^{18}F-FDG 代谢显像，图像叠加的 SPM 分析。

　　PD 是一种以运动性失调为特征的进行性慢性神经失调性疾病，包括行动迟缓、僵硬、姿态失衡；但也有非运动性症状，但最终发展成姿态失衡摔倒、僵化、语言和吞咽障碍。除 PD 运动性症状外，在运动症状出现之前，非运动性症状如嗅觉减退、睡眠障碍、个体行为改变、疼痛、感觉异常和抑郁等是主要的一些表现。常常也伴随一些排尿习惯改变、直立性低血压、神经精神症状（痴呆、幻觉、谵妄），晚期常伴有痴呆并发症，迟发性并发症会出现姿态失衡摔倒、僵化、语言和吞咽障碍。

　　^{18}F-FDG PET/CT 影像不是特征性影像表现，主要表现为纹状体、中央回的葡萄糖代谢增高。

　　4. 纹状体黑质变性的诊断　纹状体黑质变性（striatonigral degeneration，SND）是一种散发性的、中年起病的神经系统变质性疾病，病因未明，临床主要表现出类 PD 样症状，难与 PD 晚期相鉴别，对左旋多巴治疗反应差或不反应。病理上主要表现为纹状体（主要是壳核）和黑质神经元凋亡、胶质化。PET 显像表明：SND 患者的纹状体葡萄糖利用率减少，多巴胺 D_1 和 D_2 受体对配体的结合效能减少，其中以壳核多巴胺 D_1 和 D_2 受体减少更明显。

5. 亨廷顿病的诊断　亨廷顿病（Huntington disease，HD）也称为遗传性舞蹈症，是一种常染色体显性遗传病。主要生化改变为基底节内 GABA、谷氨酸脱羧酶以及胆碱乙基转移酶减少，间接影响多巴胺能系统，使来自黑质的多巴胺能系统的作用相对增强。病理显示尾状核和壳核内小型中间细胞明显脱失，伴有大脑皮质萎缩和脑室扩大。

HD 早期 CT 示尾状核头部解剖结构完整，晚期则见尾状核头部明显萎缩，而 ^{18}F-FDG PET 显像早期可见尾状核葡萄糖代谢明显减低，随病情发展可波及壳核。这种代谢的改变可以早于临床症状的出现，相反，在出现临床症状以后，CT、MRI 仍可表现为正常，有助于早期诊断（图 10-31）。Mazziotta 等研究无症状的 HD 儿童，发现在部分携带疾病基因的患者尾状核与豆状核有代谢缺陷，所有有症状的儿童均显示糖代谢异常。在脑多巴胺受体显像中，以纹状体多巴胺 D_1 和 D_2 受体减少为主要表现。对亨廷顿病（HD）与家族性 AD 两种疾病的研究表明，PET 可探测静止期、无症状的疾病，前瞻性研究的结果提示代谢的异常可在临床症状出现之前大约 7 年被检测。Small 等研究结果表明 PET 代谢的异常在症状出现之前大约 5 年可被检测。

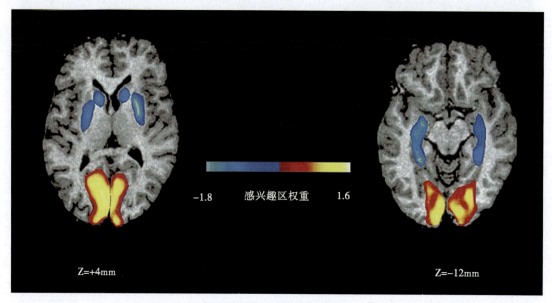

图 10-31　早期 HD 患者

^{18}F-FDG/MRI 融合图像（左侧早期 HD 基因阳性表达，右侧对照组，SSM 图形分析）显示：双侧纹状体放射性明显减少。

6. 脑肿瘤的诊断　脑肿瘤分为原发性和转移继发性肿瘤。后者比例高于前者。常见为乳腺癌、肺癌、结直肠癌等转移，单发和多发肿瘤各占一半。好发年龄成人在 40~70 岁，儿童在 3~12 岁。原发性脑肿瘤在成人少见，大约是新发肿瘤的 3%，而 20% 发生在儿童。

最常见成人脑肿瘤往往来源于神经上皮组织，最常见的类型是星状细胞瘤（Grade 分级Ⅰ、Ⅱ、Ⅲ、Ⅳ）；少见类型是神经胶质瘤，是一种少突状神经胶质瘤（Grade 分级Ⅰ、Ⅱ、Ⅲ、退化性），对治疗有良好的反应性和较长的生存期；其他还有脑膜瘤和不太常见的淋巴瘤类型。儿童常见的类型是神经管细胞瘤。无论成人还是儿童大多数脑肿瘤都需要手术治疗，对于分化差的脑肿瘤需要综合性治疗和后续的放化疗。特别是近来质子刀和重离子刀技术的应用和推广，除了病理组织的定性要求外，术后肿瘤的辅助放疗靶区设定、复发转移和水肿炎症坏死鉴别以及补充放疗,都需要解剖靶区的精准定位和勾画,更需要在生物、生化方面对潜在的可能复发的肿瘤组织进行功能靶区的精准定位和勾画,以达到降低复发转移、延长生存期的目的。例如高度恶性胶质母细胞瘤是一种高侵袭性的脑肿瘤,其细胞浸润周围的正常脑组织,超出影像扫描所见的病变轮廓。这些浸润性细胞主要通过放射治疗,现有的脑肿瘤放疗计划来源于人群研究,难以考虑到每个患者的具体情况。AI 已被应用于神经肿瘤学的分子成像,以区分正常和异常图像下的恶性组织,提供自动肿瘤描绘和分割,预测生存结果,并帮助制定个性化治疗计划,但远期效果有待于长期随访和研究(图 10-32)。

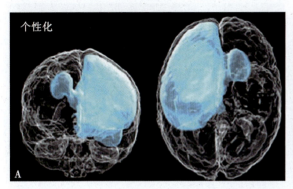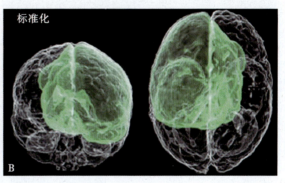

图 10-32　个性化与标准化放疗计划比较

A. ^{18}F-FET PET/MRI AI 自动生成的个性化放疗剂量分布计划(贝叶斯 ML 框架);B. 标准化生成的剂量分布计划。

由于 PET 以影像方式直观地反映标记化合物的组织中的分子生化水平,是活体人组织上的功能性分子成像,更能以图像形式反映肿瘤组织的生物、生化和病理性的功能性变化,在脑肿瘤的临床诊断和评价方面具有重要作用,包括肿瘤分级、放射性坏死与肿瘤复发的鉴别、预后判断。结合目前的功能成像技术,PET/CT、PET/MRI、DWI、磁共振波谱(MR spectroscopy,MRS)和磁共振灌注加权成像(MR-PWI)多种功能性成像融合技术,可以更精确地反映肿瘤组织的范围、分化程度,利于手术和放化疗的评价,以及术后复发转移鉴别。

PET/CT、PET/MRI 由于标记化合物标记物不同,反映不同物质在神经系统功能的复杂性。例如 FDG 代谢、氨基酸代谢、蛋白质受体靶点表达、递质传导等,需要不同标记化合物反映不同的功能,更有利于对神经系统疾病的研究和认识,但也增加了研究和检查的复杂性,给临床诊断和评估带来了费用的增加和过程的延长。例如:^{18}F-FDG 与 ^{11}C-choline、^{11}C-methionine 联合显像,用于鉴别肿瘤的分化程度(图 10-33)。高度恶性肿瘤为高代谢而低度恶性肿瘤为低代谢,采用 MR、PET 多模态功能成像分析对比肿瘤特征,高代谢、高灌注、磁导率增加等均为高分级肿瘤特征(图 10-34)。Chiro 等研究 72 例患者,结果表明低度恶性肿瘤葡萄糖代谢率为(4.0±1.8)mg/(100g·min),而高度恶性肿瘤为(7.4±3.5)mg/(100g·min)。低代谢与局部水肿、囊性变、肿瘤附近的坏死以及与肿瘤在神经元有联系的区域有关,另外还可见远处代谢的异常,如对侧小脑半球(CCD)。

PET 在肿瘤放疗后复发与坏死水肿等的鉴别诊断具有重要价值。综合文献报道,^{18}F-FDG PET 鉴别胶质瘤复发与放射性坏死的能力:灵敏度 80%～100%,特异性 63%～100%,阳性预测值 80%～92%,阴性预测值 46%～89%。脑肿瘤术后放射性水肿和炎症损伤是放疗的主要并发症(图 10-35),其症状也为颅内高压的表现,与肿瘤复发相似;由于两者都有强化和占位效应,并且皆有血脑屏障破坏,故鉴别诊断困难,但两者预后和治疗方案又完全不同。PET 有助于鉴别肿瘤的复发与坏死,如果病灶存在 ^{18}F-FDG 高摄取,提示肿瘤存在或肿瘤复发。

胶质瘤治疗后的复发在 ^{18}F-FDG PET 图像上可表现为不规则片状、环状、局灶性或点状的异常放射性浓聚,诊断脑肿瘤复发无困难。相反,如果无 ^{18}F-FDG 摄取,则为坏死(特别是高度

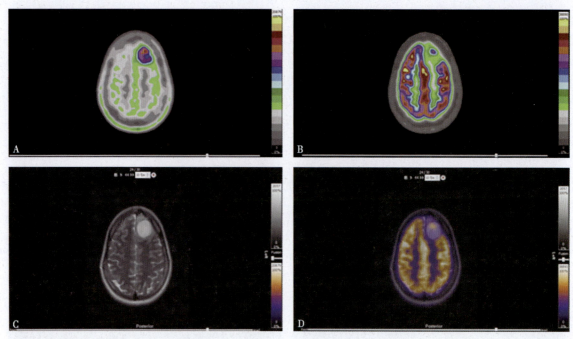

图10-33　Grade Ⅳ左侧额叶神经胶质瘤

A. ¹¹C-choline；B. ¹⁸F-FDG PET；C. MRI-T₂；D. ¹⁸F-FDG PET/MRI。¹¹C-choline 高摄取，¹⁸F-FDG 低摄取，病理诊断为低分化。

恶性肿瘤和治疗前 PET 图像上 ¹⁸F-FDG 摄取增高者）。当出现不典型的轻度增高时，鉴别诊断就有困难，如术后的胶质增生也可引起 ¹⁸F-FDG 的轻度摄取。近期放疗、大剂量激素的应用、恶性程度较低、肿瘤细胞数较少等均可造成 PET 对复发评价的假阴性结果，非肿瘤的炎症（包括放疗后的放射性炎症）、难治性 EP 的亚临床发作、脑脓肿等可造成 ¹⁸F-FDG PET 假阳性。一般在手术放疗后 3～6 个月水肿和炎症减轻状态下的结果较为可靠。同时也可以结合 ¹¹C-choline 或 ¹¹C-methionine 显像以及 fMRI 更有价值。脑转移瘤的 ¹⁸F-FDG PET 显像可表现为高代谢、等代谢或低代谢，病灶周围的水肿或中心区的坏死表现为低代谢或摄取缺损。

　　Griffeth 等报道未经治疗的不同类型肿瘤的脑转移瘤，¹⁸F-FDG PET 显像约有 1/3 患者脑转移灶不能清晰显示，特别是当小的转移灶位于脑灰质时。¹¹C-choline 由于正常脑皮质摄取低，对脑转移瘤的检出较 ¹⁸F-FDG 有一定的优势（图 10-36）。PET 对脑转移瘤的价值在于判断转移瘤的活力以及原发病灶或其他部位的转移灶。

　　PET 能预测胶质瘤患者的生存期，Alavi 等发现高代谢低分化胶质瘤从明确诊断平均生存期为 7～11 个月，而低代谢高分化胶质瘤平均生存期为 33 个月（1～7 年以上）。

　　7. ICVD 的诊断　¹⁸F-FDG PET 对脑梗死状态的评价更有利于梗死、缺血程度和存活的诊断，通过血流灌注程度和状态更能够早期发现病灶。根据脑梗死后脑调节机制响应，局部氧摄取分数增加（rOEF）而 rCBF 明显下降，局部葡萄糖代谢率（rCMRglc）轻度下降，血流和代谢的不一致表现为灌注减低后代谢代偿性转变，称为贫乏灌注。1 周后梗死区的 rCBF 增加而 rCMRglc 仍降低，称之为过度灌注，往往提示预后良好。1 个月后，rCBF 与 rCMRglc 在较对侧正常脑组织低的水平（可能比梗死前低）再次匹配。

　　严重脑缺血或梗死区有无血供和恢复血供后脑组织功能状态是评价缺血患者恢复及后遗症程度的重要指标。PET 可以提供梗死区周围的脑区在 rCBF 恢复后是否可以挽救的信息。当 rCBF 和 rCMRglc/rCMRO₂ 在比基础值低的水平再匹配，通过介入方式增加 rCBF，神经元的功能将不能恢复。运动皮质的梗死将干扰皮质脑桥小脑束的传导，引起对侧小脑半球的血流与代谢的减低引起 CCD。Kuhl 发现不仅脑皮质可以出现失联络，而且梗死灶对侧的纹状体、丘脑、小

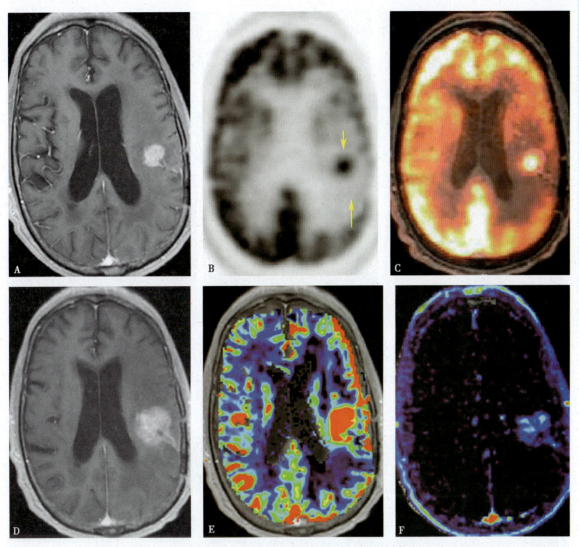

图 10-34 间变型星形细胞瘤患者 6 个月随访

A. Gd-T$_1$：左侧颞叶结节明显强化；B. ^{18}F-FDG PET：高代谢；C. ^{18}F-FDG PET/MRI：融合图像显示同一病灶高代谢；D. Gd-T$_1$：6 个月后随访，左侧颞叶结节进展；E. DSC rCBV（局部脑血流容积）图对比磁敏感增强图：灌注增加，同时局部脑血流容积与正常的 1.9ml/100g 相比增加到 10.8ml/100g；F. T$_1$ 加权动态对比度增强 MRI：磁导率增加。病理穿刺结果证实为 Grade Ⅲ 间变型星形细胞瘤，病情进展。

脑都可以出现，所有的这些结构在 CT 上没有异常改变。梗死灶对侧对称部位出现代谢减低，称为镜灶，表明双侧半球纤维联系的中断。主要动脉支梗死后形成交通循环以维持脑组织的存活，此时靠局部脑血流容积（rCBV）的增加来部分补偿灌注压的降低，动脉舒张降低血流的阻力使 rCBF、rCMRglc、rCMRO$_2$ 维持在正常水平，rCBV 的增加提示与之有关的脑区以补偿机制来保持灌注，PET 可以灵敏的测量 rCBF/rCBV 比例，定量评价灌注贮备。低灌注贮备的脑区血管扩张，rOEF 增加，可以预测脑梗死的危险性。

8. 脑外伤的诊断　急性脑外伤患者，脑功能异常可以超出解剖病变的范围，可以出现创伤部位外的远隔影响，PET 结合 CT 或 MRI 影像对脑外伤的评价是有益的。脑挫伤、颅内血肿及伴发的脑软化等引起的代谢变化往往局限于损伤部位，而硬膜下和硬膜外血肿可引起广泛性代谢减低，也可引起对侧半球的变化。脑外伤患者也可出现 CCD 或同侧小脑的代谢减低。Alavi 等研究结果显示脑外伤严重程度评分与全脑低代谢的范围有较好的相关性。另有研究表明脑外伤后症状的持续存在与神经心理测试以及脑代谢相应的病损相关，随着患者症状的改善，全脑和局

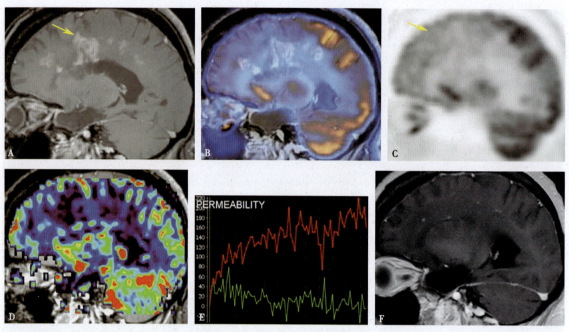

图 10-35　Grade Ⅱ少突状神经胶质瘤患者

经历手术切除和化疗。A. Gd-T₁右侧额顶叶强化；B. ¹⁸F-FDG PET/MRI弥散成像减弱；B、C. FDG低代谢；D. DSC rCBV图rCBV和对侧相比较低；E. DCE-T₁时间 - 浓度曲线，和正常对照组相比病灶缓慢增加（红色对比绿色）；F. Gd-T₁随访。患者经过高压氧治疗，10个月后，强化病灶部分明显缓解。病灶诊断为放射性坏死。

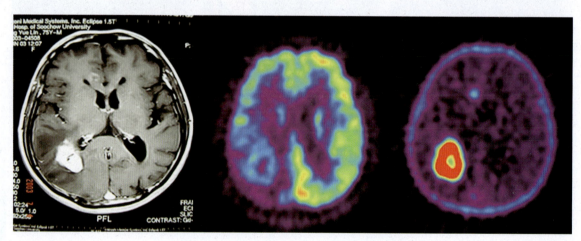

图 10-36　肺癌脑转移患者 MRI 和 PET 显示

MRI 显示两处转移病灶，¹⁸F-FDG PET 显示右侧顶叶的高代谢病灶，另一病灶不清晰，¹¹C-choline PET 非常清晰地显示了两个病灶。

部脑葡萄糖代谢率也得到改善。Bergsneider 等发现88%的患者出现局部葡萄糖代谢减低，通常发生于颞叶，特别是认知功能受损的患者。重度脑外伤患者与轻中度脑外伤比较，发生全脑葡萄糖代谢率下降的概率高，分别为86%和67%。

9. 精神疾病和脑功能研究　¹⁸F-FDG PET 可用于精神疾病的诊断和治疗效果的评价。精神分裂症患者常见额叶葡萄糖代谢降低（图 10-37），其次为颞叶的低代谢，也可出现左颞叶葡萄糖代谢增加伴有左基底节代谢减低。抑郁症等情感性精神障碍 ¹⁸F-FDG PET 影像学表现呈多样性，双相精神病的抑郁期，整个幕上结构的葡萄糖代谢降低可达25%，治疗前后的对比有助于了解疗效和判断预后。¹⁸F-FDG PET 发现强迫症患者扣带回、眶额叶、尾状核头部呈高代谢，药物治疗后 ¹⁸F-FDG 代谢减低的程度与强迫理念的改善具有相关性（图 10-38）。

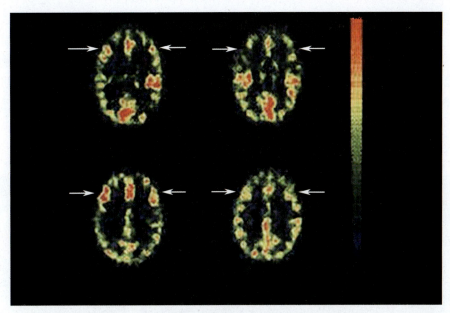

图 10-37　精神分裂症患者
18F-FDG PET 显示双侧额叶糖代谢缺损和减低。

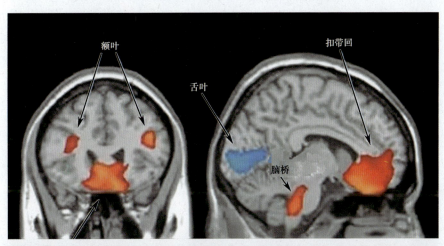

额叶　　　扣带回

舌叶

脑桥

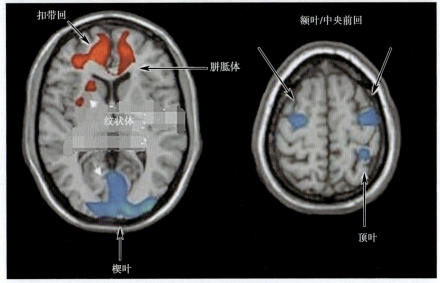

扣带回

胼胝体

额叶/中央前回

纹状体

顶叶

楔叶

图 10-38　强迫性神经症患者
18F-FDG PET 显示脑内扣带回、眶回、基底节区和脑桥代谢明显增高。

在生理静息状态下,正常人左右两侧大脑半球葡萄糖代谢基本对称,接受外界刺激或运动肢体时,由于支配感觉或运动中枢的能量需求和代谢活动加强,其对应的特定区域的葡萄糖代谢表现出相应变化,显示该中枢所在部位的放射性增强。如给予单纯语言刺激时,左侧颞叶代谢增高;用灯光给予视觉刺激时视觉皮质代谢增高;单侧手指运动时,对侧中央前回及辅助运动皮质区代谢增高;给予音乐刺激时,右侧颞叶代谢增高。特殊表现也可见于放化疗后脑生理功能的改变,常考虑 SMART 综合征,放疗后类似脑缺血发作的偏头痛(图10-39)。

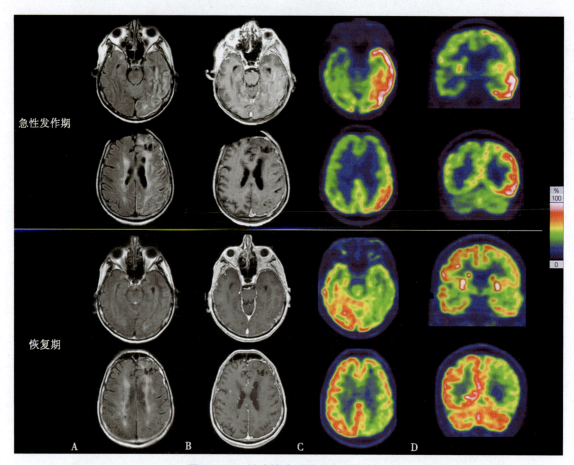

图10-39 肿瘤放疗后偏头痛发作患者

第一、二排为偏头痛发作期;第三、四排为激素 + 抗癫痫治疗后。A. FLAIR MRI:显示左侧颞顶枕叶信号增强;B. T₁WI:显示同区域强化;C、D. ¹⁸F-FDG PET:治疗前 C 和 D 显示同区域的高代谢。治疗后 A、B 信号正常,C、D 显示同区域的低代谢。

10. 其他 ¹⁸F-FDG PET 还可用于新生儿缺血缺氧性脑病、酒精滥用或可卡因等药物成瘾脑功能的改变或机制的研究,获得性免疫缺陷综合征(AIDS)脑代谢的变化,结节病、针刺机制研究,脑功能重塑研究等(图10-40~图10-42)。

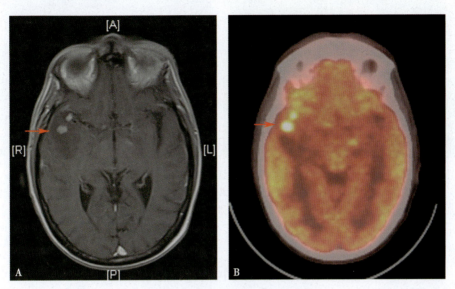

图 10-40　淋巴瘤 HIV 患者
A. MRI 显示右侧额颞叶的非特异性强化；B. ^{18}F-FDG PET 显示代谢增高。

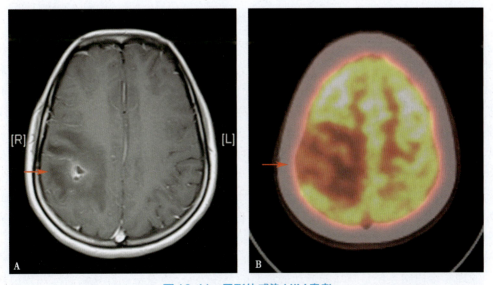

图 10-41　弓形体感染 HIV 患者
A. MRI 显示右侧顶叶的非特异性强化；B. ^{18}F-FDG PET 显示代谢减低。

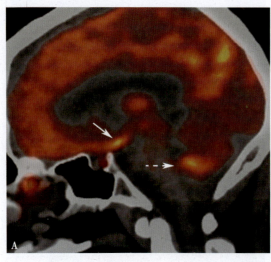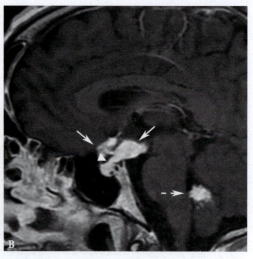

图 10-42 结节病患者

患者男，27 岁，表现为多饮、多尿、视力降低、第Ⅶ和第Ⅷ脑神经麻痹。A. ^{18}F-FDG PET 显示视交叉和第四脑室放射性摄取；B. MRI 显示视交叉、第三脑室、垂体和第四脑室界限不清和强化。

第三节　脑受体和递质显像

脑神经受体和递质显像（CRTI）是根据受体 - 配体特异性结合性能，用放射性核素标记特定的配体或神经递质，通过显像获得受体的分布、密度和功能的信息。CRTI 可以显示脑内各种神经受体的分布状态，并可观察其在病理情况下的改变，对疾病的诊断和鉴别诊断、发病机制的探讨、治疗方案的选择及治疗效果评价、预后判断等具有重要价值。

一、多巴胺受体 - 转运体 - 递质显像

分子影像已经显示了多巴胺能神经递质系统在运动功能失调方面起着重要的作用，特别是对于 PD、AD、DLB 的诊断。影像诊断突触前和突触后膜多巴胺能神经递质的释放、吸收和作用于 D_1、D_2 受体的功能状态，用以分析黑质 - 纹状体多巴胺能神经通路在纹状体神经调节的作用。突触前后膜、间隙的多巴胺转运体、递质和受体表达的定性和定位均可以用 PET 和 SPECT 放射性示踪剂标记后显像。目前由于 SPECT/CT、PET/CT、PET/MRI 的广泛应用，特别是新型显像剂的临床应用，使得 SPECT/CT、PET/CT、PET/MRI 功能性显像，以直观的活体影像显现，在临床诊断和治疗中具有重要的临床价值。

核医学影像对多巴胺能系统的诊断和评价分为三个方面：一个是突触后膜的多巴胺 D_2 受体。D_2 受体主要位于突触后膜，因此 D_2 受体显像也就是突触后膜 D_2 受体显像；第二是突触间隙的多巴胺转运体显像；第三是多巴显像。

（一）多巴胺受体显像（dopamine receptor imaging）

1. 原理　多巴胺系统是脑功能活动最重要的系统之一，也是运动性疾病治疗药物或精神神经中枢抑制药物的主要作用部位。多巴胺受体分为 D_1、D_2、D_3、D_4 和 D_5 五种亚型，因 D_1、D_5 受体亚型结构的同源性，统称为 D_1 样受体，而 D_2、D_3、D_4 三种亚型性质相近，统称为 D_2 样受体。

D_2 受体显像主要应用于各种运动性疾病、精神分裂症、认知功能的研究，药物作用及其疗效的评价等。D_2 受体显像用于发现 PD 患者黑质和纹状体（特别是豆状核）D_2 受体数目减少，结合力明显降低。并可检测临床上 L- 多巴治疗 PD 患者的疗效，同时对神经精神药物的药理学研究和指导用药及研究影响多巴胺受体的生理性因素具有重要意义。

2．显像剂　放射性碘标记的 D_1 受体配基（^{123}I-IBZP、^{123}I-SCH23982、^{123}I-FISCH、^{123}I-TISCH）。SPECT 受体显像均表现基底神经节有较高的放射性浓聚；D_1 受体 PET 显像剂有 ^{11}C-SCH23390、^{11}C-NNC756、7- 氯 -8-^{18}F- 氟代 -3- 甲基 -1-（3′- 氨基苯基）-2,3,4,5- 四氢 -^{1}H-3- 苯并丫庚酮。

D_2 受体 PET 显像剂的研究非常活跃，品种很多，主要包括螺环哌啶酮（spiperone）类衍生物、苯甲酰胺（benzamide）类衍生物、Pride 类和麦角乙脲（lisuride）类衍生物。临床常用的 SPECT/CT 和 PET/CT 显像剂包括：^{123}I-IBZM（iodobenzamide）：^{123}I-（S）-（−）-3- 碘 -2- 羟基 -6- 甲氧基 -N-[（1- 乙基 -2- 吡咯烷基）] 苯酰胺；^{123}I-epidepride：^{123}I-（S）-（−）-N- 乙基 -2- 氨基 - 甲基 - 吡咯烷；以及正电子标记的药物：^{11}C-raclopride（^{11}C- 雷氯必利），^{18}F-fallypride（s）-（−）-N-（1- 烯丙基吡咯烷 -2- 氨基甲基）-5- 氟 [^{18}F]-2,3- 二甲氧基苯甲酰胺，^{18}F-DMFP。

3．方法

（1）患者准备

1）停用对 D_2 样受体有影响的药物。

2）在使用 ^{123}I 之前需要封闭甲状腺。

3）能够接受 40～60min 的检查。

（2）采集时间：不同药物的采集时间有所不同，^{123}I-IBZM 注射后 1.5～3h；^{123}I-epidepride 注射后 2～3h；^{11}C-raclopride 注射后 30～60min，如需动态采集，需延时 50～60min；^{18}F-desmethoxyfallypride 注射后 1～1.5h；^{18}F-fallypride 注射后 2.5～3h。

（3）采集方法

1）使用 ^{123}I 标记物时，其能量（159keV）与 ^{99m}Tc（140keV）接近，一般采用低能高分辨或通用型准直器，须采用多探头采集，也可采用中能准直器但会降低灵敏度，扇形探头优于平行探头，有利于提高分辨率和灵敏度，采集矩阵 128×128，角度 <3°，旋转 360°，采集像素大小 1/3 或 1/2，须进行图像重建，采集总计数 >300 万。

2）使用 ^{18}F 标记物时，可采用 2D 或 3D 模式采集，采集矩阵 128×128，采集像素大小 1/3 或 1/2，须进行图像重建和 CT 校正。

4．适应证和禁忌证

（1）适应证

1）PD。

2）治疗 PD 药物的观察、HD、Wilson 病、垂体瘤诊断。

（2）禁忌证：孕妇和哺乳期妇女以及不愿意接受该项检查者。

5．接受 SPECT/CT 和 PET/CT 检查的患者的吸收剂量和有效剂量（表 10-2）

表 10-2　成人和儿童接受 D_2 受体检查所接受的最大吸收剂量和有效剂量

	放射性药物	器官	最大吸收剂量 /（mGy/MBq）	有效剂量 /（mSv/MBq）
成人	^{123}I-IBZM	甲状腺	0.160	0.033
		膀胱	0.07	
	^{123}I-epidepride	上 / 下消化道	0.10	0.024
	^{18}F-fallypride	胆囊壁	0.12	0.021
	^{11}C-raclopride	胆囊壁	0.31	0.063
儿童（>5 岁）	^{123}I-IBZM	甲状腺	0.86	0.11

6．图像分析

（1）目测法和影响因素

1）双侧结构和放射性摄取对称；如果摄取增高或者降低，应指出其具体部位。

2）受色差本底和对比度影响，建议用显示器读片。

3）需建立标准数据库，采用同类设备、处理程序等。

4）排除年龄干扰（纹状体 D_2 受体结合力随年龄每 10 年降低 6%～8%），需参考 CT、MR 结构影像，特别要注意基底节并可选用半定量 ROI 分析。

（2）半定量法

1）ROI 技术用于评估纹状体（尾状核、壳核）D_2 受体结合力以及 D_2 受体密度。

2）ROI 分析可将 ROI 大小和形状标准化（SPM 模板）。

3）ROI 的 D_2 受体量化：（纹状体 ROI 均数－本底 ROI 均数）/ 本底 ROI 均数 ＝DAT 结合力（可采用中心数据库标准模板）。

（3）定量法

1）采用半定量化方法客观分析 D_2 受体结合力。

2）PET 特别是 ^{11}C-raclopride 的定量化需结合简化参考组织模型。

3）采用横断 / 斜位 ROI 进行定量化分析，或者仅采用计数最高的纹状体层面或者采用整个纹状体计数分析；需采用标准化的模板或者 MRI 融合图像分析。

4）图像需进行校正、与年龄段进行配对。

7. 临床应用

（1）PD 诊断和鉴别诊断：尽管 PD 没有明确的生物学或影像学标志性诊断工具，诊断依然参照临床诊断标准，临床标准仍被广泛应用且可进行明确诊断和分期，但加拿大学者报道有高达 25% 的误诊率，其原因是特发性震颤、血管性帕金森综合征和非典型帕金森综合征与 PD 的临床症状相似。除了应用目前使用 FDG 诊断方法外，常用多巴递质和 D_1、D_2 受体显像用以支持 PD 的诊断，最常用的就是 ^{18}F-DOPA-PET 和 D_2 受体 -SPECT（图 10-43）。

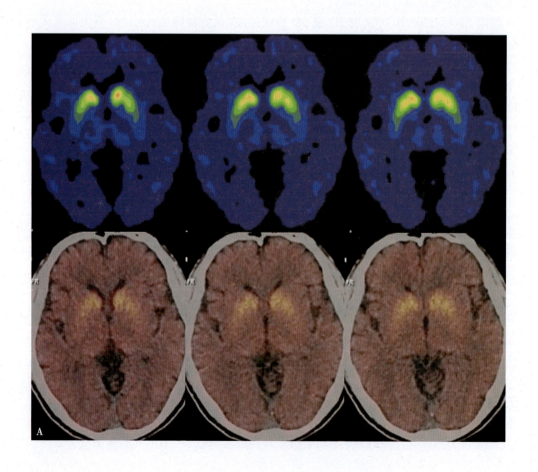

A

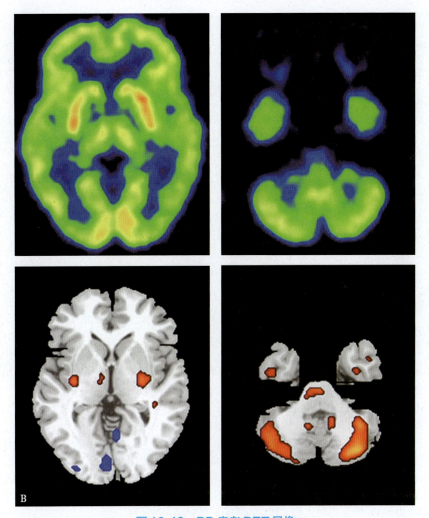

图 10-43　PD 患者 PET 显像

上排为 PET 图像，下排为 PET/MR 图像。A．^{18}F-FP-CIT PET，双侧背侧壳核放射性摄取减低；
B．^{18}F-FDG PET，双侧壳核 / 苍白球、下丘脑和小脑 FDG 摄取增加。

原发性 PD（IPD）是黑质和纹状体变性而引起的锥体外系病变，也是最为常见的退行性神经系统改变。其主要临床表现为震颤、肌强直和运动减少。外源性多巴最初能改善多数患者的上述症状，但不能阻止疾病的发展，而且长时间服用会导致药效减退或消失。IPD 患者有黑质和豆状核的多巴胺 D_1 受体密度减低。黑质含有高密度的 D_1 受体，D_2 受体的密度相对较低，但在尾状核 D_1 和 D_2 受体密度略相等。另外，许多多巴胺能激动剂治疗 IPD 是作用于 D_1 和 D_2 受体，所以不能仅以观察到纹状体 D_2 受体密度轻度减低来解释 IPD 和其他 PD 综合征患者对多巴胺能激动剂治疗无反应（图 10-44）。MRI 可发现神经元变性或铁质沉积引起黑质变小，Haber 等人研究发现 MRI 不能鉴别 PD 引起的痴呆和 AD。因此，对 PD 和精神分裂症以及其他疾病，除了检测 D_2 受体的变化以外，脑 PET 和 SPECT 显像显示 D_1 受体变化仍可提供重要的资料。

（2）药物治疗前后的观察：妄想症又称妄想性障碍（delusional infestation，DI），指"抱有一个或多个非怪诞性的妄想，同时不存在任何其他精神病症状"。妄想症患者没有精神分裂症病史，一般有两个典型特征：一种 DI 是以小动物或者无生命特征粒子为特定信仰，目前无医学证据证明；另一种是 DI 出现以妄想致病菌引起的触觉性幻觉，被定义为孤立性 DI、躯体性 DI 和其他种类 DI，尽管有这些幻觉，但无法观察到妄想性失调者的表现，也不清楚神经系统与抗精神疾病药物治疗 DI 机制之间的关系。

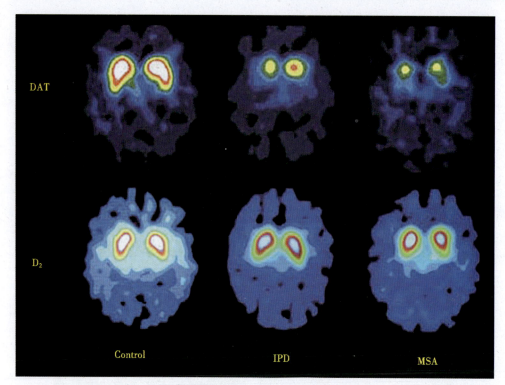

图 10-44　PD 和 MSA 的鉴别

Control,对照组；IPD,早期 PD 患者；MSA,多系统萎缩患者。上排为 ^{123}I-β-CIT DAT 显像,下排为 ^{123}I-epidepride D$_2$ 受体显像。在 IPD 和 MSA,壳核 DAT 结合力分别降低了 32%、19%。纹状体 DAT 结合力的非对称性,IPD 比 MSA 更为明显,患者和正常人的纹状体 D$_2$ 结合力没有差异,但尾状核 DAT 结合力、D$_2$ 结合力的比值,IPD 依次高于 MSA 和对照组。图像显示：^{123}I-β-CIT DAT 结合力降低、两侧差异 >15%,考虑 IPD；如果 ^{123}I-β-CIT DAT 结合力降低、两侧差异在 5%～15% 之间,考虑 MSA。^{123}I-epidepride D$_2$ 可以更进一步明确诊断,DAT 结合力和 D$_2$ 结合力的比值,IPD 明显高于 MSA。

仍未清楚 DI 的病理生理基础,但一些研究证据提示多巴胺在 DI 中起着重要作用(多巴胺药物诱导和对抗精神疾病药物的反应)。有证据表明,DI 疾病存在病态的多巴胺能神经突出前膜转运体改变,导致异常的多巴胺能神经递质改变。MRI 显示 DI 的纹状体和壳核背侧病变,SPECT 显示双侧额叶、左侧颞叶 - 顶叶、右侧顶叶到双侧基底节血流灌注减低,病理检查也提示丘脑 - 皮质层失调可引起 DI 的临床表现,这些研究成果和其他研究提出一个额叶 - 纹状体 - 丘脑 - 顶叶网络功能失调的假说,用以解释 DI 的两个表现。一个是额叶功能受损,引起判断和妄想；另一个是纹状体 - 丘脑 - 顶叶功能失调引起异常感觉障碍(图 10-45、图 10-46)。

核医学以多模态功能显像,在神经递质传输信号表达、受体表达、血流灌注、FDG 代谢等多种水平上,探讨和研究症状的神经基础和 DI 药物治疗效果和反应,以活体影像证据来证实:额叶 - 纹状体 - 丘脑 - 顶叶网络功能失调假说是 DI 的神经基础,额叶脑功能区与判断有关,知觉与背侧环和顶叶躯体功能区有关,感觉与丘脑有关,D$_2$ 受体和丘脑介导抗精神病药物治疗的效果和反应。

(3)精神疾病:在大多数精神类疾病中,对疾病的病理生理的研究往往缺乏的证据,且往往没有脑部结构完整性的破坏,尽管尸体解剖能够提供客观的证据,但往往重复性差。SPECT 和 PET 所标记的放射性示踪剂在活体可以直观观察脑的分子功能性变化。目前多通过两个方面进行研究,5-HT 系统和 DA 系统。

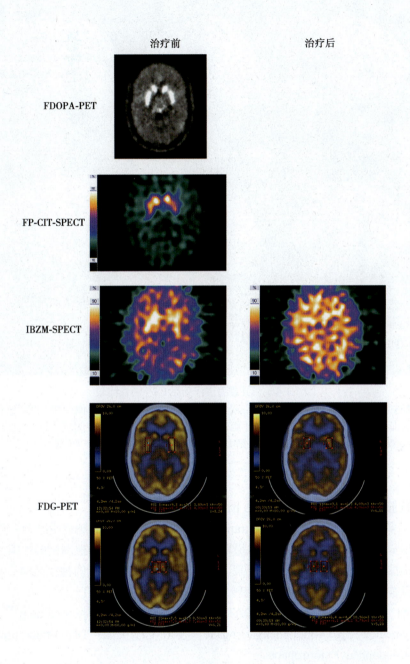

图 10-45 DI 患者治疗前后图像比较

多巴胺能神经传递和葡萄糖代谢 FDOPA-PET 显像：突触前纹状体多巴胺量减少（左侧＋右侧）。FP-CIT-SPECT 显像：除了左侧壳核外，纹状体多巴胺转运体（DAT）正常。IBZM-SPECT 显像：治疗前，除了左侧纹状体放射性摄取有轻微减低，D_2 受体显示正常；而在治疗后，双侧纹状体 D_2 受体放射性摄取正常。FDG-PET 显像显示：双侧壳核丘脑 FDG 代谢不对称（左侧高于右侧）；治疗后壳核 FDG 代谢无改变，而丘脑 FDG 代谢，右侧高于左侧。

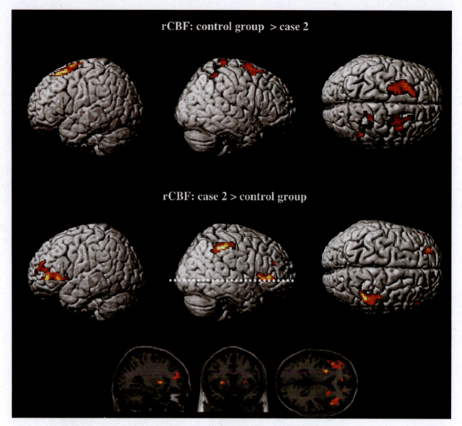

图 10-46　DI 患者治疗前后 CPI 图像比较

上排对照组高于 DI 组，SPM 模板：双侧额上回、右侧顶下回、右侧中央后回（躯体性皮质）低灌注（rCBF 减少）；下排 DI 组高于对照组，SPM 模板：右侧顶下回、右侧中央后回、双侧额中回、双侧额下回、双侧壳核和双侧扣带回高灌注（rCBF 增加）。

（二）多巴胺转运体显像（dopamine transporter imaging）

1．原理　多巴胺转运体（dopamine transporter，DAT）是位于突触前膜结合多巴胺神经元的一种特异性单胺转运蛋白，主要功能是再摄取突触间隙内的多巴胺，控制突触间隙多巴胺的浓度和水平，是控制脑内多巴胺水平的关键因素，用以调整多巴胺能系统的神经活动。目前可用 ^{18}F、^{11}C、^{123}I 标记芳香氨基酸脱羧酶、单胺囊泡转运体（VMAT-2）以及 DAT。

2．显像剂　目前研制比较成功的 DAT 配体多为可卡因衍生物（cocaine），^{123}I-β-CIT 类如 ^{123}I-2β-carboxymethoxy-3β-（4-iodophenyl）tropane，^{123}I-FP-CIT 类如 ^{123}I-N-ω-fluoropropyl-2β-carbo-methoxy-3β-（4-iodophenyl）nortropane。

3．方法

（1）患者准备

1）停用对 DAT 有影响的药物，至少在药物的 5 个半衰期。

2）抗 PD 药物并不能非常明显影响 DAT，可以有个体化要求。

3）禁止吸烟。

4）在使用 ^{123}I 之前需要封闭甲状腺。

5）能够接受 40～60min 的检查。

6）注射时间须大约 20s，同时建立静脉生理盐水通道。

7）注射剂量 150～250MBq，目前无儿童适应证。

（2）采集时间：不同药物的采集时间有所不同，^{123}I-β-CIT 为注射后 18～24h；^{123}I-FP-CIT 为注射后 3～6h。

（3）采集方法

1）使用 ^{123}I 标记物时，其能量（159keV）与 ^{99m}Tc（140keV）接近，一般采用低能高分辨或通用型准直器，须采用多探头采集，也可采用中能准直器但会降低灵敏度，扇形探头优于平行探头，有利于提高分辨率和灵敏度，采集矩阵 128×128，角度<3°，旋转 360°，采集像素大小 1/3 或 1/2，须进行图像重建，采集总计数 ^{123}I-β-CIT>100 万，^{123}I-FP-CIT>300 万。

2）使用 ^{18}F 标记物时，可采用 2D 或 3D 模式采集，采集矩阵 128×128，采集像素大小 1/3 或 1/2，须进行图像重建和 CT 校正。

4. 适应证和禁忌证

（1）适应证

1）纹状体的功能性多巴胺能神经元末梢的丧失：有助于鉴别以震颤为主要临床表现的 PD、MSA、PSP。

2）鉴别 DLB 与其他 AD。

（2）相对适应证

1）PD 的早期诊断。

2）PD 的分期分级。

3）鉴别突触前类型 PD 和其他类型 PD。

（3）禁忌证：孕妇和哺乳期妇女以及不愿意接受该项检查者。

5. 接受 SPECT/CT 和 PET/CT 检查的患者的最大吸收剂量和有效剂量（表 10-3）

表 10-3　成人和儿童接受 DAT 检查所受的最大吸收剂量和有效剂量

	放射性药物	器官	最大吸收剂量/（mGy/MBq）	有效剂量/（mSv/MBq）
成人	^{123}I-β-CIT	肺、肝	0.10	0.031～0.035
		基底节	0.27	
儿童（>5 岁）	^{123}I-FP-CIT	膀胱壁	0.054	0.024
		肺、结直肠	0.042	

6. 图像分析　参见（一）多巴胺受体显像。

7. 临床应用

（1）^{99m}Tc-TRODAT SPECT 结合突触前膜的 DAT 显像，用于 PD 的诊断和鉴别诊断。临床也常用 ^{123}I 标记的可卡因衍生物 β-CIT 结合 DAT，显示突触间隙 PD 的水平和活动，同样用于 PD 的诊断和鉴别诊断（图 10-47～图 10-50）。

（2）药物治疗前后的观察和随访：应用 SPECT ^{123}I-FP-CIT DAT 显像，可以有效地监测疾病的进展以及治疗前后和随访的变化，为临床治疗方案和康复训练及随访提供有价值的参考信息。

无运动性危重 PD（akinetic crisis，AC）类似于神经抑制的恶性综合征（neuroleptic malignant syndrome，NMS），其诊断仍取决于临床诊断标准，但可借助于 ^{123}I-FP-CIT 进行鉴别诊断，有利于明确诊断及时治疗（图 10-51、图 10-52）。

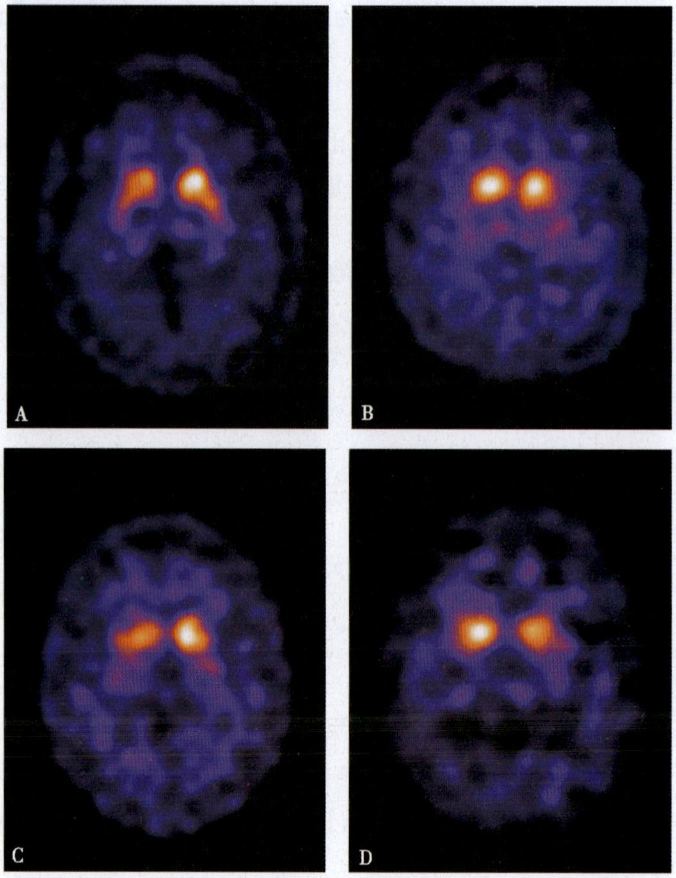

图 10-47 ^{123}I-FP-CIT SPECT 显像

A. 神经变性 PD 综合征；B. MSA；C. 进行性核上性麻痹；D. DLB。四种疾病均显示 ^{123}I-FP-CIT 摄取降低，说明均有突触前神经元完整性的损伤。均涉及壳核，一定程度上是从后到前，最后尾状核损伤，并且存在纹状体的不对称。

图 10-48 ^{123}I-FP-CIT SPECT 显像

A. 震颤综合征和症状性 PS；B. 药物诱发 PS；C. 血管性 PS；D. 脑水肿。每一种疾病都清晰显示纹状体。血管性 PS 显示纹状体缺陷，右侧壳核 DAT 结合力降低，但与神经退化性病变有明确区别。脑水肿有明显的 DAT 结合部位的分离和脑室扩大。

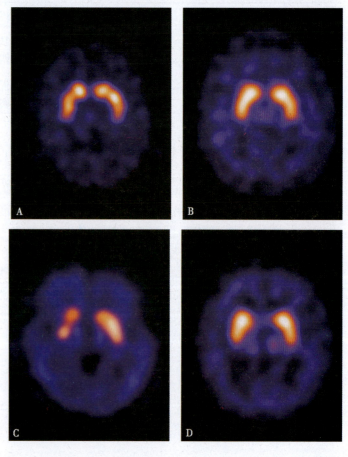

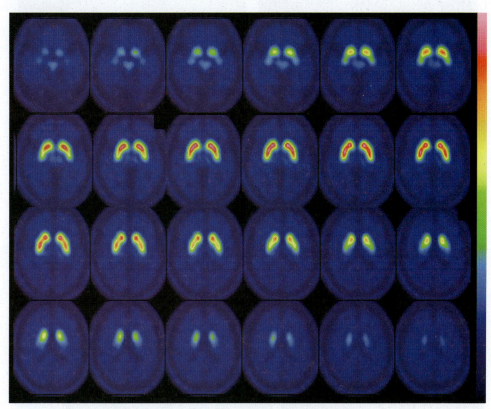

图10-49　正常人 ^{123}I-FP-CIT SPECT 显像

16 名正常人 ^{123}I-FP-CIT 模板显像。

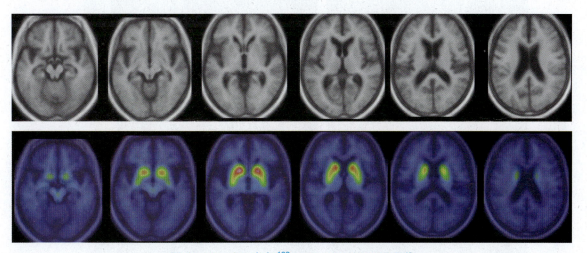

图10-50　PD 患者 ^{123}I-FP-CIT SPECT 显像

PD 患者 ^{123}I-FP-CIT 标准化模板显像（MR 基础上叠加）显示纹状体（尾状核和壳核）放射性摄取减低。采用 SPM 软件易进行精确地定量化分析和比较。

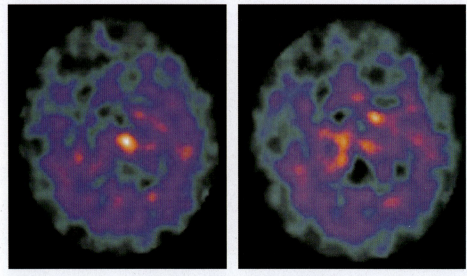

图 10-51 ^{123}I-FP-CIT SPECT 显像

AC 患者，仅有左侧尾状核显示，其他均显示不清，称之为纹状体破裂。患者确诊 AC 后，接受 SPECT 扫描且服用吗啡类药物，在随访中进行 SPECT 扫描，结构不清、摄取低下近于本底水平，最终死亡。提示 AC 在纹状体重度损伤的情况下，较难以恢复。

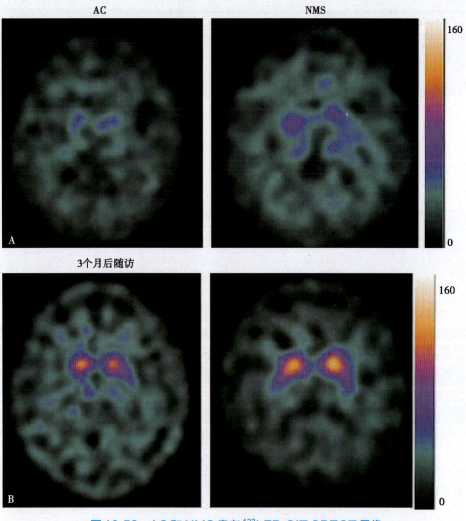

图 10-52 AC 和 NMS 患者 ^{123}I-FP-CIT SPECT 显像

治疗前仅接近于本底水平，接受 3 个月治疗后，均有所恢复，但 AC 仍差于 NMS。

（三）多巴胺能神经递质显像（dopamine neurotransmitter imaging）

放射性药物 ^{18}F- 多巴（*L*-6-[^{18}F]fluoro-3,4-dihydroxyphenylalnine，^{18}F-DOPA）为多巴胺能神经递质显像剂。标记 *L*- 多巴的类似物，作为多巴胺神经递质的合成前体，可通过血脑屏障进入脑内，被多巴胺脱羧酶脱羧生成 6-^{18}F-*L*- 氟代多巴胺，经摄取、贮存、释放及代谢而发挥生理作用。根据 ^{18}F-DOPA 在纹状体内的摄取和清除及其代谢的改变，可获得芳香族氨基酸脱羧酶（AAAD）活性和神经递质 DA 在脑内的分布，可用于突触前 DA 功能失调疾病的鉴别诊断。

在临床应用方面，^{18}F-DOPA 是一种正电子显像剂，可用于评价突触前膜多巴胺能神经元的完整性，用以准确反映 PD 单胺能神经元的分布以及 PD 鉴别和早期诊断以及对肿瘤复发转移的诊断。

^{18}F-FDG 由于对低分化的脑部肿瘤并无太多优势，有可能受炎症的影响，又陆续研究出其他多种示踪剂，如 ^{11}C-methionine（^{11}C-MET）、^{18}F-fluorothymidine（^{18}F-FLT）、^{18}F-fluoroethyltirosine（^{18}F-FET）、^{18}F 或 ^{11}C-choline、^{18}F-fluoromisonidazole（^{18}F-FMISO）以及 ^{18}F-fluoro-3,4-dihydroxy-l-phenylalanine（^{18}F-DOPA）等，但有些示踪剂在脑部代谢较低，^{11}C-MET 是氨基酸类似物，虽然在肿瘤组织中有较高的代谢，但受短半衰期（20min）的影响，临床应用受到一定的限制。

1. PD 诊断、鉴别诊断和疗效观察　多巴显像剂 DOPA 和 CIT 用于 PD 的诊断和鉴别诊断，^{18}F-DOPA 主要用于抗 PD 治疗药物的观察（图 10-53、图 10-54）。

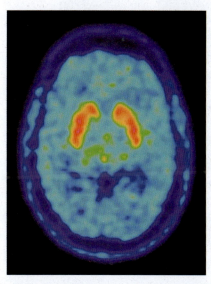

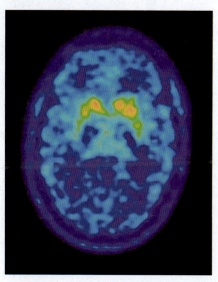

图 10-53　^{18}F-DOPA PET 显像怀疑 PD 患者
^{18}F-DOPA 阴性，图像显示双侧尾状核和壳核放射性代谢对称。排除 PD 诊断。

图 10-54　^{18}F-DOPA PET 显像怀疑 PD 患者
^{18}F-DOPA 阳性，图像显示双侧尾状核和壳核放射性代谢明显减低，明确 PD 诊断。

2. 肿瘤复发和转移的判断　^{18}F-DOPA 是氨基酸类似物，具有良好的半衰期，虽然主要应用于运动性神经功能失调 PD 的诊断，但也可用于低分化脑部肿瘤（图 10-55）。

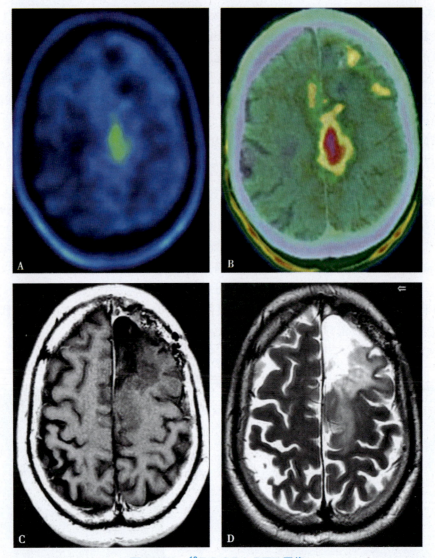

图 10-55　^{18}F-DOPA PET 显像

A. ^{18}F-DOPA PET；B. PET/CT；C. T_1 加权 MRI；D. T_2 加权 MRI。A、B. 左侧额叶、顶叶皮质下高代谢病灶 SUVmax 4.6；C. 低密度病灶；D. 没有对比强化。患者 2 年前曾行左侧颞叶和顶叶星状细胞瘤手术切除，^{18}F-DOPA PET 显像较 MRI 更好地显示肿瘤复发。

二、其他神经递质受体显像

（一）乙酰胆碱受体显像

乙酰胆碱受体（acetylcholine receptor）包括 M（毒蕈碱）和 N（烟碱）两种。^{11}C- 或 ^{123}I- 奎丁环基苯甲酸（^{11}C- 或 ^{123}I-QNB）作为 M 受体显像剂和 ^{11}C- 尼古丁（^{11}C-Nicotine）作为 N 受体显像剂，已用于人体 PET 和 SPECT 乙酰胆碱受体显像。AD 患者的大脑皮质和海马 M 受体密度明显减低，脑皮质摄取 ^{11}C-Nicotine 亦显著降低。

（二）苯二氮䓬受体显像

苯二氮䓬（benzodiazepine，BZ）受体是脑内主要的抑制性受体。^{11}C-Ro-15-1788（氮杂苯类药物中毒的解毒剂）和 ^{123}I-Ro-16-0154（Ro-15-1788 类似物）为较理想的 BZ 受体显像剂，并已用于活体显像。目前研究结果表明 HD、AD、躁狂症和原发性 EP 等均与 BZ 受体的活性减低有关。

（三）5-羟色胺受体显像

5-羟色胺（5-serotonin, 5-HT）受体分为 5-HT$_{1A、B、C}$ 和 5-HT$_{2、3}$ 亚型，5-HT 受体与躁狂／抑郁型精神病有关，用 ^{123}I-2-ketanserin、^{123}I-β-CIT 对正常对照和抑郁症进行脑 5-HT 受体显像，观察到单纯或轻度抑郁症患者顶叶皮质放射性摄取增高，额叶下部右侧较左侧增高，而重度抑郁症或躁狂／抑郁型精神病患者脑 5-HT 受体密度和亲和力降低，同时还观察到西酞普兰（citalopram）抗抑郁症治疗后脑内 5-HT 摄取增加。^{123}I-β-CIT 脑 SPECT 显像可同时观察到 DAT 和 5-HT 再摄取抑制剂类抗抑郁药物西酞普兰对脑内 5-羟色胺再摄取部位的阻断作用。

（四）阿片受体显像

阿片受体（opiate receptor）生理作用极为广泛，与麻醉药物成瘾密切相关。国外已用 ^{11}C-DPN（^{11}C-特培洛啡）、^{11}C-CFN（^{11}C-4-碳-甲氧基-芬太尼）和 ^{123}I-DPN 或 ^{123}I-O-IA-DPN（^{123}I-O-碘烷-特培洛啡）进行人脑阿片受体显像，发现颞叶 EP 灶阿片受体密度增加，呈现明显异常放射性浓聚灶。同时阿片受体显像还可用于吗啡类药物成瘾与依赖性以及药物戒断治疗的临床研究。

（五）生长抑素受体显像（SST receptors scintigraphy, SRS）

生长抑素（somatostatin, SST）是由下丘脑、垂体、脑干、胃肠道、胰腺以及甲状腺、颌下腺、肾上腺、前列腺、胎盘、肝脏、胆囊等器官组织分泌的多肽类激素，其生物活性极其广泛，能抑制神经传导和多种激素的释放。SST 具有多肽类的特点，遇酶易分解难以保持生物活性，经修饰后的 SST 类似物更稳定、生物活性更持久。SSTR 除了广泛分布于正常组织以外，也分布于多种肿瘤组织中，但是不同类型的肿瘤组织 SSTR 的表达水平有极大的差异，如脑膜瘤和髓母细胞瘤过度表达 SSTR，且 SSTR 的均质性越高，其靶向性越好。

^{111}In 标记 SST 类似物 DTPAOC 显像（diethylenetriaminepentaacetic-acid-octreotide）受 SPECT/CT 分辨率的限制，应用并不广泛。采用 ^{68}Ga 标记 DOTATOC 后，由于半衰期短（α 3.5min，β 63min）、血液中清除快、分辨率高、可用于脑基底部 1cm 肿瘤诊断等优点，常用于脑膜瘤、神经瘤、神经纤维瘤分级分期以及脑膜瘤转移随访。

本章小结

PET/CT、PET/MRI、SPECT/CT 分子多模态显像技术和设备的普及，以及新型放射性分子显像剂的开发应用，对神经系统疾病尤其是退行性疾病，在基因、受体、蛋白质、葡萄糖、氨基酸等分子代谢的靶向诊断水平上，更具有特异性和预警性。早期诊断和早期干预便于发现隐匿性和轻微病变，提高患者的生活质量、延长患者生存期、降低社会的卫生资源投入，同时降低人群中退行性疾病的中、重度疾病的比例。

目前采用 AI 智能化分析，以定量化的数字图像形式更加直观反映病变的早期改变，特别结合高磁场 7T MRI 和 PET/MRI 融合图像，更有利于慢性老年退化性疾病、遗传学疾病和儿童发育性疾病的功能性诊断，有利于在老龄化人群中筛选疾病人群。在此基础上的影像分析，更加有利于神经全网络调控的研究。相信在未来十年的时间内，神经系统疾病的功能性研究，将在人类思维、视觉、语言、感觉、运动、行为等与人类疾病的病因、发病机制、病理生理、诊断、治疗、疗效评估、随访等关联性研究上，有更加显著性的突破，且借助于人脑联机等尝试性的研究和应用，有望在诊断和治疗上获得突破，将为诊治神经系统疾病提供更强有力的支持。

思考题

1. CPI 影像经 SPM 分析处理后，与目测法相比，诊断有何优势？
2. 诊断 AD 疾病的靶向核素探针的特异性有哪些？
3. PET/MRI 诊断神经系统疾病的优势有哪些？

（袁耿彪）

第十一章　呼吸系统显像

核医学呼吸系统显像通过应用放射性核素及其标记物进行肺灌注显像、肺通气显像以及双下肢深静脉显像等无创安全、简便可靠的方法，可为肺部多种疾病，如肺血栓栓塞症（pulmonary thromboembolism，PTE）的诊断和鉴别诊断、病因的判明、疗效评价提供有力依据。

第一节　肺灌注显像和肺通气显像的原理和方法

呼吸道和肺是机体进行气体交换的重要器官。正常成人每天通过约 2.3 万次的呼吸（respiration）运动，摄取氧气，排出二氧化碳，以维持人体的正常生理活动。肺脏病变将会对机体的新陈代谢和功能活动产生严重的影响。

肺脏表面由脏胸膜覆盖。左肺分上、下两叶，右肺分上、中、下三叶。气管经逐级分支，最后与肺泡相连，后者约有 2.5 亿～3 亿个，面积约为 50～100m²，上皮细胞间嵌有大量直径为 8μm 的毛细血管。气体交换是在肺泡（alveoli）和毛细血管之间进行的。气体所穿过的膜称为肺泡毛细血管膜（alveolar capillary membrane），也称呼吸膜。气道的结构、胸廓运动、肺泡表面活性物质的含量及气道黏液的分泌、纤毛的运动、胸膜腔内的液体量等均是影响气体进出肺部的重要因素。肺组织具有双重血液供应，肺动脉按气管分支形式逐级分布至全肺，肺动脉收缩压约为体循环收缩压的 1/5。肺脏血流的生理分布有受体位影响的特点，在坐位或立位时肺上部 1/3 的血流与肺下部 1/3 的血流比为 0.54±0.10，当影响肺部血流动力学的疾病发生时，这种分布会出现特征性改变，血流比可升高为 1.0 以上。除肺动脉外，肺脏还有支气管动脉供血，是肺脏的营养血管。

肺脏除了完成机体的通气（ventilation）和换气功能外，其内的多种组织细胞可产生和分泌多种生物活性物质，如血清素、激肽、前列腺 E_2、前列腺 $F_{2\alpha}$、白三烯 C_4、肺表面生物活性物质等。因此，肺脏本身还有代谢和内分泌功能。

由于肺脏本身直接与外界相通且其血管网络丰富，更易于受到外来颗粒物质和病原微生物的损害和侵袭，是血栓栓塞、肿瘤、转移瘤、急慢性炎症等疾病的高发器官。通过应用放射性核素及其标记物进行肺灌注显像（pulmonary perfusion imaging）、肺通气显像（pulmonary ventilation imaging）、双下肢深静脉显像（deep vein imaging of lower limbs）等无创安全、简便可靠的方法，可对肺部多种疾病的诊断、鉴别诊断、病因的判明提供有力依据，目前已成为临床较广泛采用的手段。

一、肺灌注显像的原理和方法

（一）显像原理及显像剂

经肘静脉注射颗粒直径大小约为 10～60μm 的显像剂，随肺动脉血流均匀地暂时栓塞嵌顿于肺毛细血管床内，其在肺毛细血管内的分布可反映肺内动脉血流灌注状况。通过平面或断层显像，可观察肺动脉的血流在亚肺段、肺段、肺叶等的分布。当肺动脉血流减少或中断时，显像剂在该区域的分布则相应减少或缺如，肺影像的相应区域出现显像剂分布减低或缺损。应用感兴趣区技术进行定量分析，可对肺局部及分肺血流和功能进行评估和预测。

常规显像的显像剂颗粒数约 200 000～700 000 个，栓塞嵌顿 0.1% 的肺毛细血管床。不会对

282

肺血流动力学产生影响，显像剂在肺内的有效半衰期为 3～5h，降解为碎片后进入体循环，被单核吞噬细胞吞噬清除，大部分解离后经尿排出体外。

肺血流灌注显像剂为 99mTc 标记的大颗粒聚合人血清白蛋白（macroaggregated albumin，MAA）或人血清白蛋白微球（human albumin microspheres，HAM），以前者最为常用（表 11-1）。注射剂量成人为 37～185MBq，儿童为 0.5～2.0MBq/kg。

表 11-1　肺血流灌注显像剂

显像剂	剂量 /MBq	生物半衰期 /h	粒径 /μm
99mTc-MAA	37～148	3	10～90
99mTc-HAM	37～185	7	10～30

（二）操作方法

1. 检查前患者无需特殊准备，但要向患者讲清整个检查过程，以取得患者的合作。

2. 静脉注射前轻轻混匀注射器内的 99mTc-MAA 悬液，注入静脉时避免回血，缓慢推注，注射同时嘱患者深呼吸。注射后 5～10min 即可开始显像。对于有严重急性胸痛、肺心病和临床疑有右向左分流的患者，99mTc-MAA 注射剂量减为 37MBq，颗粒数控制在 10 万～20 万为宜。

3. 肺血流分布受体位影响较大。通常采用仰卧位注射。疑有肺动脉高压（pulmonary hypertension）等可引起肺内血流重新分布的疾病时可采用坐位或直立位。最好的显像体位是坐位或立位，以避免腹部结构对肺的挤压。

4. 平面显像常规取前后位（ANT）、后前位（POST）、左侧位（L-LAT）、右侧位（R-LAT）、左后斜位（LPO）、右后斜位（RPO），必要时加做左前斜位（LAO）、右前斜位（RAO）。选用配备低能平行孔高分辨准直器的大视野 γ 照相机，矩阵 128×128，能峰 140keV，窗宽 20%，预置计数 500k/ 帧。SPECT 断层显像时嘱患者平卧于断层床上，双手上举抱头，探头尽量接近胸部，围绕胸部做 360°旋转采集，每 5.6°/ 帧，20～30s/ 帧，共采集 64 帧。

二、肺通气显像的原理和方法

（一）显像原理及显像剂

显像剂被雾化成粒径大小不一的气溶胶（aerosol）微粒，吸入（inhalation）后，依微粒直径的不同，分别沉降在咽喉、气管、支气管、细支气管和肺泡壁上。采用 γ 相机行气道及肺显像。当呼吸道某部位发生狭窄或完全阻塞时，雾化颗粒则不能通过阻塞部位，可在阻塞部位形成沉积，在阻塞远端出现显像剂分布稀疏或缺损区。

当气溶胶微粒粒径为 1～3μm 时，放射性气溶胶微粒可经肺泡壁"气 - 血屏障"入血，经肾排泄。定量测定肺内放射性清除的快慢，可反映肺泡上皮的通透能力及受损情况。

肺通气显像的显像剂见表 11-2。

表 11-2　肺通气显像的显像剂

显像剂	物理半衰期 /h	射线能量 /keV	使用剂量 /MBq	在灌注显像前或后进行	显像方式	体位
99mTc-DTPA	6.02	140	740～1 480	前	吸入	多个
锝气体（technegas）	6.02	140	500	前	吸入	多个

99mTc-DTPA 由气溶胶雾化器雾化成直径大小不等的颗粒，气溶胶在肺内沉积的部位与颗粒直径直接相关。当气溶胶微粒大于 10μm 时，主要沉积于细支气管以上部位，粒径愈大愈靠近大气道；5～10μm 时沉积于细支气管；1～3μm 时主要沉积于肺泡内。

（二）显像方法

1. ^{99m}Tc-DTPA 气溶胶显像操作方法

（1）患者准备：检查前患者无需特殊准备，但要向患者说明检查的整个过程，取得患者的配合。患者取仰卧位，接通雾化器各管口，以 8～10L/min 流速的氧气，将 740～1 480MBq ^{99m}Tc-DTPA 溶液（体积 3～4ml）充分雾化，患者反复吸入放射性气溶胶，吸入时间应不少于 5～7min，以使 ^{99m}Tc-DTPA 在肺内的分布达到 25.9～37MBq（130 000～180 000cpm）。雾化结束后，患者漱口，清除口腔内的放射性。

（2）采集方法：显像仪配备低能平行孔准直器。能峰 140keV，窗宽 20%。行多体位静态显像常规采集前位、后位、左侧位、右侧位、左后斜位和右后斜位 6 个体位或灌注显像稀疏、缺损显示最明显的体位图像，采集计数 200k～300k。行肺气 - 血屏障通透性检查时，患者取仰卧位，显像仪探头正对背部，连续动态采集 40min，矩阵 128×128。采毕，分别计算左、右肺及上、中、下肺野的 ^{99m}Tc-DTPA 半廓清时间（$T_{1/2}$），单位为分钟。

2. 呼吸道纤毛清除功能显像方法

（1）患者准备：检查前患者无需特殊准备，但要向患者说明检查的整个过程，取得患者的配合。患者取坐位或仰卧位，接通雾化器各管口，嘱患者用嘴夹住口管，用鼻夹夹住鼻子，患者从雾化器中吸入经充分雾化的 ^{99m}Tc-HSA 或 ^{99m}Tc-DTPA 气溶胶 740～925MBq，吸入时间 3～5min，其颗粒直径应大于 5μm，以减少雾化颗粒沉积于远端非纤毛气道。雾化结束后，患者漱口，清除口腔内放射性。

（2）采集方法：显像仪配备低能平行孔准直器。患者立即仰卧于检查床上，行动态采集，以 30s/帧连续采集 120 帧，同时在 20min 内每 5min 拍片 1 张，其后每 10min 拍片 1 张，直至 60min，再分别行多体位静态显像，常规采集前位、后位、左侧位、右侧位 4 个体位，由于黏膜清除速度较慢，必要时可延长采集时间。

3. 锝气体显像方法

（1）患者准备：检查前患者无需特殊准备，但要向患者说明检查的整个过程，取得患者的配合。将高比度（>370MBq/0.1ml）的 ^{99m}TcO$_4^-$ 注入发生器的石墨坩埚内，在充满氩气的密闭装置内通电加温，在 2 500℃的条件下 ^{99m}TcO$_4^-$ 蒸发成锝气体（technegas），患者取坐位或仰卧位，接通雾化器各管口，嘱患者通过连接管及口罩吸入 3～5 口锝气体。雾化结束后，患者漱口，清除口腔内的放射性。

（2）采集方法：γ 相机配备低能平行孔准直器。能峰 140keV，窗宽 20%。常规采集前位、后位、左侧位、右侧位、左后斜位和右后斜位 6 个体位或灌注显像稀疏、缺损显示最明显的体位图像，采集计数 200k～300k。

三、图 像 分 析

（一）肺灌注平面影像

1. 前后位　双肺轮廓主要由左肺上叶、右肺上叶和中叶构成。右肺影像大于左肺。双肺中间空白区为纵隔及心脏影，左肺下野大部分被左心占据，呈与左心形状一致的显像剂分布减低区，肺底与膈肌水平一致，受呼吸运动的影响而稍欠整齐。除肺尖、周边和肋膈角处略显稀疏外，双肺内显像剂分布均匀。分肺血流定量分析示左肺为 45%，右肺为 55%。

2. 后前位　此体位双肺影像显示最为完整，是观察双肺下野和下界的首选体位。中间空白区由脊柱及脊柱旁组织所构成。双肺放射性分布均匀，肺上部及周边略稀疏。

3. 侧位　双肺影边缘和形状与胸廓和膈肌一致。左肺前下缘受心脏影响略向内凹陷，中部由于受肺门的影响，显像剂分布略显稀疏。侧位像有助于前基底段、右肺中叶和舌段间的区分。分析左、右侧位显像时，要注意来自对侧肺放射性的干扰。

4. 斜位 对下叶背段、舌段和右肺中叶的观察有益，有助于病灶的定位。

肺灌注平面显像正常图像及肺各叶解剖定位对照见图 11-1 和图 11-2。

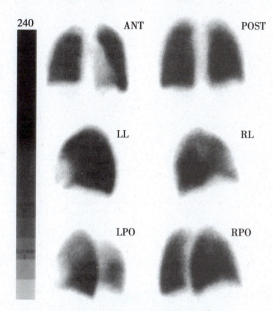

图 11-1 肺灌注平面显像正常图像

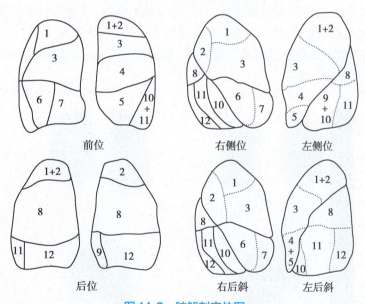

前位 右侧位 左侧位

后位 右后斜 左后斜

图 11-2 肺解剖定位图

右肺：1. 尖段；2. 后段；3. 前段；6. 外侧段；7. 内侧段；8. 背段；9. 内底段；10. 前底段；11. 外底段；12. 后底段。

左肺：1,2. 尖后段；3. 前段；4. 上舌段；5. 下舌段；8. 背段；9,10. 前内底段；11. 外底段；12. 后底段。

尽管临床采用多体位显像，但由于肺段间的结构重叠和正常肺组织的放射性对邻近放射性分布减低区影像的干扰，临床上约 50% 的病例不能完整显示病变肺段形态，观察图像时要结合解剖定位图和 X 线检查等综合判断。

（二）肺灌注断层影像

肺断层影像是以人体纵轴为长轴，分为横断、冠状断和矢状断三个断面。通过断层显像，可有效克服肺段间结构的重叠及放射性的干扰（图 11-3）。

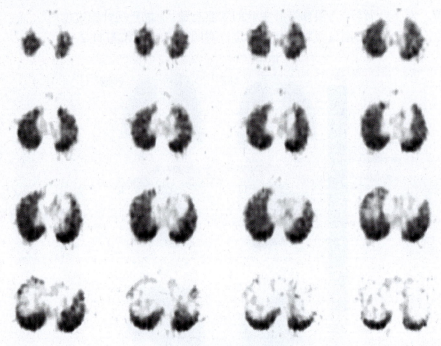

图 11-3　正常横断面图像

（三）肺通气影像

^{99m}Tc-DTPA 雾化颗粒在肺内清除缓慢，可进行多体位显像，影像与肺灌注像相似，但解剖界限不如肺灌注显像明确（图 11-4）。当雾化颗粒直径不一时，雾化颗粒会在大气道内沉积使其显影；通气过程中如口腔内放射性通过食管进入胃，则在胃区可见放射性浓集；当雾化颗粒经肺泡壁入血较快时，可见双肾影像。

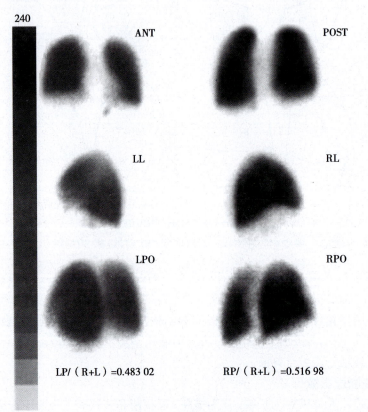

图 11-4　正常肺通气影像

第二节 临 床 应 用

(一)肺血栓栓塞

1. 诊断与疗效判断　　肺栓塞（pulmonary embolism，PE）为内源性或外源性栓子堵塞肺动脉及其分支，引起肺循环障碍的临床和病理生理综合征。肺动脉栓塞典型的肺灌注显像表现为多发肺段性显像剂分布减低或缺损区，而同期的肺通气显像和胸部 X 线检查正常（图 11-5）。但随栓子的大小不同，显像剂分布减低或缺损区也可为亚肺段性、叶性或全肺。栓子较小时，放射性分布减低或缺损区主要分布于肺的周边区。栓子较大时，显像剂分布减低或缺损区多为节段性、叶性或全肺性的减低或缺损区。约 2/3 的肺栓塞分布于双肺下叶。肺灌注显像可观察到直径在1mm 以上的血管发生栓塞产生的显像剂分布改变。因许多其他肺实质病变也可导致肺灌注显像出现局限性显像剂分布减低或缺损改变，使其特异性降低。由于肺动脉血栓栓塞灶多位于肺

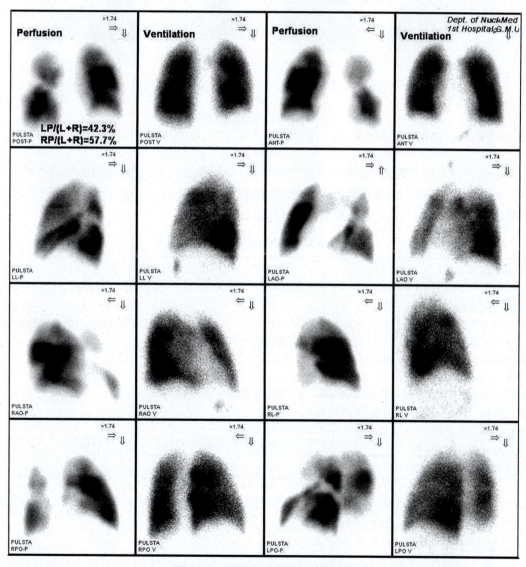

图 11-5　肺灌注显像与肺通气显像

肺灌注显像（1、3 列）示双肺多发肺叶性、肺段性显像剂分布稀疏缺损区；肺通气显像（2、4 列）示双肺显像剂分布均匀，呈"不匹配"改变。

下叶，进行通气显像时，通常取后前位像。因为此体位显示的肺容积最大，双肺下叶最清晰。因此，在肺动脉血栓栓塞的诊断中，应常规进行肺通气显像与肺灌注显像的联合应用（图 11-6）。

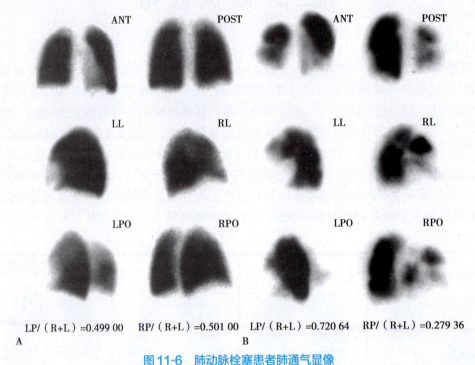

LP/（R+L）=0.499 00   RP/（R+L）=0.501 00   LP/（R+L）=0.720 64   RP/（R+L）=0.279 36

A   B

图 11-6　肺动脉栓塞患者肺通气显像

A. 肺通气显像，检查基本正常；B. 肺灌注显像，则表现为多发肺叶、肺段性核素分布减低或缺损区。

为更便于临床通过肺灌注显像判读肺血栓栓塞，简化检查流程，通过多中心前瞻性研究，并与多种影像学进行对比，2006 年建立了新的 PIOPED Ⅱ 标准（表 11-3）。在新标准中，突出的特点之一是简化了判别的方法，尤其是删减了通气显像的对比。

表 11-3　重新修订的 PIOPED Ⅱ 诊断标准

| **高度可能性** |
| 2 个或更多节段性的灌注稀疏、缺损区，同一部位 X 线胸片检查正常，呈不匹配改变 |
| **正常灌注或极低度可能性** |
| ①非节段性的病变，例如 X 线胸片中的增大的肺门、扩大的心影、膈肌抬高、线性肺不张或者肋膈角积液等表现为灌注显像中的缺损改变；X 线胸片中的病灶在灌注显像上未见异常
②灌注缺损的面积小于胸片的病变
③1~3 个小的节段性缺损区
④出现在肺中野或上野的孤立性灌注缺损区，同一部位 X 线胸片检查呈匹配改变
⑤灌注稀疏、缺损区周围呈条索状（在切视图上）
⑥胸腔积液占肺容积的 1/3 以上，并不伴其他的灌注缺损区 |
| **中度可能性或低度可能性** |
| 所有其他影像表现 |

迄今为止溶栓疗法已被认为是治疗肺栓塞最有效的方法。肺灌注显像可为评价疗效提供简便无创、客观准确的手段（图 11-7）。

2. 鉴别诊断

（1）慢性阻塞性肺疾病（chronic obstructive pulmonary disease，COPD）：肺灌注显像可呈多发、大小不等、非肺段分布的灌注缺损区，需通过与肺通气显像的仔细对比来加以鉴别。COPD 肺通气显像呈放射性缺损区，非肺段分布，部位常与灌注缺损区"匹配"，或范围大于灌注缺损区，形

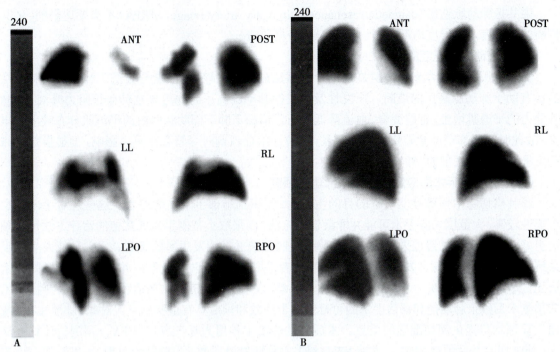

图 11-7 肺栓塞治疗前后对比图像

A. 肺栓塞治疗前肺灌注显像图；B. 经溶栓有效治疗后肺灌注显像明显改善。

成"反向不匹配"。患者往往有长期慢性呼吸道感染史，辅以病史、体格检查等。但要注意 COPD 合并 PE 的诊断，尤其在 COPD 患者肺灌注显像出现肺段性缺损区时，应加以鉴别诊断。

（2）大动脉炎：累及肺动脉的肺 V/Q 显像可呈肺段分布的多发性"不匹配"放射性缺损区，甚至肺灌注显像一侧不显影，影像表现与 PE 相似。需要通过病史和体格检查等鉴别。鉴别要点：虽然大动脉炎累及肺动脉的灌注缺损也呈肺段分布，但下肢深静脉显像多数正常，且有明确的大动脉炎病史。

（3）先天性肺动脉发育异常：较少见，表现为一侧肺不显影，灌注完全缺失。应结合病史和相关检查。

其他心影增大、横膈抬高、胸膜增厚、胸腔积液、肺实质病变和肺大疱等病变可出现肺灌注异常，但灌注的异常部位与胸部 X 线片病变部位一致。

3. 与其他相关影像学比较 核素肺灌注显像是 PE 诊断和鉴别诊断的有效方法之一。随着核医学影像设备的普及，其在临床中的应用会越来越广。

随着医学影像技术的不断发展，多种影像技术在肺动脉栓塞的诊断中也进行了探索和应用，并具有不同的特点。

X 线胸片是筛查和鉴别 PE 的简便快捷手段，已作为临床常规检查。

超声总体检出率较低，尤其在新鲜血栓时，因回声较低，超声不易识别；机化血栓与血管壁融合紧密时不易区分；肺动脉外周分支内血栓超声难以发现。

肺动脉造影仍是诊断肺动脉栓塞的"金标准"，但其为有创检查，有研究提示该项检查有 2%～5% 的并发症及 1% 的死亡率，且有禁忌证。对于肺周较小的 PE 诊断能力明显受限。

CT 肺动脉造影（computed tomographic pulmonary angiography，CTPA）发展和推广迅速。CTA 可清楚显示主动脉至肺血管血栓的部位、形态及其与管壁的关系和内腔受损的情况，但在诊断亚段或更小分支的肺动脉栓塞效果欠佳。有研究显示，CTA 对中心型肺动脉栓塞检出率较高。CTA 使患者承受的放射性剂量有所增加，国际放射防护委员会（ICRP）测定成人 CTA 的辐射吸收剂量为 2～6mSv，明显高于其他相关影像学检查。

磁共振肺动脉造影（magnetic resonance pulmonary artery image，MRPA）不需要造影剂，但其诊断的灵敏度及特异度均不高，且耗时较长，价格昂贵。

（二）肺动脉高压症的评价

肺动脉压力正常者坐位注射显像剂行肺灌注显像时，肺尖部核素分布低于肺底部。肺灌注显像有助于肺动脉高压的诊断。原发性及继发性肺动脉高压时均可导致肺血管阻力升高，动脉管壁内的平滑肌增生，管腔变窄，血流降低。正常情况下肺下部动脉壁内的平滑肌分布较上部丰富，故此时肺下部动脉管腔狭窄更加明显，坐位注射显像剂时尽管存在重力影响，但显像剂分布仍可呈上部高于底部的"翻转"改变。

（三）肺肿瘤手术适应证的选择和肺功能预测

肺肿瘤切除术前肺功能检查的目的主要为：①识别肺部手术高危患者。这些患者手术死亡可能性较高，大范围切除手术可能并非最佳的方法，而采取小范围手术或其他的治疗方法可能预后更好。②识别可以通过采取预防措施降低呼吸系统并发症发生率的患者。术前预测发生呼吸系统并发症的患者，对并发症发生概率较高患者采取措施，预防呼吸系统并发症的发生，降低术后死亡率。③识别需进一步进行肺功能评估患者，以明确是否有异常或有手术危险性。因此，术前预测术后残余肺功能和评估手术的可行性对于疗效和预后具有重要意义。对此，肺灌注和/或通气显像均可提供简便准确的信息。术后肺功能第1秒用力呼气容积（FEV_1）预测值计算方法为：肺叶切除术后预测 FEV_1 = 术前 $FEV_1 \times [1-($切除肺叶段数/患侧肺段总数$) \times$ 患侧肺 Q% 或 V%]；一侧肺切除后预测 FEV_1 = 术前 $FEV_1 \times (1$ 患侧肺 Q% 或 V%)。当预测 FEV_1 值小于 800ml 时，患者术后发生呼吸障碍的可能性明显增加。有学者研究表明对预测术后 FEV_1 率≥40% 的患者行肺切除是可行的。

肺灌注显像还可用于评价分肺血流比（图 11-8）。其临床意义在于术前可估测病变侵及肺动脉血管的程度，为术前制定手术方案提供依据。

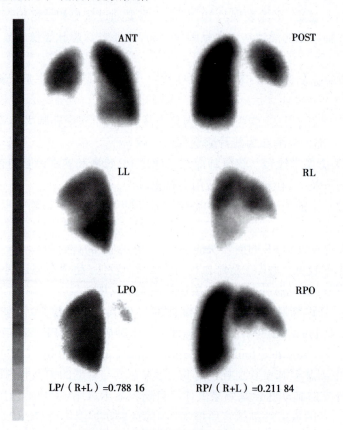

图 11-8　肺癌分肺血流比测定

（四）慢性阻塞性肺疾病的诊断

慢性阻塞性肺疾病的病理生理改变主要表现为持续的呼气功能障碍。气道阻塞可以是功能性或器质性的。气道阻塞时，^{133}Xe 吸入相放射性充盈缓慢且分布不均；达到平衡相时，通气障碍区可见斑块样放射性稀疏、缺损；清除相表现为相应区域放射性清除缓慢。清除相的异常改变为慢性阻塞性肺疾病最常见的变化，也是与肺栓塞进行鉴别的特异表现。肺通气显像时，吸入的气溶胶颗粒随吸入气体通过狭窄气道时受涡流形成的影响，气道狭窄处放射性沉积增多，图像上形成"热点"，其远端肺实质内放射性分布减少，呈弥漫性减低区或缺损区（图 11-9）。

（五）支气管阻塞

肿瘤、异物、黏液堵塞等使气道狭窄或阻塞时，通气显像可表现出不同程度的异常。与慢性阻塞性肺疾病气道阻塞不同的是显像多呈肺叶（图 11-10）、肺段性放射性分布异常。^{133}Xe 吸入相放射性充盈缓慢且分布不均；平衡相通气障碍区可见斑块样放射性稀疏、缺损；清除相则表现为相应区域放射性清除缓慢。气溶胶随吸入气体通过狭窄气道时形成涡流，气道狭窄处放射性沉积增多，图像上形成放射性"热点"，其远端肺实质内放射性分布减少，呈弥漫性减低区或缺损区（图 11-11）。通气显像可判断狭窄或阻塞的部位及程度，当气道完全阻塞时，可仅表现为放射性缺损。

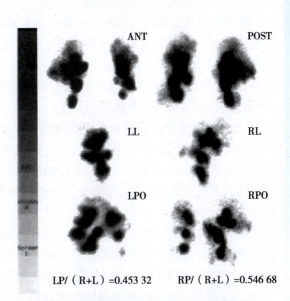

LP/（R+L）=0.453 32   RP/（R+L）=0.546 68

图 11-9　慢性阻塞性肺疾病患者气溶胶吸入显像
示气道狭窄处放射性沉积增多，图像上形成放射性"热点"，其远端肺实质内放射性分布减少，呈弥漫性减低区或缺损区。

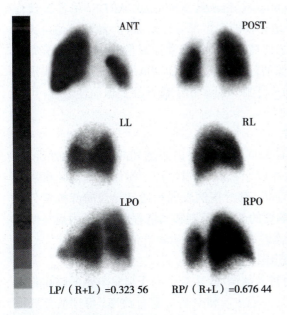

LP/（R+L）=0.323 56   RP/（R+L）=0.676 44

图 11-10　左肺肺癌患者肺通气显像示左肺上叶核素分布缺损

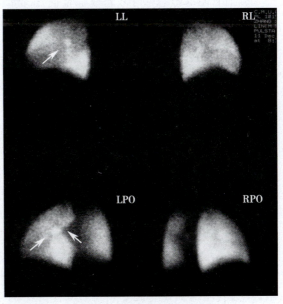

图 11-11　气道狭窄通气显像
气溶胶随吸入气体通过狭窄气道时形成涡流，气道狭窄处放射性沉积增多，图像上形成放射性"热点"（箭头所指处），其远端肺实质内放射性分布减少，呈弥漫性减低区或缺损区。

（六）评估治疗前后的局部通气功能

肺癌患者进行肺通气显像的主要目的是通过显像评估肺功能，预测术后残肺功能，以决定能否进行肿瘤手术。应用肺通气显像可以进行多体位平面及断层显像，对局部及分肺的肺功能进行定量分析。肺癌患者进行放射治疗时如发生放射性肺炎、肺纤维化，肺通气障碍时较血供障碍更明显，行肺通气显像有利于早期发现继发改变。通气显像亦可为临床观察支气管哮喘痉挛部位、范围、治疗效果提供有价值的信息。

（七）间质性肺疾病肺上皮细胞通透性的评价

间质性肺疾病是以肺泡壁受损为主要病变的一组疾病。正常生理情况下，肺泡上皮和肺泡毛细血管内皮是肺内气体交换的主要结构，其中肺泡上皮是气体交换的限速环节。当间质性肺疾病肺泡上皮广泛受损时，肺泡上皮通透性将异常增高。研究表明间质性肺疾病患者双肺放射性清除（半廓清时间）均显著快于正常人，核素显像诊断活动性间质性肺疾病的敏感性为90%，特异性为60%，结合同期X线显像结果，诊断敏感性为100%，特异性为90%。因此，肺通气显像可对肺泡上皮通透性的受损情况进行整体和局部的定量评价，结合有关检查可为临床对间质性肺疾病的诊断、药物疗效观察、病情追踪提供简便无创、客观有效的有力手段。

（八）呼吸道黏膜纤毛清除功能的评价

正常情况下，下呼吸道黏膜的纤毛具有向气管、口腔方向清除分泌物及异物的功能。当气道发生炎症、肿瘤等使纤毛上皮细胞破坏时，黏膜纤毛清除功能降低。随空气进入呼吸道的放射性颗粒直径在3～10μm时，可通过上呼吸道沉积在下呼吸道。应用 ^{99m}Tc-HSA 或 ^{99m}Tc-DTPA 肺通气显像方法可定量分析黏膜纤毛清除功能，判断黏膜纤毛清除功能损伤的程度及药物治疗疗效。

（九）怀疑大动脉炎综合征等疾病累及肺血管者

大动脉炎综合征可先于其他大动脉或与其他大动脉同时累及肺动脉，除严重的病变外，X线检查往往难以诊断，此时行肺灌注显像有助于该病的诊断，肺灌注显像呈显像剂分布缺损改变。

（十）急性呼吸窘迫综合征、慢性阻塞性肺疾病患者肺血管受损程度与治疗效果

肺血管阻塞是急性呼吸窘迫综合征（acute respiratory distress syndrome，ARDS）患者X线血管造影和病理学检查的主要表现之一。X线血管造影仅能观察部分血管床，肺灌注显像可克服这一不足，采用多体位显像提供肺部血流改变的总体情况。典型肺灌注显像改变为主要分布于肺周边区和体位相对低垂区的多发、非节段性显像剂分布缺损区。COPD 肺灌注显像也表现为多发非节段性显像剂分布缺损区，但缺损区主要分布于肺下野。由于肺灌注显像简便易行，可用于上述疾病的病情评估和疗效观察。

（十一）慢性阻塞性肺疾病肺减容术术前评价

肺减容术（lung volume reduction surgery）是 COPD，如肺气肿改善肺功能的有效治疗手段。通过手术切除过度膨胀的组织可以减少换气无效腔，改善通气/血流比。慢性阻塞性肺疾病灌注、通气显像示肺内局灶性显像剂核素分布稀疏缺损，部分病例表现为通气显像局部核素分布"浓聚"而灌注显像为稀疏缺损。显像能准确显示病变的部位、范围和病情程度；由于术后显像改善与 FEV_1% 改善一致，对比术前、术后的通气、血流灌注显像，可准确评价治疗效果。

（十二）心脏及肺内右向左分流患者的诊断和定量分析

当先天性心脏病出现右向左分流时，显像剂可进入体循环，主要分布于血供丰富的脑和肾等器官，进行全身显像有助于判断右向左分流的存在。通过定量分析计算分流率，可评估分流程度。评估计算公式为：分流率=[（全身总计数－双肺计数）/全身总计数]×100%。

（十三）肺移植排斥反应的预测

单侧肺移植已成为晚期肺疾病的有效治疗手段，而慢性排斥反应是单侧肺移植术后重要并发症之一。术后早期预测慢性排斥反应的发生已成为临床亟待解决的问题。当进行单侧肺移植

时，术后早期进行肺灌注显像，应用定量肺灌注闪烁扫描法获得分肺血流比（移植肺放射性计数／全肺放射性计数），又称相对灌注（relative perfusion）分数，此灌注分数下降时（有研究显示低于53%时），提示出现慢性排斥反应的可能性较大，其敏感性和特异性分别为83%和88%。

第三节　下肢深静脉显像

一、显像原理及显像剂

在双下肢踝部阻断下肢浅静脉，在阻断部远端经足背静脉同时等速注入等量显像剂，同时开始采集图像，显示和记录显像剂经双下肢深静脉随血流回流的全程影像，以观察下肢深静脉血管的走行、侧支循环形成、血液回流速度、静脉瓣功能等变化。由于深静脉血栓（deep vein thrombosis，DVT）患者 PTE 发生率较高，通常选用 ^{99m}Tc-MAA 显像剂，经一次注药可同时完成肺血流灌注显像。

二、操作方法

检查时嘱患者仰卧于检查床上，在双足背静脉建立静脉通路。取 ^{99m}Tc-MAA 148MBq/4ml，等分为二。于双踝上方结扎止血带阻断浅静脉后，自双足背静脉同时分别注入 ^{99m}Tc-MAA。开始采集图像，按 20cm/min 自足向头行双下肢连续扫描，显像视野一般终止于双肺下缘。阻断浅静脉时，止血带松紧要适度。使用 ^{99m}Tc-MAA 时的注意事项同肺灌注显像。

三、图像分析

正常情况下，下肢深静脉在显像剂注入后由远端向近端迅速显影，每侧肢体表现为单根连续清晰的血管影像，两侧显像剂随血流回流速度基本同步。除注射点远端外，止血带上方无浅静脉或侧支血管显影。活动后，显影静脉内无因显像剂滞留而形成的"热点"（图 11-12）。

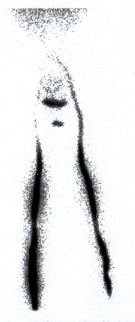

图 11-12　正常双下肢深静脉显像

四、临 床 应 用

（一）下肢深静脉血栓形成的诊断

行双下肢深静脉显像时可见患侧深静脉血流回流受阻。不完全阻塞时，影像可表现为阻塞远端显像剂滞留，血流回流较健侧减慢，影像较淡且不连续，可见不同程度的侧支循环形成（图 11-13）。完全阻塞时，深静脉影像在血栓近端中断，远端显像剂明显滞留，侧支循环形成明显（图 11-14）。根据国内外的尸检结果，对肺血栓栓塞症的误、漏诊率高达 70%～80%。而肺血栓栓塞症患者的血栓 80% 来自下肢静脉系统。因此，核素下肢深静脉显像有助于肺血栓栓塞症患者的诊断和病因的判断，同时可指导患者采取有效措施进行预防。

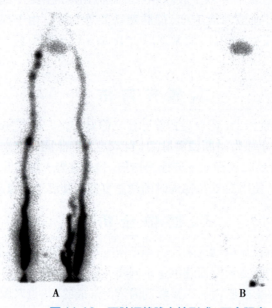

图 11-13　下肢深静脉血栓形成，不全阻塞

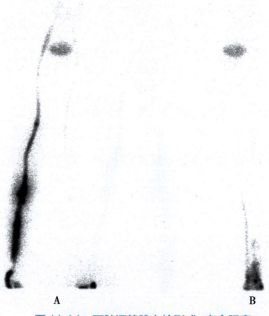

图 11-14　下肢深静脉血栓形成，完全阻塞

（二）静脉瓣膜功能不全

影像上表现为肢体同时有深、浅两组静脉显影，形态改变不明显，伴小腿静脉丛显影剂明显充盈滞留。

五、与相关影像学比较

数字减影血管造影（digital subtraction angiography，DSA）目前仍然是DVT诊断的"金标准"。但它是一种有创性检查，费用较高，必须使用造影剂，需要专业操作技术，有发生过敏和栓塞的危险，且不能区分引起血管狭窄的原因是管内或管外因素，也不能与健侧比较。

彩色多普勒超声检查（color doppler ultrasound，CDU）是较好的无创性诊断方法，由于其成本低、效益高，尤其适用于一些高危患者。研究者认为，CDU对近心端DVT的诊断精确率更高。但CDU在实际使用时，也存在不足，主要有以下几个方面：CDU对远心端即小腿以下DVT的诊断敏感度较低；仪器的分辨力也影响DVT的检查精度；CDU检查手法在许多情况下是影响诊断结果准确性的关键因素。

多层螺旋CT血管成像（multi-slice spiral CT angiography，MSCTA）由于其时间分辨力与空间分辨力的提高，近年已被广泛应用于下肢静脉系统疾病的判别。有研究认为其显示近心端及远心端的敏感度和特异度均较高。

MR近年来已越来越多地应用于四肢血管病变的诊断，MR具有很高的软组织对比度，可以反映组织的特征和成分变化。因此，MR可以直接显示血栓，并能区分血栓的新鲜度。但是血栓形成后成分的变化会影响血栓的MR信号。

第四节　典型病例分析

1. 病史摘要　患者女，59岁，以"呼吸困难1月余，加重6天"为主诉入院。查体：患者平卧位，呼吸平稳，胸廓对称，双侧呼吸运动一致，双肺叩诊呈清音，双肺呼吸音粗糙，左肺底可闻及干鸣音。实验室检查：血气分析PO_2 60mmHg、PCO_2 8mmHg，D-二聚体（D-D）3.28μg/ml。急诊心脏超声提示肺动脉内径增宽，双下肢静脉超声提示左下肢深静脉血栓形成。肺部CT平扫未见异常。行肺通气/灌注显像明确患者是否为肺栓塞。

2. 检查方法　患者上午行 ^{99m}Tc-DTPA肺通气平面显像，下午行 ^{99m}Tc-MAA肺灌注平面显像及SPECT/CT断层显像。

3. 影像表现　肺通气平面显像提示：双肺下叶局部见显像剂分布不均匀增浓区，余部双肺内显像剂分布基本均匀，未见异常显像剂分布稀疏缺损区或增浓区。肺灌注平面及SPECT断层显像提示：右肺上叶前段局部、右肺中叶内侧段、右肺下叶背段、右肺下叶外侧底段局部、左肺上叶下舌段见显像剂分布稀疏缺损区，右肺中叶外侧段、右肺下叶后底段、左肺上叶前段见显像剂分布均匀增浓区（图11-15、图11-16）。

4. 鉴别诊断　慢性阻塞性肺疾病，肺灌注显像表现为双肺多发非肺段性放射性稀疏缺损改变，与肺通气显像呈匹配改变。

5. 临床诊断　双肺肺动脉栓塞；左下肢深静脉血栓。

6. 治疗计划　低分子肝素抗凝治疗。

7. 随访复查　3个月后复查肺通气/灌注显像提示未见异常（图11-17）。

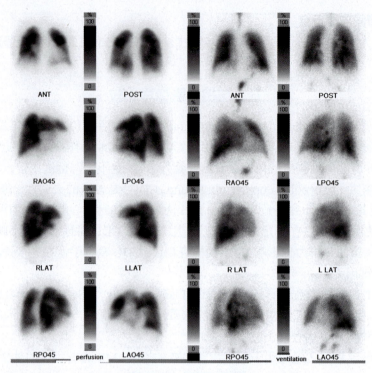

图 11-15　肺灌注显像
示双肺多发显像剂分布稀疏区，肺通气显像正常，呈不匹配改变。

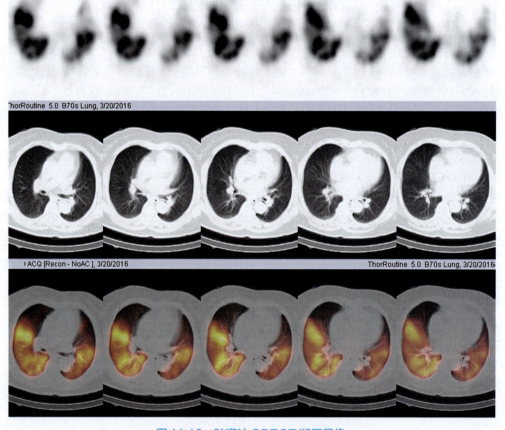

图 11-16　肺灌注 SPECT 断层显像
示肺段显像剂分布稀疏区，CT 未见异常密度影。

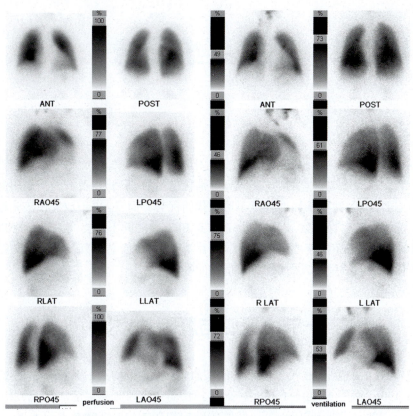

图 11-17　治疗后随访肺通气/灌注显像提示正常

8.病例小结　本例患者为典型肺血栓栓塞症，有典型的临床表现，实验室检查 D- 二聚体升高，心脏超声提示肺动脉增宽，双下肢超声提示左下肢深静脉血栓形成，以及肺灌注显像有典型多发肺段性显像剂分布稀疏缺损，与通气显像不匹配，均支持肺血栓栓塞诊断。肺通气/灌注显像作为无创检查较直观地显示了病变的范围，并为疗效评价提供了客观准确的证据。

本章小结

核医学呼吸系统显像通过应用放射性核素及其标记物进行肺灌注显像、肺通气显像以及双下肢深静脉显像等无创安全、简便可靠的方法，可为肺部多种疾病的诊断、鉴别诊断、病因的判明提供有力依据，其中对肺血栓栓塞症的诊断、鉴别诊断及疗效评价是临床应用的主要方面。

思考题

1.简述肺灌注和肺通气显像的原理。
2.简述肺灌注和肺通气显像的方法。
3.简述肺通气/灌注显像在肺栓塞诊疗中的价值。

（李雪娜　李亚明）

297

第十二章 消化系统显像

自 1951 年 Benedict Cassen 成功研制第一台闪烁扫描机以来,消化系统的放射性核素显像得到了广泛的应用。在消化道器官的功能检查、下消化道出血、肝胆以及肝外疾病引起的黄疸的诊断与鉴别诊断方面,放射性核素显像具有不可替代的优势。而且,由于放射性核素标记的特异性显像剂的开发应用和放射性核素显像仪器 SPECT、PET 性能的不断提高,加之 PET/CT、SPECT/CT 和 PET/MRI 的开发应用,使放射性核素显像在消化系统良、恶性疾病的诊断与鉴别诊断以及在恶性肿瘤放化疗中的应用等方面,均具有重要的临床价值。

第一节 肝脏与肝胆动态显像

肝脏是人体代谢的枢纽,也是人体最大的实质性器官,平均约占人体体重的 2%,成年男性肝重 1 230～1 450g,女性 1 100～1 300g。正常肝脏接受两种血液供应,即门静脉(70%～80%)和肝动脉(20%～30%),均经肝门入肝。肝脏的结构和功能的基本单位是肝小叶,由肝细胞、血窦、小胆管和中央静脉组成。肝实质细胞由多角细胞和网状内皮(Kupffer)细胞组成。多角细胞约占肝细胞成分的 85%,负责执行肝脏的代谢功能;Kupffer 细胞约占肝细胞成分的 15%,具有吞噬白细胞、细菌和胶体颗粒等异物的功能。

一、肝胶体显像

(一)显像原理

肝脏的实质细胞包含多角细胞和 Kupffer 细胞。Kupffer 细胞属于单核吞噬细胞系统,能清除异物颗粒。当静脉引入 30～1 000nm 大小的放射性胶体颗粒,一次性流经肝脏时,90% 的颗粒由网状内皮细胞吞噬固定,其余则被脾脏、骨髓、肺等摄取。由于肝脏网状内皮细胞与肝多角细胞是平行存在的,因此网状内皮细胞显像就代表肝实质显像,当肝脏发生弥漫性或局限性病变后,病变部分网状内皮细胞的吞噬功能丧失或减低,用显像方法可显示病变区呈显像剂分布减低或缺损区,该类显像方法系"阴性显像"。

(二)显像方法

1.显像剂 ^{99m}Tc- 植酸钠(phytate, PHY)。值得注意的是 PHY 本身不是胶体颗粒,它须入血后与血中 Ca^{2+} 螯合而形成不溶性的植酸钙胶体(直径 300nm),然后才会被 Kupffer 细胞所吞噬。

2.方法

(1)平面显像:静脉注射 ^{99m}Tc-PHY 185～370MBq,15min 后进行肝脏前、后、右侧位显像,必要时加做左 / 右前、后斜位或左侧位。

(2)断层显像:可于平面显像后继续进行。患者取仰卧体位,将探头视野对准肝区,探头绕体表 360° 旋转行断层显像,最后由计算机重建三维图像。

(三)图像分析

1.正常图像 肝脏的位置、大小和形态基本与肝脏的大体解剖类似。内部的显像剂分布基本均匀,前位呈三角形,但有较多变异;右侧位呈逗点状或卵圆形;后位因右叶下内缘受肾影遮盖可见稀疏区，左叶受脊柱阻挡而显影不良。脾脏可见显影，显像剂分布低于肝脏；脊柱基本不显影（图12-1）。

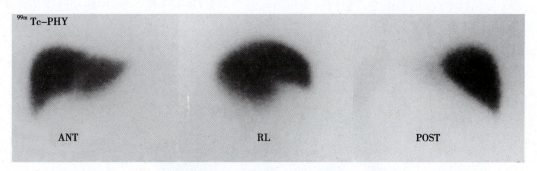

图 12-1　正常肝胶体平面显像

断层显像可以显示正常肝脏内部的血管、胆管和肝外邻近脏器压迫所致的显像剂分布稀疏、缺损或外形轮廓的异常（图12-2）。

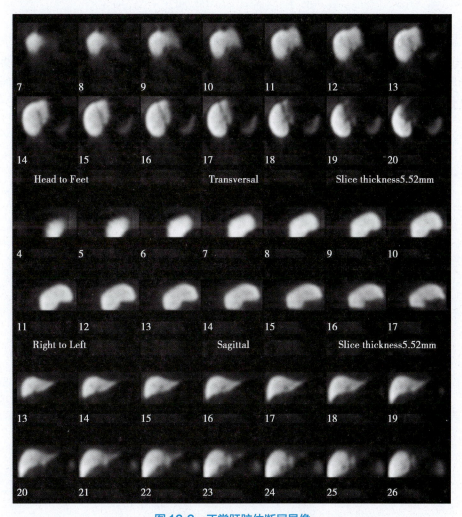

图 12-2　正常肝胶体断层显像

2.异常图像　异常图像主要包括位置、大小、形态异常和肝内外显像剂分布异常，这些异常可以为肝脏本身病变所致，或者为毗邻脏器病变所致。

（1）位置异常：肝下垂、上移、左位肝等。

（2）大小异常：弥漫性肿大、肝萎缩等。

（3）形态异常：肝内局限性占位性病变所致形态不完整（缺损）或失常，中晚期肝硬化典型的蝙蝠型（或蝴蝶型）肝等（图 12-3）。

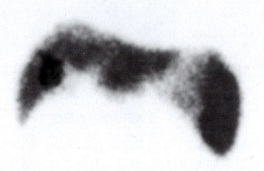

图 12-3　肝硬化胶体显像

（4）显像剂分布的异常：①局限性的显像剂分布稀疏或缺损：肝良恶性肿瘤、肝脓肿、囊肿、肝结石、肝硬化结节等（图 12-4）；②肝内弥漫性显像剂分布稀疏：急性肝炎、肝硬化、脂肪肝等；③肝内局限性热区：肝腺瘤、肝错构瘤、上下腔静脉梗阻和肝静脉栓塞（Budd-Chiari 综合征）等；④肝外显像剂分布异常增多。

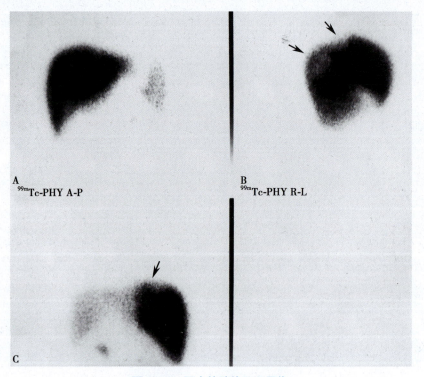

图 12-4　肝占位胶体平面显像

A. 前位，肝内占位性病变显示不清；B. 右侧位，显示肝内两处占位性病变；

C. 后位，肝后上缘显示占位性病变。

（四）临床应用

肝胶体显像过去应用范围广，常被用于证实肝占位性病变的存在，提供对肿瘤大小、位置、手术切除范围的估计以及确定穿刺活检的最佳位置。但由于缺乏特异性，现已被 CT、MRI、超声所替代。目前主要用于以下方面。

1. 配合 ^{99m}Tc-RBC 肝血池显像诊断肝血管瘤　肝血管瘤在胶体影像中呈显像剂分布缺损区，其定位、定性诊断常需与肝血池显像联合应用（图 12-5）。

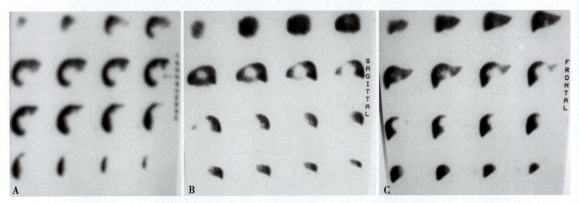

图 12-5　肝胶体显像断层像示肝内占位性病变（血管瘤）
A. 横断面；B. 矢状面；C. 冠状面。

2. 鉴别诊断肝脏肿块　协助鉴别诊断肝脏肿块，特别是诊断肝局灶性结节增生（focal nodular hyperplasia，FNH）和肝腺瘤。

3. 诊断 Budd-Chiari 综合征　当上下腔静脉梗阻和肝静脉栓塞（Budd-Chiari 综合征）时，由于侧支循环的建立，可在肝方叶或尾叶观察到局限性放射性热区。

二、肝血流灌注及血池显像

（一）显像原理

不同性质的肝脏病变的血供来源、血流速度和血管丰富程度是不同的。正常肝脏有肝动脉和门静脉两套供血系统，血供丰富，可将其视为一个血池。若用放射性核素标记血液的某些成分或注射能滞留在血液中的放射性核素标记的化合物，则可行体外显像。肝内显像剂的聚集程度反映的是肝内血供情况（有无或丰富与否），由此可对肝内占位性病变做出一定程度的鉴别诊断，可提高对肝内占位性病变检测的特异性。

（二）显像方法

患者无需特殊准备。常用显像剂有 ^{99m}Tc-RBC、^{99m}Tc-HSA 等。平面显像：检查时患者仰卧于检查床上，探头视野应包括肝、脾、心脏等。由肘静脉床旁"弹丸"式静脉注射 ^{99m}Tc-RBC 或 ^{99m}Tc-HSA 740MBq/0.1ml，同时启动计算机，以 1 帧 /3s 的速度连拍 20 帧（肝血流灌注相）；并分别于注射后 5min、10min、15min、20min、30min、60min 各采集 1 帧（肝血池相）。若怀疑肝血管瘤可加做 90min、120min 的影像，以便发现肝血管瘤的"缓慢灌注"征象。断层显像：体位同上，矩阵 64×64 或 128×128，步进式采集，探头沿肝脏体表旋转 360°，每 3°～6° 采集 1 帧，每帧采集时间 20～30s，然后经计算机重建肝血池横断、矢状、冠状面影像。

（三）图像分析

1. 正常图像

（1）肝血流灌注相动脉期：3～12s 为动脉相，心、肺、腹主动脉、双肾及脾脏相继显影，肝区无或仅有少许显像剂分布。

（2）肝血流灌注相静脉期：12～30s进入肝静脉相，肝区才开始出现显像剂分布（图12-6）。

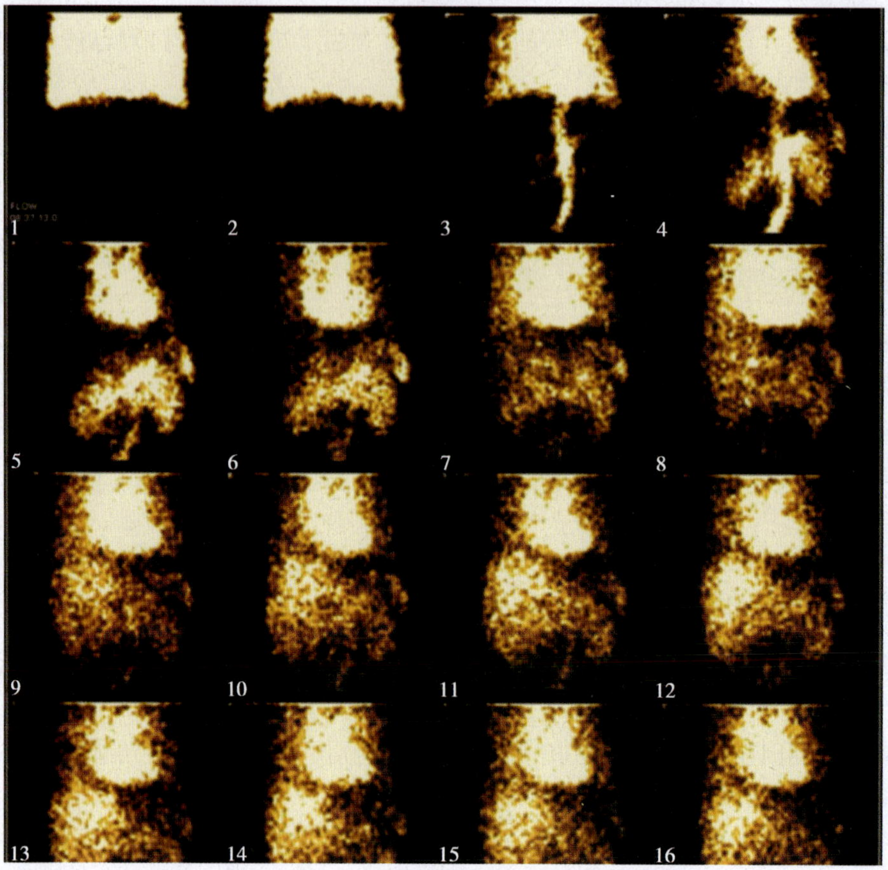

图12-6　正常肝血流灌注显像

（3）肝血池显像

1）平面像：注射后15min处于平衡后血池相，反映病变区域血容量，其正常影像近似于肝脏胶体平面影像，同时可见心、肺、大血管、双肾及脾脏影像。根据此时病灶区放射性活度高于、等于或低于正常肝组织的表现，或采用病变区与周围正常组织的放射性活度比较的方法（T/N比值），来推断病灶区血管丰富的程度。

2）断层像：横断面自上而下初始为清晰的心影，之后为较淡的肝影和较浓的下腔静脉、腹主动脉、脾影及门静脉影。肝门呈放射性缺损区。冠状面从前至后依次为心影、肝影、门静脉影、腔静脉和腹主动脉影及脾影，肝影和脾影下缘可见双肾显影。矢状面自右向左为肝右叶、右肾区和腔静脉、腹主动脉影，之后出现脾脏和左肾影（图12-7）。

2. 异常图像

（1）肝血流灌注显像：动脉相时病变区有显像剂聚集，肝动脉化征象，提示原发性肝癌（图12-8）。

（2）肝血池显像：根据显像剂分布，可将其分为：

1）不充填：即病灶区放射性活度低于正常肝组织。肝胶体显像所示占位性病变（显像剂分布稀疏区）仍表现为显像剂分布稀疏或缺损，表明该病变缺乏血供，提示肝囊肿、肝脓肿等良性占位性病变可能性大，符合率达90%以上，如结合动态显像的放射性分布的稀疏区，则诊断的符合率更高。

2）充填：即病灶区放射性活度等于或相似于正常肝组织。肝胶体显像所示占位性病变部位，有不同程度的显像剂充填，其显像剂分布接近于正常肝组织，表明该病变血供丰富，则可排除脓肿、囊肿等，多提示原发性肝癌，但不能仅以此诊断肝癌。

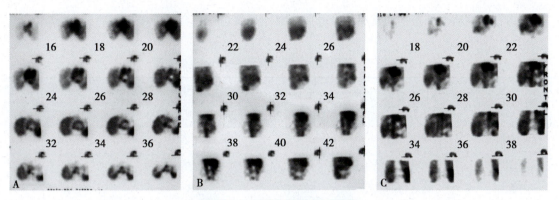

图 12-7 正常肝血池断层显像
A. 横断面；B. 矢状面；C. 冠状面。

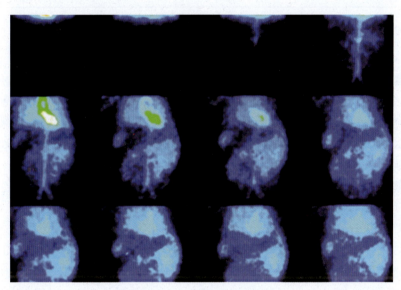

图 12-8 肝血流灌注显像

3）过度充填：即病灶区放射性活度高于正常肝组织。胶体显像所示的稀疏缺损区，有大量显像剂填充，其水平高于周围正常组织，提示病灶区域血供丰富，多提示肝海绵状血管瘤（图 12-9）。

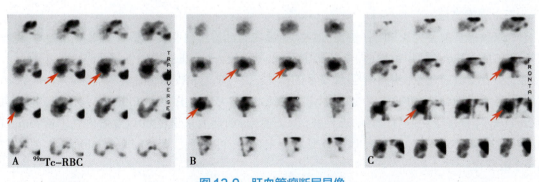

图 12-9 肝血管瘤断层显像
A. 横断面；B. 矢状面；C. 冠状面。

肝内占位性病变的鉴别通常应结合肝血流血池显像进行综合分析（表12-1）。

表12-1 肝脏疾病的肝血流灌注及血池显像表现

肝内病变	肝胶体显像	肝血流灌注及血池显像		
		动脉相	静脉相	血池相
肝囊肿	稀缺/缺损区	无	不充填	不充填
肝脓肿	稀缺/缺损区	无	不充填	不充填
肝腺瘤	稀缺/缺损区	无	充填	充填
肝血管瘤	稀缺/缺损区	有/无	充填	过度充填/缓慢灌注
肝癌	稀缺/缺损区	有/无	充填	充填
肝转移癌	稀缺/缺损区	有/无	不充填	不充填

三、肝胆动态显像

（一）显像原理

肝的多角细胞能摄取亚氨基二乙酸类（IDA）显像剂，并均匀地分布于肝脏，经短暂停留后排入微胆管，并随胆汁经胆道系统排入肠道。在此过程中，显像剂在胆汁中高度浓聚，并且到达肠腔后不被肠道黏膜所吸收，故可用显像仪器在体外动态观察其在肝、胆囊、胆道及肠腔内的分布情况，以此了解肝胆系统的功能和通畅情况。

（二）显像剂

肝胆显像剂主要以 ^{99m}Tc 标记的化合物为主，可分为两大类。

1. 亚氨二乙酸（iminodiacetic acid，IDA）类衍生物 该显像剂中以 ^{99m}Tc 标记的二乙基乙酰苯胺亚氨二乙酸（^{99m}Tc-EHIDA）、二甲基乙酰苯胺亚氨二乙酸（^{99m}Tc-HIDA）和二异丙基乙酰苯胺亚氨二乙酸（^{99m}Tc-DISIDA）较为常用；IDA 类药物具有亲水和亲脂基团，在体内外均稳定，在血中有效半衰期为（4.6 ± 1）min，引入后 10～20min 由肾脏排泄 15%，30min 时肾影基本消失；值得注意的是胆系显像剂受血中胆红素的影响，血中胆红素高时，胆囊不显影。

2. 吡哆醛-氨基酸（pyridoxylidene amino acid，PAA）类衍生物 这类显像剂中以 ^{99m}Tc 标记的吡哆-5-甲基色氨酸（pyridoxyl-5-methyl-tryptophan，PMT）最为常用。^{99m}Tc 标记的 PMT 和 EHIDA 肝胆显像剂还能被分化较高的肝癌细胞和肝腺瘤细胞所摄取和分泌。由于这类肿瘤组织中无胆管系统，不能将显像剂排出而滞留于肿瘤组织。因此，临床上可用此类显像剂进行肝细胞癌和肝腺瘤的诊断。

（三）显像方法

1. 患者检查前禁食 4～12h（进食可刺激胆囊内胆汁排空使胆囊显影不佳或不显影）；儿童可在检查前 15～30min 使用镇静剂，如苯巴比妥钠，每次 2～3mg/kg，以确保显像时体位不变。

2. 患者受检前避免使用影响显像质量的药物，如吗啡类和收缩胆囊类制剂等。

3. 患者取仰卧位，静脉注射 ^{99m}Tc 标记的显像剂 185～555MBq（5～15mCi），儿童按 74MBq/kg（0.2mCi/kg），分别于注射后进行动态显像，以 1 帧/2s 的速度采集至 60s，然后再以 1 帧/5min 的速度连续显像至 60min。若 1h 后胆囊或肠道仍未显影，可以延迟 2～3h 或 4～6h 显像，必要时延迟至 24h 显像。

4. 为了明确诊断，肝胆动态显像时需要进行药物或物理等方法介入试验，使胆道系统的功能发生改变，并通过一系列影像变化来鉴别该系统的疾病。

（1）脂肪餐或缩胆囊素试验（fatty meal test or cholecystokinin test）：当胆囊显影稳定后，可口服脂肪类食物或缓慢静脉注射缩胆囊素 200mg/kg，结束后立即以 2min/帧的显像方式连续采集 15 帧。15min 时胆囊收缩达到高峰，若 30min 后胆囊仍不收缩可停止采集。采集结束后可以测定胆囊的排胆分数（gallbladder ejection fraction，GBEF），了解胆囊的收缩功能。方法是用感兴趣区（ROI）分别勾画出试验前（收缩前）胆囊区的计数和试验后（收缩后）30min 胆囊区的计数，然后按公式求出 GBEF 值，当 GBEF < 35% 时，可以提示胆囊收缩功能异常。即：

$$GBEF = \frac{收缩前计数 - 收缩后计数}{收缩前计数} \times 100\%$$

（2）吗啡试验（morphine test）：如果肝胆动态显像 40～60min 胆囊不显影，可静脉注射吗啡 0.04mg/kg，然后继续显像 30min，观察胆囊显影情况。当胆管通畅时，注射吗啡后 20～30min 胆囊可以显影。本试验是利用吗啡刺激 Oddi 括约肌收缩的功能，使胆总管压力升高，延迟显像剂从胆囊中排出，促使胆囊显影。该法常用于急性胆囊炎的诊断。

（3）苯巴比妥试验（phenobarbital test）：方法是每次口服苯巴比妥 2.5mg/kg，每天 2 次，连续 5d，然后再次肝胆动态显像。苯巴比妥能提高胆红素及肝胆显像剂通过胆管排泄的速度，胆道通畅时可使之排泄加快。临床上常用此法鉴别先天性胆道闭锁和新生儿肝炎引起的黄疸。

（四）图像分析

1. 正常图像　显像顺序大致分为四个时相。

（1）血流灌注相：0～45s，心、肺、肾、大血管、肝脏依次显影。

（2）肝实质相：3～5min，肝脏已经清晰显影，且显像剂浓聚继续增强，15～20min 达高峰。以后肝影逐渐变淡。

（3）胆管排泄相：随着肝细胞将显像剂分泌入胆道，注射后 5min 胆管内即可显现显像剂。逐次显现左右肝管、总肝管、胆总管和胆囊管、胆囊影像。胆囊一般在 45min 内显影。肝影变淡，胆系影像随肝影变淡而更清晰，有时可见"胆道树"结构。

（4）肠道排泄相：显像剂被排至肠道，肠道显影一般不迟于 45～60min（图 12-10）。

2. 异常图像　肝胆动态显像的异常图像有以下几种表现。

（1）肝影增大，肝实质显影较淡或模糊不清，多见于肝细胞受损或重度黄疸的患者。

（2）肝脏持续显影，甚至 24h 后仍清晰可见，多见于肝细胞受损或胆系的完全阻塞性病变。

（3）心脏和肾脏持续显影，多见于肝功能受损或肝外胆系完全性梗阻。

（4）胆囊不显影，多见于胆系发育异常或急性胆囊炎等病症。

（5）肠道显影延缓或不显影，多见于胆系阻塞性疾病。有时肝功能受损严重，肠道显影较淡且延缓。

（五）临床应用与评价

1. 急性胆囊炎　肝实质、胆系显影过程、形态时间顺序均正常，仅表现为胆囊始终不显影。在急腹症情况下，延迟显像 1h 以上胆囊也始终不显影。但慢性胆囊炎、禁食时间过短或过长，以及慢性肝细胞性病变等原因也可导致胆囊不显影，分析时应注意鉴别，超声是最简便的鉴别方法。必要时应延迟至 4h 以上显像或进一步加做吗啡介入试验使胆囊显影，如果胆囊仍持续不显影，95% 以上的患者可以确诊（图 12-11）。

2. 慢性胆囊炎和胆系感染　此类患者肝胆显像往往是正常的，少数患者显像异常，且多表现为胆囊显影延迟、体积增大，可进一步测定 GBEF 确定胆囊的收缩功能。此外，有 10%～15% 的慢性胆囊炎患者胆囊不显影，在显像诊断时应该注意鉴别，通过超声和其他方法可以证实（图 12-12）。

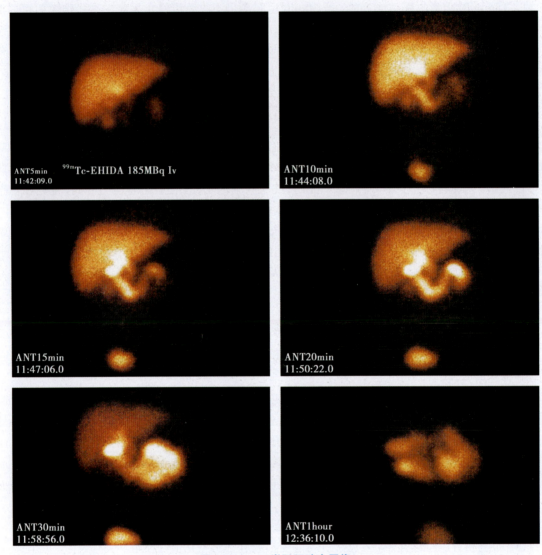

ANT5min　　^{99m}Tc-EHIDA 185MBq Iv
11:42:09.0

ANT10min
11:44:08.0

ANT15min
11:47:06.0

ANT20min
11:50:22.0

ANT30min
11:58:56.0

ANT1hour
12:36:10.0

图 12-10　正常肝胆动态显像

3. 黄疸的鉴别

（1）肝细胞性黄疸：由于肝细胞受损，摄取显像剂功能障碍，血液中清除缓慢。可见心影持续存在，肾影清晰，肝脏及胆系显影极差，肠道可出现显像剂分布（图 12-13）。此种情况 B 超、CT 仅能观察到肝实质、胆囊和胆管有无扩张的变化，对该类黄疸的诊断和鉴别意义不大。

（2）外科性黄疸：①肝外不完全性梗阻性黄疸：肝脏显影正常，心、肾不显影，肠道延缓显影是此类黄疸的主要特点之一（图 12-14）。B 超和 CT 影像对此类黄疸的诊断也有一定帮助，尤其 B 超对胆系结石所致黄疸的诊断优于 CT 检查。②肝外完全性梗阻性黄疸：肝脏影清晰，心、肾持续显影，24h 肠道不显影为其主要特点，该特点是与肝细胞性黄疸鉴别的重要特征（图 12-15）。B 超和 CT 除了显示扩张的胆管外，还能够发现导致阻塞性黄疸的器质性病变。

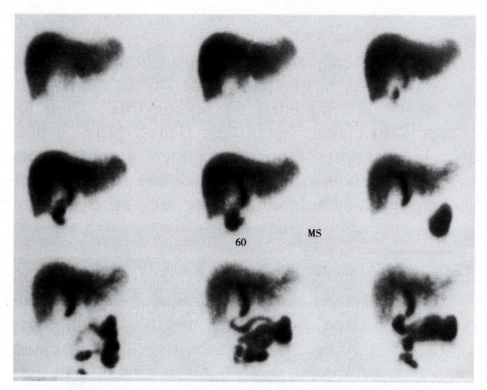

图 12-11 急性胆囊炎

肝胆动态显像持续 60min 胆囊不显影,吗啡试验后胆囊仍不显影。

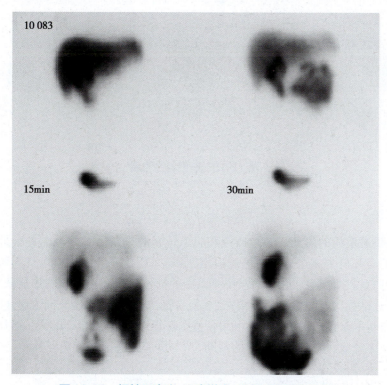

图 12-12 慢性胆囊炎,胆囊增大,脂餐后仍未见收缩

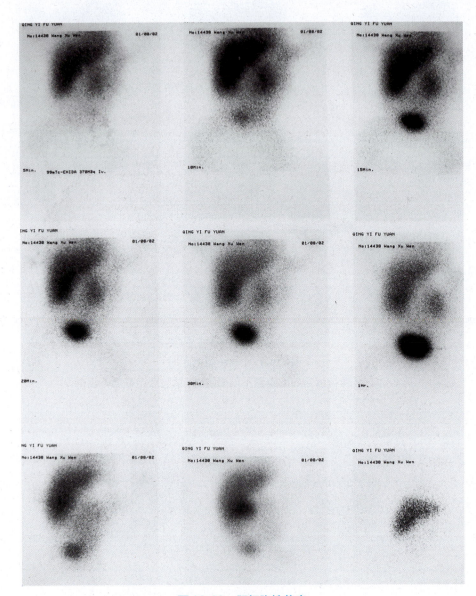

图 12-13　肝细胞性黄疸

4. 新生儿胆道疾病的诊断　胆道闭锁和胆总管囊肿是新生儿常见的先天性胆道疾病。胆道闭锁的影像特点与肝外完全性阻塞性黄疸相一致,苯巴比妥介入试验后仍无肠道影像。先天性胆总管囊肿可有以下显像特征:①早期显像,囊肿部位常呈圆形或椭圆形显像剂分布缺损区。②延迟显像,上述缺损区有显像剂逐渐填充(呈显像剂浓集区)。③显像剂浓集区的长轴向下,多数与胆总管走向基本一致。④胆总管囊肿可持续显影至 3~6h,甚至 24h(图 12-16),脂肪餐后仍然存在。B 超、CT 对该病的诊断有一定的帮助,可与肝胆动态显像优势互补。

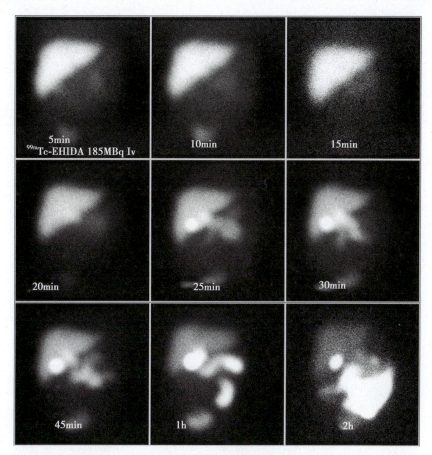

图 12-14 不完全性阻塞性黄疸

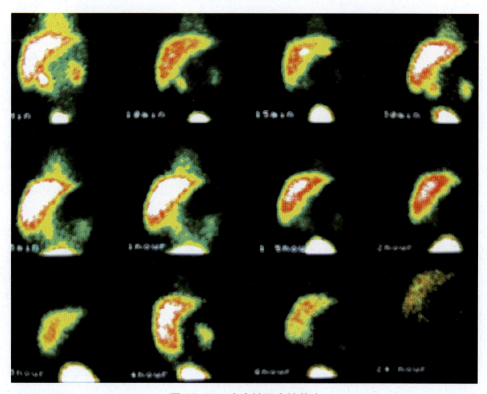

图 12-15 完全性阻塞性黄疸

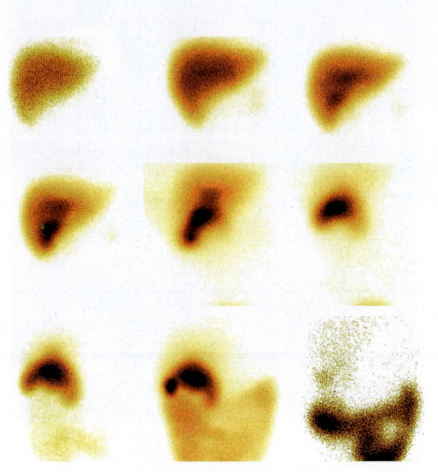

图 12-16　先天性胆总管囊肿

5．胆道术后的观察　胆道术后肝胆动态显像能够观察术后吻合口是否存在狭窄，了解胆道通畅情况。若术后胆道阻塞或吻合口狭窄，肝胆显像可呈肝外完全或不完全梗阻表现。肝脏外伤或胆总管囊肿破裂及胆道术后可出现胆汁漏，如有胆汁漏存在，肠道外可见片状异常显像剂浓聚影（图 12-17）。

6．肝移植术后的监测　近年来，随着肝移植技术水平的不断提高，肝移植的患者逐渐增多。肝移植后出现并发症，仅依靠 B 超、CT 检查远达不到临床的要求。肝胆动态显像有助于了解肝移植术后的情况，如：①肝功能的恢复情况；②有无胆汁漏存在；③及时发现胆系梗阻；④观察和判断肝脏有无排斥反应等。

7．肝细胞癌的定性及其转移灶的定位　某些肝细胞癌有类似肝细胞的功能。基于这一特点，可用 ^{99m}Tc 标记的 PMT 和 EHIDA 肝胆显像定性诊断原发性肝癌及其转移灶。其表现为早期显像病变部位呈显像剂分布缺损区，延迟显像 1～3h 后原缺损区内有显像剂填充。但是需要与之鉴别的是一些肝脏良性肿瘤，如肝脏腺瘤、增生性结节等病变，也有可能摄取肝胆显像剂，产生假阳性结果。这些肝脏良性病变与肝细胞癌显像的区别在于良性病变早期显像时就有显像剂的填充，而肝细胞癌则无。研究发现，一些肝细胞癌的骨转移灶也能摄取肝胆显像剂，必要时可用此法对骨转移灶进行定位、定性诊断（图 12-18）。

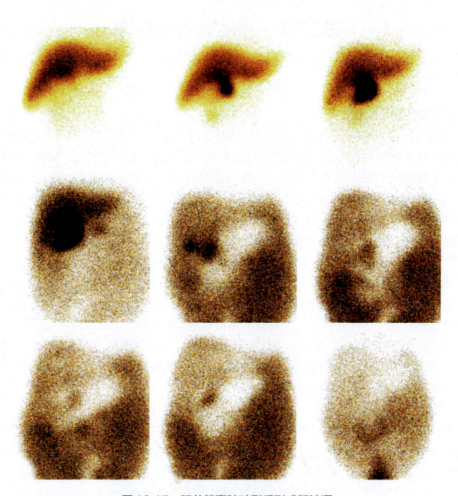

图 12-17　胆总管囊肿破裂后形成胆汁漏

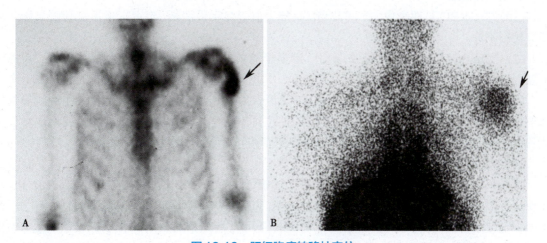

图 12-18　肝细胞癌转移灶定位

A．⁹⁹ᵐTc-MDP 骨显像，示左肩骨转移瘤；B．⁹⁹ᵐTc-EHIDA 显像，示左肩骨转移瘤处异常显像剂聚集。

第二节 消化道出血显像

一、胃肠道出血显像

（一）显像原理及显像剂

胃肠道出血显像（gastrointestinal tract bleeding imaging）是应用不能自由透过血管壁的 ^{99m}Tc 标记显像剂，静脉注射后仅能使大血管和血供丰富、血容量大的脏器显影，如肝、脾等，最终从血池中消失；而肠壁血供不如前者丰富，一般不显影。当胃肠壁血管破损、发生活动性出血时，^{99m}Tc 标记的显像剂可随血液不断溢出血管外进入胃肠道，出现位移性异常显像剂聚集灶，此时用放射性核素显像仪器可以观察出血的位置和范围。

常用的胃肠道出血显像剂有两类。

1. ^{99m}Tc-RBC 静脉注射后能较长时间在血管内随血循环流动，适宜于慢性、间歇性胃肠道出血，显示出血部位的敏感性达 93%、特异性 95%、准确性 94%；但若是采用体内标记红细胞法，常导致游离 $^{99m}TcO_4^-$ 在胃中聚集、经肠道排泄，可出现较多的假阳性，需注意鉴别。

2. ^{99m}Tc-SC 或 ^{99m}Tc-PHY 注入静脉后能被肝、脾等网状内皮细胞所摄取，并不断被清除，在血循环中存留时间较短，多用于急性持续性出血。与前者相比，胶体类显像剂的优点为腹部放射性本底较低，有利于出血灶的观察，必要时 1h 后还可以重复使用，缺点是肝脾放射性较高，容易掩饰其邻近肠道的出血部位而导致漏诊、误诊。

（二）显像方法

检查前 30min，患者口服过氯酸钾 200mg，减少正常胃黏膜对 $^{99m}TcO_4^-$ 的摄取和分泌。然后患者仰卧位于探头下，视野包括整个腹部。静脉注射 ^{99m}Tc-SC（^{99m}Tc-PHY）370～555MBq（10～15mCi）或 ^{99m}Tc-RBC 370～740MBq（10～20mCi）后，立即启动显像仪器以 2～3s/ 帧速度，连续采集 20～30 帧动态像，之后再间隔 10～15min 采集 1 帧腹部影像，连续采集至 60min。如果仍为阴性，应继续延迟 2h、4h、6h 或 24h 显像。

（三）图像分析

1. 正常图像

（1）^{99m}Tc-RBC 早期影像，肝、脾、肾、腹部大血管显示最清晰，延迟影像可见膀胱显影。胃肠道显影不清。

（2）^{99m}Tc-SC（^{99m}Tc-PHY）影像，除肝、脾显影清晰外，脊柱和骨盆还可能轻度显影。胃肠道不显影。

2. 异常图像

胃肠道活动性出血量大、速度快时，腹部出血部位可呈片状或团块状异常显像剂聚集灶。因肠蠕动异常显像剂聚集灶的部位可产生位移，有时可呈条索状影或出现肠道影（图 12-19）。出血速度缓慢、出血量较少时，延迟显像可见异常片状显像剂聚集灶。

（四）临床应用

胃肠道出血显像是一种无创伤、无痛苦又灵敏的检查方法。文献报告 ^{99m}Tc-SC（^{99m}Tc-PHY）显像诊断胃肠道出血的灵敏性达到 85%～96%，甚至能发现 <0.1ml/min 的微量肠道出血，而腹部血管造影很难发现这类肠道出血。内镜检查可直接观察胃及十二指肠或结肠、直肠的出血，但对小肠的出血也不易发现。因此，胃肠道出血显像对小肠的急、慢性出血的探测显得更为重要。

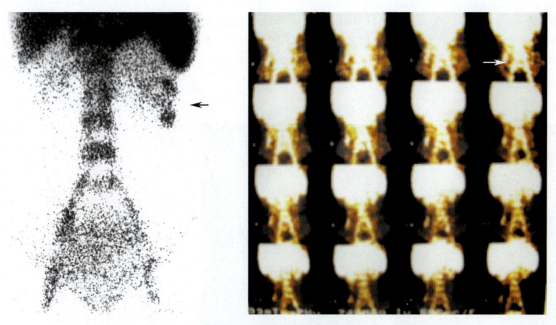

图 12-19　胃肠道出血显像
左上腹出血灶，术后证实结肠类癌；右腹部出血灶，术后证实为结肠溃疡所致出血。

二、异位胃黏膜显像

（一）原理及显像剂

正常胃黏膜和异位胃黏膜（ectopic gastric mucosa）都可摄取和分泌游离 $^{99m}TcO_4^-$。梅克尔憩室（Meckel's diverticulum）的并发症通常有胃肠道出血，57% 的有症状患者存在异位胃黏膜，常发生在 2 岁前，也可以出现在任何年龄。静脉注射 $^{99m}TcO_4^-$ 185～370MBq（5～10mCi）（儿童 7.4～11.1MBq/kg）后，异位胃黏膜可显示异常显像剂聚集灶。因此，用核素显像技术能达到定位、定性的诊断目的。

（二）检查方法

1. 患者准备　患者检查前空腹 4h 以上，并在 3～4d 前避免 X 线钡剂造影和禁用影响胃黏膜摄取、分泌的药物，如过氯酸钾、水合氯醛、阿托品等。

2. 采集方法　患者仰卧于探头下，视野应包括耻骨联合以上的腹部。静脉注射 $^{99m}TcO_4^-$ 后，立即以 2～3s/ 帧速度，连续采集 20～30 帧动态血流图像，之后以 5min/ 帧的速度，连续采集 30min，然后每间隔 10min 采集 1 帧影像，连续 60min。当显像阴性时，适当延长显像时间，直至胃内 $^{99m}TcO_4^-$ 排入小肠为止。

（三）图像分析

1. 正常图像　胃和膀胱正常显影，同时肾脏可轻度显影。延迟显像时十二指肠、小肠可以显影。

2. 异常图像　梅克尔憩室多在脐周围 / 右下腹显示位置固定的局限性异常显像剂浓集区（图 12-20），也可以出现在腹部的任何部位；异位胃黏膜的显像剂聚集应和正常胃黏膜的显像剂同时出现。应注意从胃排入小肠的放射性，以及肾脏、输尿管或膀胱放射性的影响，避免误认为阳性病灶。若需准确定位，可在最早出现局限性异常显像剂浓集区时段进行 SPECT/CT 融合显像。

（四）临床应用

梅克尔憩室是儿童消化道出血的常见原因，好发于小肠的回肠部位。$^{99m}TcO_4^-$ 显像对该病诊断有较高的灵敏性（最高报道 85%）和准确性（最高报道 90%），又具有无创、无痛苦、辐射剂量低、方法简便的优点。通常的钡剂造影和内镜对该病诊断意义不大。$^{99m}TcO_4^-$显像的不足之处，有时可出现假阴性和假阳性，如憩室内炎症、水肿、坏死或异位胃黏膜数量较少等原因常出现假阴性。小肠的梗阻、肠套叠（图 12-21）、动静脉畸形、溃疡、炎性病变、肠道肿瘤等因素均易产生假阳性结果。

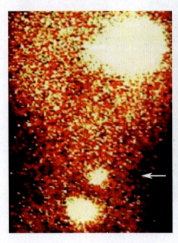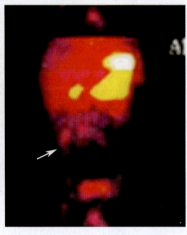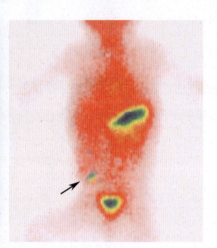

图 12-20　梅克尔憩室

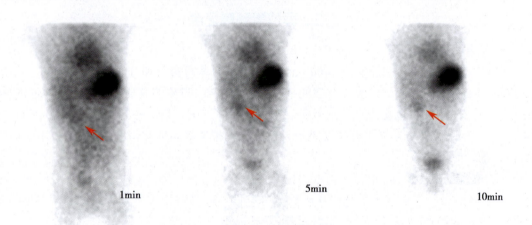

图 12-21　肠套叠异位胃黏膜动态显像

患儿，女，1 岁，肠套叠。异位胃黏膜动态显像示右侧上腹部局灶性异常显像剂聚集灶，与胃显像同步，随时间改变位置固定不变（如箭头所示）。腹部彩超提示肠套叠伴肠系膜淋巴结增大，行空气复位成功。

第三节　唾液腺显像

一、原理及显像剂

唾液腺（包括腮腺、颌下腺和舌下腺）具有摄取和分泌 $^{99m}TcO_4^-$ 的功能。静脉注射 $^{99m}TcO_4^-$ 后随血流到达唾液腺，被叶间导管上皮细胞摄取，并暂时浓集于腺体内，之后通过唾液腺导管逐渐分泌排泄到口腔。因此，通过唾液腺显像（salivary gland imaging）可以观察唾液腺的位置、形态、大小和唾液腺的功能及其导管的通畅情况。

二、显 像 方 法

1. 患者准备 动态显像前避免使用影响唾液腺摄取或分泌 $^{99m}TcO_4^-$ 的药物及检查,如阿托品类药物和过氯酸钾等能抑制唾液的分泌,腮腺 X 线造影可以影响唾液腺摄取 $^{99m}TcO_4^-$ 数日之久。

2. 采集方法 患者取仰卧位于探头下,头固定不动,视野应包括所有唾液腺和部分甲状腺。动态显像:"弹丸"式静脉注射 $^{99m}TcO_4^-$ 185～370MBq(5～10mCi),立即启动显像仪器以 30～60s/帧的速度,连续采集 30min。期间,第 15min 时,在保持头部体位不变的情况下,给予维生素 C 100～200mg 含化进行酸刺激试验。采集结束后用 ROI 技术获取双侧腮腺、双侧颌下腺及口腔区域计数,绘制时间 - 放射性曲线。静态显像:静脉注射显像剂后分别于 5min、10min、20min、40min 行前位和左、右侧位显像,用以观察唾液腺的位置、形态、大小及腺体的显像剂分布情况。

三、图 像 分 析

1. 正常图像 注射显像剂后 1～2min 后双侧腮腺和颌下腺开始轻度显影并逐渐清晰,10～15min 腮腺和颌下腺显影最佳,口腔内开始出现显像剂聚集。腮腺和颌下腺左右对称,轮廓完整,均匀显像,但腮腺显像剂聚集高于颌下腺,舌下腺一般不显影。腮腺影像呈椭圆形,上宽下窄;颌下腺一般呈圆形或椭圆形;同一患者双侧腺体的大小和位置基本对称,但不同个体间腺体的大小可能存在差异。正常时,唾液腺和甲状腺摄取 $^{99m}TcO_4^-$ 的速度相同,显像时间同步。正常唾液腺的时间 - 放射性曲线,从初始至 10～15min 时曲线逐渐上升,口服酸剂后迅速下降,口腔曲线迅速上升(图 12-22、图 12-23)。

2. 异常图像

(1)腺体增大,欠对称性。

(2)唾液腺和口腔内无或仅有少量显像剂分布。

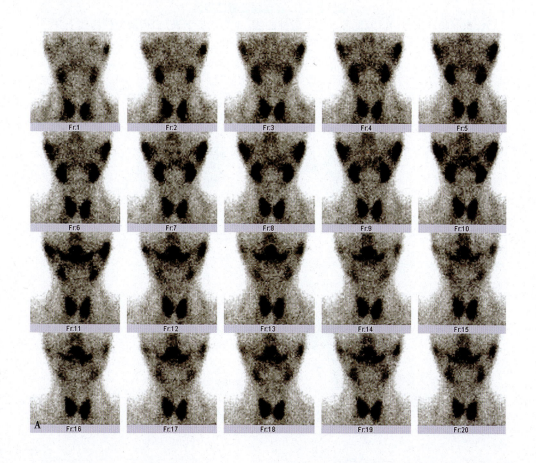

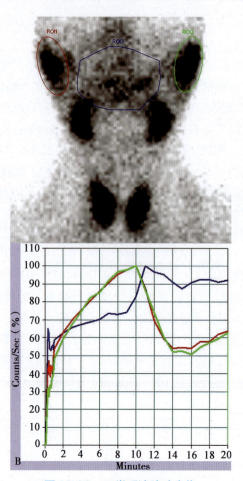

图 12-22　正常唾液腺动态像

A. 60s/ 帧动态像；B. 双腮腺动态放射性曲线，服酸剂后下降，口内放射性曲线上升。

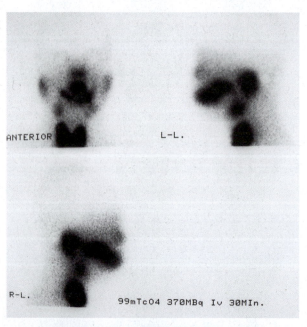

图 12-23　正常唾液腺静态像

（3）唾液腺的时间-放射性曲线在酸性刺激后曲线持续上升，无下降或轻度下降。

（4）腺体内显像剂分布不均匀，常提示占位性病变的存在。唾液腺内显像剂分布不均匀可表现为"冷区"、"温区"和"热区"。"冷区"：病灶区显像剂分布明显低于周围正常唾液腺组织，若边缘清楚多提示为良性病变，如囊肿、脓肿等；若边缘不清楚多提示为恶性病变。"温区"：病灶区显像剂分布接近于周围正常唾液腺组织，多见于腮腺混合瘤或腺瘤。"热区"：病灶区显像剂分布明显高于周围正常唾液腺组织，多见于淋巴瘤性乳头状囊腺瘤（Warthin瘤）、病毒感染、细菌感染、酒精中毒及放射治疗所致的炎症反应。

四、临床应用

1. 唾液腺炎症的诊断 急性唾液腺炎表现为摄取显像剂的功能增强，双侧或一侧呈弥漫性显像剂聚集。慢性唾液腺炎，由于腺体内细胞萎缩，摄取显像剂的功能下降，表现为双侧或一侧弥漫性显像剂分布稀疏或不显影。鼻咽癌（图12-24）、口腔癌放射治疗和甲状腺癌 ^{131} 碘治疗所致的唾液腺辐射损伤的常见并发症之一就是口干、吞咽困难，患者主要表现为唾液腺的排泄功能障碍，唾液腺显像常表现为"热区"。

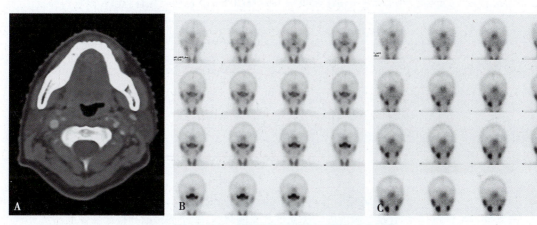

图12-24 鼻咽癌放疗前后唾液腺动态显像

患者，女，42岁，鼻咽癌。A. CT示鼻咽癌，侵犯邻近组织，伴右侧咽旁间隙、双侧颈动脉鞘周围淋巴结转移；B. 患者放疗前唾液腺动态显像示双侧腮腺、颌下腺摄取和排泄显像剂功能良好，口腔内显像剂聚集明显；C. 患者第四次放疗后，左侧腮腺摄取显像剂功能差，右侧腮腺及双侧颌下腺摄取显像剂功能良好，排泄功能差，呈"热区"，口腔内无明显显像剂聚集。

2. 舍格伦综合征（Sjögren syndrome） 又称口干综合征/干燥综合征，是一种外分泌腺体及全身其他器官受影响的自身免疫性疾病，如风湿性关节炎、系统性红斑狼疮、结缔组织病、淋巴瘤、结核等。Sjögren综合征可使唾液腺的摄取和分泌功能逐渐丧失，口干是其最重要的症状。Sjögren综合征患者唾液腺显像的主要表现：唾液腺显影欠清晰或不显影，对酸性刺激不敏感，口腔无或仅少量显像剂分布；在酸性刺激后时间-放射性曲线无下降，口腔曲线无升高（图12-25）。唾液腺显像是一种诊断Sjögren综合征简便而直观的检查方法，其结果敏感、准确，患者无痛苦，易于接受。X线唾液腺造影、CT、MRI和B超单独应用对该病诊断意义不大。

3. 唾液腺肿瘤的诊断 唾液腺肿瘤通常禁忌做活检，$^{99m}TcO_4^-$ 显像对唾液腺肿块性质的筛选有一定价值。唾液腺的囊肿、脓肿等良性病变，显像时多表现为"冷区"。若肿块边缘模糊不清或不规整有可能为恶性肿瘤，应进一步检查。唾液腺的混合瘤和腺瘤以"温区"较为多见。Warthin瘤多表现为"热区"（图12-26），有报道 $^{99m}TcO_4^-$ 显像对Warthin瘤的定性诊断有较高的临床价值，准确性可达75%～100%。

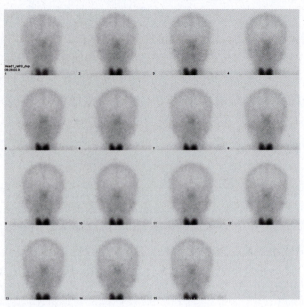

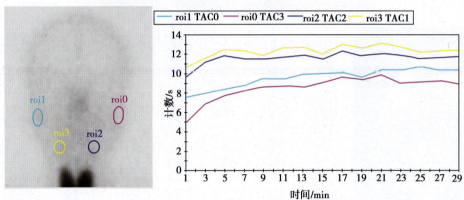

图 12-25　口干综合征唾液腺动态显像

患者女，44 岁，口干综合征。唾液腺动态显像示双侧腮腺、颌下腺摄取和排泄显像剂功能差，口腔内无明显显像剂聚集；动态曲线示双侧腮腺、颌下腺酸刺激后无明显变化。

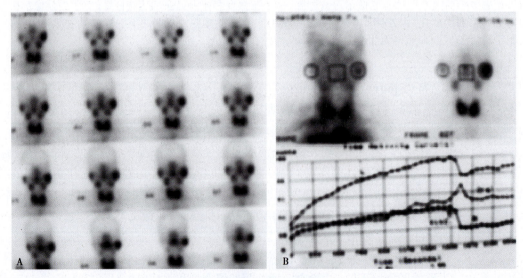

图 12-26　Warthin 瘤

A. 动态像左侧腮腺内肿瘤显示放射性浓集；B. 酸性刺激后左腮腺动态曲线与右侧变化相同，但曲线明显高于对侧。

第四节　典型病例分析

1. 病史摘要　患者男，26 岁，因"黑便、便中滴血 6 天，头晕、乏力 2 天"入院。查体：生命体征平稳，神清，双肺呼吸音清，心律齐，腹部平坦，腹软，无压痛反跳痛，腹部无包块，肝脾肋下未触及，无移动性浊音，肠鸣音未见异常。实验室检查：血常规 WBC 4.54×10^9/L，RBC 3.37×10^{12}/L，HGB 96g/L；C 反应蛋白 0.34mg/L，降钙素原 <0.02ng/ml；大便常规示隐血（+）。电子小肠镜检查示：可疑小肠出血。电子胃镜检查示：慢性浅表性胃炎伴平坦糜烂。消化道胶囊内镜检查提示：慢性胃炎；小肠中下段肠液褐色改变，原因待查；小肠下段多发小凹陷改变，性质待查。临床诊断考虑：可疑小肠出血，浅表性慢性胃炎伴糜烂。患者行胶囊胃镜后，出血原因仍未能明确，进一步行异位胃黏膜显像以明确是否有梅克尔憩室存在。

2. 检查方法　"弹丸"式静脉注射 10mCi 的 $^{99m}TcO_4^-$ 后，即刻以 1 帧/5s 速度采集 1min 的动态显像，并分别于 5min、10min、30min、1h、2h 进行静态显像，其中 10min 时行腹部 SPECT/CT 断层融合显像。

3. 影像表现　异位胃黏膜显像示（图 12-27、图 12-28）：心脏、肝脏、肾脏、腹主动脉影像清晰可见，逐渐减淡；胃内显像剂逐渐聚集，随着时间延长胃影像持续增浓；10min 时中腹部偏右侧见局限性异常显像剂浓集区，其后该部位显像剂浓聚程度增高，位置相对较固定；1h 时见十二指肠浅淡显影，随时间延长显像剂逐渐浓集（箭头所指）并向远端迁移。10min 时 SPECT/CT 断层融合显像示：中腹部偏右侧（约第 4 组近段回肠）内见小斑片状显像剂轻度异常浓集影，CT 见相应部位肠腔向外局限突出，呈囊袋状。考虑梅克尔憩室。

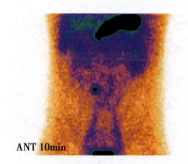 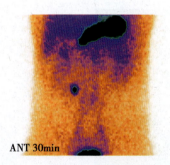 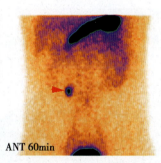

ANT 10min　　　ANT 30min　　　ANT 60min

图 12-27　梅克尔憩室异位胃黏膜动态显像

双气囊电子小肠镜检查（经肛）提示：回肠中下段见一憩室，开口直径约 6mm，憩室较深，难见远端，未见明显活动性出血（图 12-29）。

4. 鉴别诊断　多种原因可导致异位胃黏膜显像的假阳性和假阴性。假阳性的主要原因有：小肠的梗阻、肠套叠、炎症性肠病、局限性肠炎、肠道肿瘤等。

5. 临床诊断　梅克尔憩室，下消化道出血。

6. 治疗计划　在普外科行单孔腹腔镜回肠部分切除术。术后病理报告：（部分小肠）符合小肠梅克尔憩室，两侧切缘未见病变组织残留（图 12-30）。

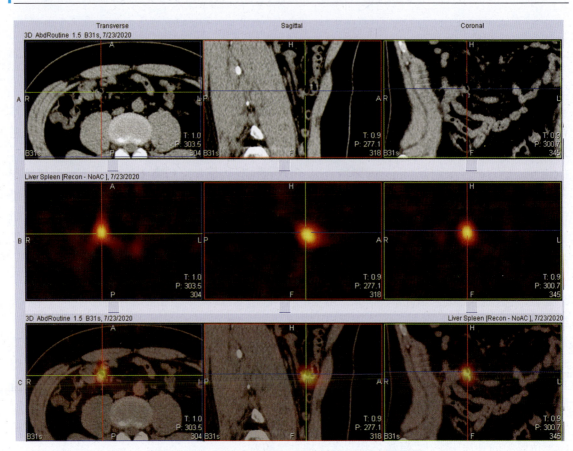

图 12-28　SPECT/CT 定位诊断回肠部异位胃黏膜

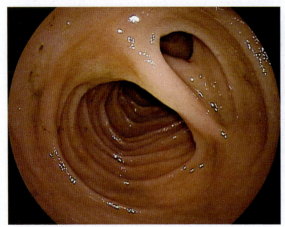

图 12-29　双气囊电子小肠镜检所见

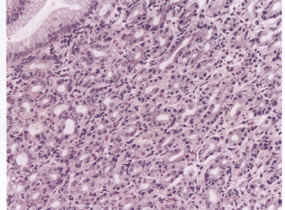

图 12-30　腹腔镜下小肠部分切除术后病理所见（HE 染色，100×）

7. 病例小结　本例患者为梅克尔憩室并小肠出血，患者为 26 岁男性，临床表现为贫血，大便常规隐血（+）；动态平面及 SPECT/CT 断层异位胃黏膜显像提示中腹部偏右侧（约第 4 组近段回肠）内见小斑片状显像剂轻度异常显像剂浓集影，CT 见相应部位肠腔向外局限突出，呈囊袋状；均支持梅克尔憩室的诊断。随后进行的经肛双气囊电子小肠镜检查也提示回肠中下段见一憩室。可见，动态平面异位胃黏膜显像作为无创性检查可为进一步治疗方案的制定提供客观依据，而 SPECT/CT 断层融合显像的应用能明显提高诊断的特异性及正确性，为临床手术治疗提供必要的定位信息。

本章小结

肝胶体显像在肝脏占位性病变诊断的价值日趋下降，但联合应用肝血池显像在肝血管瘤的鉴别诊断方面仍具有重要的价值。肝胆动态显像在判断胆道通畅情况、黄疸的鉴别诊断方面的价值仍然是无法取代的。胃肠道出血显像在肠道急、慢性出血的定位诊断方面仍具有独特的价值，尤其是对其他影像技术和内镜检查不易探测到的下消化道出血，更有助于确定出血的位置和范围；异位胃黏膜显像在梅克尔憩室的定位诊断方面的价值是值得肯定的，这种无创的显像方法诊断准确率、灵敏度远高于其他检查方法。唾液腺显像在判断唾液腺的功能方面是临床首选且是无法取代的，特别是在全身免疫性疾病如干燥综合征的辅助诊断方面的价值是被广泛认可的。

思考题

1. 肝胆动态显像的原理、适应证和临床意义是什么？
2. 为什么异位胃黏膜能摄取显像剂？
3. 唾液腺显像的异常图像表现形式有哪几种？

（李贵平）

第十三章 泌尿系统显像

泌尿系统（urinary system）是由肾脏、输尿管、膀胱、尿道组成。主要通过肾脏的滤过、重吸收和分泌功能，排泄人体代谢的终产物并维持水、电解质的平衡。泌尿系统是临床核医学的重要组成部分，因其具有无创、安全、操作简单和提供信息全面等特点，被广泛应用于临床。本章主要介绍肾动态显像（dynamic renal imaging）、肾静态显像（static renal imaging）及膀胱输尿管反流显像（vesicoureteric reflux imaging），用于评价肾脏位置、大小、形态、血流灌注、皮质功能和尿路通畅情况。

第一节 肾动态显像

一、原 理

肾动态显像（dynamic renal imaging）包括肾血流灌注显像（renal perfusion imaging）和肾功能动态显像（dynamic renal function imaging），是指通过静脉"弹丸式"注射经肾小球滤过肾小管分泌而不被回吸收的放射性药物，用 SPECT 或 γ- 照相机快速连续动态采集包括双肾和膀胱区域的放射性影像，可依序观察到显像剂灌注腹主动脉、肾动脉后迅速集聚在肾实质内，随后由肾实质逐渐流向肾盏、肾盂，经输尿管到达膀胱的全过程。应用计算机感兴趣区（ROI）技术，依据双肾系列影像而获得的双肾时间 - 放射性曲线（TAC），称为肾图（renogram）。反映肾脏的位置、形态、大小、分肾功能及尿路通畅等情况。

二、显像剂及方法

肾动态显像可以使用肾小球滤过型或肾小管分泌型显像药物，因选用的显像药物不同而分别能够反映出肾小球或小管功能。具体情况如表 13-1 所示。

表 13-1 临床常用肾动态显像剂及儿童成人剂量

类型	英文缩写	名称（中英文对照）	剂量 /MBq	
			成人	儿童
肾小球滤过型	^{99m}Tc-DTPA	^{99m}Tc- 二乙撑三胺五乙酸	185～740	74～370
肾小管分泌型	^{99m}Tc-MAG$_3$	^{99m}Tc- 巯基乙酰基三甘氨酸	296～370	37～185
	^{99m}Tc-EC	^{99m}Tc- 双半胱氨酸	296～370	37～185
	^{131}I-OIH	^{131}I- 邻碘马尿酸钠	11.1	不推荐

1. 患者准备 检查前 30～60min 饮水 300～500ml 或 5～7ml/kg 以提供足够的水负荷，并记录受检者的身高（cm）和体重（kg）。显像前排空膀胱。

2. 显像剂 ^{99m}Tc- 二乙撑三胺五乙酸（^{99m}Tc-diethylene triamine pentaacetic acid，^{99m}Tc-DTPA）是临床最常用的显像剂，经肾小球滤过，不被肾小管上皮细胞再吸收，随尿液排出。

3. 方法　受检者取坐位或卧位。视野包括双肾和膀胱，肾移植者应包括移植肾所在的位置。静脉"弹丸式"注射 ^{99m}Tc-DTPA（体积 <1ml），即刻以 1～2s/帧采集，共 60s，获得肾血流灌注影像；随后以 30～60s/帧采集，共 20～30min，获得肾功能影像，必要时延迟至 1h 后。采集时间内如发现肾积水，于 15～20min 时注射利尿剂（常用呋塞米），并继续采集影像 10～20min。

通过 ROI 处理技术，分别勾画腹主动脉、双肾及双肾下方本底 ROI，获得双肾血流灌注和肾实质功能的时间 - 放射性曲线（TAC），分析得到分肾高峰时间、半排时间等肾功能参数，为临床提供双肾血流灌注、实质功能和尿路通畅性等定量信息。

三、图 像 分 析

1. 正常图像　血流灌注相，注射显像剂后依次可见心脏、腹主动脉上段显影，约 2～3s 后出现肾小动脉和毛细血管床血流灌注影像，双肾影像基本对称，血流灌注的峰时差小于 2s，峰值小于 25%。肾功能相，肾血流灌注显影后，肾影逐渐增浓在 2～4min 时肾影显示最浓且清晰，随后肾影周边逐渐减退，而肾盏肾盂部位放射性逐渐浓聚，输尿管隐约显影或不显影，膀胱显影逐渐明显。显像结束时，肾影基本消退，大部分放射性聚集于膀胱内（图 13-1）。

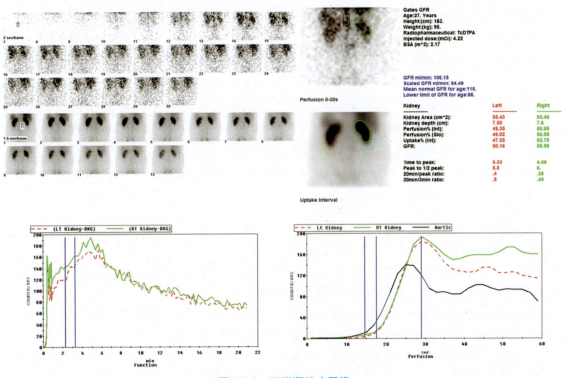

图 13-1　正常肾动态显像

2. 异常图像　肾血流灌注影像主要表现为显像剂分布异常减少或增强，如肾区无灌注、灌注范围缩小、灌注延迟、局限性灌注减少或增强等。功能影像异常主要包括患侧肾区无功能组织显影、显影减淡、清除慢或延迟；肾皮质持续显影，肾盂、肾盏及膀胱无显像剂聚集或聚集减少；肾皮质变薄，肾盂扩张且放射性持续浓聚，延迟显像或利尿剂介入显像可见肾盂内显像剂明显滞留，并可伴输尿管显影和增粗。

3. 肾图分析

（1）正常肾图曲线：包括三部分内容，分别由陡然上升的放射性出现段（a 段）、示踪剂聚集段（b 段）和排泄段（c 段）组成（图 13-2）。

a 段：静脉注射示踪剂后 10s 左右，肾图曲线出现急剧上升段。此段为血管段，即示踪剂快速通过肾动脉进入肾脏内的阶段,该段时间短,约 30s,其高度在一定程度上反映了肾动脉的血流灌注量和相应的肾功能情况。

b 段:a 段之后的斜行上升段,3～5min 达高峰,其上升斜率和高度与肾血流量、肾小球滤过功能和肾小管上皮细胞摄取、分泌功能有关,直接反映肾皮质功能。

c 段:b 段之后的下降段,首部下降斜率与 b 段上升斜率相近,下降至峰值一半的时间小于 8min。为示踪剂经肾集合系统排入膀胱的过程,主要与上尿路通畅和尿流量多少有关。

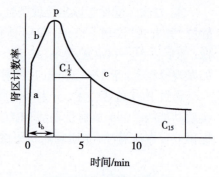

图 13-2　正常肾图曲线

(2) 肾图定量分析指标:经典的(^{131}I-OIH)肾图定量分析常用参数见表 13-2。

表 13-2　肾图定量分析指标及正常参考值

指标	计算方法	正常值	目的
高峰时间(t_p)	从注射药物到肾内放射性计数最高	<5min(平均 2～4min)	尿路通畅时肾功能观察
半排时间($C_{1/2}$)	从高峰下降到峰值一半的时间	<8min(平均 4min)	尿路通畅时肾功能观察
15min 残留率	$(C_{15}/b) \times 100\%$	<50%(平均 30%)	尿路通畅时肾功能观察
肾脏指数	$[(b-a)^2+(b-c_{15})^2]/b^2 \times 100\%$	>45%(平均 60%)	尿路通畅时肾功能观察
分浓缩率	$(b-a)/(a \times t_p) \times 100\%$	>6%(平均 18%)	尿路不畅时肾功能观察
峰时差	$|t_{p左}-t_{p右}|$	<1min	观察两侧肾功能之差
峰值差	$|b_左-b_右|/b \times 100\%$	<25%	观察两侧肾功能之差
肾脏指数差	$|RI_左-RI_右|/RI \times 100\%$	<30%	观察两侧肾功能之差

注:C_{15} 为注射药物后 15min 时的肾内计数率,b 为高峰时的计数率,a 为肾血流灌注峰的计数率;RI 为肾脏指数。

(3) 异常肾图曲线

1) 持续上升型:a 段基本正常,b 段持续上升,未见 c 段出现。单侧出现时,多见于急性上尿路梗阻;双侧同时出现,多见于急性肾性肾衰竭。

2) 高水平延长型:a 段基本正常,b 段斜率降低,上升较慢,此后基本维持在同一水平,未见明显下降的 c 段。多见于上尿路梗阻伴明显肾盂积水。

3) 抛物线型:a 段正常或稍低,b 段上升缓慢,峰时后延,c 段下降缓慢,峰形圆钝。主要见于脱水、肾缺血、肾功能受损和上尿路引流不畅伴轻、中度肾盂积水。

4) 低水平延长型:a 段低,b 段上升不明显,基本维持在同一水平。常见于肾功能严重受损和急性肾前性肾衰竭,也可见于慢性上尿路严重梗阻。偶见于急性上尿路梗阻,当梗阻原因解除,肾图可很快恢复正常。

5) 低水平递降型:a 段低,无 b 段,放射性计数递减,且较健侧同一时间的计数低。见于肾脏无功能、肾功能极差、肾缺如或肾切除。

6) 阶梯状下降型:a、b 段基本正常,c 段呈规则的或不规则的阶梯状下降。见于尿反流和因疼痛、精神紧张、尿路感染、少尿或卧位等所致上尿路不稳定性痉挛。

7) 单侧小肾图型:较对侧正常肾图明显缩小,但其形态正常,a、b、c 段都存在,可见于单侧肾动脉狭窄、先天性小肾脏和游走肾坐位采集肾图。

四、临 床 应 用

1. 总肾和分肾功能评价　肾动态显像既可以评价总肾功能又可以单独评价分肾功能,是一种无创测定分肾功能的独特方法。对于慢性肾病及药物性肾损伤时肾脏功能的评估（图13-3）、泌尿外科肾脏手术切除前、活体肾移植供肾的评估方面，具有重要的临床应用价值。

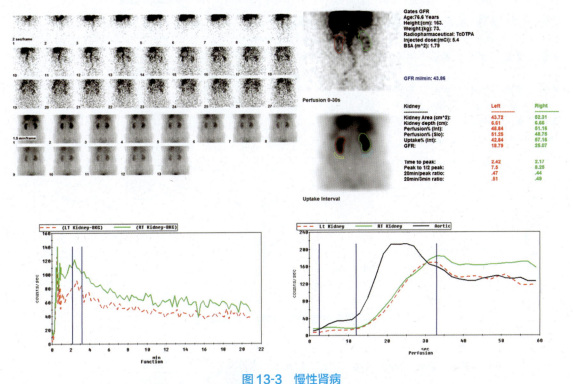

图13-3 慢性肾病

血流灌注正常，双肾肾小球滤过率对称性减低，本底显著升高。

2. 上尿路梗阻的诊断与鉴别诊断 上尿路梗阻时，肾动态显像表现为肾盂肾盏或输尿管扩张，放射性持续浓聚、消退缓慢或不消退，肾图分析结果能提供患侧肾和健康肾的功能信息。利尿介入试验（diuresis intervention test）能有效鉴别机械性上尿路梗阻（obstructive hydronephrosis）和非梗阻性尿路扩张（non-obstructive dilatation），方法为常规肾动态显像至肾图平台期，再注射利尿剂（呋塞米，0.5mg/kg，总量不超过40mg）继续显像10～15min。典型的机械性上尿路梗阻，表现为放射性在肾区及扩张的肾盂肾盏内甚至输尿管段逐渐浓聚，肾影增大、变形；应用利尿剂后，未见明显放射性减退，肾图曲线未出现明显下降段，梗阻严重者可以出现肾图曲线仍然持续上升（图13-4）。典型的非梗阻性尿路扩张，表现为放射性在肾区及扩张的肾盂肾盏内甚至输尿管段逐渐浓聚，肾影正常或轻度增大；应用利尿剂后，可见放射性迅速减退，肾图曲线出现明显下降段（图13-5）。

3. 判断肾血管性高血压 肾血管性高血压（renovascular hypertension，RVH）是指继发于肾动脉主干或主要分支狭窄，致肾动脉低灌注而激活肾素-血管紧张素-醛固酮系统引起的高血压。越早矫正狭窄的肾动脉，RVH治愈的机会越高。血管紧张素转化酶抑制剂（angiotensin converting enzyme inhibitor，ACEI）介入试验能有效地诊断和鉴别诊断RVH，卡托普利（captopril）最常用。常规肾动态显像可表现为正常或轻微异常，应用卡托普利后，患侧肾区影像及肾图曲线出现异常或原有异常加重，从而提高对RVH诊断的敏感性和准确性。

4. 移植肾监测 肾动态显像可早期、准确判断肾移植术后肾脏血流及功能情况，有助于及时进行治疗，防止不可逆损伤的发生。肾移植术后，移植成功的肾脏，血流灌注相显影清晰，功能相肾实质早期轮廓清晰、形态完整、显像剂分布均匀，清除相皮质显影明显消退，膀胱内可见显像剂浓聚逐渐增强。

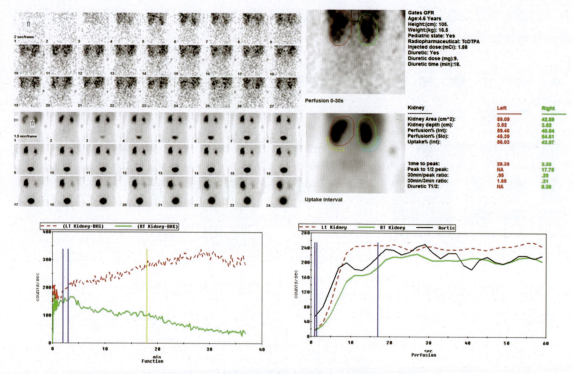

图 13-4　左肾机械性梗阻，利尿剂介入肾动态显像

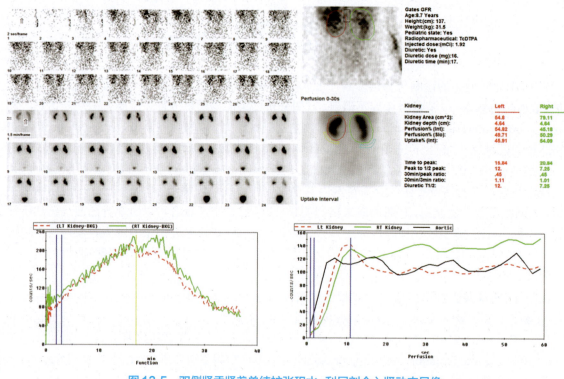

图 13-5　双侧肾盂肾盏单纯扩张积水，利尿剂介入肾动态显像

5．其他　肾动态显像还可以用于急性肾动脉栓塞的快速确诊，从而及时溶栓治疗，并有助于溶栓疗效的简便监测。肾内占位性病变中肾功能相为病灶局部显像剂缺损或稀疏，若血流灌注相也呈现缺损或减低区，提示为囊肿、脓肿等良性病变；如血流灌注相显像剂正常或增高，提示肾内恶性病变可能性大。

第二节　肾静态显像

一、原　　理

肾静态显像（static renal imaging）是通过静脉注射能够被肾实质细胞摄取并长时间滞留的显像剂（^{99m}Tc-DMSA），获得清晰的肾脏影像，从而评估显示肾的位置、大小、形态和功能。

二、显像剂及方法

1. 显像剂　^{99m}Tc-二巯基丁二酸（^{99m}Tc-dimercaptosuccinic acid, ^{99m}Tc-DMSA）是临床最常用的肾皮质显像剂。注射后 3h 注射剂量 40%～60% 的 ^{99m}Tc-DMSA 与肾近球小管细胞紧密结合，其余药物基本通过尿液缓慢排出。成人剂量 74～185MBq，儿童剂量为 1.85MBq/kg（最小为 22.2MBq）。

2. 方法　患者无需特殊准备，检查前排空膀胱。取仰卧位或坐位，视野包括腹腔及盆腔，静脉注射显像剂后 1～3h 进行显像，常规采集前后位和后斜位影像，必要时行断层显像和 SPECT/CT 融合显像。

三、图　像　分　析

1. 正常图像　双肾影像呈蚕豆状，纵轴呈"八"字形位于腰椎两侧，肾门平第 1～2 腰椎，右肾常较左肾稍低。肾影轮廓清晰、完整，边缘整齐。肾影外带显像剂分布较高，中心区和肾门区显像剂分布较低，两侧基本对称（图 13-6A）。

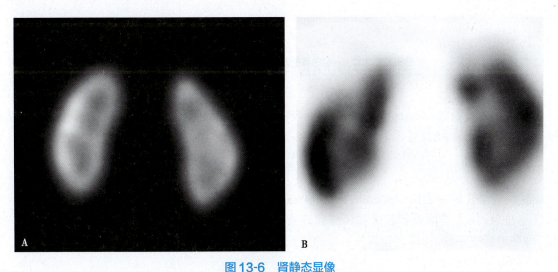

图 13-6　肾静态显像
A. 正常肾静态图像；B. 双侧急性肾盂肾炎。

2. 异常图像　不同的肾脏疾病会引起局部或整体肾功能的损害，表现为肾脏位置、形态、数目异常，局部放射性分布稀疏或缺损，局部放射性增高，肾影淡或不显影。

四、临　床　应　用

1. 肾盂肾炎的诊断　急性肾盂肾炎（acute pyelonephritis，APN）好发于儿童及青少年，肾静态显像通常表现为局灶性显像剂分布稀疏或缺损，可为单发或多发，肾脏轮廓无畸形，体积大小多正常，偶见肾皮质显像剂分布稀疏部位体积增大，可发生于一侧或双侧肾脏（图 13-6B）。当疾病迁延不愈时，可形成肾瘢痕（renal scar），局部肾功能单位减少而萎缩。肾静态显像，如表现有楔形缺损，肾皮质变扁、变薄，肾影变性甚至缩小，则为瘢痕征。

2. 肾脏先天性异常诊断 肾静态显像通过获取肾实质影像，可明确诊断肾先天性异常：①数目异常，如先天性独肾，表现为一侧肾脏不显影，对侧肾脏代偿性增大。②位置异常，如异位肾，游走肾、肾下垂等，表现为在正常肾区未见到肾影。③形态异常，肾囊肿表现为形态异常，且呈斑片状稀疏或大小不等的圆形显像剂缺损区；马蹄肾者双肾下极相连，呈倒"八"字形（图 13-7）。

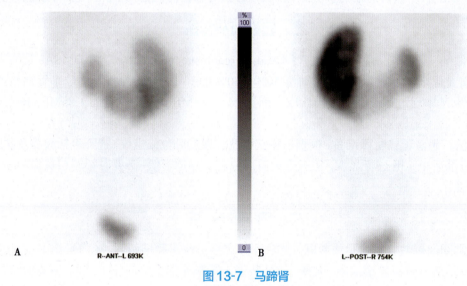

图 13-7 马蹄肾
A. 前位图像；B. 后位图像。

第三节 膀胱输尿管反流显像

膀胱输尿管反流（vesicoureteric reflux，VUR）是指患者排尿过程中尿液由膀胱反流至输尿管 / 肾区，是泌尿系统反复感染的重要原因，多见于儿童。

一、原 理

膀胱输尿管反流显像（vesicoureteric reflux imaging）是指直接或间接将显像剂引入膀胱，待膀胱充盈后，用力排尿或膀胱区加压使尿液反流至输尿管 / 肾区，通过显像仪器动态采集该过程，可获得膀胱充盈、排尿过程和排尿后的膀胱输尿管影像。

二、显像剂及方法

常用显像剂为 $^{99m}TcO_4^-$ 和其他 ^{99m}Tc 标记的药物均可使用，如 ^{99m}Tc-DTPA、^{99m}Tc- 硫胶体等，剂量为 37～74MBq（1～2mCi）。

根据给药途径的不同，分为直接法和间接法。直接法是通过导尿管将显像剂（剂量为 37MBq，1mCi）注入膀胱内，在膀胱不断充盈和排尿过程中观察输尿管 / 肾区是否有异常放射性出现；间接法是常规动态显像的延续，待肾区和输尿管显像剂显著减少时，受检者取坐位，探头后置，分别进行常规、憋尿并下腹加压及排尿的动态系列显像。膀胱显像过程中，分别于排尿前、后各采集一帧静态图像，收集并记录排出尿量。

三、图像分析

利用 ROI 技术从动态图像中获得膀胱、双肾和双侧输尿管（全段或某段）区的时间 - 放射性曲线，测定出现反流时膀胱区与尿反流影像区的放射性计数率，以及排尿前、后膀胱计数率，可按以下公式计算尿反流量和膀胱残留尿量：

$$尿反流量（\%）=\frac{尿反流部位影像计数率}{尿反流部位影像计数率+同一时间的膀胱区计数率}\times100\%$$

$$膀胱残余尿量（ml）=\frac{排尿量（ml）\times排尿后膀胱计数率}{排尿前膀胱计数率-排尿后膀胱计数率}$$

四、临床应用

膀胱输尿管反流显像主要用于诊断膀胱输尿管反流，判断反流程度，评价和随访疗效。反复上尿路感染和下尿路梗阻患者，当输尿管与肾区出现显像剂（直接法）或显像剂分布增强与曲线呈上升型表现（间接法）时，即可诊断 VUR。反流程度分为：轻度，反流影像限于输尿管；中度，少量放射性达肾盂；重度，大量放射性出现在肾盂且上尿路扩张。

第四节　比较影像学

肾动态显像通过肾小球滤过或肾小管上皮细胞摄取、分泌示踪剂来判断肾单位的功能，并且一次检查能够同时反映左、右分肾的血供、肾实质功能及上尿路通畅情况等信息。因此，核医学检查在判断肾功能的敏感性与准确性方面明显优于静脉尿路造影（IVP）与血生化检查，具有独特的临床应用价值。

血生化检查结果仅反映两侧肾脏总的功能，无法判断分肾功能状态。常规影像学方法，如超声、CT 和 MRI 在判断双肾形态、结构、大小及液性组织方面具有很大的优势，检查的无创性使其具有重要的临床应用价值。膀胱输尿管反流显像能够探测到 1ml 的反流量，与传统的 X 线膀胱输尿管排空造影相比，膀胱显像能准确测定膀胱残余尿量，可作为评价膀胱动力学的客观指标，灵敏度高，辐射剂量低。

本章小结

泌尿系统核医学检查方法很多，本章介绍了临床应用比较广泛的肾动态显像、肾静态显像和膀胱输尿管反流显像。

肾动态显像可对左、右肾的血流灌注、功能及尿路通畅情况作出全面、客观的判断，尤其在评估分肾功能方面具有独特的优势。利尿剂介入试验肾动态显像用于机械性上尿路梗阻性肾积水与非梗阻性尿路扩张的鉴别诊断；卡托普利介入试验肾动态显像可诊断肾血管性高血压，指导其治疗决策的选择。肾静态显像对肾盂肾炎的诊断具有重要价值，尤其是儿童。膀胱输尿管反流显像敏感性高，辐射剂量低，能准确测定膀胱残余尿量，是评价膀胱动力学的客观指标。

思考题

1. 简述肾动态显像的异常影像表现及其临床意义。
2. 简述介入试验肾动态显像诊断肾血管性高血压的原理和临床意义。
3. 简述肾盂肾炎的肾静态显像表现。

（王　峰）

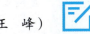

第十四章　骨髓及淋巴显像

全身核医学骨髓显像可显示活体条件下骨髓造血组织的容量和功能状态,能弥补局部骨髓穿刺活检的局限性。全身核医学淋巴显像具有灵敏度和特异性高、图像清晰和无创简便的特点。

第一节　骨　髓　显　像

一、原理及显像剂

骨髓中的红骨髓由造血组织和血窦组成,根据作用的靶细胞不同可分为以下几类。

（一）单核巨噬细胞骨髓显像

1. 显像机制　也称为放射性胶体骨髓显像。骨髓间质中的单核巨噬细胞系统能够吞噬放射性胶体而使骨髓显像。在正常情况及绝大多数病理情况下,骨髓内的单核巨噬细胞活性与红细胞生成活性及分布一致,所以能间接反映血红骨髓的造血功能和分布状况。

2. 放射性胶体显像剂　临床常用且效果好的胶体显像剂是 ^{99m}Tc 标记的硫胶体(sulfur colloid, SC)和植酸钠(sodiun phytate, PHY)。

（二）红细胞生成骨髓显像

1. 正电子核素 ^{52}Fe　适用于正电子显像。它标记的枸橼酸能与转铁蛋白结合,参与红细胞的生成代谢过程而显像,能直接反映红骨髓的分布和红细胞生成的活性状态。

2. 氯化铟显像(^{111}In-chloride)　显像剂与转铁蛋白有很强的结合能力,但不参与血红蛋白的合成。

（三）粒细胞生成骨髓显像

1. ^{99m}Tc-HMPAO 标记白细胞显像　 ^{99m}Tc 标记具有亲脂性的 HMPAO 复合物进入白细胞内潴留,达到示踪粒细胞生成的显像目的。

2. 抗粒细胞单克隆抗体显像　癌胚抗原(CEA)的亚单位 NCA95,是一种糖蛋白,可以在粒细胞生成细胞的分化过程中,表达于细胞膜表面,能够显示具有造血活性骨髓。 ^{99m}Tc 标记的NCA95 抗体,进入人体内后与 NCA95 特异性结合,用于粒细胞生成细胞的骨髓显像。需要注意的是体内炎性病灶可能影响显像效果。

（四）骨髓细胞代谢活性显像

1. ^{18}F-FDG PET 显像　骨髓对显像剂的摄取程度能反映细胞代谢功能状态,它非常适用于检测红骨髓的功能,以及在良/恶性肿瘤疾病时骨髓受侵袭的状况。在粒细胞集落刺激因子(G-CSF)等治疗后骨髓摄取 ^{18}F-FDG 明显增强。

2. ^{99m}Tc-MIBI 显像　诊断多发性骨髓瘤时,其在脊柱和骨盆的弥漫性病变的显影优于 ^{18}F-FDG PET/CT 显像。

3. ^{111}In- 喷曲肽生长抑素受体显像　能探测多发性骨髓瘤患者的恶性浆细胞和浆细胞瘤,尤其适合复发患者。

（五）细胞增殖活性骨髓成像

1. ^{18}F-FLT-PET 显像　FLT 的化学结构与胸腺嘧啶类似，它参与细胞增殖过程中与 DNA 合成有关的胸腺嘧啶代谢步骤。它通过被动扩散和依赖 Na$^+$ 转运体进入细胞，经磷酸胸苷激酶 1（TK1）磷酸化为 ^{18}F-FLT 磷酸而滞留在细胞中，但不参与进一步的代谢合成核酸。既能清晰显示红骨髓的分布，亦可显示髓外造血，能很好地反映细胞增殖活性和评价细胞增殖情况。

2. ^{11}C-甲硫氨酸 PET 显像　骨髓中的 ^{11}C-甲硫氨酸摄取增加的机制是细胞增殖和蛋白质合成表达增加，影像能反映细胞的增殖状况。

二、适应证

1. 造血功能障碍等疾病需要了解骨髓活性。
2. 某些骨髓增生性疾病的辅助诊断。
3. 选择最佳的骨髓穿刺部位。
4. 骨髓循环障碍性疾病的诊断。
5. 多发性骨髓瘤的辅助诊断等。

三、图像分析

（一）正常图像

放射性胶体显像时显像剂分布与骨髓中具有造血活性的红骨髓分布一致。

1. 成年人　主要集中在中轴骨、肱骨和股骨的上 1/3 部位，正常成人外周骨髓不显影。颅骨可有较淡显影（图 14-1）。

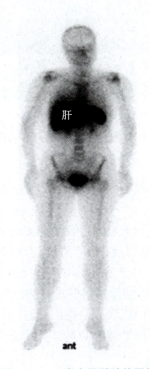

图 14-1　正常人骨髓胶体显像

2. 婴幼儿　因都是红骨髓，所以除中心骨髓显影外，整个四肢骨髓、骨髓腔和骨骺均可显影。

（二）异常图像

通常表现为骨髓内显像剂分布和浓聚（活性）的异常。

四、临床应用

（一）引导骨髓穿刺活检

骨髓穿刺活检可以判定骨髓造血功能和诊断造血系统疾病。但诊断结果常因穿刺部位的病理状况而受到明显影响，不能总是准确反映全身骨髓的病理和活性状态，甚至与临床表现不符。核医学骨髓显像作为骨髓穿刺的补充，不仅能对全身骨髓活性做出全面和实时动态的无创评价，而且能引导选择最有效的穿刺活检部位，避免因定位取材不当而导致误诊或假阴性（图14-2）。

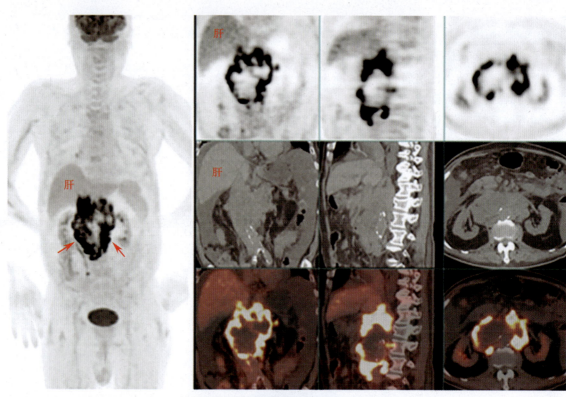

图14-2　引导穿刺腹膜后肿物的PET显像
腹腔内多发葡萄糖代谢灶，内见多发坏死。病理穿刺为淋巴瘤。

（二）贫血

1. 再生障碍性贫血　是一种造血功能衰竭的综合征，病理特点是全身性造血功能受损，组织总容量减少。

（1）全身胶体骨髓显像：不仅有助于了解"再障"患者骨髓活性、判断病情和评估疗效，还能观察治疗过程中骨髓再生情况。影像表现：①荒芜型：全身骨髓不显影，仅见肝脾影像，表明全身骨髓造血功能广泛性严重受抑制，见于重度再障。②抑制型：全身骨髓活性低于正常，中央骨髓分布稀疏，容量减少，显影不良。骨髓抑制程度与病情轻重一致。③灶型：在全身不同程度受抑制的中央骨髓中，可见界限清楚的"灶状放射性浓聚影"或者在外周骨髓（如股骨和胫骨干中段）的活性明显扩张，常见于慢性再障和青年再障，预后较好。④正常型：少数病情较轻的"再障"影像无异常，预后较好（图14-3）。

（2）骨髓造血增殖显像：显示中心骨髓活性低，并能显示灶状髓外造血。PET显像检测髓外病变的敏感性较高。^{18}F-FLT-PET/CT显像剂摄取增加与造血干细胞增殖活性增高相关。

（3）影像诊断对比评价：X线片、CT及MR无特异性表现，而骨髓核医学显像呈多样化表现，主要表现为骨髓造血功能低下和显示髓外造血。^{18}F FDG-PET/CT检测髓外病变的敏感性高于CT。

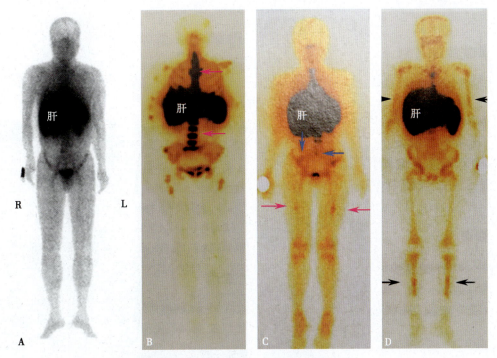

图14-3　再生障碍性贫血骨髓胶体显像

A. 中央及外周骨髓功能均受到重度抑制；B. 再障（PNH）的中心骨髓活性增强，外周骨髓轻度抑制；
C. 骨盆及双股骨中段灶状增生；D. 双胫骨和肱骨中段"灶状"放射性增高影。

2. 真性红细胞增多症（PV）和骨髓增生异常综合征（MDS）

（1）放射性胶体显像：PV和MDS影像表现与病程进展密切相关，继发性红细胞增多症骨髓显像基本正常。

（2）PET显像：能显示中心骨髓增生和扩张活性与外周骨髓活性均增高（图14-4、图14-5）。

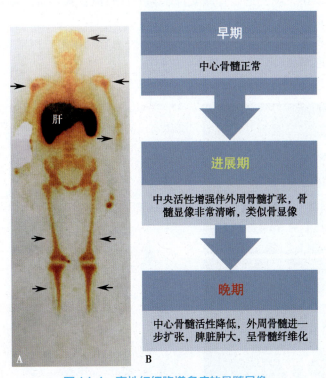

图14-4　真性红细胞增多症的骨髓显像

A. 进展期中心骨髓活性增强，外周骨髓明显扩张；B. 病情发展示意图。

333

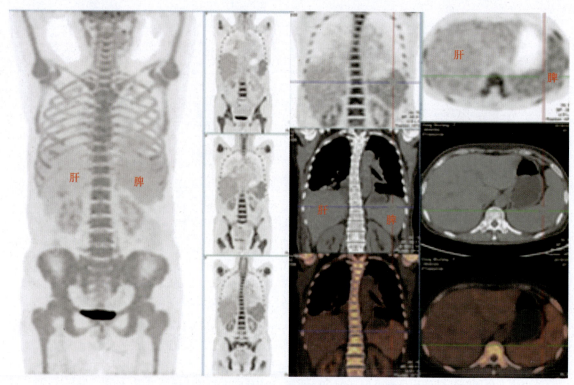

图 14-5　骨髓增生异常综合征的 PET 显像

视野内骨骼弥漫性葡萄糖代谢增高，未见明显骨质破坏；脾脏增大，葡萄糖代谢增高，实质密度未见明显异常。病理诊断为骨髓增生异常综合征。

3. 骨髓纤维化

（1）胶体显像：早期表现为中心骨髓受抑制和外周骨髓扩张。进展期外周骨髓开始纤维化时，其活性也逐渐被抑制（图 14-6A、B）。

（2）PET 显像：表现为外周骨髓扩张，但中心和外周骨髓放射性摄取均降低，影像特征是肝脾肿大，其放射性摄取增高（图 14-6C、D）。

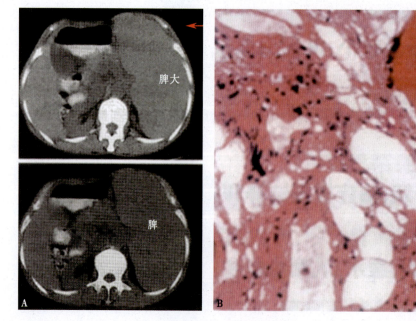

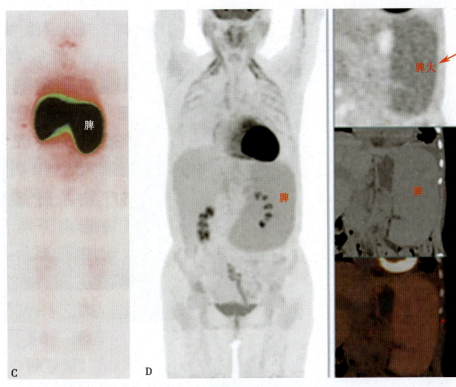

图14-6　骨髓纤维化的核医学显像

原发性骨髓纤维化（PMF）胶体显像：A. CT 示脾脏明显肿大，腹主动脉旁淋巴结肿大；B. 骨髓穿刺活检示骨髓纤维化；C. 原发性骨髓纤维化（PMF），全身骨髓重度抑制。继发性骨髓纤维化 PET/CT 显像：D. 全身骨弥漫骨质密度异常增高，葡萄糖代谢未见增高；脾明显增大，葡萄糖代谢弥漫增高；肝大但葡萄糖代谢未见异常；病理诊断套细胞淋巴瘤和骨髓纤维化。

4. 急 / 慢性溶血性贫血和缺铁性贫血

（1）急性溶血性贫血：骨髓显像可正常，中央骨髓活性也可轻度增强。

（2）慢性溶血、失血和缺铁性贫血时，骨髓显像可见中心骨髓活性明显增强、外周骨髓扩张及脾肿大。这些改变是机体对贫血的一种生理性代偿反应，不同于白血病的外周骨髓扩张。随着病情的好转，骨髓的改变可逐渐恢复正常。

（三）血液肿瘤

1. 白血病

（1）急性白血病：①放射性胶体显像常表现为全身中心骨髓明显抑制，外周骨髓显著扩张。有时各部骨髓抑制的程度不一致，出现花斑样骨髓影像。中心骨髓受抑制的程度与髓内白血病细胞比例有关。② ^{18}F-FDG PET 显像可提示急性淋巴细胞白血病（ALL）局部复发情况。但要与药物治疗和近期化疗后骨髓增生活跃相鉴别，后者有明确的治疗史。③ ^{18}F-FLT PET 显像在急性髓系、难治性的、复发的或未经治疗的白血病的骨髓和脾中，显像剂的摄取明显升高。

（2）慢性白血病：与急性白血病相似，表现为中心骨髓抑制和外周骨髓扩张，晚期伴发中轴骨纤维化时外周骨髓扩张更为明显，部分患者可出现脾肿大。脾脏的大小及变化也是判断疗效的指标之一。^{18}F-FDG PET 影像可显示慢性粒细胞白血病治疗结束骨髓摄取显像剂减少（图14-7）。

2. 多发性骨髓瘤　中心骨髓可见多发性局灶性缺损，外周骨髓可出现扩张。核医学显像诊断敏感性高，检测到这种病理改变要比 X 线或 CT 骨显像早几个月（图14-8）。

3. 恶性肿瘤骨髓转移　胶体显像转移灶呈"冷区"。^{18}F-FDG PET 显像病灶呈高代谢的"热区"，诊断敏感性明显高于胶体显像。^{18}F-FLT PET 显像可用于骨髓活性的评价。

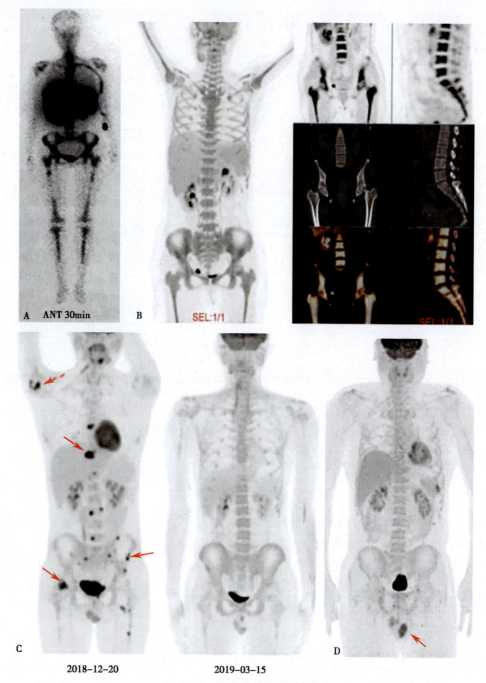

图 14-7 白血病的核医学显像

A. 患者女，27 岁，急性非淋巴细胞白血病，放射性胶体显像示中心骨髓活性增强和外周骨髓明显扩张。B. 患者女，47 岁，右乳腺弥漫大 B 细胞淋巴瘤术后 9 月余，急性淋巴细胞白血病 5 月余，骨髓穿刺提示急性淋巴细胞白血病。白细胞 57.68×10⁹/L。PET 显像示全身多发骨髓葡萄糖代谢增高，脾脏增大，葡萄糖代谢弥漫增高。C. PET 显像评估慢性淋巴细胞白血病化疗 5 轮前后疗效。D. 慢性白血病复发 PET 显像，白血病 M1 化疗骨髓移植后复发，全身多处多发葡萄糖代谢增高灶，左侧睾丸增大代谢增高；左侧腹股沟区淋巴结代谢增高。

2018-12-20   2019-03-15

（四）骨髓循环障碍性疾病的诊断

1. 骨髓栓塞 镰状细胞贫血常出现骨髓栓塞。急性期 X 线片多无异常，核医学显像常表现为局灶性放射性缺损和周边显像剂浓聚，有时伴有外周骨髓代偿性扩张。动态观察骨髓局部缺损区的变化可作为判断疗效和预后的指标。

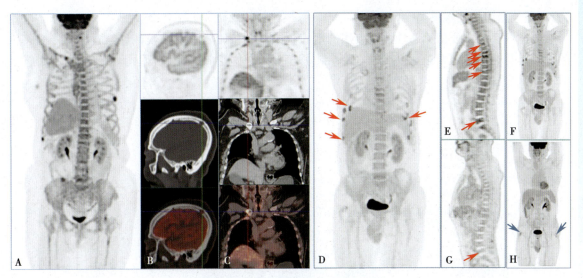

图 14-8　多发性骨髓瘤 PET 显像

A. 视野内弥漫多发骨质破坏,伴多发病理性骨折,葡萄糖代谢不均匀增高;B. 右侧顶骨骨质破坏,伴软组织密度灶,葡萄糖代谢增高;C. 右侧锁骨骨质破坏,伴骨髓腔内软组织密度灶,葡萄糖代谢增高。PET 影像疗效判定;D～F 是治疗前;G、H 是化疗 6 周期和 3 个月前自体干细胞移植术后好转,但双侧股骨大转子周围肌肉附着处葡萄糖代谢增高,密度未见异常,较前新发(H 图箭头所指)。

2. 股骨头无菌性缺血坏死　早期 X 线多无异常易误诊。随病情发展已坏死的股骨头或股骨颈将出现骨骼结构性改变。核医学骨髓影像见患侧股骨头或股骨颈处显像剂分布明显低于健侧,甚至缺损,周边骨髓影正常。SPECT/CT 断层显像可进一步提高诊断的灵敏性(图 14-9)。

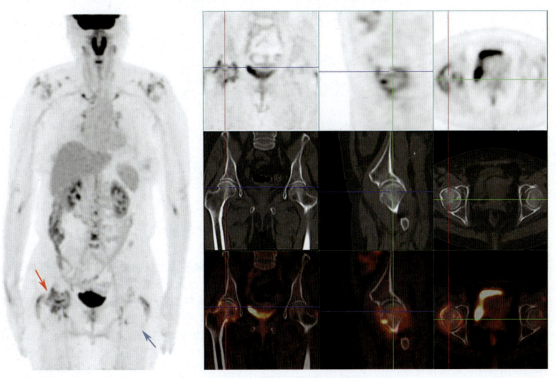

图 14-9　股骨头坏死 PET/CT 显像

因风湿性多肌痛长期激素治疗史,髋关节 MRI 平扫显示双侧股骨头坏死征象。但 PET/CT 显像示右侧股骨头形态失常,骨皮质边缘斑片状硬化(红色箭头示),葡萄糖代谢增高;左侧股骨头形态尚可,葡萄糖代谢未见明显增高(蓝色箭头示)。

（五）造血干细胞移植

该疗法目前主要用于恶性血液疾病的治疗，如白血病、淋巴瘤和多发性骨髓瘤等。移植成功的标志是骨髓稳定恢复造血功能。在患者出移植仓后核医学骨髓显像有助于骨髓活性及疾病疗效的评价（图14-10）。

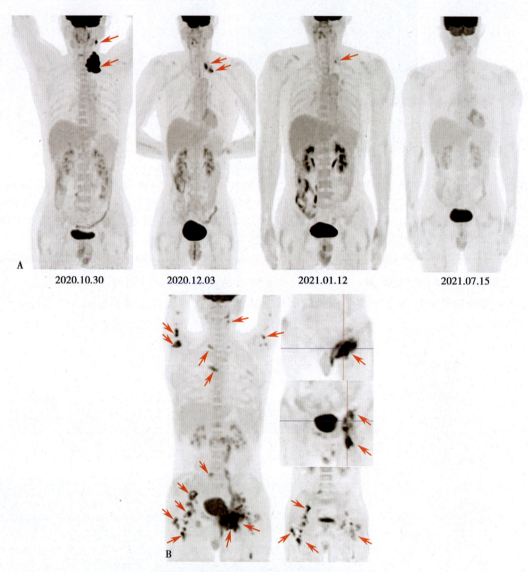

2020.10.30	2020.12.03	2021.01.12	2021.07.15

图14-10 骨髓干细胞移植后疗效观察显像

A. 淋巴瘤（DLBCL）化疗和自体骨髓干细胞移植前后PET显像动态疗效观察组图，治疗前左侧锁骨上区葡萄糖代谢增高淋巴结，局部肿大融合。左颈部（Ⅱ～Ⅳ区）及左侧锁骨上区可见多发FDG摄取增高淋巴结，部分肿大融合，SUVmax 2.7～30.5；治疗后双侧颈部及锁骨上区未见明显肿大淋巴结及葡萄糖代谢增高灶；脾脏实质密度及葡萄糖代谢未见异常，视野内红骨髓区骨质葡萄糖代谢较前减低，骨质未见骨破坏征象。脑部葡萄糖代谢始终未见明显异常。B. 急性淋巴细胞白血病化疗和骨髓干细胞移植后复发PET显像：全身多发葡萄糖代谢增高影像；左侧腹股沟区多发葡萄糖代谢增高淋巴结，局部融合；左侧髂血管旁多发葡萄糖代谢增高淋巴结；骨盆、双侧股骨上端多发葡萄糖代谢增高灶，部分骨质密度增高。左侧腹股沟淋巴结病理穿刺后确诊复发。

第二节　脾　显　像

脾是单核 - 吞噬细胞系统的重要组成部分,具有造血、储血和滤血功能。

一、原理及显像剂

放射性胶体显像机制与骨髓显像原理一致。常用显像剂也是 ^{99m}Tc 标记的硫胶体和植酸盐,正常情况下 5%~10% 分布于脾。根据放射性发布及变化,判断功能和结构状态。PET 显像能反映脾脏代谢及功能状况。

二、图像分析

正常脾脏的形态有较大差异,后位脾影较前位明显清晰,显像剂分布均匀,脾门凹陷处略稀疏(图 14-11)。儿童脾脏的大小和纵径与其年龄相关。

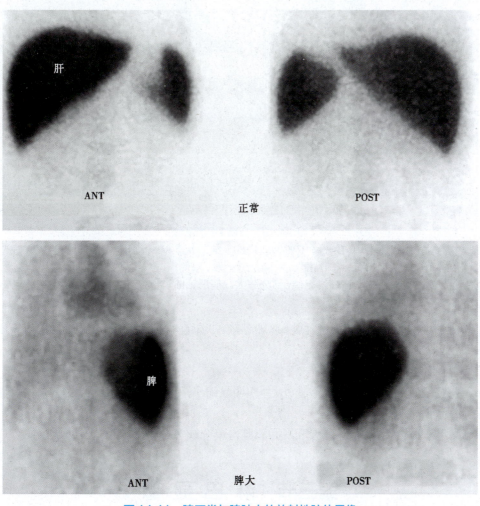

图 14-11　脾正常与脾肿大的放射性胶体显像

三、临 床 应 用

（一）判断脾功能及大小

1. 脾功能　可通过放射性胶体的摄取情况推断功能的强弱。外伤或术后脾碎片可在自体腹腔播散或种植成活，可以观察和诊断原位和/或异位种植脾的存活情况。

2. 功能性无脾　CT、MRI 和 B 超等显示脾存在，核医学影像是脾影消失。多见于脾脏血流供应障碍或单核巨噬细胞系统功能严重受损。

3. 脾肿大　脾内占位（梗死和肿瘤浸润）或血管因素（感染和肝硬化）（见图14-11、图14-12）。

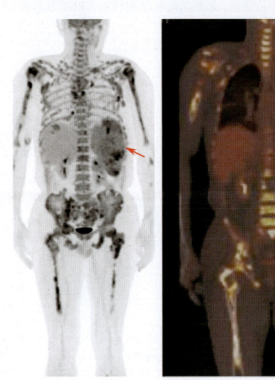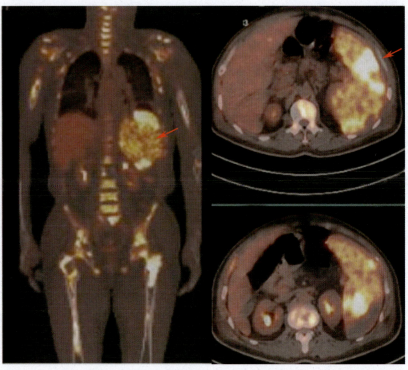

图14-12　巨脾 PET 显像

脾脏体积增大，葡萄糖代谢不均匀增高；双侧胸膜局部呈结节状增厚，葡萄糖代谢增高；全身多发骨质葡萄糖代谢增高，局部骨质密度减低；双侧肱骨、双侧桡骨上段、双侧股骨中上段髓腔内软组织密度灶，葡萄糖代谢增高；全身多发葡萄糖代谢增高淋巴结，部分肿大。病理诊断淋巴瘤。

4. 脾影缩小　包括假性小脾（囊肿、血肿等挤占）和真实小脾（多见于儿童期脾发育不良、血管栓塞术后残脾或种植脾）。

（二）副脾诊断

是一种先天性畸形，存在于正常脾外，体积明显缩小，但功能正常。

（三）探查脾病损

脾梗死可为单发或多发，脾显像表现为脾脏内单个或多个楔形显像剂分布缺损影。

第三节　淋 巴 显 像

可无创显示淋巴组织的变化和淋巴液动态回流状况，尤其是前哨淋巴显像在肿瘤诊治方面体现了越来越重要的临床价值。影像诊断具有较高的特异性。

一、显 像 原 理

1.放射性胶体显像

（1）胶体显像剂：是一些大分子或胶体物质。具有不能透过毛细血管基底膜、适宜的颗粒大小（50～200nm）且均匀稳定、从注射点快速清除、淋巴结摄取高且滞留时间长等特点。常用 ^{99m}Tc-硫化锑胶体（ASC）和 ^{99m}Tc- 右旋糖酐（DX），以及 FDA 批准的 ^{99m}Tc- 甘露糖基化右旋糖酐，可用于正在接受肿瘤引流淋巴结手术切除治疗的乳腺癌或黑色素瘤患者的淋巴结定位。这两者在经毛细淋巴管吸收引流入淋巴管而显像。

（2）显像机制：在病灶周围或皮下向心方向注入放射性胶体显像剂，将沿局部淋巴管逐级引流到周围的各级淋巴结并被摄取，最终被肝脾单核巨噬细胞系统所捕获和吞噬。

（3）前哨淋巴结（sentinel lymph node，SLN）：通过动态显像观察肿瘤局部淋巴结引流情况，可标定出肿瘤局部区域内首先显影的 SLN；术中用手持式 γ 射线探头贴近组织探测也可指示 SLN 的部位。

2.PET 显像　由于肿瘤细胞内葡萄糖转运蛋白的过度表达和己糖激酶等活性增强，使肿瘤细胞的葡萄糖无氧代谢活动增强。利用放射性核素标记的葡萄糖或其类似物（如 ^{18}F-FDG），进行显像可见肿瘤部位有异常放射性浓聚。^{18}F-FDG 代谢后转变为 ^{18}F-FDG-6- 磷酸（P）滞留在肿瘤细胞内使肿瘤显影。

3.淋巴管显像　毛细淋巴管内皮细胞具有主动吞噬、胞饮大分子和微粒物质的特性。核医学淋巴显像剂被毛细淋巴管吸收进入淋巴循环，显像仪可追踪和显示淋巴结和淋巴链的分布、形态、大小和功能状态，淋巴液流通和循环的情况，以及动态影像等。

二、适应证与禁忌证

1.适应证

（1）探测：前哨淋巴结 SLN。

（2）淋巴瘤的辅助诊断：引导淋巴结穿刺病理检查，了解恶性淋巴瘤的累及范围。

（3）了解恶性肿瘤经淋巴系统转移的途径和程度：旨在肿瘤分期、治疗方案选择和疗效评价。

（4）检测其他累及淋巴系统的良性疾病：如肢体淋巴水肿和乳糜症的定位。

（5）辅助放疗靶区的勾画。

2.禁忌证　无。

三、显 像 方 法

1.注射部位　见表 14-1。

表 14-1　常用淋巴显像的注射部位及其显示淋巴系统的范围

注射部位	显示淋巴系统范围	适应证
肿瘤内、肿瘤周围、肿瘤周围皮下	前哨淋巴结、病变上行淋巴	经淋巴系统转移的恶性肿瘤
双手拇、示指间皮下	双上肢、腋窝、锁骨上淋巴结	头颈部肿瘤
双足 1～2 趾蹼间皮下	双下肢、腹股沟、髂外、髂总、腹主动脉旁淋巴结，淋巴管，淋巴干	盆腔肿瘤转移及恶性淋巴瘤，乳糜症、乳糜胸、乳糜腹、肢体淋巴管炎、肢体淋巴水肿
两侧肋缘下腹直肌后鞘（肋弓下 1～2cm 中线旁 3cm）	乳内及胸骨旁淋巴结	乳腺癌
双耳后乳突尖端皮下	颈部、耳后、锁骨区淋巴结	头面部肿瘤

注射部位	显示淋巴系统范围	适应证
乳晕、乳房皮下	腋窝淋巴结	乳腺癌
肛周3、9点和/或肛-尾骨连线中点	盆腔、直肠旁、骶前、髂内、腰干淋巴结,乳糜池	盆腔恶性肿瘤
局部皮下	该部位皮肤局部引流淋巴结	局部皮肤肿瘤、皮肤黑色素瘤
右下腹阑尾点下	纵隔淋巴结	纵隔恶性肿瘤

2. 体表标志　为了准确进行淋巴结解剖位置定位,常需确定体表标志(表14-2)。

表14-2　淋巴系统显像常用体表标志

显像部位	前位标志点	侧位标志点	后位标志点
颈淋巴	下颏尖、胸骨上缘	外耳孔	
腋淋巴	肩峰、胸骨上缘	腋窝前、后缘中心	
胸廓淋巴	剑突、胸骨上缘		
腹股沟淋巴、髂淋巴	耻骨联合、脐、剑突		尾骨尖、髂嵴
盆腔内淋巴	耻骨联合、脐、剑突		尾骨尖、坐骨结节
其他	根据具体部位标出相关体表解剖标志点		

3. 注射方法　术前一天于肿瘤周围的皮下分四点(3、6、9、12点方位)或肿瘤表面正中皮下注射或肿瘤内单点注射显像剂,总注射剂量为1~2mCi(37~74MBq)。

4. 前哨淋巴结定位方法　包括术前显像和术中探测,SPECT/CT将功能和解剖影像融合具有高灵敏度与解剖高对比度的优势,综合提高SLN的诊断效能(图14-13)。

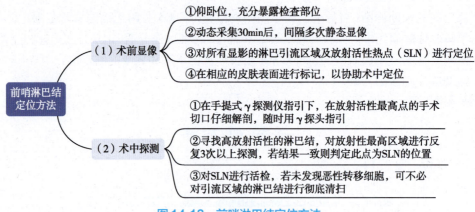

图14-13　前哨淋巴结定位方法

四、图 像 分 析

(一)正常图像

序贯显示通畅淋巴管影像,两侧淋巴管基本对称,无明显延迟或中断;沿引流淋巴管链各站淋巴结清晰显示,淋巴结内放射性分布均匀;肝、脾、肾和膀胱可以显影(见图14-21A)。

(二)异常图像

淋巴管链出现显像中断、引流区域淋巴结出现过度浓聚或显像剂缺损,淋巴引流区以外部位出现显像剂浓聚。

1. **显影时间明显延迟**　2～4h后仍不见明确的淋巴结或淋巴管显影。

2. **淋巴系统梗阻**　淋巴链中断局部显像剂淤积，或出现侧支影像，淋巴管迂曲、扩张，显像剂外漏或向皮肤反流，提示淋巴系统严重梗阻。2～4h后肝不显影，组织内血本底不升高，提示淋巴系统重度梗阻。

3. **淋巴结肿大**　一处或多处淋巴结体积增大而显像剂摄取降低。

4. **缺失或中断**　淋巴结影像缺失或淋巴链影明显中断。

5. **两侧淋巴显像明显不对称**　一侧淋巴管扩张，淋巴结增大或缺损。

五、临床应用

（一）前哨淋巴结SLN的探查

1. 乳腺癌

（1）乳腺前哨淋巴结：腋窝淋巴结的状况是决定乳腺癌患者分期和预后的主要因素，因此SLN病理活检的应用最为成熟和广泛。SLN的探测可使病理医师专注于检查1～2个淋巴结，提高病理诊断率。

（2）放射胶体显像和术中γ探测定位：可准确反映腋窝淋巴结的肿瘤转移状况，有助于更精准的分期，从而为选择合理的治疗方案、减少治疗副作用和提高患者生活质量提供可靠的依据。如显示SLN转移阴性，则可避免腋窝淋巴结清扫而行保乳手术，避免根治术的副作用。若SLN被肿瘤细胞侵犯，则必须对该区域淋巴结进行清扫。

（3）影像核医学诊断特点：^{18}F-FDG PET/CT显像并不能探测到较小和较少的腋窝淋巴结转移。应用^{99m}Tc-硫胶体或染料显示前哨淋巴结进行手术切除探测仍然是判断乳腺癌腋窝淋巴结转移（尤其是pT1患者）的标准临床处理路径（图14-14、图14-15）。

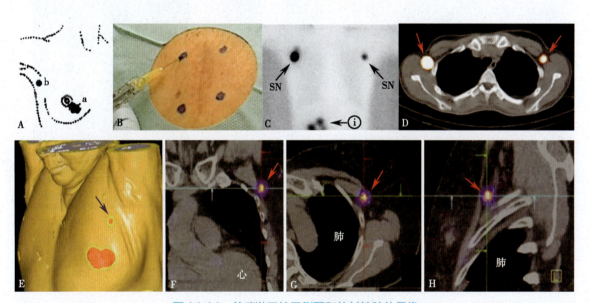

图14-14　前哨淋巴结示例图和放射性胶体显像

患者1：A. 前哨淋巴结示例图，a为显像剂注射点，b为前哨淋巴结；B. 注射显像剂；C、D. 前哨淋巴结SPECT/CT显影。患者2：E. 三维立体成像；F～H. 断层显像（红箭头指SLN）。

2. 黑色素瘤

（1）转移：常播散转移瘤至区域淋巴结和皮肤，在肺、脑、肠和多种其他组织中也常见。

（2）皮肤黑素瘤：部位有特定的淋巴转移模式，在淋巴结引流区中转移疾病首先累及一个或多个淋巴结（图14-16）。

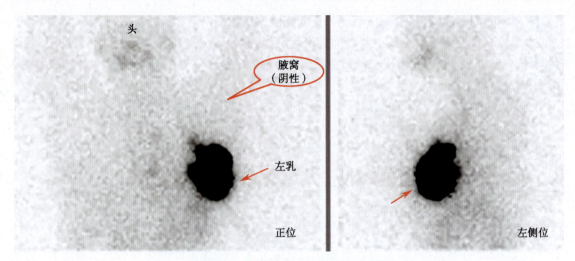

图 14-15　乳腺癌前哨淋巴结胶体显像

因第 1 次局部切除手术,切断淋巴管,导致术后腋窝区域 γ 射线检测阴性,核素显像显示左侧腋窝"阴性"。第 2 次术后病理提示:左腋窝淋巴结可见癌转移(2/16)。

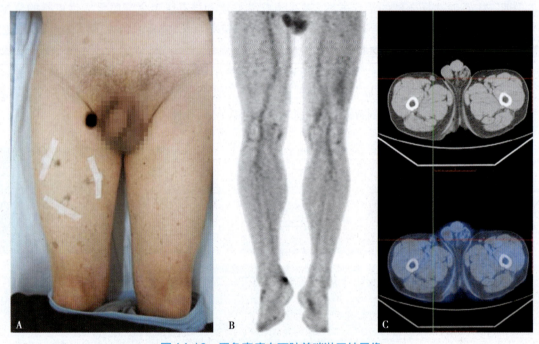

图 14-16　黑色素瘤右下肢前哨淋巴结显像

　　(3)临床意义:如果 SLN 未受累,则整个引流区很可能都无肿瘤。SLN 活检对了解区域淋巴结状态有重要临床意义,可以判定预后、选择可能从辅助治疗中获益的患者。

　　(4)影像核医学诊断特点:放射性胶体显像既可用于术前淋巴结定位,也可在手术室中通过手持 γ 探测仪确定 SLN。PET 全身代谢显像也可用于以影像引导的病理诊断,具有准确分期、辅助评估预后和疗效的意义(图 14-17)。

　　3. 胃癌

　　(1)早期胃癌 SLN:患者淋巴结转移的风险较低,在这种情况下进行 SLN 定位和病理诊断旨在确定接受手术治疗(非内镜治疗)的患者是否需要更广泛的手术。

　　(2)SLN 显像及检测:SLN 阳性患者应考虑进行部分或全胃切除术以及必要的 D2 淋巴结清扫术;SLN 阴性则推荐局部胃切除术。

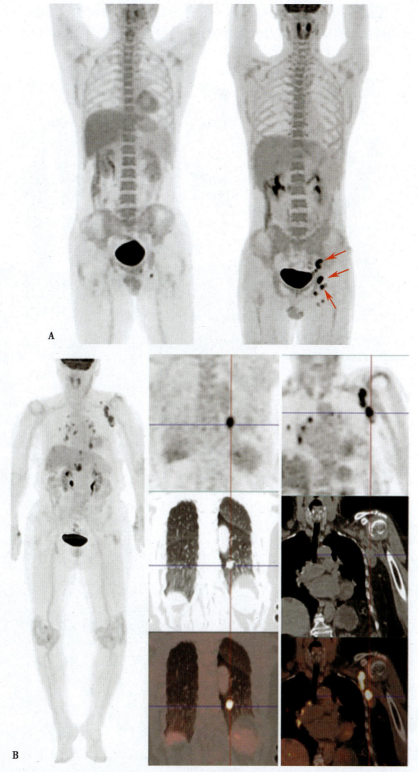

图 14-17　黑色素瘤治疗后复发 PET 显像

A. 左足底黑色素瘤术后,左图示左侧腹股沟区稍大淋巴结,葡萄糖代谢增高,考虑转移可能性大;右图为干扰素治疗后,左足底局部未见明显异常,左侧腹股沟区及髂外血管旁多发肿大淋巴结,数目增多,葡萄糖代谢增高,考虑转移淋巴结可能性大。B. 左手拇指黑色素瘤术后,断端葡萄糖代谢增高灶,肺、淋巴结、肝多发转移可能性大。

（3）注意：与乳腺癌和黑素瘤这两种已将 SLN 作为公认检查方案的疾病相比，胃癌存在着较大差异，要以最终的术后病理结果作为是否再次手术的综合考虑依据（图 14-18）。

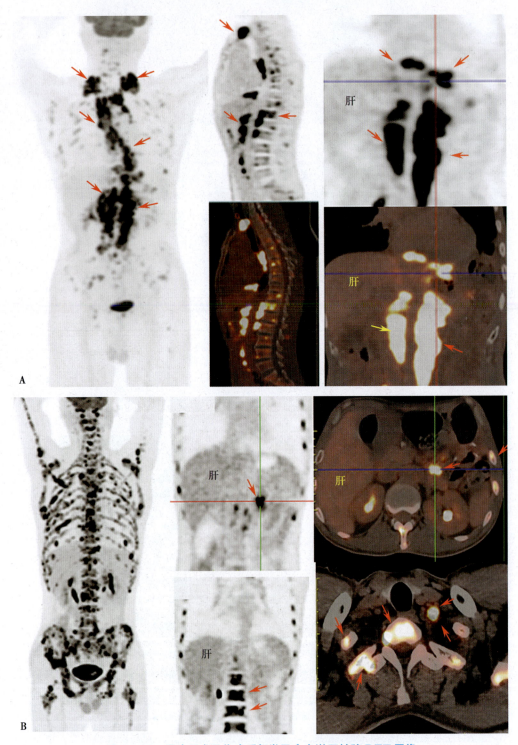

图 14-18　胃癌手术及化疗后复发及全身淋巴转移 PET 显像

A. 残余胃内近贲门处及全身多发淋巴结葡萄糖代谢增高，部分肿大融合，胸膜和全身骨多发葡萄糖代谢增高灶。B. 胃癌术后 PET 显像，未进行规律的化疗，胃体下部、腹主动脉旁、右侧膈脚和左侧锁骨上区多发肿大淋巴结，葡萄糖代谢明显增高；全身骨骼多发葡萄糖代谢增高灶，少部分伴骨质破坏。

（二）淋巴瘤累及范围及疗效判定

1. 放射性胶体显像 显示一处或多处淋巴结影增大，可能是多个淋巴结融合所致，早期可见显像剂浓聚。中晚期显像剂摄取多降低，呈现显像剂分布稀疏或缺损改变。多部位、动态观察受累淋巴结的数目、位置和显像剂摄取降低程度的变化，有助于恶性淋巴瘤的分型、分期和疗效的观察。

2. ^{18}F-FDG PET 显像

（1）影像核医学诊断特点：是公认的淋巴瘤评估的最佳诊断方法。与 CT、MR 相比大部分受侵犯的淋巴结均表现为高度摄取 ^{18}F-FDG 显像剂，能提供明确的代谢信息。

（2）引导穿刺病理检查：对于纵隔淋巴结、腹腔、腹膜后淋巴结肿大以及以侵犯结外器官为主的疑似淋巴瘤患者，^{18}F-FDG PET/CT 引导穿刺病理检查，能减少手术探查的副作用，还可明显提高对受侵犯淋巴结的鉴别诊断能力（图 14-19A）。

（三）恶性肿瘤淋巴转移的诊断

1. 放射性胶体显像

（1）影像表现：受累淋巴结肿大、模糊、缺损、形态不规则、边缘不清和正常淋巴链中断。淋巴引流梗阻时可见淋巴管扩张，局部显像剂摄取增强等。

（2）影像核医学特点：检测恶性肿瘤的淋巴引流途经、局部与远端淋巴结受累状况，对恶性肿瘤的临床分期、治疗方案的制订、评估预后有重要的临床意义。

2. PET/CT 显像 评估是否存在肿瘤局部或远处转移，对临床分期诊断的意义重大，评估分析疗效和复发情况（见图 14-19B）。

3. ^{131}I 显像 应用放射性 ^{131}I 全身显像，可以用于以下情况。

（1）评估：分析术后分化型甲状腺癌（DTC）复发危险度分层。

（2）淋巴转移的判别：对放射性核素治疗的预后非常重要。

（3）意义：乳头状癌的变异型和弥漫硬化变异型的侵袭性，明显高于经典型乳头状癌，转移率高且预后差。因此全身显像具有重要的临床价值（图 14-20）。

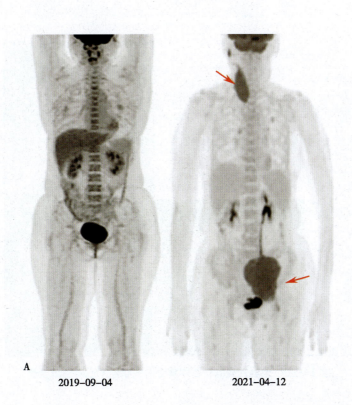

A
2019-09-04   2021-04-12

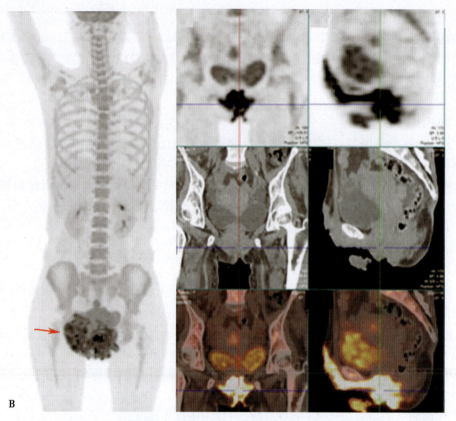

图 14-19 淋巴瘤(A)和外阴癌(B)淋巴转移复发的 PET 显像

A. 黏膜相关边缘带 B 细胞淋巴瘤 PET 显像,全身复发及淋巴转移,右侧颈部、左侧腹股沟区多发葡萄糖代谢增高淋巴结,部分肿大融合。B. 外阴癌及淋巴转移,双侧腹股沟肿大淋巴结,葡萄糖代谢增高,转移。

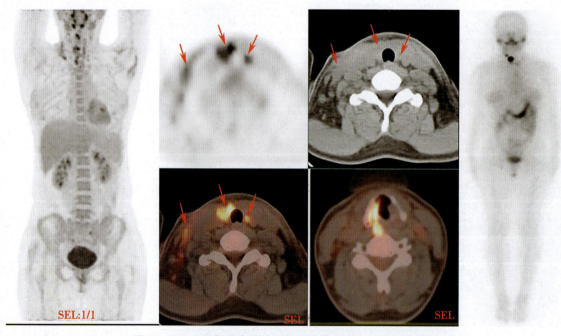

图 14-20 无远处高危转移甲状腺乳头状癌术后淋巴结显像

（四）淋巴管病变的诊断

1. 肢体淋巴水肿

（1）原发淋巴水肿：可因淋巴管发育不良所致，以下肢最多见。CT 和 MR 可显示淋巴结的大小和质地，但无法显示生理状况下淋巴系统的引流功能。X 线淋巴造影适应证范围有限且创伤性较大。核医学全身显像能无创反映引流淋巴的途径及功能等信息。影像表现为水肿的下肢显影差、淋巴管显影中断、淋巴结摄取显像剂量少、显像剂向表皮反流扩散甚至不显像或显像剂滞留在注射部位（图 14-21B）。

（2）继发性淋巴水肿：可发生于任何部位。影像呈现局部淋巴引流缓慢甚至停滞、淋巴管显影中断并多有扩张，还可出现多条侧支淋巴管显影的表现。

2. 乳糜症的定位诊断

（1）临床意义：由各种病因引起的淋巴液外漏，主要包括乳糜尿、乳糜胸和乳糜腹等。凡有乳糜外溢者需对瘘管进行定位，以便手术根治。

（2）影像核医学影像特点：能定位显示淋巴液外漏的"瘘管"，随后可见胸腔（乳糜胸）、腹盆腔（乳糜腹腔积液）、肾和膀胱（乳糜尿）内放射性明显增高。对协助制订临床治疗方案有益（见图 14-21D）。

（五）协助放疗的定位

淋巴显像可直接显示局部淋巴系统的引流途径、淋巴结的空间分布和位置，有助于恶性肿瘤放射治疗布野的制定和实施，可提高放射治疗布野的准确性及肿瘤的治疗效果。

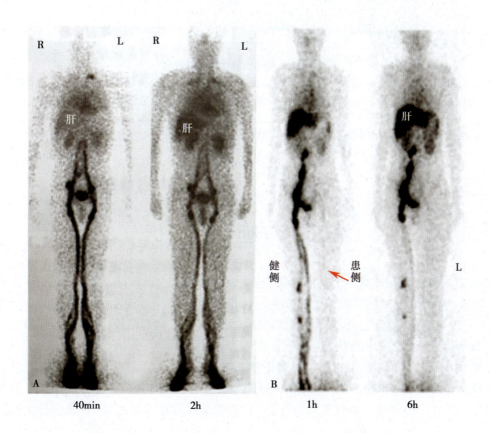

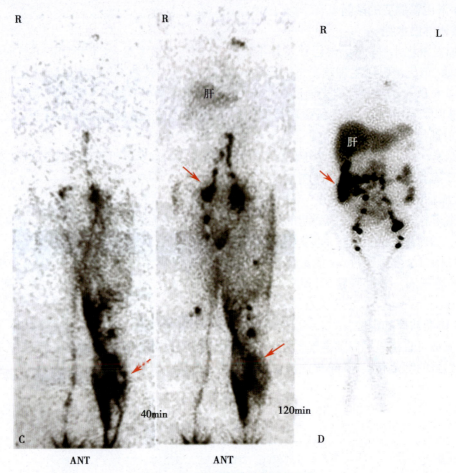

图14-21 淋巴管放射性胶体显像

A. 成人下肢淋巴正常显像。B. 患者女，16岁，双下肢淋巴显像示1h和6h左下肢（患侧）淋巴管、淋巴结均未显影，右下肢（健侧）淋巴回流正常，为左下肢淋巴管发育不良所致。C. 左下肢"象皮肿"，皮下淋巴组织放射性浓集，呈袜筒征象；右下肢腹股沟及髂淋巴结显影缓慢。淋巴回流缓慢。D. 乳糜腹腹腔（乳糜腹腔积液）内放射性明显增高。

第四节 典型病例分析

1．病史 患者女，36岁，以"间断性阴道出血1月余"为主诉入院。有阴道排液，为白色或血性。体征：宫颈肥大、质硬、宫颈管略膨大。超声检查：盆腔未见明显的淋巴结肿大。再进行SPECT/CT和PET/CT显像检查，前哨淋巴结显像如图14-22。病理活检：宫颈高分化鳞癌。

2．临床诊断 宫颈鳞状细胞癌，盆腔前哨淋巴结转移。

3．病例小结 宫颈癌的淋巴结转移是影响患者生存的最重要的预后因素。前哨淋巴结活检在宫颈癌中的应用越来越广泛，因此微转移的检测具有重要作用。宫颈癌PET/CT显像在评价早期是否有淋巴结转移上具有很大的价值，它能够指导调整术前方案，且是一种无创的检查方法。

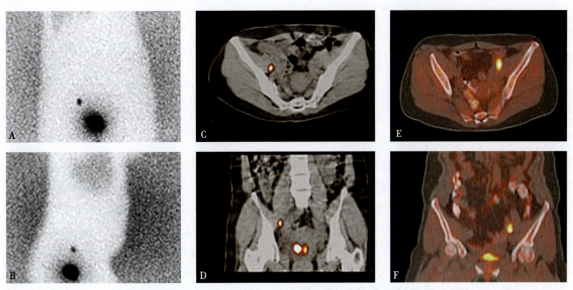

图14-22 宫颈鳞状细胞癌前哨淋巴结显像

A. 平面正位显像；B. 平面右侧位显像；C. SPECT/CT 横断面显像；D. SPECT/CT 冠状面显像；E. PET/CT 横断面显像；F. PET/CT 冠状面显像。

本章小结

放射性核素胶体骨髓显像能无创性显示全身功能性骨髓的分布和造血功能的变化。放射性核素胶体淋巴显像无创显示淋巴结及淋巴管的形态和功能变化，还可反映淋巴回流动力学的改变，适用于了解局部引流淋巴管、淋巴结的解剖分布及生理功能。放射性核素胶体前哨淋巴结显像可显示肿瘤局部区域内首先显影的淋巴结，能够较准确定位和指导活检。PET 显像对骨髓造血功能判定、辅助诊断血液骨髓肿瘤和淋巴瘤范围累及、恶性肿瘤的淋巴转移、分期诊断以及疗效评定、预后判断具有明确的临床价值。核医学血液骨髓和淋巴显像对协助制订更为合理的治疗方案具有临床意义。功能解剖融合显像（SPECT/CT、PET/CT）的应用对提高诊断效能具有重要临床价值。

思考题

1. 试述核医学显像对淋巴系统肿瘤的临床应用价值。
2. 试述核医学显像对淋巴管疾病的临床应用价值。
3. 试述前哨淋巴结（SLN）放射性胶体显像和 γ 射线探测的临床应用。

（李小东）

第十五章 核素治疗

放射性核素治疗是临床核医学最重要的组成部分之一。甲状腺疾病的 ^{131}I 治疗，转移性骨肿瘤的放射性核素治疗目前均已成为临床治疗的一个常规方法。放射性血管内支架置入防止血管再狭窄和放射性粒子植入治疗肿瘤是近期快速发展的放射性核素治疗新技术，具有较好的应用前景。^{177}Lu-DOTATATE 神经内分泌肿瘤转移瘤的治疗、^{177}Lu-PSMA 去势抵抗性前列腺癌的治疗先后获得批准，肽受体放射性核素治疗（PRRT）、放射性配体治疗（RLT）已成为肿瘤重要的治疗方法。α 核素治疗也取得积极性进展。核素治疗在甲状腺疾病、嗜铬细胞瘤、骨转移瘤、神经内分泌肿瘤、前列腺癌中发挥着重要的临床作用，新的核素靶向治疗方法取得进展，核素治疗将成为多种肿瘤重要的治疗选择。

第一节 放射性核素治疗方法

放射性核素治疗（radionuclide therapy）可分为内照射治疗（internal radiation therapy）与外照射治疗（external beam radiotherapy）。前者系将非密封辐射源（放射性核素治疗药物）引入体内病变的器官或组织，通过射线的辐射生物学效应，破坏病变，达到治疗病变的目的，能用于治疗体内各器官和组织的病变。后者系将非密封性辐射源紧贴近病变的表面，利用射线直接照射病变组织，产生辐射生物学效应使病变破坏，达到治疗疾病的目的，主要用于治疗体表或黏膜等浅层病变。核素治疗以内照射为主，少数治疗为外照射。治疗用放射性核素多为发射 α 射线、β⁻ 射线和低能 γ 射线的放射性核素。核素治疗时，病变组织所受辐照剂量大，而病变周围或邻近正常器官、组织所受辐照剂量小，即能保证病变遭遇最大程度破坏的同时邻近正常器官组织不受或少受损害。与临床广泛应用的化疗、放疗比较，放射性核素治疗具有选择性高、疗效好、全身毒副作用小的特点，不产生耐药现象。

放射性核素治疗的原理是利用放射性核素衰变过程中释放的射线粒子（电离辐射），在组织内运动过程中与组织作用，发生能量传递和电离作用，从而产生一系列的电离辐射生物学效应。而根据所选择放射性核素浓聚于病变器官、组织机制的不同，放射性核素治疗的方法主要分为以下几种。

1. 利用器官或组织的特异性摄取机制治疗　甲状腺组织选择性摄取碘，放射性 ^{131}I 与非放射性碘的化学性质相同，口服进入体内后主要被功能性甲状腺组织摄取，利用其发射的 β⁻ 射线治疗甲状腺良恶性疾病。转移性骨肿瘤组织可高摄取亲骨性的放射性药物，如 ^{153}钐-EDTMP、氯化锶（^{89}Sr）、^{186}铼（Re）-HEDP 等，利用其发射的 β⁻ 射线可治疗转移性骨肿瘤；^{223}Ra 发射 α 射线也可治疗转移性骨肿瘤。真性红细胞增多症、原发性血小板增多症等骨髓增生性疾病，骨髓摄取磷明显增多，可用放射性 ^{32}磷（^{32}P）-磷酸盐治疗这些疾病。

2. 组织种植治疗　在 CT 或超声引导下经皮穿刺或术中将放射性核素粒子源植入病灶内，放射性核素粒子源释放的射线直接造成病变组织的破坏。如放射性 ^{125}I 粒子植入治疗前列腺癌等。

3. 靶向治疗　根据抗原抗体反应的原理，用放射性核素标记的特异性抗体进行肿瘤治疗，即放射免疫治疗（radioimmunotherapy，RIT）。如应用 ^{90}钇-替伊莫单抗（ibritumonab tiuxetan，

Zevalin)和 ^{131}I- 托西莫单抗(tositumonmoab,Bexxar)通过靶向 CD20 治疗淋巴瘤;应用 ^{131}I-chTNT通过靶向肿瘤坏死抗原治疗晚期肺癌等。

根据受体配体反应的原理,用放射性核素标记的特异性受体配体进行治疗,即放射受体治疗(radioreceptor therapy,RRT)。如应用 ^{131}I-MIBG 治疗恶性嗜铬细胞瘤和神经母细胞瘤。

神经内分泌肿瘤肽受体放射性核素治疗(PRRT)是利用放射性核素标记生长抑素类似物(^{177}Lu-DOTATATE、^{90}Y-DOTATATE、^{225}Ac-DOTATATE),与生长抑素受体结合,发挥治疗作用。前列腺癌放射性配体治疗(RLT)是利用放射性核素标记前列腺特异性膜抗原抑制剂(^{177}Lu-PSMA、^{225}Ac-PSMA),与前列腺特异性膜抗原结合,发挥治疗作用。

4.敷贴治疗 应用发射 β^- 射线的放射性核素,如 ^{32}P 或 ^{90}Sr-^{90}Y 均匀地吸附于滤纸或银箔上,密封于塑料或银片内做成不同大小和形状的敷贴器或按病变的形状、大小制成专用的敷贴器,将其紧贴于病变表面对表浅病变进行照射。包括皮肤表面血管瘤、局限性皮肤顽固性湿疹、牛皮癣、神经性皮炎等的敷贴治疗。

5.其他放射性核素治疗 放射性核素治疗还可以通过其他一些方法进行疾病治疗,包括通过导管可将放射性药物引入到病变组织达到治疗目的,如经肝动脉插管注射 ^{32}磷 - 玻璃微球治疗肝癌等。放射性粒子 ^{125}I、^{103}Pd 近距离放射治疗肿瘤。通过穿刺将放射性药物直接注入体腔内达到治疗的目的,如胸腹腔注射放射性胶体治疗恶性胸腹腔积液,关节腔内注射 ^{32}磷 - 微球治疗关节滑膜炎等。

第二节 甲状腺功能亢进 ^{131}I 治疗

放射性核素 ^{131}I 可同时释放 γ 射线和 β^- 射线,半衰期约 8.4d。^{131}I 衰变时主要发射出 β^- 射线,其最大能量为 0.61MeV,平均能量为 0.129MeV,在组织中的射程为 0.8mm。进入组织后可产生辐射生物效应,起到治疗作用。γ 射线的能量为 364keV,可通过 SPECT 进行显像。放射性核素 ^{131}I 具有与稳定性碘元素同样的化学性质,被功能性甲状腺组织摄取后,聚集在甲状腺组织内,使病变组织受到 β 射线的集中照射,通过电离辐射作用使甲状腺组织细胞受到破坏,达到治疗甲状腺疾病目的。目前,放射性核素 ^{131}I 治疗的甲状腺疾病主要包括甲状腺功能亢进和分化性甲状腺癌两类。

甲状腺功能亢进症是甲状腺毒症的一种。主要是指甲状腺腺体本身产生甲状腺激素过多而引起的临床综合征。其病因包括弥漫性毒性甲状腺肿,结节性毒性甲状腺肿和甲状腺自主高功能腺瘤。临床诊断主要依据高代谢临床症状和体征、甲状腺肿大以及血清学检查(FT_4 增高、TSH 减低)。临床治疗目前主要包括三种方法,即抗甲状腺药物(ATD)、放射性碘和手术治疗。ATD 治疗是目前甲亢的基础治疗,但是单纯 ATD 治疗的治愈率仅有 40% 左右,复发率高达 50%~60%。手术治疗由于其创伤性,临床目前已经很少采用。放射性 ^{131}I 治疗由于其无创伤性、简单方便且疗效肯定,目前已经成为甲状腺功能亢进症特别是弥漫性毒性甲状腺肿首选的治疗方法之一。

甲状腺功能亢进 ^{131}I 治疗优点:确切控制甲状腺毒症所需的时间较短;避免手术风险;避免应用抗甲状腺药物(ATD)治疗的潜在不良反应。

^{131}I 治疗 Graves 病,既可作为成人 Graves 病的一线治疗方案,也可作为 ATD 治疗不佳患者的根治措施。

(一)适应证

1.对抗甲状腺药物出现不良反应。

2.抗甲状腺药物疗效差或多次复发者。

3．有手术禁忌证或手术风险高。

4．有颈部手术或外照射史。

5．病程较长；老年患者（特别是伴发心血管疾病者）。

6．合并白细胞或血小板减少。

7．合并心房颤动。

8．合并肝功能损伤。

9．合并骨骼肌周期性瘫痪。

（二）禁忌证

1．育龄期女性患者^{131}I治疗前应注意排除妊娠。

2．确诊或临床怀疑甲状腺癌。

（三）治疗前准备

治疗前禁食高碘食物，如海带、紫菜等，停用所有可能降低甲状腺组织摄碘能力的药物和制剂，以消除其对甲状腺摄碘功能的影响（表15-1）。

表 15-1　降低甲状腺摄取^{131}I能力的制剂和药物

药物类型	停药时间
抗甲状腺药物（甲巯咪唑、丙硫氧嘧啶）	3d
多种维生素	7d*
甲状腺激素 T$_4$	3~4 周
三碘甲腺原氨酸 T$_3$	10~14d
卢戈液	2~3 周*
皮肤局部碘涂擦	2~3 周*
静脉注射水溶性放射性增强造影剂	3~4 周（肾功能正常）
胺碘酮	3~6 个月或更长

*甲状腺癌治疗时需停 6 周。

1．签订知情同意书　治疗前必须向患者解释方法的全过程、治疗的预期效果和可能出现的副反应、并发症和治疗随访安排，签订知情同意书等书面资料。知情同意书重点内容应包括：一次治愈率非 100%，可能需多次治疗；发生甲状腺功能减退（hypothyroidism，甲减）的风险较高，尤其是 Graves 病治疗后，可能需要终身服用甲状腺素；需要进行终身随访复查；Graves 病治疗后可能出现眼病或眼病加重等。

2．必要的检查　检测血清 FT$_3$、FT$_4$、TSH、甲状腺球蛋白抗体（Tg-Ab）、甲状腺过氧化酶抗体（TPO-Ab）等。必要时进行全血细胞计数、肝肾功能、生化代谢等检查。进行甲状腺摄^{131}I率（RAIU）测定，估计甲状腺摄碘能力，同时也可排除甲状腺炎和使用外源性甲状腺激素所致的假性甲状腺毒症。核素甲状腺显像和超声检查有助于确定甲状腺大小、甲状腺结节的功能状况，对确定^{131}I剂量有重要参考价值。

3．抗甲状腺药物（ATD）和β受体阻滞剂的使用　因^{131}I治疗后甲状腺滤泡组织破坏，大量储存于甲状腺腺体内的甲状腺激素释放进入循环系统，甲亢症状可能加重，甚至发生甲状腺危象。为预防此情况发生，部分患者在^{131}I治疗前可能需用 ATD 进行准备性治疗，减少甲状腺内甲状腺激素的储存。这些患者包括亲碘多结节且腺体较大、需使用较大^{131}I治疗剂量的患者，年老体弱患者，合并心脏疾病和严重的全身系统疾病等患者。^{131}I治疗前应停用 ATD 至少 3d，治疗 3d 后可重新使用。治疗前使用β受体阻滞剂有利于控制症状，^{131}I治疗时不需要停用。

4. 人重组 TSH(rhTSH)的应用　为提高非毒性多结节性甲状腺肿甲状腺摄碘能力和减少全身辐照剂量,¹³¹I 治疗前可使用 rhTSH。

（四）治疗剂量的确定

确定 ¹³¹I 剂量常用的方法有两类,固定剂量法和计算剂量法。固定剂量法即给所有患者一个固定的剂量,计算法则根据甲状腺大小和甲状腺 24h RAIU 计算剂量。

1. 固定剂量法　所用剂量差别较大,常用剂量范围为 185～555MBq(5～15mCi),文献记载也有在固定剂量的基础上,如果甲状腺较大或 24h RAIU 较低就增加剂量。所用固定剂量越大甲亢受控制的机会就越高,甲减的可能性也增高。

2. 剂量计算法　Alexander 和 Larsen 用公式[298MBq(8mCi)×100/24h RAIU]进行计算,该法不考虑甲状腺大小。许多人用另外一个将甲状腺大小和 24h RAIU 结合的公式计算剂量:[Z×甲状腺大小(g)×100]/24h RAIU;公式中 Z 为计划每克甲状腺组织给药的 Bq 或 μCi 数,范围为 3.7～7.4MBq(100～200μCi)。从上述公式中可理解,甲状腺大小的准确测量非常关键,超声确定甲状腺大小较准确。也可用正常甲状腺大小的 1、2、3 倍的经验方法估计甲状腺重量,对非常大的甲状腺估重可能会过低。

由于目前所使用的甲状腺摄碘能力的评估方法微剂量 RAIU 是否能准确代表大剂量 ¹³¹I 在体内的生物动力学特性尚有争议,以及现阶段尚无法评估患腺对辐射的敏感程度等影响,临床上常将计算的剂量结果与疾病本身的情况结合起来考虑确定最终剂量,如病程长、甲状腺腺体较硬,第一次治疗后未愈的患者进行再次治疗时,适当增加剂量,而病程短、手术后复发患者可适当减少剂量。

毒性自主功能性结节多采用固定经验剂量。固定剂量范围为 370～1 100MBq(10～30mCi),结节越大需要的剂量越大。毒性多结节性甲状腺肿计划剂量为 200μCi/g,若 RAIU 较低,可使用 rhTSH。

如前所述,进行 ¹³¹I 治疗时确定 ¹³¹I 剂量的方法主要分两大类,即经验固定剂量法和用公式进行计算的计算法。前者不考虑甲状腺大小和甲状腺摄碘能力,让所有患者都用相同的剂量,显然缺乏科学性。后者考虑了甲状腺的大小和摄碘能力,有一定的科学性,用公式计算剂量的方法是假定甲状腺大小和重量数据是准确的,但现实是,能用于测定甲状腺大小和重量的方法,如核素显像、超声和触诊等,无一能完全满足准确性的要求。另一方面,这些方法学中固有的非科学性或不确定性导致了目前 ¹³¹I 治疗结果的不确定,有必要进一步深入研究探讨。

（五）不良反应

甲亢 ¹³¹I 治疗的严重副作用少见。部分患者可出现颈部疼痛、头晕、恶心呕吐和腹泻等症状,这些表现持续时间短,轻者不需处理,重者可进行对症治疗。Graves 病患者 ¹³¹I 治疗后辐射性甲状腺炎罕见,表现为颈痛,与亚急性甲状腺炎相似,疼痛可放射到耳和咽喉部,消炎或短期糖皮质激素治疗有效。治疗几天后可发生甲状腺危象,更多见于老年患者和病情严重的患者,这些患者在 ¹³¹I 治疗前使用 ATD 治疗可减少发生的机会。儿童病例发生甲亢危象的报道则少见。

致癌效应是一理论性风险,尤其是浓聚 ¹³¹I 的部位,如甲状腺、唾液腺、胃、泌尿道、肠和乳腺,目前尚无有力的证据支持这种风险的存在。致畸作用,即对生育功能和后代的影响,也未见有力的证据证实,但一般认为在治疗后 6 个月内不应怀孕。患者服 ¹³¹I 后充分水化,加快 ¹³¹I 的吸收和排泄,可减少全身辐射剂量,降低这些风险。

（六）疗效评价

评价 Graves 病疗效的标准包括完全缓解、部分缓解、无效、复发和甲减。甲状腺功能亢进尤其是 Graves 病,口服 ¹³¹I 后,一般要 2～3 周才逐渐出现疗效,症状缓解,甲状腺缩小,体重增加。随后症状逐渐消失,甲状腺明显缩小。临床可见部分病例 ¹³¹I 的治疗作用持续到半年以上。根据所用剂量的不同和患者对辐射的敏感性差异,治愈的时间有较大差异,大多数患者治疗后 3～

6个月治愈，少部分患者要达1年方治愈。单次治疗的治愈率有明显的差异，治疗剂量小则治愈率低，一个疗程的治愈率为62.6%～77.0%，有效率在95%以上，无效率2%～4%，复发率1%～4%。一次未治愈的患者，3～6个月后可进行第二次或多次治疗。一般Graves病的疗效好，治愈率较高，甲状腺肿大明显的Graves病患者、毒性多结节性甲状腺肿和毒性自主功能结节患者，常需几个疗程的治疗方能治愈。

甲状腺功能减退是甲亢 131I 治疗最常见的转归结果。国内报告一年内的发生率为4.6%～5.4%。Graves病患者会逐渐由于自身免疫因素（如淋巴细胞浸润和甲状腺自身免疫破坏等）而出现自发性甲状腺功能减退，年发生率2%～3%。有研究显示，不管 131I 剂量如何，在治疗后10年有50%以上的患者会出现甲减。

甲亢患者在 ATD 治疗或手术治疗后均可自发地发展为甲状腺功能减退，并非 131I 治疗所特有。因此，在 131I 治疗甲状腺功能亢进过程中出现的甲状腺功能减退不应看作是并发症，可能是甲亢患者必然的一种转归或治疗目标，是一种积极治疗而非消极治疗甲状腺功能亢进的结果。

尽管甲状腺激素水平正常是治疗Graves病的理想目标，但已有研究表明，对于 131I 治疗 Graves 病，不存在既可以纠正甲亢又不会造成甲减的理想剂量。

131I 治疗 Graves 病的目标是使患者达到非甲亢状态，即恢复正常甲状腺功能；或发生甲状腺功能减退症后补充甲状腺激素以达到并维持正常甲状腺功能，二者之一均为达到治疗目标。

（七）随访

Graves病 131I 治疗后发生甲状腺功能减退的可能性很大，具有不可避免性，同时发生的时间也具有不确定性。定期有效的监测其甲状腺激素水平，能及时发现甲状腺功能减退，使其得到正确、合理使用甲状腺激素替代治疗。

1. 复查随访时间 不同中心随访时间不同，一般认为患者在治疗后第1、3、6、12个月应进行复查，以后每半年复查一次至终身。甲状腺功能减退患者发现后应立即使用甲状腺素替代治疗，替代治疗1个月后复查，评估甲状腺激素用量是否正确，调整甲状腺激素量至血清甲状腺激素水平正常后，每半年复查一次。

2. 复查随访检查指标 检测血清 FT$_3$、FT$_4$、TSH，必要时可以检测促甲状腺激素受体抗体（TRAb）、甲状腺过氧化物酶抗体（TPO-Ab）及甲状腺球蛋白抗体（TgAb）。伴有并发症的Graves病患者，应注意评价相关疾病症状、体征的控制情况及指标变化。

第三节　分化型甲状腺癌 131I 治疗

甲状腺癌约占所有恶性肿瘤的1%。根据组织形态，常见的4种类型有乳头状癌、滤泡状癌、髓样癌和未分化癌。多数甲状腺结节是良性，甲状腺癌一般并非高度恶性，如治疗得当，可以达到正常预期寿命。针刺吸取活检是区别良性和恶性的最好诊断方法。手术是治疗甲状腺癌的首选方法。由于分化型甲状腺癌（differentiated thyroid cancer，DTC，包括乳头状癌、滤泡状癌）细胞具有摄碘功能，对于未能完全切除或已经发生转移的分化型甲状腺癌患者也可采取放射性核素 131I 治疗。

131I 治疗是DTC术后综合治疗的主要措施之一。根据治疗目的分为清甲治疗、辅助治疗和清灶治疗。清甲治疗是指采用 131I 清除手术后残留的甲状腺组织；辅助治疗是指采用 131I 清除手术后影像学无法证实的可能存在的转移或残留病灶；清灶治疗是指采用 131I 治疗手术后已知存在的无法手术切除的局部或远处DTC转移灶。

（一）适应证

1. 复发风险为中、高危的患者。

2. 便于长期随访及肿瘤复发监测,且本人有意愿的低危 DTC 患者。

3. 甲状腺大部切除术后,术后评估有补充全切的临床需求,不愿或不宜再次手术的患者。

(二)禁忌证

1. 妊娠期和哺乳期妇女。

2. 计划 6 个月内妊娠者。

3. 手术切口未完全愈合者。

(三)治疗前准备

1. 升高 TSH 水平　升高内源性 TSH,术后不服用甲状腺素药物,约 4 周后行 ^{131}I"清甲"治疗,或术后服用甲状腺素药物,择期停药行 ^{131}I"清甲"治疗。T_3 至少停 10～14d,T_4 至少停 3～4 周,使 TSH＞30μU/ml。给予外源性重组人促甲状腺激素(rhTSH),可以避免停用甲状腺素后出现甲状腺功能减退所带来的不适,可肌内注射 rhTSH 0.9mg/d,连续 2d。

2. 低碘饮食　给 ^{131}I 前低碘饮食(＜50μg/d)至少 1～2 周,以改善 ^{131}I 的摄取。最好使用无碘盐。特别注意避免增强 CT 检查。如已行增强 CT 检查,建议 1～2 个月后再行 ^{131}I 治疗。使用利尿剂(如氢氯噻嗪)可减少体内碘,但可产生低血钾、低血压等副作用,应密切监测。

3. 治疗前评估　^{131}I"清甲"治疗前评估包括测定甲状腺激素、TSH、TgTgAb、血清钙、甲状旁腺素、血常规、肝肾功能,颈部超声、心电图、胸部 CT 或胸部 X 线检查等。^{99m}TcO$_4^-$甲状腺显像可以用于评估术后残留甲状腺组织的多少。

进行 RAIU 测定,"清甲"治疗前可进行诊断性 ^{131}I 全身扫描(Dx-WBS)。Tg 升高并不能保证肿瘤组织一定摄碘,诊断性 ^{131}I 扫描未显示有摄碘病灶,但 ^{131}I 治疗后显像可以显示有甲状腺组织的存在。^{18}F-FDG PET/CT 显像和超声检查对鉴别 ^{131}I 扫描阴性而刺激状态下血清 Tg 升高的患者是否存在转移有帮助。^{99m}Tc-MIBI、^{201}Tl 显像也具有一定的应用价值。

4. 签订知情同意书　其重点内容应包括,治疗的目的是破坏正常和癌变的甲状腺组织,其他正常组织也可能会受影响;可能需要多次治疗等。应向患者介绍治疗目的、实施过程、治疗后可能出现的不良反应等,并进行辐射安全防护指导。

实施"清甲"治疗前,育龄妇女需要进行妊娠测试。

(四)剂量确定

术后残留甲状腺组织的清除剂量为 1.11～3.7GBq(30～100mCi)。如颈部残留手术未切除的 DTC 组织、伴发颈部淋巴结或远处转移,但无法手术或患者拒绝手术的、全甲状腺切除术后不明原因血清 Tg 尤其是刺激性 Tg 水平升高者,"清甲"治疗同时应兼顾"清灶"治疗,^{131}I 剂量为 3.7～7.4GBq。

辅助治疗的 ^{131}I 剂量通常高于 3.7GBq(100mCi)的"清甲"剂量。辅助治疗推荐的 ^{131}I 剂量为 3.7～5.55GBq(100～150mCi),具体取决于存在的危险因素。

"清灶"治疗颈部淋巴结转移者,给予 ^{131}I 3.7～5.55GBq。肺转移 ^{131}I 治疗剂量为 5.55～7.4GBq。最多不宜超过 9.25GBq。

(五)不良反应

早期副作用可能包括黏膜炎、恶心、呕吐、唾液腺位置疼痛和触痛,味觉缺失,手术后甲状腺残留较多时可出现颈部疼痛,血细胞计数减少,易感染,一般这些副作用是暂时的。应鼓励患者在治疗后几天至 1 周的时间内多饮水、多排尿,含服酸性食品如话梅等,刺激唾液腺分泌,降低膀胱和唾液腺的辐射剂量。如出现恶心呕吐,可使用止吐药。患者每天最少大便一次,必要时使用缓泻药,以减少结肠的辐射剂量。服 ^{131}I 治疗后 3d 开始服用甲状腺激素,根据血清 TSH 水平调整其用量,低危患者 TSH 保持在 0.1～0.5mU/ml,而高危患者 TSH＜0.1mU/ml。治疗后 2～10d,行治疗后 ^{131}I 全身扫描(Rx-WBS)进行分期。Rx-WBS 是对 DTC 进行再分期和确定后续 ^{131}I 治疗适应证的基础。采用 ^{131}I SPECT/CT 检查可以进一步提高 Rx-WBS 诊断的准确性。

晚期副作用可能包括，暂时性不育、唾液腺永久性损害而产生无唾液分泌和涎石病、龋齿、味觉减退、泪管瘢痕致干眼、溢泪症，罕见发生其他恶性肿瘤，包括胃、膀胱、结肠、唾液腺和白血病。这些晚期副作用都是罕见的，不应该阻止患者进行 131I 治疗。

（六）复查与随访

1. 复查随访目的和意义

（1）判断残留甲状腺组织和癌组织的情况，决定是否需要多次治疗。

（2）评估甲状腺素抑制治疗、监测复发和转移。

2. 复查随访检查内容和时间

（1）"清甲"治疗 1 个月、3 个月应常规随诊，进行甲状腺激素、TSH、Tg、TgAb 水平监测，及时了解 TSH、Tg 变化，调整甲状腺素剂量，将 TSH 控制至相应的抑制水平。必要时加做颈部超声监测可疑转移淋巴结经 131I 治疗后的变化。

L-T$_4$ 应当清晨空腹顿服。在剂量调整期间，约每 4 周测定 1 次血清 TSH。

（2）131I"清甲"治疗后 6～12 个月应行疗效评估，包括血清学指标及含诊断性 131I WBS 在内的影像学检查。131I 治疗后 6 个月左右，可进行"清甲"是否成功的评估。随访前应停用 T$_4$ 3～4 周或者三碘甲状腺原氨酸（T$_3$）2 周。"清甲"成功的判断标准：131I 显像甲状腺床无放射性浓聚或停用 T$_4$ 后刺激性 Tg＜1ng/L。甲状腺手术后行放射性碘清除残余甲状腺组织的患者满足如下标准，被认为 DTC 完全缓解：①没有肿瘤存在的临床证据；②没有肿瘤存在的影像学证据；③"清甲"治疗后 131I WBS 没有发现甲状腺床和床外组织 131I 摄取；④在无 TgAb 干扰时，甲状腺激素抑制治疗情况下测不到血清 Tg，TSH 刺激情况下 Tg＜1ng/L。

（3）如"清甲"成功且未发现转移则每年随访 1 次，若发生转移，应尽早安排治疗。复查随访为终生性的，每年至少随访 1 次。必要时缩短随访间隔时间。

当疑有 DTC 复发或转移时，CT 和 MRI 能够提供病灶的解剖学图像，以帮助诊断，但由于病变组织与周边组织界限不清，可做增强 CT 进行鉴别。若患者后续拟行 131I 治疗，还应避免近期使用含碘的增强 CT 造影剂。

18F-FDG PET/CT 在 DTC 临床应用中的价值得到认可，能够指导个体化治疗。18F-FDG PET/CT 被推荐用于血清 Tg 或 TgAb 升高而治疗剂量 131I 全身显像阴性、临床怀疑复发或转移的 DTC 患者。

女性 DTC 患者在 131I 治疗后 6～12 个月内避免妊娠。男性 6 个月内避孕。

第四节　肿瘤骨转移放射性核素靶向治疗

转移性骨肿瘤是恶性肿瘤晚期常见的表现。其中 30% 的癌症患者表现有不同程度的骨痛，随着疾病进展至晚期，60%～90% 的患者可出现骨痛。将亲骨性强、发射 α 射线或 β 射线，且能量和半衰期适宜的放射性核素及其标记药物引入体内，这些放射性药物可以选择性浓聚在骨转移灶部位，利用其发射的 α 射线或 β 射线对肿瘤进行内照射，抑制或破坏骨转移性肿瘤病灶，缩小或清除转移病灶，为转移性骨肿瘤患者提供广泛、持久的缓解疼痛作用，提高患者生活质量。放射性药物治疗骨肿瘤转移灶的同时缓解骨疼痛的机制尚不完全明确，可能与以下因素有关：病灶缩小，骨膜和骨髓腔的压力减轻；肿瘤侵蚀骨的重新钙化；电离辐射作用影响神经末梢去极化过程，干扰疼痛信号转导；抑制缓激肽、前列腺素等疼痛介质的分泌等。

放射性药物靶向治疗肿瘤骨转移的主要目标为：①缓解疼痛，恢复功能，改善生活质量；②预防和治疗骨相关不良事件；③控制肿瘤进展，延长生存期。

（一）适应证

诊断明确的多发性骨转移肿瘤，^{99m}Tc-MDP 骨显像证实骨转移病灶处有浓聚。治疗前 1 周内的血红蛋白＞90g/L，白细胞≥3.5×10^9/L，血小板≥80×10^9/L。

（二）禁忌证

1. 绝对禁忌证　妊娠和哺乳期患者。

2. 相对禁忌证

（1）血象偏低：血红蛋白＜60g/L，WBC＜2.4×10^9/L。

（2）肾功能差：肌酐＞180μmol/L 和 / 或肾小球滤过率＜30ml/min。

（3）急性脊椎压缩性骨折或治疗过程中病理性骨折。

（4）预期生存时间小于 8 周。

（三）放射性药物

目前临床上常用的几种治疗骨转移肿瘤的放射性药物如下。

1. 氯化 ^{89} 锶（^{89}SrCl$_2$）　^{89}Sr 发射 β$^-$ 射线，最大能量 1.46MeV，平均能量 0.58MeV，平均软组织射程 2.4mm。发射 0.01% γ 射线，能峰 0.91MeV。物理半衰期 50.5d。

2. 氯化 ^{223} 镭（^{223}RaCl$_2$）　^{223}Ra 发射 4 种 α 射线，累计能量 28.2MeV，平均能量 5.85MeV，平均软组织射程＜0.1mm。也发射 γ 射线。物理半衰期 11.4d。

^{223}RaCl$_2$ 具有强效、精准、易防护的特点。转移性去势抵抗前列腺癌骨转移患者 ^{223}RaCl$_2$ 治疗，能够延长生存时间、延迟症状性骨骼事件的发生时间、显著改善患者生存质量。国内外指南推荐 ^{223}RaCl$_2$ 用于转移性去势抵抗前列腺癌骨转移的一线及二线治疗。

3. ^{153} 钐 - 乙二胺四甲撑膦酸（^{153}Sm-ethylenediaminetetramethylene phosphonate，^{153}Sm-EDTMP）　^{153}Sm 发射 β$^-$ 射线，最大能量 0.81MeV，平均能量 2.3MeV，平均软组织射程 0.6mm。发射 28% γ 射线，能峰 0.103MeV。物理半衰期 1.9d。

国内外指南推荐 ^{89}SrCl$_2$、^{153}Sm-EDTMP 可作为恶性肿瘤骨转移疼痛的姑息治疗。

4. ^{186} 铼 -1- 羟基亚乙基二膦酸（^{186}Re-hydroxyethylene diphosphoate，^{186}Re-HEDP）　^{186}Re 发射 β$^-$ 射线，最大能量 1.07MeV，平均能量 0.349MeV，平均软组织射程 1.1mm。发射 9% γ 射线，能峰 0.137MeV。物理半衰期 3.7d。

5. ^{188} 铼 -1- 羟基亚乙基二膦酸（^{188}Re-hydroxyethylene diphosphoate，^{188}Re-HEDP）　^{188}Re 发射 β$^-$ 射线，最大能量 2.12MeV，平均软组织射程 3.0mm。发射 15% γ 射线，能峰 0.155MeV。物理半衰期 0.7d。

（四）患者准备

一般无需特殊准备。注射 ^{89}Sr 前后适量饮水，正常饮食。

1. ^{99m}Tc-MDP 骨扫描　患者在治疗前 8 周内应进行 ^{99m}Tc-MDP 全身骨扫描，证实骨疼痛的部位有放射性浓聚。骨扫描显示的病灶需与其他物理和影像学检查结合，以排除其他原因所致的慢性疼痛，因这些原因所致的疼痛用放射性核素治疗不可能有效。同时应特别排除神经源性疼痛和病理性骨折。

2. 停用广泛照射野的外照射治疗和化疗　临床和实验研究显示，局部外照射放疗后进行放射性核素治疗是安全的。而广泛野的外放射治疗后 3 个月内使用放射性核素治疗，有可能提高骨髓抑制的风险，因此患者在该时间内不宜进行核素治疗。用 ^{89}Sr 前停用长效骨髓抑制性化疗的时间最短需 4 周，用 ^{153}Sm 或 ^{186}Re 需停 6～12 周，以避免发生协同骨髓抑制。

双膦酸盐对 ^{89}Sr 疗效无影响，可同时应用。

3. 全血和生化检查　治疗前 7d 内进行全血常规、生化检查。治疗前进行凝血功能检查，排除亚临床性弥散性血管内凝血（DIC）。

4. 签署知情同意书　治疗前应该让患者知道：60%～80% 的患者可能有效；有可能出现骨

痛暂时性加重，称为"火焰"现象（pain flare）；治疗后一周内疼痛不会减轻，更有可能在第2周才有效，也有晚到4周后才有效的，尤其是使用长半衰期核素；患者应继续使用止痛药，疼痛减轻后方可停用或减少用量；有效持续时间一般为2～6个月，可能需再治疗；核素治疗只是一种保守治疗，不可能治愈转移癌。

（五）治疗剂量

1. **$^{89}SrCl_2$静脉注射**　一般推荐剂量为1.48～2.22MBq（40～60μCi）/kg，成人一般用量为111～185MBq（3～5mCi），最常用剂量为148MBq（4mCi）。

2. **$^{223}RaCl_2$静脉注射**　缓慢静脉注射1min以上。给药剂量按55kBq（1.49μCi）/kg。每4周1次，可以重复给药2～6次。

3. **^{153}Sm-EDTMP静脉注射**　一般按14.8～37MBq（0.4～1.0mCi）/kg。

4. **^{188}Re-HEDP静脉注射**　给药剂量按14.8～22.2MBq（0.4～0.6mCi）/kg。

（六）不良反应

1. **"火焰"现象**　治疗后约10%的患者出现疼痛加重，通常在72h内，为暂时性，可自行缓解，对止痛药有反应，一般来说，出现这种现象提示患者对治疗反应好。

2. **脊椎压缩性骨折**　如有脊椎转移，治疗后出现脊椎骨压缩性骨折的机会增多，可考虑预防性使用糖皮质激素。

3. **血象改变**　因骨髓抑制，常出现周围血小板、白细胞计数减少，最低计数出现时间为^{153}Sm、^{188}Re 3～5周，^{89}Sr 12～16周，这种血液学毒性通常为暂时性，一般3个月后会部分或完全恢复。$^{223}RaCl_2$血液学毒性不常见。

（七）疗效评价

转移性骨肿瘤核素治疗的疗效评价主要包括骨痛缓解程度和转移灶消退程度两个方面。

1. **缓解骨痛的评价**　缓解骨痛的评价标准主要分为：I级，所有部位骨痛消失；II级，至少有25%以上部位的骨痛消失，或者骨痛明显减轻，必要时服用少量止痛剂；III级，骨痛减轻不明显，或无任何改善甚至加重。

（1）$^{89}SrCl_2$：已被广泛用于前列腺癌、乳腺癌、肺癌、肾癌、鼻咽癌等所致骨转移疼痛的治疗，对前列腺和乳腺癌疗效尤为显著。一般给药10～20d疼痛开始减轻，6周内明显改善，一次注射后镇痛效果可维持3～6个月。^{89}Sr治疗疼痛缓解率平均为76%；疼痛完全缓解率平均为32%。疼痛缓解维持时间3～12个月，平均6个月。国内多中心研究报告，^{89}Sr治疗癌性骨痛的有效率65.52%，好转率20.69%，无效率13.79%。首次治疗有效的患者，重复治疗时疼痛缓解的时间有逐渐延长的效果。

（2）$^{223}RaCl_2$：单次给予用药治疗转移性去势抵抗性前列腺癌，治疗后1周、4周、8周，癌性骨痛缓解率分别为52%、60%、56%，疼痛缓解维持时间28～44d。生活质量改善优于安慰剂组。

（3）^{153}Sm-EDTMP：对癌性骨痛的总有效率为65%～92.7%，止痛效果出现的时间为（7.9±6.8）d，疼痛缓解维持时间1～11个月（平均2.6～3个月）乳腺癌和前列腺癌效果最好，肺癌和鼻咽癌次之。

2. **转移灶疗效评价**　肿瘤骨转移灶疗效评价的标准主要分为：I级（显效），X射线或骨显像证实所有部位的转移灶出现钙化或消失；II级（有效），X线检查证实转移灶的体积减小或其钙化大于50%，或者骨显像显示转移灶数目减少50%以上；III级（好转），X线检查证实转移灶的体积减小或其钙化大于25%，或者骨显像显示转移灶数目减少25%以上；IV级（无效），X线检查证实转移灶的体积减小或其钙化小于25%，或者骨显像显示转移灶数目减少小于25%或无变化。

（1）$^{89}SrCl_2$：^{89}Sr发射的β射线能杀死肿瘤细胞，既可镇痛，还可抑制骨转移病灶的作用，使其缩小或消失。国内报道用$^{89}SrCl_2$治疗120例骨转移癌患者，在显示良好的镇痛效果的同时（总有效率80.8%），部分患者X线检查显示病灶部位治疗后出现明显的骨小梁修复。国外也有报道，治疗前后 ^{99m}Tc-MDP 骨显像对比观察显示，一次治疗后 4 个月，同一部位病灶放射性摄取下降 80%，病变区与正常骨的放射性比值降低，血清碱性磷酸酶水平降低。X 线检查显示部分患者原有的溶骨性损害转变为硬化型，并有再钙化征象，肿瘤相关标志物如前列腺特异性抗原（PSA）和血清酸性磷酸酶水平亦伴随下降。

（2）^{223}RaCl$_2$：治疗后能延缓骨相关事件发生时间，推迟症状性骨相关事件的中位时间达 5.8 个月。转移性去势抵抗性前列腺癌 ^{223}RaCl$_2$ 治疗组中位总生存时间 14.9 个月，安慰剂组中位总生存时间 11.3 个月。

（3）^{153}Sm-EDTMP：国内一组 300 例骨转移患者，止痛有效率达 90%，同时观察到其中 29 例病灶完全消失，51 例转移灶数量减少或病灶缩小。国外报告骨转移病灶消失的患者占 10%～20%。

第五节　放射性粒子植入治疗肿瘤

放射性粒子组织间近距离治疗肿瘤距今已有 100 多年的历史。随着低能放射性粒子 ^{125}I、^{103}Pd 的应用，计算机三维治疗计划系统的出现，以及对放射性粒子组织间近距离治疗的物理、生物学特性，特别是临床剂量学与疗效、并发症关系的深入研究，近十年来，放射性粒子植入肿瘤的近距离放射治疗在临床上的应用得到迅速发展。

遵照《放射性粒子植入治疗技术管理规范》《放射性粒子植入治疗技术临床应用质量控制指标》规定，规范开展放射性粒子植入治疗。

放射性粒子植入治疗医师、技师与护理人员需密切配合，重视质量控制，包括术前、术中及术后质量控制。

（一）放射性粒子组织间近距离治疗的放射物理学特征

常用于植入治疗的放射性粒子及其物理特性列于表 15-2。

表 15-2　临床使用的放射性粒子特性

	^{125}I	^{103}Pd	^{192}Ir
半衰期 /d	60.2	17	74
平均能量 /keV	27.4	21	380
源长 /mm	4.5	4.5	
直径 /mm	0.8	0.8	
标记物及长度	Ag，3mm	Pd，1mm	
初始剂量率 /（cGy/h）	7.7	18	40
剂量率 /（cGy/h）	8～10	20～24	
半价层 /mmPd	0.025	0.008	2.5
释放 94% 剂量时间 /d	240	68	
引入年	1965 年	1986 年	
相对生物效应（RBE）	1.4	1.9	

^{125}I 的半衰期较长，正常组织耐受较好，防护要求较低，主要用于治疗分化较好的肿瘤。^{103}Pd 的半衰期较短，使受损伤的癌细胞修复减少，肿瘤的再分布减少，用于治疗分化差、恶性程度高的肿瘤。

（二）放射性粒子组织间近距离治疗的放射生物学特征

放射性粒子具有非常低的剂量率，达到需要的处方剂量必须有足够长的照射时间。延长照射时间和低剂量率放疗都使正常组织损伤明显减少，但对肿瘤细胞的杀伤没有任何影响。根据实验数据提出数学模型，^{125}I 适用于肿瘤潜在倍增时间（potential doubling time，Tpot）>10d、分化较好的肿瘤，而 ^{103}Pd 适用于 Tpot<10d、分化较差的肿瘤。用 ^{125}I 或 ^{103}Pd 时，处方剂量也因剂量率不同而不同，如前列腺癌的处方剂量 RBE=120Gy 时，^{125}I 的处方剂量为 145Gy，而 ^{103}Pd 则为 115Gy。二者折合的相对生物效应（relative biological effectiveness，RBE）相等。

（三）放射性粒子植入治疗计划系统和质量验证系统

1. 放射性粒子植入治疗计划系统　美国近距离治疗协会规定，所有粒子植入治疗的患者必须有术前治疗计划，给出预期的剂量分布。标准做法是用 CT、MR、超声图像等影像学确定靶区，根据肿瘤轮廓、横断面制定植入导针数、粒子数量及粒子活度、总活度。通过 TPS 观察剂量分布情况，调整导针及粒子位置，得到最佳的剂量分布。

2. 放射性粒子植入的质量验证　粒子植入后剂量分布有很大变化，疗效与并发症都与之有密切关系，为改进疗效必须对植入粒子的质量进行评估，最重要的是进行植入后的剂量测定分析。植入粒子后首先应行影像学检查，利用融合技术，使粒子植入后的影像进行重建，常用的是 CT 与 X 线片图像融合，使粒子位置的准确率达 90% 以上。大部分患者在术后 24h 内行 CT 检查，尽早反馈植入的信息，可用于再植入或外照射对剂量不足进行补充。术后计划才是植入治疗的质量检查方法。

（四）放射性粒子植入治疗技术流程

放射性粒子治疗需要借助外科、超声、影像等手段帮助实施，因此，其治疗术式有不同的方法。

1. 经皮穿刺植入术　适用于人体浅表肿瘤治疗。缺点：无法了解肿瘤边界；无法了解进针深度；无法保证粒子空间分布均匀；无法避开危险器官；无法保证疗效。

2. 术中植入术　术中植入须借助超声引导，适用于颅内、腹腔、胸腔和盆腔肿瘤。优点：肿瘤靶区明确；粒子空间分布均匀；可避开肿瘤周围危险器官；疗效有保证。缺点：设备要求高；超声显示靶区与实际病理学靶区关系不明确。

3. 模板引导植入术　适用于前列腺癌治疗。借助于超声，配合模板技术，使粒子空间分布与治疗计划完全吻合，是近代放射性粒子治疗的最佳方案。

4. 各种腔镜引导下植入术　适用于体内较小体积肿瘤（直径<5cm）治疗、空腔脏器或微创手术时的治疗。优点：微创。缺点：体积较大的肿瘤无法保证粒子均匀分布；空腔脏器肿瘤治疗时慎用，避免穿孔。

5. 超声引导下植入术　适用于体积较小的肿瘤。缺点：无法实施术中计划；邻近骨结构的肿瘤无法获得满意的图像。

6. CT 引导下植入术　适用于直肠癌术后复发和椎体转移癌的治疗。优点：适用于邻近骨结构肿瘤治疗；粒子针排列均匀；肿瘤周围危险器官显示清楚。缺点：灵活性与超声相比较差；治疗时间长。

（五）临床应用

1. 放射性粒子组织间近距离治疗前列腺癌　随着经直肠超声技术（TRUS）、经会阴模板指导系统、三维图像系统和新的放射性核素的应用，粒子植入治疗前列腺癌、保留前列腺功能的方法，已广泛应用于临床。据美国放射肿瘤学会估计，2000 年早期前列腺癌只有 5% 用放射性粒子植入治疗，2005 年上升到 35%，而同期的前列腺癌根治术从 35% 降至 5%。

（1）核素的选择：永久性植入的核素主要为 ^{125}I 和 ^{103}Pd，二者均释放低能的 γ 光子，能量为 27keV 和 21keV，半衰期 ^{103}Pd（17d）较 ^{125}I（60.2d）短，初始剂量率 ^{103}Pd（20cGy/h）较 ^{125}I（8～10cGy/h）高。目前一般认为 ^{125}I 适用于 Gleason 评分<6 者，^{103}Pd 适用于 Gleason 评分 7～10 者。

（2）适应证：根据美国近距离放射治疗协会（American Brachytherapy Society，ABS）标准。

1）同时符合以下 3 条为单纯近距离治疗的适应证：①临床分期为 T_1～T_{2a} 期；② Gleason 评

分为 2～6；③ PSA<10ng/ml。

2）符合以下任一条件为近距离治疗联合外放疗的适应证：①临床分期为 T_{2b}、T_{2c} 期；② Gleason 评分为 8～10；③ PSA>20ng/ml；④周围神经受侵犯；⑤多点活检病理结果阳性；⑥双侧活检病理结果为阳性；⑦ MRI 检查明确有前列腺包膜外侵犯。多数学者建议先行外放疗，再行近距离治疗，以减少放疗并发症。

3）Gleason 评分为 7 或 PSA 10～20ng/ml 者，则要根据具体情况决定是否联合外放疗。

4）近距离治疗（或联合外放疗）联合内分泌治疗的适应证：前列腺体积>60ml，可以辅以内分泌治疗使前列腺缩小。

（3）禁忌证

1）绝对禁忌证：①预计生存期少于 5 年；②经尿道前列腺切除术（TURP）后缺损较大或预后不佳；③一般情况差；④有远处转移。

2）相对禁忌证：①腺体>60ml；②既往有 TURP 史；③中叶突出；④严重糖尿病；⑤多次盆腔放疗及手术史。

（4）治疗剂量及治疗计划实施

1）治疗剂量：单纯近距离治疗的患者，^{125}I 粒子治疗的吸收剂量为 144Gy，^{103}Pd 为 115～120Gy；联合外放疗者，外放疗的剂量为 40～50Gy，而 ^{125}I 和 ^{103}Pd 的剂量为 100～110Gy 和 80～90Gy。

2）治疗计划制订：治疗计划制订包括三个基本步骤：评估前列腺体积、决定源的总活度、确定粒子在前列腺的空间分布。

A．前列腺体积测定：经 TRUS 测量前列腺的体积，所有患者都需要从前列腺底部到顶部以 5mm 间隔进行横断面的扫描，勾画前列腺轮廓，测量前列腺体积。超声的优势是前列腺边界锐利，操作简单，价格低廉且可以保证获得图像时的体位与手术时基本一致。但是有时超声探头可引起图像扭曲，甚至非常明显，这和探头的位置及导管内水的多少有关。

通过 CT 测定前列腺体积，扫描体位要求与治疗计划的体位一致。CT 扫描图像提供了一个清晰的骨解剖结构，根据其与模板的关系，可以对进针的角度进行调整。

TRUS 与 CT 测定前列腺体积有区别，CT 往往过高估计前列腺体积，而 TRUS 测定的体积与前列腺手术获得的体积接近，但是 TRUS 获得理想的体积测定结果主要依靠操作者的熟练程度。

B．计算粒子总活度：美国 Memorial Solan-Kettering Cancer Center 绘制出 ^{125}I 和 ^{103}Pd 粒子的裂解图描述了肿瘤周缘匹配剂量（MPD），做计划时首先求出三个轴向的靶尺寸，再计算平均尺寸。^{125}I 粒子的 MPD 为 160Gy，^{103}Pd 粒子的 MPD 为 110Gy。前列腺靶区处方剂量所覆盖的范围应包括前列腺及其周边 3～8mm 的范围，因此前列腺靶区大约是实际前列腺体积的 1.75 倍。靶体积和等剂量曲线体积彼此不能完全吻合。目前这一方法已经被 TPS 计划系统所替代。

C．决定粒子的空间分布：粒子空间分布的内容包括植入针的位置、数量和活度。CT 扫描技术可以明确前列腺的位置与模板位置的关系，指导进针方向和精细调整粒子植入。超声技术是通过手术过程中针的位置均匀植入粒子，粒子间隔 1cm。大多数研究者都指出，应该降低中心区剂量以减少尿道的并发症。Stock 等建议可以在前列腺周边区域植入粒子达到这一目的。Wallner 提出尿道剂量应限制在 400Gy 以内，直肠剂量限制在 100Gy 以内。

D．粒子植入的治疗三维计划系统：根据治疗计划，CT 扫描的每一层厚度一般为 3～5mm，将这些靶区的多层轴向扫描图像在三维空间上重新构建成整个前列腺和周围正常组织。正确判定肿瘤靶体积和与周围比邻组织结构的关系。计算机模拟的三维粒子植入计划，保证了近距离治疗剂量在靶体积内呈三维空间分布，可以提高近距离治疗的精确度，使肿瘤放射剂量的计算简单易行。

E．粒子植入计划的实施：术中应再次利用 TRUS 的引导，根据剂量分布曲线放置粒子，同时在粒子种植过程中也应利用经直肠实时超声来指导操作，随时调整因植入针的偏差而带来的剂量分布的改变。

（5）粒子植入质量评估：由于粒子植入后空间位置的变化和体位的变化可导致剂量与计划时的剂量不一致，因此剂量验证的目的是了解前列腺、直肠和膀胱实际接受的剂量。所有粒子植入后治疗的前列腺癌患者均应进行植入剂量分析和评估。在粒子植入后 1 个月进行 CT 检查，与手术后即刻得到的影像进行比较。

粒子植入疗效评估：

1）单纯粒子植入治疗：到目前为止，还没有粒子植入治疗前瞻性研究的报道，所有的报道都是单一研究单位的回顾性分析。粒子植入治疗的局部控制率主要取决于诊断时的分期和随访时间。由于不同的治疗中心对局部控制的定义不同和随访时间的差异，所以结果也无法进行比较。大多数研究基于放射性核素初始剂量率的考虑，利用 ^{125}I 粒子治疗低 Gleason 评分的肿瘤，^{103}Pd 粒子治疗高 Gleason 评分的肿瘤，2~5 年的局部控制率为 83%~100%，略高于外放疗，根据治疗前后 PSA 水平变化和生物化学控制率评价预后。

2）前列腺癌外放疗联合粒子植入治疗：危险度较高的患者，单一治疗手段由于病变侵袭部位剂量偏低，往往造成肿瘤的局部复发。粒子植入治疗前应给予外放疗，可以杀灭微侵袭病灶。这些患者一般分期、分级和治疗前的 PSA 水平均较高。目前，这一治疗方案的结果已有报道。外放疗加粒子治疗具有较高的 PSA 无进展生存率和无病生存率。Blacko 等报道，随访 5 年的局部控制率为 97%。以上结果提示，粒子治疗似乎优于单纯放疗，尤其是那些 PSA 为 10~20ng/ml 之间的患者。

（6）并发症：放射性粒子植入治疗前列腺癌引发的并发症主要有 3 个：直肠损伤、尿道狭窄和性功能障碍。其次还可能发生急性尿道狭窄和前列腺炎。并发症包括短期并发症和远期并发症。通常将一年内发生的并发症定义为短期并发症，一年以后发生的并发症定义为远期并发症。短期并发症：尿频、尿急及尿痛等尿路刺激症状，排尿困难和夜尿增多；大便次数增多及里急后重等直肠刺激症状、直肠炎（轻度便血、肠溃疡、前列腺直肠瘘）等。远期并发症：慢性尿滞留、尿道狭窄、尿失禁为常见。这些并发症的发生与粒子植入的剂量、位置有直接的关系。治疗前谨慎计划、治疗后进行剂量测定评估，都可避免并发症的发生。

总之，前列腺癌近距离治疗是继前列腺癌根治术及外放疗以后的又一种有望根治局限性前列腺癌的方法，疗效肯定、创伤小，尤其适合于不能耐受前列腺癌根治术的高龄前列腺癌患者。

2．放射性粒子组织间近距离治疗胰腺癌　胰腺癌症状隐蔽，不易早期发现，因此死亡率一直居高不下，其发病率和死亡率相接近。目前对胰腺癌采用的治疗方法，其治疗效果不甚满意，治愈率很低，总体生存率低于 4%。

粒子植入近距离照射是对胰腺癌进行大剂量放疗的一种方法，对周围正常器官损伤很小，目前认为，是配合体外放疗和全身化疗对不可切除胰腺癌的局部控制效果最好的一种方法，能延长患者中位生存时间，并发症发生率低，起到了姑息治疗的作用。由于放射性粒子直接植入到胰腺瘤体内，所以除了符合放射肿瘤学的临床四原则外，还具有以下生物学特点：靶区内剂量很高，而周围正常组织由于射线迅速衰减而很低；由于射线的持续照射而使肿瘤组织再增殖减少；生物效应剂量高；靶区不随照射器官的移动而变化。常用的放射性核素为 ^{125}I 粒子。治疗剂量为 110~145Gy，每颗 ^{125}I 粒子的活度以 18.5~29.6MBq（0.5~0.8mCi）为宜。肿瘤匹配周边剂量，根治性治疗剂量为 145Gy，粒子植入治疗后补充外照射，剂量为 115Gy。胰瘘是胰腺癌粒子植入后最常见的并发症，其他可见有肠出血、感染以及粒子移动所导致的肺栓塞和局部粒子漏出的迁移。

Thomas Jefferson 大学报道，81 例局限但手术不可切除的胰腺癌患者局部控制率为 71%，组织间放疗剂量为 120Gy，辅助以 50~55Gy 的体外放疗，以及 5FU 或细胞毒 C 化疗。早期死亡率为 34%，晚期并发症为 32%，平均生存时间为 12 个月。2 年、5 年生存率分别为 21%、7%。Joyce

等报道 19 例胰腺癌患者在超声引导下，经皮植入 ^{125}I 粒子，其中 12 例患者辅助以外放疗。单纯粒子植入和粒子辅助以外放疗两组生存率和症状的缓解无显著性差异。认为超声引导下经皮植入 ^{125}I 粒子治疗胰腺癌不可行。一般 ^{125}I 粒子植入后，建议辅助以外放疗或者化疗。

3. 放射性粒子组织间近距离治疗肺癌 对失去手术机会的局部晚期非小细胞肺癌（NSCLC）患者，放疗是常用的治疗手段。但多年来，NSCLC 根治性放射治疗的 5 年生存率仅为 4%～10%，疗效差的主要原因是局部复发。放射性粒子植入治疗，显示了比传统外照射更多的优势，应用三维肿瘤靶区定位，可使放射性粒子的剂量在肿瘤靶区内均匀分布，在粒子植入的范围之外，放射剂量迅速减少；与外照射相比，可给予靶区更高的剂量，且不增加正常肺组织的损伤。并且这种治疗所需时间短，与单纯外科手术切除相比，不增加死亡率。在多数情况下，术中放射性粒子种植近距离治疗可起到术后外照射加量的治疗效果。

第六节 放射性核素标记的分子靶向治疗

一、放射免疫治疗

尽管肿瘤的分子研究取得了很大进展，肿瘤的根除仍然是临床棘手的问题。放射性核素标记单克隆抗体靶向肿瘤细胞表面抗原取得一定进展。

放射免疫治疗（radioimmunotherapy，RIT）指应用放射性核素标记的单克隆抗体（monoclonal antibody，McAb）治疗肿瘤。放射免疫治疗可提高肿瘤局部的放射治疗剂量，减少正常细胞的辐射。

近年肿瘤生物学、抗体工程、放射化学取得了明显进展，多种肿瘤放射免疫治疗取得了持久的缓解。

（一）原理

利用发射 α 射线、β 射线、俄歇电子和内转换电子的放射性核素标记肿瘤相关抗原的特异性抗体，以抗体作为核素载体，与肿瘤相应抗原靶向结合，在肿瘤组织内大量浓聚，并长时间滞留。发射的射线破坏或干扰肿瘤细胞的结构或功能，起到抑制、杀伤或杀死肿瘤细胞，从而发挥治疗作用。由于 McAb 与相应抗原结合有高度的特异性和亲和力，所以放射性核素标记的 McAb 用于 RIT，有望获得突破性进展。

常用的放射性核素有 α 射线发射体，如 ^{211}At、^{212}Bi 等；β$^-$ 射线发射体，如 ^{131}I、^{153}Sm、^{186}Re、^{90}Y、^{32}P 等；发射俄歇电子和内转换电子的核素，如 ^{125}I、^{131}I 等。

RIT 常用放射性药物：美国 FDA 已经批准 ^{90}Y- 替伊莫单抗、^{131}I- 托西莫单抗用于治疗淋巴瘤；国内批准 ^{131}I- 美妥昔单抗 HAb18F（ab'）2 用于治疗肝癌，^{131}I-chTNT（肿瘤细胞核嵌合单克隆抗体注射液）用于治疗不能控制的中晚期肺癌。

（二）适应证与禁忌证

1. 适应证 非实体肿瘤、术后残留的较小病灶、复发或转移形成的亚临床微小病灶、全身较广泛转移的患者。

2. 禁忌证 冷抗体皮试阳性或 HAMA 反应阳性；妊娠或哺乳的妇女；肝肾功能严重障碍者。

（三）治疗方法

1. 准备 常规肝、肾功能评价。先进行放射免疫显像（radioimmunoimaging，RII），确定肿瘤病灶浓聚情况，有利于进行吸收剂量评估和计算给药剂量。如使用 ^{131}I 标记的 McAb，需要封闭甲状腺。用"冷"抗体做皮试，阴性者方可治疗。监测是否有人抗鼠抗体（HAMA）产生。

2. 给药方法 可静脉给药，但病灶浓聚的放射性低。多提倡局部给药，如肝癌、肺癌等实体肿瘤可选择高选择性动脉插管，膀胱癌及腹腔内的肿瘤，可考虑腔内灌注的给药方法，局部给药能明显提高肿瘤病灶的摄取率，达到提高疗效和降低毒副作用的目的。

从患者角度出发，放射免疫治疗比化疗更方便。放射免疫治疗仅需要几分钟时间，数天能发挥肿瘤辐射治疗作用，患者不需要返回医院再次注射。

（四）临床应用

1. 非霍奇金淋巴瘤（non-Hodgkin lymphoma，NHL） CD20 是表达于正常或恶性 B 淋巴细胞膜上的抗原，美国 FDA 已批准两种放射性核素标记的抗体 CD20 鼠源性单克隆抗体用于治疗 NHL，分别是 ^{131}I- 托西莫单抗和 ^{90}Y- 替伊莫单抗。使用这两种放射性单抗治疗 NHL，应先给予患者冷抗体（未标记的抗体），可提高病灶对标记抗体的摄取。使用 ^{90}Y- 替伊莫单抗之前 4～6h 给予患者 450mg 冷抗体。使用 ^{131}I- 托西莫单抗之前 1h 给予患者 450mg 冷抗体，注意封闭甲状腺。

（1）^{90}Y- 替伊莫单抗治疗 NHL：在第 1 天用 185MBq ^{111}In- 替伊莫单抗行 RII，第 8 天给予 ^{90}Y- 替伊莫单抗 7.4～15MBq/kg，两次注射前都应用冷抗体减少体内的非特异性结合（250mg/m^2 体表面积）。

用 ^{90}Y- 替伊莫单抗或冷抗体治疗 143 例复发或对化疗耐药的 NHL 患者的前瞻性随机对照临床试验结果显示，反应率分别为 80% 和 56%，CR 分别为 30% 和 16%。另一研究纳入 211 例接受 ^{90}Y- 替伊莫单抗治疗的 NHL 患者，反应率 83.7%，CR 37%，PR 46.7%，平均无进展期 9.4 个月，HAMA 反应发生率为 1.4%，人抗嵌合抗体（human anti-chimeric antibody，HACA）反应发生率为 0.5%。^{90}Y- 替伊莫单抗的主要毒副作用是对血液的影响，一般治疗后 7～9 周血细胞达到最低值。中性粒细胞和血小板减少达到Ⅳ级的约 8.5%，7.6% 的患者因感染住院，18% 的患者接受集落刺激生长因子治疗。22% 的患者输血小板，HAMA 和 HACA 反应少于 2%，恶心、寒战、发热、乏力、腹痛多为暂时性的，易于控制。

（2）^{131}I- 托西莫单抗治疗 NHL：一项临床Ⅲ期试验结果显示，用 ^{131}I- 托西莫单抗治疗对化疗耐受的 NHL 患者，反应率为 65%，CR 为 30%，平均缓解期为 5 年。用 ^{131}I- 托西莫单抗治疗未经化疗的 NHL 反应率为 64%，达到Ⅲ级和Ⅳ级中性粒细胞或血小板减少的患者分别为 34% 和 17%，4 年后甲减发生率为 12%。

使用 ^{131}I- 托西莫单抗治疗 NHL，主要的毒副作用为暂时性中性粒细胞和血小板降低和贫血，治疗后 4～6 周最为明显，8～9 周可逐渐恢复。中性粒细胞下降、血小板下降、贫血达到Ⅳ级的患者分别为 17%、3%、2%。使用 ^{131}I- 托西莫单抗治疗的 NHL 患者中，12% 需要输血小板，10% 需要输白细胞，12% 接受集落刺激生长因子和促红细胞生成素治疗，曾经接受过化疗的患者，HAMA 反应发生率为 9%，未接受化疗的患者，HAMA 反应发生率为 65%。

2. 肝癌的治疗 ^{131}I- 美妥昔单抗 HAb18F（ab'）2 可以治疗不能手术切除或术后复发的原发性肝癌，以及不适宜进行动脉导管化学栓塞（TACE）治疗或经 TACE 治疗后无效和复发的晚期肝癌患者。103 例无对照开放Ⅱ期临床研究结果显示：利卡汀对晚期原发性肝癌的控制率超过 80%。

3. 腔内给药 用 ^{131}I 标记的抗体通过腹腔注射给药治疗术后残留、复发或转移的肿瘤患者，肿瘤大于 2cm 的 26 例患者中无一例有效。30 例肿瘤小于 2cm 的患者中 5 例有效，15 例微小病灶患者中 7 例获得显著疗效，放射活度 555MBq～5.55GBq，主要毒副作用是一过性骨髓抑制。另外膀胱腔内灌注治疗较表浅和弥散的膀胱肿瘤，也被证明是 RIT 的一种较好给药途径。

影响 RIT 疗效的因素很多，如抗体和放射性核素的选择，不同的给药途径和给药剂量的高低等。临床上可采用一些方法提高 RIT 疗效。使用细胞因子可增加肿瘤细胞抗原的表达。一些作用于血管的因素也可增加病灶摄取 McAb，如辐射或使病灶局部温度升高可使血管通透性增加，作用于血管的药物可增加病灶的血液循环。高选择性动脉插管注射 McAb，是提高肿瘤病灶摄取率最有效的手段之一。

二、受体介导放射性核素治疗

肿瘤细胞的变异分化过程中，细胞的某些受体表达可明显提高，这些过度表达的受体可能成为放射性核素靶向治疗的结构和功能基础。利用放射性核素标记的特异配体，通过配体和受体之间的特异结合，使大量放射性浓聚于病灶，达到内照射治疗的目的。目前研究较多的有生长抑素受体，血管活性肠肽受体、叶酸受体，肿瘤坏死因子受体等介导的放射性核素治疗。以下只介绍生长抑素受体介导的放射性核素靶向治疗。

（一）原理

生长抑素（somatostatin，SST）是存在于胃黏膜、胰岛、胃肠道神经、神经垂体和中枢神经系统中的肽激素。

SST 的受体有 5 种亚型，不同的肿瘤表达 SST 受体的密度和亚型不同。研究表明许多肿瘤细胞富含 SST 受体，如垂体肿瘤、脑膜瘤、乳腺瘤、星形细胞瘤和少突神经胶质瘤、成神经细胞瘤、嗜铬细胞瘤、小细胞肺癌以及产生激素的胃肠道肿瘤，如胰岛瘤、胰高血糖素瘤、舒血管肠肽瘤、胃泌素瘤和类癌等。SST 及生长抑素类似物（somatostatin analog，SSA）对肿瘤有明显的抑制作用，主要抑制肿瘤细胞 cAMP 的合成，影响膜离子的转运，出现膜的超极化、K^+ 丧失增加、Ca^{2+} 流入减少，从而使肿瘤的分泌减少和缩小。以上的研究和发现为 SST 及其类似物（SSA）经放射性核素标记后能进行肿瘤受体显像和放射性核素靶向治疗奠定了基础。

生长抑素受体（somatostatin receptor，SSTR）是一种具有 7 个跨膜区段的糖蛋白，属 G 蛋白偶联受体家族，在正常人体分布广泛。神经内分泌源性及一些非神经内分泌源性的肿瘤细胞表面均高表达 SSTR，放射性核素标记的 SSA 与 SSTR 特异结合力很大，通过内吞作用进入细胞溶酶体内，可以进行受体阳性肿瘤显像和靶向放射性治疗。

（二）受体介导放射性核素治疗药物

天然的 SST 在体内迅速被酶降解，且不易用放射性核素标记，故在 20 世纪 80 年代末期对 SST 进行结构改造，合成了一种 8 肽衍生物奥曲肽（octreotide），它和 SST 具有相似的生物学特性。将奥曲肽分子上的苯丙氨酸用酪氨酸取代，得到 [Tyr³]- 奥曲肽。然后用放射性碘进行标记，进行了 SST 受体阳性肿瘤显像和靶向治疗研究。进一步合成了 [DTPA-Phe]- 奥曲肽，能用 ^{188}Re、^{153}Sm 或 ^{86}Re 等核素标记，具有受体介导结合特性，能被 SST 受体阳性肿瘤摄取，实现 SST 受体介导的放射性核素靶向治疗。

（三）适应证

对于不能手术或已经出现转移的神经内分泌肿瘤，以及其他难治性 SSTR 阳性的实体瘤，SSTR 介导的放射性核素治疗有一定价值。

（四）临床应用

用 ^{90}Y-DOTATOC（^{90}Y-DOTA-Tyr-Octreotide）治疗 39 例来源于胃肠、胰腺和支气管的神经内分泌肿瘤，共给药 4 次，两次给药间隔 6 周总剂量达 7.4GBq。结果为 CR 2 例，PR 7 例，DS（病情稳定）27 例，有效率为 23%，反应率为 69%。淋巴细胞下降达Ⅳ级 8%、Ⅲ级 15%、Ⅰ～Ⅱ级 38%，15% 的患者血小板降低，3% 的患者Ⅲ级贫血，48% 的患者Ⅰ～Ⅱ级贫血。

目前美国 FDA 只批准了 ^{177}Lu-DOTATATE 用于 SSTR 阳性的中肠神经内分泌肿瘤。一项针对 ^{177}Lu-DOTATATE 治疗晚期进行性生长抑素受体阳性的中肠神经内分泌肿瘤的疗效和安全性的Ⅲ期临床试验已经完成。^{177}Lu-DOTATATE 组的有效率为 18%，对照组为 3%（$P<0.001$）。在计划的总体生存期中期分析中，^{177}Lu-DOTATATE 组有 14 例死亡，对照组有 26 例死亡（$P=0.004$）。与对照组中无患者相比，^{177}Lu-DOTATATE 组中 3 级或 4 级中性粒细胞减少症、血小板减少症和淋巴细胞减少症的发生率分别为 1%、2% 和 9%，在观察的时间范围内没有肾毒性作用的证据。在晚期中肠神经内分泌肿瘤患者中，与高剂量奥曲肽相比，^{177}Lu-DOTATATE 治疗可显著延长无

进展生存期和更高的应答率。^{177}Lu-DOTATATE 组中不到 10% 的患者出现临床意义上的骨髓抑制。

三、基因介导的放射性核素治疗

基因治疗是指将特定的遗传物质转入靶细胞,达到预防或治疗疾病的方法。将基因治疗与放射性核素内照射治疗相结合,基因介导的放射性核素治疗时可通过"交叉火力",克服单纯基因治疗存在的问题,明显提高疗效。基因介导的核素治疗主要包括放射性反义治疗和基因转染介导的核素治疗。

(一)放射性反义治疗

反义寡聚核苷酸(ASON)在转录水平与 DNA 序列结合阻断基因的转录,在翻译水平与 mRNA 结合阻断翻译。

1. 转录抑制(transcriptional arrest) 在转录水平有多种反义策略可供选择,如干扰多腺苷酰化(polyadenylation)和戴帽作用,或内含子剪接(intron splicing)。常用的方法是进入细胞核的单链 DNA 与特异靶基因序列形成三螺旋结构,抑制 pre-mRNA 合成。

2. 翻译抑制(translational arrest) 单链反义 DNA 在胞质内与靶 mRNA 结合阻止翻译。翻译水平的抑制作用依赖于核糖核酸酶 H(Rnase H)。Rnase H 能识别 DNA/mRNA 双螺旋结构,并降解 mRNA。这样反义 DNA 就像催化剂,从双螺旋释放出来后又开始新一轮循环。

3. 放射性反义治疗 利用放射性核素标记与肿瘤细胞 DNA 或 mRNA 中某些序列互补的 ASON,通过 ASON 与靶序列形成特异性结合抑制癌基因的过度表达,又利用核素衰变发射的射线产生辐射生物效应杀伤癌细胞,发挥反义治疗和内照射治疗的双重作用。

(二)基因转染介导放射性核素治疗

通过基因转染,使用靶细胞增强或获得表达某种蛋白质的功能,利用其表达产物介导放射性核素治疗。基因转染可以使肿瘤细胞过度表达某种抗原、受体或酶,利用放射性核素标记相应单克隆抗体、配体或底物,可进行放射性核素的靶向治疗。如以腺病毒为载体,将 CEA 基因转染恶性胶质瘤细胞,使其摄取抗 CEA 单克隆抗体的能力提高 5~8 倍。以下仅介绍钠碘同向转运(Na^+/I^- symporter, NIS)与基因转染介导 ^{131}I 治疗的研究进展。

^{131}I 治疗分化型甲状腺癌(DTC)已被广泛用于临床,疗效显著,是核素靶向内照射治疗肿瘤最成功的典范。因 DTC 细胞表达 NIS,NIS 可逆浓度主动摄取血浆中的 ^{131}I,使 DTC 病灶浓聚大量 ^{131}I,^{131}I 发射 β^- 射线发挥治疗作用。如将 NIS 基因转染不同的肿瘤细胞使其表达 NIS 并浓聚 ^{131}I,这样 ^{131}I 治疗 DTC 的模式和方法就可被用于治疗各种恶性肿瘤。

Nakamoto 等用 NIS 基因转染的 MCF7 乳癌稳定地表达 NIS,对 ^{125}I 的摄取是未转染 MCF7 细胞的 44 倍,荷 NIS 基因转染肿瘤小鼠 ^{125}I 体内分布显示,肿瘤组织摄取率为 16.73% ID/g,肿瘤 / 肌肉的比值为 28.68。

Robert 等用 NIS 基因转染的 A375 人黑色素瘤细胞、CT26 鼠结肠癌细胞和 IGROV 人卵巢腺癌细胞都稳定地表达 NIS,^{125}I 摄取率是未转染细胞的 9~35 倍。体外实验证明,转染肿瘤细胞 56%~69% 被 ^{131}I 杀死,对照组的未转染肿瘤细胞仅 10%~17% 被 ^{131}I 杀死。

^{131}I 发射的 β 射线组织内平均射程 1mm,体外培养的单层细胞只接受了 ^{131}I 辐射能量的很小部分(<4%),经理论计算,如在体内病灶大于 0.5mm,则可吸收 90% 以上的 ^{131}I β 射线的辐射能量,所以对体内较大病灶的疗效可能更显著。由于 ^{131}I 发射的 β 射线在组织内射程为 1mm,病灶内的肿瘤细胞受到来自四周"交叉火力"(crossfire)的照射,所以如病灶内有部分不表达 NIS 的肿瘤细胞同样可以被杀死。上述荷瘤动物体内实验显示,转染 NIS 基因肿瘤 ^{131}I 摄取率为 11%~17% ID/g,而每克正常甲状腺组织 ^{131}I 摄取率约为 1%,每克 DTC 组织 ^{131}I 摄取率小于 1%。Robort 等经计算后推测,NIS 基因转染的肿瘤细胞过度表达 NIS,特异性地浓聚大量 ^{131}I,可使肿

瘤病灶的吸收剂量高达 500Gy，远高于肿瘤细胞所需的致死剂量或外照射可能达到的吸收剂量。^{131}I 是临床应用最广泛的治疗放射性核素，供应方便，价格低。理论分析和实验结果都说明，NIS 基因转染肿瘤细胞介导的 ^{131}I 靶向内照射治疗，可能成为高效低毒治疗各种非甲状腺恶性肿瘤的新方法。这一领域的研究也为核素靶向治疗开辟了全新的思路，建立了全新的模式，极可能获突破性进展。

　　放射性核素治疗是核医学的主要组成部分之一。由于放射性药物浓聚于病变细胞，所以辐射治疗作用主要集中于病灶，对病灶周围的正常组织影响较小。病灶的血液供应和病灶血管的通透性的改变、病变细胞与供应血管间的距离增加、病灶组织间的压力增加等因素，都会影响病灶对放射性药物的浓聚。本章讨论了怎样选择治疗用放射性核素，简要介绍了内照射吸收剂量的基础知识。吸收剂量取决于病灶摄取放射性药物的数量和放射性核素在病灶内的滞留时间。

第七节　其他核素治疗

一、^{131}I-MIBG 治疗肾上腺素能肿瘤

　　肾上腺素能肿瘤是起源于交感神经胚细胞的肿瘤，主要包括嗜铬细胞瘤和神经母细胞瘤。自 1979 年美国密执安大学 Weiland 报道 ^{131}I-MIBG 作为肾上腺髓质显像剂后，^{131}I-MIBG 不但用于嗜铬细胞瘤及其他内分泌肿瘤的诊断，大剂量还可以用于肾上腺素能肿瘤的治疗。

（一）原理

　　嗜铬细胞瘤多发于肾上腺髓质，也可见于交感神经节、副交感神经节等嗜铬组织上，MIBG 的化学结构与去甲肾上腺素相似，摄取机制主要通过胺类物质 I 型主动摄取机制和 II 型非特异的浓度依赖弥散性扩散被动摄取。MIBG 被摄取后储存于细胞的神经分泌囊泡中，同时，所标记的放射性核素也被浓聚在肾上腺髓质和肾上腺神经元内，利用放射性释放的射线进行显像诊断和核素治疗。肿瘤细胞摄取大量的 ^{131}I-MIBG 后，利用 ^{131}I 释放的 β 射线的电离辐射生物效应，杀死肿瘤细胞，抑制和破坏肿瘤组织，使肿瘤萎缩甚至消失，达到治疗的目的。

（二）适应证

1. 不适合常规手术、化疗或放疗的病变。
2. 手术后残余肿瘤病灶。
3. 恶性嗜铬细胞瘤的转移灶。

（三）禁忌证

1. 孕妇及哺乳期妇女。
2. 白细胞 $< 4.0 \times 10^9$/L，血小板 $< 90 \times 10^9$/L，红细胞 $< 3.5 \times 10^{12}$/L。

（四）方法

1. 治疗前的准备

　　（1）停用影响 ^{131}I-MIBG 摄取的药物，如利血平、可卡因、钙通道阻滞剂、三环类抗抑郁药物、拟交感神经作用药物、胰岛素、生物碱、γ 神经元阻滞剂等 7d 以上。

　　（2）在治疗前 3d 开始服用复方碘液封闭甲状腺，每次 5～10 滴，每日 3 次，直至治疗后 2 周。

　　（3）在治疗前测定 24h 尿儿茶酚胺，以便作疗效判断。

　　（4）在治疗前作肝、肾功能及血常规检查，如有异常，应暂停治疗。

　　（5）计算每克肿瘤组织接受的辐射剂量一般采用一次性固定剂量法，^{131}I-MIBG 的用量在 3.7～11.2GBq（100～300mCi）之间，要求 ^{131}I-MIBG 的比活度要高，应达到 1.48GBq/mg。也可根据诊断性 ^{131}I-MIBG 显像的结果进行评估，按每疗程肿瘤吸收剂量为 200Gy 计算 ^{131}I-MIBG 用

量。两次治疗的间隔时间一般在4～12个月之间，根据病情和患者身体状况可缩短治疗间隔。

2. 治疗方法

（1）每次静脉滴注 ^{131}I-MIBG 3.7～7.4GBq（100～200mCi）。

（2）^{131}I-MIBG 溶液注入250ml生理盐水，缓慢滴注，90～120min完毕，滴注过程中严密监测心率、血压和心电图，每5min一次，给药后24h内每1h测一次。

（3）治疗过程在放射线隔离室内完成。

（4）治疗后1周做 ^{131}I-MIBG 全身显像。

（5）注意事项：患者应多饮水，及时排空小便。治疗后住院隔离时间至少5～7d。重复治疗视病情发展和患者的身体状况而定，至少在3～5个月进行，剂量确定原则与第一次相同。

（五）疗效评价

1. 疗效评价指标

（1）阵发性高血压控制情况：阵发性高血压发生频率，发作时血压高低变化，发作时轻重程度变化，苯苄明、哌唑嗪等用量减少或停用。

（2）血中肾上腺素、去甲肾上腺素、多巴胺的含量变化。

（3）24h尿儿茶酚胺（或VMA）定量变化。

（4）B超或CT显示肿瘤的大小。

（5）^{131}I-MIBG 显像，肿瘤摄取 ^{131}I-MIBG 量及肿瘤影像范围的变化。

2. 疗效评价 治疗效果的好坏取决于患者肿瘤体积的大小和瘤体摄取 ^{131}I-MIBG 率及有效半衰期等因素。对瘤体小的软组织转移灶，如果每克肿瘤组织治疗累积剂量达到1 000cGy以上，可达到肿瘤缩小甚至消失的疗效，对瘤体较大的软组织转移病灶疗效较差，仅能达到控制血压、降低血尿儿茶酚胺的效果。而对于骨转移的病灶仅起抑制及止痛的作用。

神经母细胞瘤是交感肾上腺素能器官的高度恶性肿瘤，可发生于身体任何部位，多见于儿童。此瘤转移较早，约70%在诊断时已发生肝、脑、骨髓、淋巴结和骨转移。患者的预后和治疗方法的选择主要取决于疾病的分期：局部病变无转移的患者通过手术切除治疗，2年生存率在90%左右；已经有淋巴结或其他器官转移的患者预后较差。虽然神经母细胞瘤不能有效合成儿茶酚胺、去甲肾上腺素和肾上腺素，但能合成其前体多巴胺并排泄其代谢物，因此，大多数神经母细胞瘤存在儿茶酚胺摄取机制，可以选择性摄取 ^{131}I-MIBG。手术、化疗和 ^{131}I-MIBG 等方法相结合，可以使发生转移患者的5年生存率达到20%。

（六）副作用

短期内（1～3d）可有恶心、呕吐。部分患者白细胞、血小板减少，最低点出现在5～8周。朱瑞森等报道，成年患者5.1%出现严重骨髓抑制。儿童患者骨髓抑制较严重，特别是血小板，有的难以恢复。如同时接受化疗或放疗并有骨髓转移者更易发生骨髓抑制。累积活度超过22 200～33 300MBq（600～900mCi）时容易出现骨髓毒性。远期副作用是甲状腺功能减退，应及时发现，用左甲状腺素纠正。

二、β射线敷贴治疗

β射线敷贴治疗是将发射β射线的放射性核素制成封闭性放射源（敷贴器）放置于体表病变部位近距离治疗某些疾病。由于β射线具有电离能力强、穿透能力弱、组织内射程短等特点，因而不会对深部组织和邻近组织造成辐射损伤，适宜于体表的直接照射治疗（敷贴治疗）。β射线屏蔽容易、敷贴器使用方便、造价低廉，临床现已广泛应用于皮肤病的敷贴治疗。

（一）原理

将放射性核素敷贴器作为外照射源紧贴于病变组织表面，通过β射线的电离生物效应，导致病变局部和细胞出现形态和功能变化，这些变化使细胞生长和增殖受到抑制或完全停止而死亡，发挥治疗效果。同时 β 射线穿透能力弱,组织内射程 3～4mm,故绝大多数能量都在皮肤的深层被吸收,不会损害邻近深部组织。病变组织对电离辐射的敏感性比正常组织高,邻近的正常组织所受到的损害相对较小。

(二)适应证和禁忌证

1. 适应证

(1)毛细血管瘤、鲜红斑痣、瘢痕疙瘩。

(2)病变局限的慢性湿疹、银屑病、扁平苔藓、神经性皮炎。

(3)角膜和结膜非特异性炎症、角膜溃疡、翼状胬肉、角膜移植后新生血管等。

(4)浅表鸡眼、寻常疣、尖锐湿疣等。

(5)口腔黏膜白斑和外阴白斑。

2. 禁忌证

(1)日光性皮炎、复合性湿疹等过敏性疾病。

(2)泛发性神经皮炎、泛发性湿疹、泛发性银屑病、各种开放性皮肤损伤和感染。

(三)治疗方法

1. 常用的敷贴器

(1)^{32}P 敷贴器:^{32}P 的物理半衰期为 14.3d,发射纯 β 射线,最大能量为 1.71MeV,在组织内最大射程可达 8mm。其优点是可以根据病变大小或形状,自制成不同形状、大小、放射强度的敷贴器。缺点是使用期短,制作麻烦,故只在使用时自制应用。使用时,需计算 ^{32}P 敷贴器的照射剂量。

(2)^{90}Sr-^{90}Y 敷贴器:根据不同的使用目的制备成商品化的各种需求的敷贴器,如皮肤敷贴器、眼科敷贴器等。^{90}Sr 物理半衰期为 28.1 年,发射纯 β 射线,最大能量 0.546MeV,平均能量 0.2MeV,在组织内射程仅为 2～3mm。但子体 ^{90}Y 物理半衰期为 64.2h,发射 β 射线能量为 2.274MeV,在组织内射程最大为 12.9mm。随组织深度的增加,吸收剂量很快下降。其优点在于 ^{90}Sr 物理半衰期长,使用过程中 1 年进行 1 次衰减校正即可。

2. 治疗方法

(1)一次大剂量法:将敷贴器持续放在病灶部位,一次完成疗程总剂量。常用于皮肤暴露较好和宜于观察的成年人,其优点是只需要一两次治疗,患者易于接受,缺点是容易出现急性放射性皮肤炎。

(2)分次小剂量法:将总辐射剂量分成多次给予,每次敷贴给予较小的辐射剂量。在一个疗程中,开始剂量可偏高,视反应调整剂量。该方法适用于比较隐蔽、不易观察的皮肤病变和婴幼儿。其优点是反应较小,便于视反应情况终止或增加治疗剂量,缺点是治疗期长。但多数学者认为该方法较为安全、妥当。不管采用哪种方法,辐射剂量根据病种、年龄、部位、病损情况和个体对射线的敏感性而定。

(四)临床应用及疗效评价

1. 皮肤病的敷贴治疗

(1)血管瘤:毛细血管瘤是一种由皮肤毛细血管增生扩张所形成的良性肿瘤,属先天性疾病,常在出生时或出生不久被发现。临床上将常见的血管瘤分为葡萄酒色痣(又称鲜红斑痣)、单纯性毛细血管瘤(又称草莓状血管瘤)、海绵状血管瘤。血管瘤的类型与治疗方法和疗效有很大的关系。不同类型的皮肤血管瘤,血管内皮细胞发育程度不同,对 β 射线的辐射反应有明显差异。另外,由于 β 射线射程短,对病变部位较深的血管瘤只用 β 射线敷贴治疗达不到较好的治疗效果,故 β 射线敷贴治疗适用于单纯性毛细血管瘤和葡萄酒色痣。

1)治疗剂量:辐射剂量要根据患者的年龄、病变部位、病损情况及个体对射线的敏感性而定。治疗过程中一定要控制剂量,避免遗留后遗症。根据患者不同年龄给予不同的剂量:一疗程总剂量,婴儿 10～12Gy,1～6 岁 15～18Gy,7～17 岁 15～20Gy,成人 20～25Gy。可以一次大剂量给予,也可分次给予(每日一次或隔日一次,连续 10 次)。由于 β 射线的治疗效果是缓慢出现的,一个疗程结束后,皮肤的直接照射作用虽已停止,但 β 射线引起的生物效应还将持续 2～3 个月。一般 1～3 个疗程可痊愈。治疗过程中应注意保护皮肤。

2)疗效和反应:敷贴治疗与激光等其他治疗手段比较,方法简便,疗效确切且副反应少。但疗效与患者年龄、病变类型有关。通常患者年龄越小,疗效越好,且早期治疗不仅疗效好而且疗程短。对幼儿,特别是面积不大的粟粒状、点状,或面积不大的略高出皮肤 1～2mm 的皮内型毛细血管瘤疗效满意,文献报道有效率可达 100%。如早期进行治疗,剂量恰当,一般一疗程治疗结束后 3～6 个月即可见病变治愈且不留瘢痕,发生色素沉着等现象消失也较早。对一岁以下儿童皮肤毛细血管瘤的治愈率可达 70%～80%。故对儿童毛细血管瘤应积极治疗。成人及其他类型的毛细血管瘤疗效稍差。海绵状毛细血管瘤或皮下型毛细血管瘤则不适合敷贴治疗。

大部分患者于治疗后 2～3d 出现局部皮肤血管颜色加深(充血)、局部发热、刺痛或蚁行感等,几天后常可自行缓解,无需特殊处理。治疗结束后数月局部皮肤可出现薄片状脱屑(可持续 1～3 个月),血管颜色变淡,即干性皮炎。若治疗后出现局部充血、水肿、灼痛、渗出和水疱形成等则提示形成了湿性皮炎,应及时停止治疗,并进行相应处理,使其不发生感染、扩大,好转后除保持较长时间色素沉着外也可不留痕迹。

(2)慢性湿疹、银屑病、扁平苔藓、神经性皮炎

1)治疗剂量:这类疾病的治疗方法可分为一次大剂量法和分次敷贴法。一次大剂量法是将敷贴器持续放在病灶部位,一次完成疗程总剂量。此法简单,患者易于接受,应用本法时,要准时取下敷贴器,以免发生过量照射或其他意外。分次敷贴治疗法是每次敷贴给予 1～3Gy,总剂量 6～15Gy 为一疗程。在一个疗程中,开始剂量可略偏高,视治疗反应再对剂量进行调整。

2)疗效和反应:疗效和反应取决于患者接受的辐射剂量及对射线的敏感性。敷贴治疗期间部分患者局部瘙痒感可能加剧,撤除敷贴后 2～5d 可减轻,一周后可明显好转或消失,病变皮肤开始软化、变平,近期治愈率可达 70%～80%,有效率达 98%～100%。治疗结束后,患者一般无全身和血象反应,部分患者可出现局部痒感加重,病灶渗出液增加,轻度充血、水肿红斑、脱屑、色素沉着、烧灼感等。少数患者在治疗结束后 3～10d 发生干性皮炎,个别敏感者可发生湿性皮炎。大多反应消退约需 1～4 周,色素沉着消退则需数月。

(3)尖锐湿疣

1)治疗剂量:先用 1% 新吉尔灭液对疣局部进行充分清洗,然后将消毒好的铅橡皮屏蔽疣周围 2～3mm 以外的组织,并用消毒好的 ^{90}Sr-^{90}Y 敷贴器活性面直接贴于尖锐湿疣表面。每日照射一次,每次吸收剂量 2～3Gy,7～10 次为一个疗程,总吸收剂量为 20～30Gy。

2)疗效和反应:一般患者接受 3 次照射后湿疣颜色变暗,疣体萎缩,7～10 次治疗后可基本脱屑,不留瘢痕。治疗中一般无不良反应,也少见复发。

(4)瘢痕:瘢痕疙瘩好发于胸部、肩胛部或皮肤易受外伤处。多系皮肤受损后在修复过程中结缔组织对创伤的反应超过正常范围,形成瘢痕并不断生长增大,其实质是胶原纤维过度增生及透明变性而形成的一种病变。一般认为手术切除是首选,但复发率较高,如术后结合放射性核素敷贴治疗则可取得较满意的效果。通常治疗总剂量为 20Gy,每周 1～2 次,根据病情必要时可重复治疗。

2. 眼、耳、鼻、咽疾病的敷贴治疗 利用 ^{90}Sr-^{90}Y 敷贴器治疗眼科疾病已有数十年的历史,主要用于眼角膜、结膜新生血管和部分肿瘤的治疗,但应用并不广泛。近年俄罗斯和其他欧洲国家用 ^{106}Ru/^{106}Rh 敷贴器治疗眼内肿瘤。而美国和日本则用 ^{125}I 敷贴器治疗眼内肿瘤,国内也有数家医院眼科已用 ^{125}I 敷贴器治疗眼内肿瘤,取得了一定疗效。也有报道用敷贴治疗耳、鼻、咽疾病,但总体上,眼、耳、鼻、咽疾病的敷贴治疗与皮肤疾病的敷贴治疗相比,有一定的风险,因此临床上未能广泛应用。

三、¹⁷⁷Lu- 前列腺特异性膜抗原治疗前列腺癌

转移性前列腺癌患者经过去势后会经过 1～2 年的激素敏感期,之后绝大部分去势治疗效果逐渐丧失,血清前列腺特异性抗原(prostate-specific antigen,PSA)会持续升高并出现新的转移病灶,最终进展为致死的转移性去势抵抗性前列腺癌(metastatic castration-resistant prostate cancer,mCRPC)。近年来,以前列腺特异性膜抗原(prostate specific membrane antigen,PSMA)作为靶点的治疗研究越来越受到关注。

(一) 原理

PSMA 在前列腺癌中表达,在 mCRPC 中表达增加。¹⁷⁷Lu-PSMA-617 和 ¹⁷⁷Lu-PSMA-I&T 是 PSMA 的小分子抑制剂。¹⁷⁷Lu-PSMA-617 和 ¹⁷⁷Lu-PSMA-I&T 药代动力学和药效学特性相似。两者进入血液后,与细胞膜 PSMA 膜外段特异性结合后经内吞作用在细胞内浓聚,达到细胞内照射治疗的作用。¹⁷⁷Lu 的半衰期为 6.7d,其发射 3 种 β 粒子,同时还发射 γ 射线,其显著优点是其 β 粒子的能量足够低,在骨骼病变中积聚后对骨髓的抑制小,具有优良的放射性核素特性,适合于缓解骨痛。¹⁷⁷Lu-PSMA-617 和 ¹⁷⁷Lu-PSMA-I&T 在 mCRPC 的靶向治疗中取得成功,主要用于终末期 mCRPC 患者的同情治疗。其理化性质、药代动力学特性优异,与其他放射性核素标记的治疗探针相比,有效性、安全性、易获得性高,显示出了较好的临床价值和应用前景,有望成为 mCRPC 临床常规治疗的延伸和补充。

(二) 适应证

常规治疗失效后病情仍进展或全身多发转移且 PSMA 高表达的 mCRPC 患者。

(三) 禁忌证

1. 预期寿命少于 6 个月(ECOG 评分 >2),以缓解疼痛为目标者除外。

2. 无法控制的尿路梗阻或肾积水。

3. GFR<30ml/min 或肌酐 > 正常上限 2 倍;血清 ALT 或 AST> 正常上限 5 倍。

4. 白细胞 <2.5×10⁹/L;血小板 <75×10⁹/L;对于脊髓受压和不稳定骨折等需要及时干预的情况(放射治疗、手术)。

(四) 方法

1. 单次治疗剂量为 3.7～9.3GBq(100～250mCi),重复治疗间隔 6～8 周,通常治疗 2～6 周期,具体取决于治疗反应、预后和肾脏危险因素等。预期寿命为 1 年的患者,每个患者的累积肾脏吸收剂量不应超过 40Gy。然而,对于导致肾脏吸收剂量接近或高于这一限度时,应评估个别患者的益处 - 风险比。

2. 静脉注射或口服,对于心血管风险低的患者,可加入 1～2L 生理盐水,以 20ml/min 流速静滴。

3. 给药后可给予利尿剂和适度泻药以加速药物的清除,同时冷敷唾液腺以减少局部对 ¹⁷⁷Lu-PSMA 的摄取。预防性止吐治疗,如昂丹司琼。

4. 需住院治疗 2d,给药后 3d 内进行显像,确认显像剂的摄取,3d 后显像可作为 PSMA 阳性病变的随访反应的成像。治疗后,每 2～3 周和每个周期后 12 周内检查血细胞计数。每 6～8 周复查 PSA,评估肝脏和肾脏的基本状况。

5. ¹⁷⁷Lu-PSMA 具有良好的安全性,不良反应包括口干、血液毒性、乏力等。3～4 级血液毒性发生率不到 10%。在个别患者中,基线低血细胞计数水平和弥漫性骨髓受累与严重的血液毒性有关。在包括唾液腺功能在内的所有其他类别中,3～4 级事件发生率较低(小于 5%)。一项Ⅱ期试验报告了 87% 的患者出现 1 级口干,50% 的患者出现 1 级或 2 级短暂性恶心,50% 的患者出现 1 级或 2 级乏力。

（五）疗效评价

反应评估：每个周期都应评估 PSA 水平和治疗后 PSMA PET/CT 检查，每 2 个周期应考虑使用断层扫描（最好是 PSMA PET/CT）进行分期检查。Kratochwil 等人 2016 年的一项研究证实了 ^{177}Lu-PSMA 治疗在 30 例 mCRPC 患者的小队列中的安全性和有效性，每个患者接受 1～3 个周期。30 例患者中有 13 例在治疗后 PSA 下降超过 50%，在研究期间肾功能或肝功能没有明显下降。血液毒性（包括白细胞减少、贫血和血小板减少）很少发生，最常发生在基线弥漫骨髓转移的患者。Baum 等人 2016 年的一项更大的研究包括 56 例 mCRPC 患者，每个患者接受 2～4 个周期的 ^{177}Lu-PSMA 放射配体治疗。80% 的患者 PSA 下降，59% 的患者 PSA 下降超过 50%。此外，33% 的患者治疗后疼痛减轻。不良事件少见且轻微，无明显的肾毒性或血液毒性。2017 年，Rahbar 等人进行了一项多中心回顾性研究，涉及来自 12 个中心的 145 例 mCRPC 患者，所有患者都至少接受了一个周期的 ^{177}Lu-PSMA 治疗，后续治疗间隔 8～12 周。主要研究终点为生化反应，定义为 PSA 下降大于 50%。总的来说，45% 的患者对治疗有生化反应；3 级或 4 级血液毒性不常见，有 18 例（12%）患者发生；轻度至中度口干 11 例（8%）；恶心发生率为 6%。为了确定这种疗法在转移性前列腺癌患者中的总体生存获益，一项 ^{177}Lu-PSMA 放射配体治疗的标准化、前瞻性试验正在美国和欧洲的多个中心 III 期试验已完成。该试验的次要目标包括：无进展生存率、实体肿瘤应答评估标准（RECIST）、应答和首次骨痛事件的时间。1 179 名筛查患者中共有 831 人接受了随机分组。中位随访时间为 20.9 个月。与标准治疗方案相比，^{177}Lu-PSMA-617 加标准治疗显著延长了基于影像学的无进展生存期（中位数，8.7 个月对 3.4 个月；进展或死亡的危险比，0.40；99.2% 置信区间 0.29～0.57；$P < 0.001$）和总生存期（中位数，15.3 个月对 11.3 个月；死亡危险比，0.62；95% 置信区间 0.52～0.74；$P < 0.001$）。所有关键的次要终点都明显偏向 ^{177}Lu-PSMA-617。使用 ^{177}Lu-PSMA-617 时，3 级或以上不良事件的发生率高于未使用时（52.7% 对 38.0%），但生活质量未受到不利影响。^{177}Lu-PSMA-617 放射配体治疗延长了晚期 PSMA 阳性转移性去势抵抗性前列腺癌患者基于影像学的无进展生存期和总生存期。美国 FDA 于 2021 年批准 ^{177}Lu-PSMA 用于晚期 PSMA 阳性转移性去势抵抗性前列腺癌患者。

四、^{90}Y- 微球治疗肝肿瘤

肝脏常见恶性肿瘤包括肝细胞癌等原发性肝癌及结直肠癌转移等转移性肝癌。目前我国原发性肝癌发病率和死亡率在所有肿瘤中居高不下，其发病隐匿，确诊时多已是中晚期，失去手术机会且预后较差，需以其他非手术方式或通过局部疗法进行转化治疗，以重新获得手术机会。肝癌有肝动脉和门静脉双重供血，因此肝动脉栓塞化疗的疗效不甚理想。^{90}钇（Yttrium 90，简写为 ^{90}Y）微球选择性内放射治疗（^{90}Y selective internal radiation therapy，^{90}Y-SIRT）和经导管动脉化疗栓塞术（transcatheter arterial chemoembolization，TACE）类似，都是作为治疗中、晚期肝癌的经动脉治疗方式，后者更为常见，而前者可以作为后者的替代，是一种依靠肿瘤血供特点使放射性物质选择性滞留在肿瘤中，释放短距离的辐射杀伤肿瘤组织，尽量少地损伤正常组织的治疗方式。^{90}Y-SIRT 涉及核医学科、介入治疗科、肿瘤外科、肿瘤内科及放射治疗科等科室，是多学科协作的经典治疗技术。由于其放射性核素治疗的独特性，核医学在患者治疗前评估、治疗剂量计划及实施和治疗后评估中发挥重要作用。虽然这种治疗方式还未被国内的指南列入肝癌的标准治疗方式，但在国外已经有 20 年的发展历史，并已经被欧洲肝脏研究学会（European Association for the Liver，EASL）、欧洲肿瘤内科学会（European Society for Medical Oncology，ESMO）、美国国立综合癌症网络（National Comprehensive Cancer Network，NCCN）等机构发布的指南推荐作为治疗原发性肝癌及结直肠癌等肝转移瘤的方式之一。

（一）原理

将发射 β 粒子的放射性核素用玻璃和树脂等基质封装成直径数十微米的球状颗粒（微球），

将放射性微球经选择性动脉插管注入肝癌供血动脉,不仅可阻塞肿瘤的营养血管,还可以通过释放射线的辐射作用使肿瘤细胞的上皮、基质和内皮细胞形成不可逆的损伤使肿瘤坏死,起到内照射和阻塞血管双重作用。该方法疗效确定、疗程短、效价比高。导入途径可为经肝动脉栓塞、肝动脉和门静脉双栓塞或瘤内注射。

放射性药物:目前主要选用发射 β 粒子的核素(如 ^{32}P、^{90}Y 和 ^{131}I 等)制备微球,常用的载体有玻璃微球、明胶微球、树脂微球、快速凝缩栓塞剂、碘化油和鱼肝油酸钠等。要求微球具有高稳定性,例如 ^{90}Y- 玻璃微球(glass microspheres,GMS)直径 15~30μm,密度 3.29g/cm³,1mg 含2.2 万~7.3 万个微球,出厂比活度为 30~35MBq/mg;^{99m}Tc-MAA 微球直径 10~35μm;^{32}P- 玻璃微球密度 3.29g/cm³,1mg 含 2.0 万~2.5 万个微球,出厂比活度为 0.55~3.7MBq/mg。

(二)适应证

1. 病理学检查证实为原发性肝癌或继发性肝癌,不适合手术切除者,且预期寿命大于 3 个月;肿瘤血管丰富,有明确的单一动脉供血者。

2. 血红蛋白≥90g/L、总胆红素 <3 倍正常值上限;血清 ALT 和 AST<5 倍正常值上限,凝血酶原时间 <1.5 倍正常值上限,血清肌酐 <1.5 倍正常值上限。

(三)禁忌证

1. 肝癌晚期,恶病质,孕妇或哺乳期妇女。

2. 育龄妇女要在月经后 10d 内进行,伴严重肝硬化者慎用。

3. 肿瘤血供差,坏死广泛者。

4. 肿瘤有动静脉瘘且分流量大者,有肝 - 心、肝 - 肺分流或大的动静脉瘘者。肝 - 肺分流百分数(LSF)超过安全阈值(玻璃微球 >10%,树脂微球 >20%),或单次肺部辐射剂量超过 30Gy,或累积剂量超过 50Gy。

5. 全身、插管局部和皮肤有急性感染尚未得到控制者,患有出血性疾病者。

6. 白细胞计数 <4.0×10⁹/L,血小板计数 <100×10⁹/L。

7. 患者接受化疗或放疗,且有副作用者。

(四)方法

1. 患者术前评估和准备 治疗前常规行 CT 检查及肿瘤标志物、肝功能检测,在治疗前 2 周以内完成用导管经肝动脉灌注 ^{99m}Tc-MAA 模拟 ^{90}Y- 微球分布,以确定插管准确无误,并观察有无肝 - 心、肝 - 肺分流和动静脉瘘等情况。否则注入 ^{90}Y- 微球会导致胃十二指肠出血、肺栓塞、肺纤维化或心肌损害。肺分流百分数由 SPECT 显像计算得出。

$$肝 - 肺分流百分数(LSF) = \frac{肺总量}{肺总量 + 肝总量} \times 100\%$$

2. 剂量 ^{90}Y 半衰期为 64.2h,平均能量为 0.93MeV,组织内平均射程为 2.5mm,最大射程为 11mm。对非肿瘤肝实质所受辐射剂量限定如下:肝脏正常时不应超过 80Gy,肝硬化时不应超过 70Gy。肺部所受剂量不应超过 30Gy,并应尽量低于 20Gy。肿瘤接受剂量无上限。

^{90}Y- 玻璃微球剂量计算方法如下:

$$所需活度(GBq) = 所需辐射吸收剂量(Gy) \times 肝质量(kg)/50$$

临床上一般用量为 1.55~6.29GBq(40~170mCi)

^{90}Y- 树脂微球剂量计算方法包括经验法和体表面积法。指南推荐体表面积法,其计算公式如下:

$$体表面积(BSA,m^2) = 0.202\,47 \times 身高(m)^{0.725} \times 体重(kg)^{0.425}$$

$$放射性活度(GBq) = (BSA - 0.2) + 肿瘤体积/肝总体积$$

如果患者肝功能受损,可酌情减少剂量。

3. 植入方式 根据患者情况选用 5F 及以下导管和微导管,进入靶血管后,以不超过 5ml/min

速率注入微球。术中须通过血管造影密切关注导管位置，并根据靶血管部位调整注入速率。注射完毕后拔出导管，创口包扎固定并压迫止血。

（五）疗效评价

须住院观察 1~2d，^{90}Y-SIRT 治疗术后需进行实验室检查和影像学检查评价疗效及安全性。实验室检查主要包括肝功能及肿瘤标志物。影像学评估包括 CT、MRI 及 PET/CT 显像，推荐术后每 3 个月进行一次影像学评估。术后疗效评价根据实体瘤疗效评估标准的修订标准（mRECIST）评估肝癌疗效。^{90}Y 放射微球治疗的不良反应统称为放射性栓塞后综合征（post radioembolization syndrome，PRS），包括疲劳、发热、恶心、呕吐和腹痛，还可出现肝功能异常，症状大多轻微且能在数日内自愈，但部分患者的症状可持续长达 2 周，主要为对症治疗。研究证实了 ^{90}Y-SIRT 治疗伴或不伴门静脉血栓的不可切除肝癌的安全性和有效性。在早、中期肝癌的治疗中，^{90}Y-SIRT 治疗疗效优于 TACE（肿瘤进展时间为 26.0 个月对 6.8 个月），Meta 分析也显示两组并发症发生率没有明显差别。已有 2 项临床试验对比了 ^{90}Y-SIRT 和索拉菲尼单药对晚期肝癌患者的疗效，结果提示两组患者中位生存期无明显差异，而 ^{90}Y-SIRT 组的严重不良反应更少。此外，^{90}Y-SIRT 与索拉菲尼的联合应用能够提高不伴有肝硬化、非酒精性肝硬化、年轻（<65 岁）亚组肝癌患者的中位生存期。^{90}Y-SIRT 被推荐用于结直肠肿瘤肝转移一线、二/三线治疗和挽救治疗；^{90}Y-SIRT 联合一线化疗能显著延长肝脏的无进展生存期至 20.5 个月（一线化疗为 12.6 个月），提高肝脏的客观缓解率至 76.4%（一线化疗为 68.1%）；^{90}Y-SIRT 可显著延长已经接受过多线化疗患者的总生存期。针对无法切除的神经内分泌肿瘤肝转移的系统回顾分析，结果显示 ^{90}Y-SIRT 可延长患者的生存期，缓解类癌综合征，可以作为 TACE 治疗效果不佳的替代疗法。

第八节　典型病例分析

1. 病史摘要　患者女，49 岁。主述：甲状腺双侧叶结节 2 月余，甲状腺癌术后 1 月余。现病史：入院前 2 月余患者体检发现甲状腺双侧叶结节，1 月余前就诊，超声引导下穿刺活检提示"甲状腺乳头状癌"，外科全麻下行"甲状腺双侧叶近全切术＋双侧喉返神经探查术＋双侧中央区淋巴结清扫术＋任意皮瓣成形术"，术中见甲状腺双侧叶多发肿块，大小 0.5cm×0.4cm~1.2cm×0.7cm 不等，质硬，边界尚清，无腺体外侵犯。术后病理："甲状腺左侧叶、右侧叶"均查见乳头状癌。"左Ⅵ区"淋巴结 3/6 枚、"气管前"淋巴结 2/2 枚均查见癌转移，"右Ⅵ区"淋巴结 1 枚、"右喉返后"淋巴结 1 枚均未见癌转移。术后至今未服用左甲状腺素，为行首次 ^{131}I 治疗而住院。患病以来，患者精神食欲可、睡眠可，大小便正常，体重无明显变化。查体：T 36.4℃，P 75 次/min，R 19 次/min，BP 141/101mmHg。神志清楚，无病容，皮肤巩膜无黄染。颈前区见一弧形线状手术瘢痕，愈合良好。甲状腺未扪及，颈部浅表淋巴结未扪及，全身浅表淋巴结未扪及肿大。心、胸、腹（−），双下肢无水肿。

2. 辅助检查　PTH 105.60pg/ml。血常规：WBC $4.78×10^9$/L，RBC $4.87×10^{12}$/L，PLT $115×10^9$/L，HGB 146g/L。生化检查：AST 49U/L，ALT 55U/L，ALP 126U/L，白蛋白 51.0g/L，TC 7.29mmol/L，K^+ 4.10mmol/L，UA 323.1μmol/L，Ca^{2+} 2.54mmol/L。胸部 CT：右肺上叶前段及下叶背段小磨玻璃结节，性质待定，请随诊。超声：①甲状腺超声所见，考虑术后改变；②右侧颈部Ⅳ区淋巴结轻度增大（结构尚清）；③右颈部Ⅵ区淋巴结可见（结构清楚）。甲状腺显像：甲状腺床区未见功能性甲状腺组织显影。唾液腺显像：①双侧腮腺摄取功能基本正常，未见排泄；②双侧颌下腺摄取功能正常，完全排泄。心电图：窦性心律，正常心电图。

3. 鉴别诊断　术前穿刺病理为乳头状癌，术后病理诊断为乳头状癌。诊断明确，无需鉴别。

4. 临床诊断　①甲状腺双侧叶乳头状癌伴颈部淋巴结转移术后 $T_{1b}N_{1a}M_0$ Ⅰ期、中危组；②甲状腺功能减退症。

5. 治疗计划 ①口服泼尼松 10mg，每日 3 次；②口服奥美拉唑 20mg，每日 1 次；③口服 120mCi ^{131}I-NaI 溶液进行"清甲"治疗。

6. 随访复查 半年后复查。

7. 病例小结 中年女性，甲状腺乳头状癌诊断明确，术后病理提示颈部淋巴结转移，无 ^{131}I 治疗禁忌证，停用左甲状腺素 3～4 周，可以行 ^{131}I 治疗。

本章小结

放射性核素治疗是临床核医学最重要的组成部分之一。具有选择性高、疗效好、全身毒副作用小的特点。

甲状腺疾病的 ^{131}I 治疗已成为临床治疗的一个常规方法，具有简便、安全、无创、疗效确切的特点，是弥漫性毒性甲状腺肿首选的治疗方法之一。分化型甲状腺癌细胞具有摄碘功能，对于未能完全切除或已经发生转移的分化型甲状腺癌采取 ^{131}I 治疗。

亲骨性治疗放射性药物（^{89}SrCl$_2$、^{153}Sm-EDTMP、^{223}RaCl$_2$）发射 α 射线或 β 射线，选择性浓聚在骨转移灶，对肿瘤进行内照射，抑制或破坏骨转移性肿瘤病灶，缩小或清除转移病灶，为转移性骨痛患者提供广泛、持久的缓解疼痛作用，提高患者生活质量。

嗜铬细胞瘤和神经母细胞瘤能摄取 ^{131}I-MIBG，利用 ^{131}I 释放的 β 射线的电离辐射生物效应，杀死肿瘤细胞，抑制和破坏肿瘤组织，使肿瘤萎缩甚至消失，达到治疗的目的。

放射性血管内支架置入防止血管再狭窄和放射性粒子植入治疗肿瘤是近期快速发展的放射性核素治疗新技术，具有较好的应用前景。

放射免疫治疗、受体介导放射性核素靶向治疗、核素反义治疗和基因转染介导核素靶向治疗等靶向治疗具有较好的应用前景。^{68}Ga/^{177}Lu 诊疗一体化发挥着重要作用，^{177}Lu-DOTATATE 用于转移性神经内分泌肿瘤治疗，^{177}Lu-PSMA 用于转移性趋势抵抗性前列腺癌治疗。

思考题

1. 简述甲状腺功能亢进 ^{131}I 的治疗前准备与疗效评价。
2. 简述分化型甲状腺癌治疗前准备与随访复查。
3. 靶向治疗肿瘤骨转移常用的放射性药物有哪些？有哪些治疗前准备？
4. ^{131}I-MIBG 治疗嗜铬细胞瘤的原理是什么？
5. ^{177}Lu-PSMA 治疗前列腺癌的原理是什么？

（陈 跃 李忠原 李素平）

第十六章 标记免疫分析

标记免疫分析是指在体外条件下,利用放射分析法或与其相关的非放射分析技术,定量测定生物样品中生物活性物质含量的一类检测技术。它是将多种标记物作为示踪剂,以抗原抗体免疫结合反应为基础,因而具有灵敏度高,特异性强,准确性高,应用范围广等优点。按照标记物的不同可将标记免疫分析分为放射性核素标记、酶标记、化学发光、荧光标记和胶体金标记分析技术。各种技术的基本原理大致相同,即以放射性核素或其他非放射性物质标记的配体(ligand)为示踪剂,以配体和结合体的结合反应为基础,在反应管内进行的微量生物活性物质的检测技术。主要包括竞争性标记免疫分析和非竞争性标记免疫分析两种基本类型。

本章重点介绍放射免疫分析及免疫放射分析,并对其他类型的标记免疫分析技术及标记免疫分析在临床的应用作简要介绍。

第一节 放射免疫分析

放射免疫分析(radioimmunoassay,RIA)是 1959 年美国科学家 Yalow 和 Berson 首次建立并用于测定胰岛素,它开创了生物活性物质微量测定的新时代,是微量分析方法学上的一大突破。RIA 具有以下优点:①高灵敏度;②高特异性;③应用范围广,其检测的生物活性物质有 300 多种;④操作简便,成本低。

一、放射免疫分析的基本原理

RIA 是竞争性标记免疫分析中创建最早、最具有代表性的一种。RIA 的基本原理是竞争性抑制的结合反应。即放射性标记抗原和非标记抗原同时与限量的特异性抗体进行竞争性免疫结合反应,可用以下反应式表示:

$$\begin{array}{c} Ag+Ab \rightleftharpoons Ag \cdot Ab+Ag \\ + \\ {}^*Ag \\ \updownarrow \\ {}^*Ag \cdot Ab+{}^*Ag \end{array}$$

式中 Ab 为特异性抗体,${}^*Ag$ 为标记抗原,Ag 为非标记抗原,${}^*Ag \cdot Ab$ 为标记的抗原抗体复合物,$Ag \cdot Ab$ 为非标记的抗原抗体复合物。

Ab 的数量必须是有限的,即抗体分子的数量要少于标记抗原(${}^*Ag$)和非标记抗原(标准抗原或待测抗原,Ag)的分子数量之和。

${}^*Ag$ 和 Ag 具有相同的免疫活性,与 Ab 具有相同的结合能力,当两者同时与限量的抗体进行免疫结合反应时,就会出现相互竞争,彼此抑制。

${}^*Ag$ 和 Ag 与 Ab 的竞争性结合是可逆的动态过程,遵循可逆反应的质量作用定律。在反应达到动态平衡时,${}^*Ag$ 和 Ag 与 Ab 的结合率取决于两者的原始浓度比例。当 ${}^*Ag$ 和 Ag 为恒量时，*Ag 的结合率随着 Ag 量的增加而减少，成反比非线性函数关系。而未能与 Ab 结合的游离型 *Ag 量则与 Ag 量成正比非线性函数关系。这种数量关系是放射免疫分析测定的理论基础。

二、放射免疫分析的基本试剂和基本技术

RIA 必须具备的基本试剂和基本技术是：标准抗原、抗体、标记抗原、分离技术、测量技术以及数据处理（标准曲线拟合）等。

1. 标准抗原 也称标准品，是样品定量的依据。对其要求有：①应与被测物具有相同的化学结构和免疫活性；②放射化学纯度高；③配制浓度精确。现大多采用与患者样品相似的校准品（calibration）替代标准品。

2. 抗体 对抗体的质量要求是：①亲和力大；②特异性强；③滴度要高，通常滴度高于 1:1 000以上。

抗体的特异性将决定测定结果的准确性，抗体的亲和力将决定测定方法的灵敏性，因而两者尤为重要。

3. 标记抗原 也称示踪剂，用于标记的核素主要有 ^{125}I、^{14}C、^{3}H，其中以 ^{125}I 最常用。^{125}I 半衰期为 60.2d，化学性质稳定。对标记抗原的质量要求是：①比活度和放化纯度必须足够高，以保证分析的灵敏度；②应保持原有的免疫活性；③稳定性好。

4. 分离技术 分离的目的是在免疫反应达到平衡后，把标记品参与免疫反应的结合部分 B（*Ag·Ab 与 Ag·Ab）和未参与免疫反应的游离部分 F（*Ag 与 Ag）进行有效分离。分离技术直接影响分析结果的准确性，因此，分离方法一般应满足以下要求：①分离要完全，不干扰原来的结合反应；②非特异性结合率应 <5%；③分离所得成分便于测量分析；④分离效果不受其他因素如温度、时间、pH 等影响或影响小；⑤操作简便，分离试剂易得且价格低廉等。

目前分离方法很多，如双抗体法、沉淀法、吸附分离法、固相分离法和磁化分离技术等。它们各有优缺点，在此不做进一步赘述。

5. 数据处理（标准曲线拟合） 将一系列已知浓度的标准品（标准抗原）分别加入各个试管中，再在各个试管内加入固定量的 *Ag 和 Ab，在相同条件下参与反应，反应平衡后进行分离和测量。然后计算出 B%[B/T(B+F)×100%，称结合率]或 B/B_0%（B_0 表示不含非标记 Ag 管的最大结合放射性），并以 B% 或 B/B_0% 为纵坐标，标准品的浓度为横坐标，绘制出 B% 或 B/B_0% 随 Ag 量变化的曲线——标准曲线，即可从标准曲线上查出样品中待测抗原的浓度（图 16-1）。

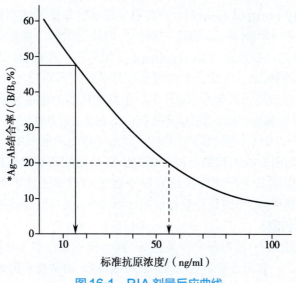

图 16-1 RIA 剂量反应曲线

379

三、放射免疫分析的质量控制

RIA 是一种超微量分析方法，在分析过程中，易导致某些测量误差。并受仪器性能、试剂和样品质量、检测方法和操作人员的水平等影响，导致结果的可靠性降低，因此，质量控制对于保障测定结果的准确性非常重要。

质量控制（quality control, QC）的目的是对整个分析过程中的任何可能产生误差的环节进行经常性的检查，以保证分析误差控制在可接受的范围内。RIA 的质量控制包括：实验室内部质量控制（简称室内质控）和实验室间质量评价（简称室间质评）。前者是实验室内的专业技术人员通过对整个检测系统的性能评价，评价检测结果的精准度；后者是由地区性或全国性机构通过发放一定数量的样本给各实验室进行检测，再收集各实验室的结果进行比较，得出共性或个性的信息，并反馈给参加室间质评活动的各实验室，以促进实验室工作进一步改进。因此，室间质量评价是考察实验室准确性的重要保证。

（一）室内质量控制

室内质量控制（internal quality control, IQC）是保证从采集样品开始到出具报告的全过程能及时发现检测过程中出现的各种误差，分析发生的原因，实施修正办法，以确保检测结果的准确性。常用的评价指标有如下。

1. 零标准管结合率（$B_0\%$） 在体外放射分析中指最大结合率，当标准抗原为零时标记抗原与抗体的结合率，一般要求在 $30\% \sim 50\%$。该指标主要反映特异性抗体的质量是否稳定。

2. 非特异性结合率（NSB%） 是指不加特异性抗体时标记抗原与非特异物质的结合率，一般要求 $< 5\% \sim 10\%$。NSB% 增高，测定结果的假阳性率增高。

3. 结合率之差 最低浓度管和最高浓度管的结合率之差应大于 30%。

4. 剂量反应曲线连线回归的参数 截距 a、斜率 b 和相关系数 r 是剂量校正曲线的主要质控指标，要求 a、b 值稳定，$r > 0.99$。剂量反应曲线可用部分的斜率越大，灵敏度越高，但可测量的范围相对变小。

5. ED_{25}、ED_{50}、ED_{75} 即剂量反应曲线的结合率在 25%、50%、75% 时对应的抗原浓度值，它反映剂量反应曲线的稳定性，有助于批间结果的比较。

6. 质控品 是指专门用于质量控制目的的标本或溶液，不能用于校准，分定值和不定值两种。理想的质控品应该具有以下特征：①人血清基质；②无传染性；③添加剂和抑菌剂的量尽可能少；④瓶间差异小；⑤冻干品复溶后的定性好；⑥有效期 1 年以上。

7. 质控图（quality control chart） 是客观反应实验室质量的指标。是将质控品插入患者样本之中，并与患者样本同时测定，将所测得的质控品结果按一定的规则逐日绘集在一起所得。定量分析项目的室内质控常选用 Levey-Jennings 质控图。按检验结果要求的高低和检验项目质控的难易程度，可选择高、中、低三个浓度质控品进行室内质控。WHO 要求在一次实验中有以下情形之一者，其结果应予以舍弃：①其中一个质控样品的测定值偏离靶值 $> 3SD$；②其中有两个质控样品的测定值偏离靶值 $> 2SD$，并在同一方向上；③其中有三个质控样品的测定值偏离靶值 $> 1SD$，并在同一方向上。图 16-2 就是按不同水平绘制的室内质控图。

8. 失控的判断 判断失控的标准是质控规则。质控规则是解释质控数据和判断质控状态的标准。如 1_{3S} 或 2_{2S} 规则，即当一个质控结果超过 $\bar{x} \pm 3SD$ 时或连续 2 个结果超过 $\bar{x} \pm 2SD$ 时即为失控。失控后，须查找原因，待纠正后重新检测该批样本，原有检测结果则不能发出。

（二）质量控制常用指标

1. 精密度（precision） 是指在一定条件下，同一样品进行多次重复测定时所得结果的一致性程度，又称重复性。一般用变异系数（CV）来表示，RIA 通常要求批内 CV $< 5\%$，批间 CV 在 $5\% \sim 10\%$。

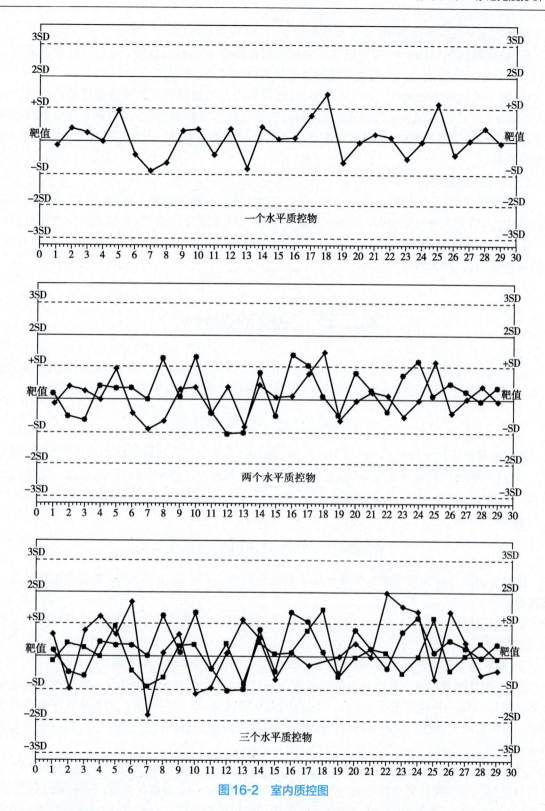

图 16-2　室内质控图

2. 灵敏度（sensitivity）　是指测定方法的最小检出量，即在特定样品中能够检出靶物质的最小浓度。RIA 的灵敏度是指能够测定的用统计学方法可以与零剂量管相区别的最小量。

3. 准确度（accuracy）　是指测定值与已知真值在数量上的符合程度，可用回收率来表示（回收率＝测定值／真实值×100%）。一般要求达到 90%～110%。

4. 特异性（specificity）　方法的特异性主要取决于所用抗体对被测物质专一性的程度。

常用抗体的交叉反应率来表示,交叉反应率越小,抗体特异性越好。

5.稳定性(stability) 指试剂盒在合适的贮藏条件下(温度、湿度、光线等),在有效期内保持原有性能不变的能力。实验室可从标准曲线的稳定性加以检验。

6.健全性(perfectly) 又称可靠性,是评价标准品与被测物质的免疫活性是否相同。为此,它应有合理的正常值及正常范围,正常与异常值之间有良好的界限,可借助做标准曲线的同样方法做出样品的稀释曲线,用两者的平衡度来判断结果的可靠性。若测定结果在一直线上,说明健全性良好。

(三)室间质量评价

室间质量评价(external quality assessment,EQA)常由一个外部独立机构(如市、省或国家临床检验中心)按预先规定的条件,由多家实验室对相同样本进行检测,收集检测结果进行分析比对,再反馈信息给参评实验室,以此评价实验室的操作水平,发现实验室本身不易发现的问题,帮助其校正,使其结果具有可比性。

第二节 免疫放射分析

免疫放射分析(immunoradiometric assay,IRMA)开始于1968年,由Miles和Hales首先建立。由于需要大量的特异性抗体,直至1975年单克隆抗体出现后才得以广泛推广和应用。

一、免疫放射分析的基本原理

IRMA是应用标记抗体(*Ab)作为示踪剂,在反应系统中加入过量的标记抗体,待测物或标准品(Ag)和标记抗体进行全量反应,是一种非竞争性的反应。待充分反应后,通过一定的方法除去游离的标记抗体,测定复合物的放射性,其活度与待测抗原的量呈正相关。可用下式表示:

$$Ag + {}^*Ab \rightleftharpoons Ag \cdot {}^*Ab + {}^*Ab$$

二、免疫放射分析的基本试剂和基本技术

IRMA必须具备的基本试剂和基本技术是标记抗体、标准品、分离技术、测量技术以及数据处理等。

1.标记抗体 同RIA对抗体的要求一样,对标记抗体的质量要求也是:亲和力大、特异性强、滴度要高。

2.标准品 是定量的依据,对其要求是纯度尽量高,配制时浓度应准确。

3.分离及测量技术 最早建立的实验方法是单位点法,但在应用中需采用特异性较高的单克隆抗体而且每一种特定抗原均需专一标记的单克隆抗体,故应用有限。随着单克隆抗体和生物素-亲和素放大系统的应用及固相技术的进步,免疫放射分析法技术日益完善,目前常用实验方法如下。

(1)双抗体夹心法(double antibody sandwich method):是将分离抗体涂在反应容器壁上,称为固相抗体。固相抗体先与待测物(抗原)结合,形成固相抗体-抗原复合物,再与^{125}I标记抗体反应,在一定时间、适宜的反应条件、充分反应后,形成固相抗体-抗原-标记抗体复合物附着在管壁上,洗去未结合的标记抗体,测固相放射性此法常用。(图16-3)

(2)标记第三抗体法(labeled third antibody method):是将^{125}I标记在第三抗体上,即双抗体夹心法中的第二抗体不再标记,作为抗原去免疫兔(或羊)而得到的抗体。而一般第三抗体是由兔抗鼠IgG的抗血清制成的。反应后得到固相抗体-抗原-第二抗体-标记第三抗体复合物。对于所有小鼠IgG作为第二抗体的反应系统都可形成抗原抗体复合物,因而又称多用性标记抗体。

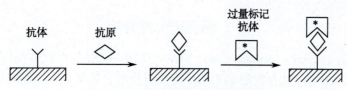

图 16-3　双抗体夹心法原理示意图

（3）双标记抗体法（double labeled antibody method）：是利用抗原有多个抗原决定簇，在单抗制备上筛选出 3 个以上的特异性单克隆抗体，其中一个涂饰在固相上，其余两个进行 ^{125}I 标记，这样的复合物比活度高，利于提高灵敏度和精密度。

4．数据处理及质量控制　IRMA 的数据处理除数学模型外都和 RIA 相仿，质量控制也和 RIA 相同。

三、免疫放射分析的优点与不足

IRMA 与 RIA 的主要区别是放射性核素 ^{125}I 标记的是抗体而不是抗原，待测物与过量标记抗体发生反应是非竞争性的免疫反应。此外，IRMA 使用了针对不同抗原决定簇的两种单克隆抗体，避免了交叉反应。其反应速度比 RIA 快，灵敏度和特异性均比 RIA 好，而且具有标准曲线工作范围宽，操作简单等优点。

IRMA 的不足：由于要分离的游离抗体和抗原抗体复合物都属于大分子物质，非特异性的分离方法很难奏效，主要是靠单克隆抗体作为分离剂，因而在 IRMA 系统中需要两种抗体，至少需要两个抗原决定簇，其应用主要局限于肽类和蛋白质，对小分子的半抗原不合适。而 RIA 则能适合一切小分子半抗原及大分子化合物。

第三节　受体放射分析

受体是存在于细胞表面、胞质或细胞核内的生物活性物质，通过和细胞外的信息分子（配体）特异性结合，完成生物信息的传递。

受体放射分析（radioligand binding assay of receptors，RBA）是指放射性核素标记的配体与相应的受体进行特异性的结合反应，从而对受体进行定性、定量分析。一定量的受体只能与一定量的标记配体结合，增加标记配体的量，受体 - 配体复合物的放射性不再相应增加而达到饱和状态。根据复合物的最大放射性以及所用标记配体的比活度可以推算出受体的量，并利用 Scatchard 作图法来求出受体的亲和力常数。RBA 可用下式表示：

$$L^* + L + R \rightleftharpoons [LR]^* + [LR]$$

在该反应体系中，限量标记的配体 $[L^*]$ 和变量的非标记配体 $[L]$ 与定量的特异性受体 $[R]$ 发生竞争性结合反应，通过测量复合物 $[LR]^*$ 的放射性计数来计算出非标记配体的量。

RBA 主要试剂及检测流程同 RIA 相似。

第四节　非放射性标记免疫分析技术

目前常用的非放射性标记免疫分析技术主要分为酶标记、化学发光、荧光标记和胶体金标记分析技术等。

一、酶标记免疫分析

酶标记免疫分析（enzyme immunoassay，EIA）是以免疫学（抗原抗体反应的特异性）和酶学（酶促反应的生物放大作用）结合发展起来的免疫分析技术。其原理是以酶标记抗体与样本中待测抗原相结合形成酶标记抗原抗体免疫复合物，再利用酶促反应使待测物与酶标记免疫复合物作用，使底物显色而被测定。常用的示踪酶有辣根过氧化物酶、碱性磷酸酶和葡萄糖氧化酶等，各有其相应的底物。

典型的 EIA 是酶联免疫吸附法（enzyme linked immunosorbent assay，ELISA），即用酶标记的抗体与聚苯乙烯形成固相复合物，加入待测物后，通过抗原和抗体的结合反应，形成特异性抗原抗体复合物，洗去游离抗原，然后在酶的催化作用下使底物反应并显色，通过比色分析可以判断待测标本中特异性抗原或抗体的量的多少。可见，酶标记免疫分析的基本原理与 RIA 或 IRMA 相似。

20 世纪 80 年代末成功地建立了 EIA 荧光测量法，主要是应用了高活性的碱性磷酸酶或半乳糖苷酶标记抗原或抗体，高活性的酶催化荧光产物，经特制的微型荧光酶仪测量，灵敏度较常规的 EIA 提高了 10～100 倍。

二、化学发光免疫分析技术

化学发光免疫分析是基于化学发光反应和免疫反应建立起来的免疫分析技术，它既具有免疫反应的高特异性，又具有化学发光的高敏感性。反应的基本原理与放射免疫分析和酶标记免疫分析技术相同，其区别仅在于标记物不同。根据发光物质应用方式的不同，化学发光免疫分析技术可分为以下一些基本类型。

1. 化学发光免疫分析（chemiluminescence immunoassay，CLIA） CLIA 用能化学发光的化合物代替放射性标记物，其他步骤与 RIA 或 IRMA 基本相同。常用的发光剂是鲁米诺类和吖啶酯类。它们在碱性条件下遇到过氧化物便发生单光子发射，光子的数量与发光剂的量成正比。此方法的主要缺点是发光时间集中在加入过氧化物或碱的短时间内，必须严格掌握测量时间。

2. 化学发光酶免疫分析（chemiluminescence enzyme immunoassay，CLEIA） 本法是 EIA 和 CLIA 相结合的一种标记免疫分析方法。其标记物是碱性磷酸酶标记抗体，以金刚烷作为发光物。经夹心法免疫反应（与 IRMA 相似），复合物带有酶标记，然后加入底物（指金刚烷），酶促反应使底物断裂，产生化学发光。底物在碱性磷酸酶作用下先脱去磷酸根形成中间体，可自行断裂，同时发射光子。一般可持续 20min，而且在一段时间内维持稳定，所以本法可靠性较高。

3. 电化学发光免疫分析（electrochemiluminescence immunoassay，ECLIA） 它是电化学发光和免疫分析相结合的产物。标记物的发光原理与一般的化学发光不同，它是一种在电极表面由电化学引起的特异性化学发光反应，实际上包括了电化学和化学发光两个过程。发光底物为三联吡啶钌 $[Ru(bpy)_3^{2+}]$，另一反应物为三丙胺（TPA）。在阳电极表面，以上两化学物质可同时失去电子发生氧化反应。

$[Ru(bpy)_3^{2+}]$ 是电化学发光的标记分子，但只有与抗原、抗体结合成复合物后，才能经电化学激发发光反应，从而具有特异性。故在标记抗体之前 $[Ru(bpy)_3^{2+}]$ 需经过化学修饰形成活化的 $[Ru(bpy)_3^{2+}]$ 衍生物。目前所使用的活化衍生物是 $[Ru(bpy)_3^{2+}]$N 羟基琥珀酰胺（NHS），分子量很小，与抗体结合的分子比超过 20 仍不会影响抗体的可溶性和免疫活性。

ECLIA 具有以下优点：标记物再循环利用，使发光时间更长、强度更高、易于测定；敏感度高，可达到 pg/ml 或 pmol 水平；线性范围宽，$>10^4$；反应时间短，20min 以内可完成测定；试剂稳定性好，2～5℃可保持一年以上。

三、时间分辨荧光免疫分析

时间分辨荧光免疫分析（time-resolved fluorescent immunoassay，TRFIA）是 20 世纪 80 年代发展起来的一种新型非放射性标记免疫分析技术。TRFIA 是以镧系元素代替放射性核素标记抗原或抗体，利用紫外线或激光使其激发而发射荧光，同时采用波长和时间两种分辨检测技术进行分析。

常用于 TRFIA 的镧系元素有铕（Eu）、铽（Tb）、钐（Sm）、镝（Dy）四种。镧系元素本身对能量吸收较低，发出荧光也较弱。当在离子价态时（与某些螯合剂结合后），经紫外光或激光激发，才能有效地吸收激发能量并发出特征性荧光，其激发光谱的波长和发射荧光的强度因不同离子而有差异。这种荧光的衰减时间比普通荧光素所发荧光长，可采用延时读取技术以排除自然本底荧光的干扰，获得最佳的灵敏度和特异性。TRFIA 的原理就是基于镧系元素的上述特性（图 16-4）。

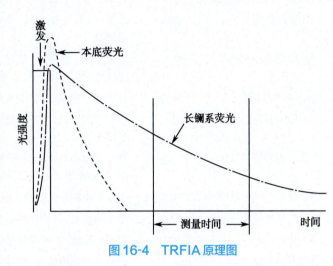

图 16-4　TRFIA 原理图

TRFIA 的基本流程与放射性标记、酶标记免疫分析法近似。目前已建立了双位点夹心法、固相抗原竞争法、固相抗体竞争法、均相法等测定方法。

TRFIA 标记物易制备，灵敏度高，专一性强，稳定性好，有效期长、无放射性，同时还有适用范围宽，样品用量少，分析速度快，样品荧光能重现，自动化程度高等优点。不足之处：仪器主要靠进口，试剂品种少，虽然国产仪器已研制成功，但仍有待进一步提高。

第五节　标记免疫分析临床应用

标记免疫分析技术应用广泛，遍及临床各学科，是临床诊断、治疗、观察疗效、预后评价及基础研究等不可缺少的手段。以下对临床中常用的检测项目做一简单介绍，见表 16-1。

表 16-1　标记免疫分析常用检查项目

项目	缩写	临床意义
甲状腺		
促甲状腺素	TSH	判断甲状腺功能，鉴别原发和继发性甲减
甲状腺素	T4	甲亢、甲减、亚甲炎、地方性甲状腺肿、桥本甲状腺炎诊断和疗效评价
三碘甲状腺原氨酸	T3	甲亢、甲减、亚甲炎诊断和疗效评价
促甲状腺素释放激素	TRH	甲减的鉴别诊断
促甲状腺素受体抗体	TRAb	诊断甲亢，甲亢预后判断，甲亢 ATD 治疗停药指标，判断甲亢有无复发
甲状腺球蛋白抗体	TgAb	判断甲状腺自身免疫性疾病的特异指标，桥本甲状腺炎有诊断价值
甲状腺微粒体抗体	TMAb	判断甲状腺自身免疫性疾病的特异指标，桥本甲状腺炎有诊断价值
甲状腺球蛋白	Tg	诊断甲状腺癌、慢性淋巴细胞性甲状腺炎、监测甲状腺癌复发

项目	缩写	临床意义
肿瘤标志物		
癌胚抗原	CEA	消化系统肿瘤等诊断及治疗监测
甲胎蛋白	AFP	原发性肝癌、急慢性活动性肝炎、胎儿畸形、产科疾病可升高。可作肝癌治疗后监测
铁蛋白	SF	诊断缺铁性贫血、再障、急慢性白血病、恶性淋巴瘤、多发性骨髓瘤等疾病。恶性肿瘤骨髓、肝、脾等转移时显著增加
组织多肽抗原	TPA	膀胱癌、前列腺癌、乳腺癌、卵巢癌升高，对膀胱转移细胞癌的诊断敏感性高
鳞状细胞癌相关抗原	SCC	子宫颈癌、肺癌、食管癌、头颈部癌等各种鳞状细胞癌中有明显升高，可用于监测疗效、复发、转移、预后等
Sangtec-100 蛋白	S100	检测脑早期缺血、缺氧性损伤和预后，恶性黑色素瘤诊断和疗效观察
前列腺特异性抗原	PSA	诊断前列腺癌、前列腺肥大、前列腺炎等及治疗后的疗效观察。前列腺癌明显升高
游离前列腺特异性抗原	fPSA	测定 fPSA 和 PSA 的比值鉴别良、恶性前列腺疾病，前列腺癌患者 fPSA/PSA 的比值明显降低，一般小于 20%
细胞角蛋白十九片段	CYFRA211	非小细胞肺癌的辅助诊断
神经特异性烯醇化酶	NSE	小细胞肺癌、神经母细胞瘤、神经内分泌肿瘤诊断和疗效监测
糖类抗原 724	CA724	胃癌的诊断、治疗后随访及复发和预后判断指标
胃泌素释放肽前体	ProGRP	诊断非小细胞肺癌、疗效监测
恶性肿瘤特异性生长因子	TSGF	恶性肿瘤的广谱标志物，用于鉴别良恶性肿瘤，适用于体检与恶性肿瘤的普查
糖类抗原 50	CA50	胰腺癌、结肠癌、直肠癌、胃癌的辅助诊断预后监测、疗效观察
糖类抗原 199	CA199	胰腺癌、胆管癌阳性检出率很高，结肠癌、胃癌、肝癌等辅助诊断和疗效随访
糖类抗原 242	CA242	对胰腺癌、胆管癌的诊断具有很高的特异性
糖类抗原 125	CA125	卵巢癌诊断、疗效判断和复发监测
糖类抗原 153	CA153	乳腺癌的诊断、疗效观察、预后，复发和转移判断，卵巢癌、子宫内膜癌可有一定程度增高
降钙素	CT	诊断甲状腺髓样癌，早期诊断小细胞肺癌，甲亢时异常增高，判断肾功能、钙磷代谢
性激素		
雌二醇	E_2	判断不孕症、性早熟、卵巢肿瘤、多胎妊娠、葡萄胎等，评价胎盘、卵巢功能
黄体生成素	LH	性腺功能状态、睾丸精原细胞癌、原发闭经、性早熟、多囊卵巢综合征、绝经期综合征的判定，预测排卵期等
黄体酮	P	妊娠时增高，葡萄胎时比正常妊娠高，先兆流产、绒毛膜上皮细胞癌、严重妊娠毒血症等降低
睾酮	T	判断性腺功能。睾丸良性间质细胞瘤、女性男性化肿瘤升高；隐睾炎，垂体、性腺功能减退降低
绒毛膜促性腺激素 β 亚单位	β-hCG	早孕，绒毛膜上皮细胞癌，葡萄胎及疗效观察，宫外孕，男性睾丸肿瘤，先兆流产的动态观察指标
垂体催乳素	PRL	下丘脑病变，垂体疾病，内分泌疾病，恶性肿瘤，肾衰竭，生理月经期及泌乳期，男性乳房发育症

续表

项目	缩写	临床意义
生长激素	GH	升高：巨人症，肢端肥大症，低血糖等；降低：侏儒症，垂体前叶功能减退症，某些激素和药物影响
卵泡刺激素	FSH	性腺功能状态，睾丸精原细胞癌，原发闭经；性早熟，多囊卵巢综合征，绝经期综合征，预测排卵期等
雌三醇	E_3	升高：巨大胎儿，多胎妊娠；降低：胎儿宫内生长迟缓，胎儿肾上腺皮质功能减退
其他		
甲状旁腺素	PTH	诊断甲状旁腺疾病，判断骨代谢情况
心房钠尿肽	ANP	慢性心肾功能不全，原发性醛固酮增多症、高血压、甲亢、肝硬化等增高
肌红蛋白	Mb	急性心肌梗死早期诊断的灵敏指标，可估计梗死范围和判断预后，可判断再梗死
肌酸激酶同工酶	CK-MB	诊断心肌缺血性损伤的重要指标，如急性心肌梗死、心肌炎等
肌钙蛋白Ⅰ	cTnI	诊断心肌缺血性损伤，以及监测不稳定型心绞痛的病程和评价其危险性
地高辛	Dig	判断地高辛治疗水平，监测洋地黄中毒
内皮素	ET	心力衰竭、急性心肌梗死、急性肾衰竭、高血压等明显升高，肝硬化时降低
红细胞生成素	EPO	升高：高血压和恶性肿瘤；降低：慢性肾性贫血
降钙素原	PCT	用于脓毒症的诊断、预后及治疗监测
维生素B_{12}	VB_{12}	维生素B_{12}缺乏症
叶酸	FA	叶酸缺乏症
血浆皮质醇	Cor	判断肾上腺皮质功能、垂体功能。Cushing综合征、肾上腺肿瘤、应激、妊娠、服用避孕药等增高，肾上腺皮质功能减退症等时减低

本章小结

标记免疫分析技术灵敏高、特异性强，临床广泛用于各种样品中微量生物活性物质浓度的测定，它包括放射标记免疫分析和非放射标记免疫分析两大类，前者以 RIA 和 IRMA 为代表，而后者以化学发光和时间分辨荧光免疫分析为代表。随着检测方法的日益多元化、自动化、范围广、灵敏度高，极大地推动了标记免疫分析技术的发展，也弥补了 RIA 的不足，使生物医学检验进入了一个新阶段。

思考题

1. 放射免疫分析的基本原理是什么？与免疫放射分析的主要区别点有哪些？
2. 常见的非放射免疫分析方法有哪些？
3. 患者男，55 岁，因食欲缺乏、腹痛伴黄疸 1 个月入院。查体：皮肤巩膜明显黄染；实验室检查：血清胆红素明显升高，血清肿瘤四项示 CEA、CA199 明显升高，AFP、CA125 正常。该患者考虑哪种疾病的可能性大？为什么？需进一步做哪些检查？

（黄　钢）

第十七章　放射生物学与放射防护

核医学是利用放射性核素对疾病进行诊疗的学科，核医学工作者以及接受核医学检查的患者不可避免地会受到电离辐射。科学地理解电离辐射的生物效应和辐射防护相关知识，对有效利用和推广核医学技术进行医学诊疗具有重要意义。

第一节　电离辐射生物学效应

一、电离辐射的量和单位

（一）照射量与照射量率

照射量（exposure）是指 X 射线、γ 射线在单位质量空气中电离产生的所有次级电子（正电子和负电子）完全被阻止时，在空气中产生的同一种符号离子的总电荷量 dQ，用符号 X 表示。即该 X 射线、γ 射线的照射量：

$$X = dQ/dm$$

照射量的国际制单位为库仑／千克（C/kg）。专用单位是伦琴（roentgen, R），两者换算关系：

$$1R = 2.58 \times 10^{-4} C/kg$$

照射量的测量仅适用于能量在 10keV～3MeV 的 X 射线、γ 射线，其他放射性粒子不能用照射量来度量。

照射量率（exposure rate）是指单位时间内照射量的增量，用符号 X 表示，即：

$$X = dX/dt$$

照射量率的国际单位为库仑／（千克·秒）[C/（kg·s）]。

（二）吸收剂量与吸收剂量率

吸收剂量（absorbed dose）是指每单位质量的被照射物质所吸收任何电离辐射的平均能量，它是从能量角度来反映一定时间内辐射能量沉积数量的，用符号 D 表示。即：

$$D = dE/dm$$

式中 dE 是质量为 dm 的被照射物所吸收的辐射能量。吸收剂量的国际单位是焦耳／千克（J/kg），专用名称为戈瑞（Gray, Gy），两者换算关系：

$$1Gy = 1J/kg$$

戈瑞（Gy）的分数单位是厘戈瑞（cGy）、毫戈瑞（mGy）、微戈瑞（μGy）。曾用单位是拉德（radiation absorbed dose, rad）。两者换算关系：

$$1Gy = 100rad \text{ 或 } 1cGy = 1rad$$

单位时间内的吸收剂量的增量，称为吸收剂量率。国际单位为戈瑞／秒（Gy/s）。

（三）剂量当量与剂量当量率

即使在吸收剂量相同的情况下，不同品质的电离辐射所产生的生物学效应的严重性也各不相同。为了便于比较，在放射防护中引入剂量当量（dose equivalent）这一概念。它是用适当的修正因子对吸收剂量进行加权，从而使修正后的吸收剂量更能反映电离辐射对机体的危害程度。

剂量当量用符号 H 表示，即：

$$H = D \cdot Q \cdot N$$

式中的 D 是吸收剂量，Q 是品质因数，是与辐射品质有关的修正因子，N 是其他任何修正因素的乘积。不同种类射线的品质因数 Q 见表 17-1。剂量当量的国际单位是焦耳/千克（J/kg），专用名称是希沃特（sievert，Sv）。

$$1Sv = 1J/kg$$

表 17-1　不同种类电离辐射的品质因数

辐射种类	品质因数 Q
X 射线、γ 射线、电子或正电子	1
中子（能量≤10keV）	3
中子（能量≥10keV）	10
质子	10
α 粒子	20
裂变碎片，反中子	20

单位时间内的剂量当量的增量，称为剂量当量率，用 H 表示，即：

$$H = dH/dt$$

剂量当量率的国际单位是希沃特/秒（Sv/s）。

（四）器官当量剂量

器官当量剂量是国际放射防护委员会（International Commission on Radiological Protection，ICRP）于 1990 年在第 60 号建议书中推荐使用的指标，简称当量剂量（equivalent dose）。当量剂量依据不同类型射束引发生物学效应程度的不同来衡量电离辐射对特定器官或组织的危害，用于放射防护领域。当量剂量以辐射权重因子（R）取代品质因数及其他因子的乘积。当量剂量的表达式为：

$$H_T = \sum W_R \cdot D_{T \cdot R}$$

式中 H_T 表示当量剂量，国际单位是希沃特（sievert，Sv）；W_R 表示辐射权重因子；$D_{T \cdot R}$ 表示按组织或器官 T 平均计算的来自辐射 R 的吸收剂量，国际单位是焦耳/千克（J/kg）。

（五）个人剂量当量

个人剂量当量 $H_p(d)$ 是用于个人电离辐射监测的实用量，是指人体指定的某一点下深度 d（mm）处软组织的剂量当量。国际单位是希沃特（sievert，Sv）。

个人剂量当量 $H_p(d)$ 的数值必须同时说明相关深度 d，对强贯穿电离辐射，取 10mm，弱贯穿电离辐射，取 0.07mm，分别记作 $H_p(10)$ 和 $H_p(0.07)$。

个人放射防护评价时，$H_p(10)$ 用作有效剂量的估计值，$H_p(3)$ 用作眼晶体剂量当量的估计值，$H_p(0.07)$ 则作为局部皮肤的剂量当量估计值。

二、电离辐射来源

人类生存环境中电离辐射无处不在，包括天然辐射源和人工辐射源两大类。

（一）天然辐射源

天然辐射源是指在人类生存的自然环境中天然存在的多种射线和放射性物质，包括宇宙射线（cosmic ray）、宇生放射性核素（cosmogenic radionuclide）和陆地辐射（terrestrial radiation）。

1. 宇宙射线　是由于星球碰撞、爆炸等形成的微粒在宇宙空间磁场的作用下形成的高能粒子流，其中主要是质子，其次是 α 粒子和重离子等，一般称为初级宇宙射线。初级宇宙射线从宇宙空间进入大气层后,与大气层中的原子核相互作用产生的新的辐射粒子称为次级宇宙射线。宇宙射线的特点是能量范围宽,辐射强度随海拔高度、纬度的不同而变化,海拔越高,辐射强度越大。宇宙射线对人体产生外照射。

2. 宇生放射性核素　初级宇宙射线从宇宙空间进入大气层后,可能与空气中各成分的原子、分子发生核反应。在此过程中,除放出射线外,还产生 ^{14}C、^3H、^{22}Na 和 ^7Be 等放射性核素,称为宇生放射性核素。这些宇生放射性核素对人体的影响同宇宙射线,但它们随着尘埃或雨水降落到地面进入人体后也可产生内照射。

3. 陆地辐射　是指由于地球天然存在的放射性核素对人体产生的辐射,包括系列衰变放射性核素和 ^{14}C、^{40}K 等单独存在的天然放射性核素。系列衰变放射性核素主要有铀系、锕系和钍系三种,系列衰变放射性核素可经过多代的连续衰变,衰变子体也具有放射性,所以能在地球上长期产生放射性,是陆地辐射的主要来源。非系列衰变的天然放射性核素中,^{40}K 的半衰期为 1.28×10^9 年,^{14}C 的半衰期为 5 730 年,但 ^{14}C 可以通过宇宙射线与大气层分子的核反应不断产生,而且在自然界保持一定的量。陆地辐射对人体的影响有外照射和内照射,不同地区有明显差别。

（二）人工辐射源

人类除受到天然辐射源的照射,还经常受到各种人工辐射源的照射。人工辐射源是指与核辐射相关的人为活动引起的照射,主要包括核技术应用、核能生产、核试验和核事故等。核试验是环境中人工辐射源对全球公众产生辐射照射的主要来源。电离辐射在医学诊断与治疗中的应用对公众产生的医疗照射是公众接受的最大的人工辐射源照射。我国公众受各种电离辐射源所致照射剂量,以天然辐射为主,占总照射剂量的 91.9%,其次为医疗活动带来的辐射,约占 4.9%。

其他人工辐射源还有火力发电站释放的放射性核素钍(Th)和氡(Rn)及其衰变子体,以及消费产品中的人工辐射,这些生活用品中或掺入了放射性核素,或能发射 X 射线,包括辐射发光产品、工业表盘和钟表、电子或电器件、静电消除器、烟雾探测器、含铀和钍制品等,这些产品通常是由 ^{147}Pm、^{226}U、^3H、^{241}Am 等放射性核素释放出的辐射作用于闪烁体而产生效果。

三、电离辐射生物学效应的分类

电离辐射作用于机体后,其能量传递给机体的分子、细胞、组织和器官所造成的形态结构和功能的变化,称为电离辐射生物学效应(biological effect of ionizing radiation)。电离辐射生物学效应有多种分类方式,按其作用机制可分为确定性效应和随机性效应。

1. 确定性效应(deterministic effect)　确定性效应是指辐射损伤的严重程度与所受辐射剂量呈正相关,有明显的剂量阈值,辐射剂量未超过阈值不会发生有害效应。一般是在短期内受较大剂量照射时发生的急性损害,如放射性皮肤损伤、生育障碍等。

2. 随机性效应(stochastic effect)　随机性效应研究的对象是群体,是辐射效应发生的概率(或发病率而非严重程度)与辐射剂量相关的效应,现有放射防护体系假定不存在具体的剂量阈值。随机性效应意味着低的辐射剂量也可能造成损害。因此,在放射防护中关注剂量限值的同时,也应尽可能降低剂量水平。主要指致癌效应和遗传效应。

第二节　放射防护与安全

在与医疗辐射有关的临床实践中,最优化和正当化是重要的指导原则。在达到诊疗目标的前提下,尽量降低医疗辐射,杜绝不必要的照射;从而使患者能够获得最大利益,利大于弊,同时保障公众和从业人员的辐射安全。

一、放射防护的目的及基本原则

（一）放射防护的目的

确定性效应和随机性效应共同构成电离辐射危害,这种危害不仅仅发生在受照者本人,也可能会发生在受照者的后代,人们可以通过一系列的防护手段,降低辐射危害,但不能完全消除电离辐射的危害。基于此,放射防护的目的就是在电离辐射中,防止确定性效应的发生,限制随机性效应的诱发,把随机性效应的发生概率降低到可以接受的水平。

（二）放射防护的基本原则

根据 ICRP 第 60 号出版物以及我国《电离辐射防护与辐射源基本安全标准》(GB 18871—2002),放射防护的基本原则为:

1. 实践的正当化　医疗实践所致的射线照射同社会和个人从中获得的利益相比是可以接受的,但要确定该医疗实践是否符合适应证、是否应该进行。

2. 放射防护的最优化　在确定该医疗实践是可行的前提下,使受照辐射剂量尽可能降低,以最小的代价,获得最大的净利益,避免一切不必要的照射。

3. 个人剂量限值　在正当化和最优化原则指导下的医疗实践可以保障受检者、公众和从业人员的受益和辐射安全的情况下,我国《电离辐射防护与辐射源基本安全标准》(GB 18871—2002)确立了个人剂量限值,确保受照射人员所接受的当量剂量不应超过规定的限值。

二、剂量限值和参考水平

放射防护基本标准的实质就是个人剂量限值。放射工作人员的年当量剂量是指一年工作期间所受外照射的当量剂量与这一年内摄入放射性核素所产生的累积当量剂量二者的总和,但不包括天然本底照射和医疗照射。对放射工作人员进行剂量限制要考虑随机性效应和确定性效应,同时满足以下两种限值:

1. 为了防止有害的确定性效应,任一器官或组织所受的年当量剂量不得超过下列限值:眼晶体为 150mSv,四肢、皮肤为 500mSv。

2. 为了限制随机性效应,放射工作人员受到全身均匀照射时的年个人有效剂量限值为连续 5 年平均值不超过 20mSv;连续 5 年中的任何一个单一年份的年有效剂量允许达到 50mSv,但连续 5 年的平均值不得超过 20mSv。

2012 年卫生部(现国家卫生健康委员会)公布了新版《X 射线计算机断层摄影放射防护要求》(GBZ 165—2012),首次公布了针对不同人群、不同部位 CT 检查的诊断参考水平,该标准已于 2013 年 2 月 1 日起实施。根据该要求,典型成年患者 X 射线 CT 检查头部、腰椎和腹部的 $CTDI_w$(加权 CT 剂量指数)诊断参考水平分别为 50mGy、35mGy 和 25mGy,0~1 岁儿童患者胸部和头部的 $CTDI_w$ 诊断参考水平为 23mGy 和 28mGy。该要求提出,CT 工作人员应在满足诊断需要的同时,尽可能减少受检者所受照射剂量。在开展检查时,做好非检查部位的防护,严格控制对诊断要求之外部位的扫描。

三、外照射防护基本措施

1. 时间防护　缩短操作时间以减少外照射剂量的防护措施,称为时间防护。通过熟练的操作、科学有效的工作流程和工作场所分区分流,可尽量缩短与射线接触的时间。

2. 距离防护　一般情况下,在外照射源的工作状态较为稳定的情况下,人员受到的外照射剂量率近似的与其离开放射源的距离的平方成反比,依据这种规律减少外照射剂量率的防护措施,称为距离防护。离开放射源距离越远,人体受到的辐射剂量率就越小。在放射性核素生产和医疗实践中,可用机械手、长柄钳等取用、分装放射性核素。

3. 屏蔽防护 在人体与放射源之间设置屏蔽，使射线逐步衰减和被吸收是一种安全而有效的措施。X 射线通过屏蔽材料时辐射剂量呈指数衰减。屏蔽 X、γ 射线常用铅、钨等重元素物质作屏蔽材料，墙壁可采用钢筋混凝土。β⁻ 射线常用有机玻璃、铝、塑料等低原子序数物质作屏蔽材料。能量较高的 β⁻ 射线还应注意防护轫致辐射。

四、内照射防护基本措施

放射性物质进入人体内的方式多种多样，内照射防护的目的是积极采取各种有效措施，切断放射性物质进入人体的各种途径，减少放射性核素进入人体内的一切机会，以使进入人体内的放射性物质不超过放射性核素年摄入量限值，减少或防止人体受到内照射危害。

内照射防护的基本措施包括在规定的区域内进行放射性操作，避免场所及环境污染，定期进行放射性污染检查和监测，对放射性物品进行屏蔽储藏。内照射防护总的原则是围封包容、隔离放射性物质防止扩散，除污保洁防止污染，讲究个人防护。

第三节 核医学检查的安全评估

核医学检查一般分成单光子显像（SPECT/CT）和正电子显像（PET/CT 和 PET/MRI），单光子显像最常用的放射性核素是 ^{99m}Tc，正电子显像的常用显像剂是 ^{18}F FDG。各种常用核医学显像检查患者的当量剂量见表 17-2。

表 17-2 常用核医学显像检查患者的当量剂量

	显像项目	当量剂量（mSv）
单光子显像	全身骨显像（^{99m}Tc-MDP）	5
	肾小球滤过率测定（^{99m}Tc-DTPA）	1.2
	肺灌注显像（^{99m}Tc-MAA）	1.8
	平衡法核素心血管造影（^{99m}Tc-RBC）	3.75～6.5
	一日法心肌灌注显像 ^{99m}Tc-MIBI（10mCi＋30mCi）	11.4
	二日法心肌灌注显像 ^{99m}Tc-MIBI（25mCi＋25mCi）	14.8
	^{201}Tl 一日法心肌灌注显像（3.5mCi）	15.3
正电子显像	CT 定位扫描（心肌显像）	0.73
	CT 透射扫描（心肌衰减校正）	0.04
	^{82}Rb-2D（40mCi 静息、40mCi 负荷）	3.76
	^{82}Rb-3D（20mCi 静息、20mCi 负荷）	1.88
	^{13}N-ammonia-2D（20mCi 静息、20mCi 负荷）	3.98
	^{13}N-ammonia-3D（10mCi 静息、10mCi 负荷）	1.99
	^{18}F-FDG-2D（10mCi）	7.03
	^{18}F-FDG-3D（5mCi）	3.51
	全身 CT（PET/CT）	最高 25

目前普遍认为一次性接受 50mSv 以下的辐射剂量是安全的，超过 100mSv 才有可能产生直接辐射损伤的风险（存在辐射确定性效应的风险）；达到 250mSv 辐射剂量为亚临床剂量（无症状性过量辐射，有可能造成少量生物细胞损伤，人体可修复或代偿，不至于产生临床症状）；超过

500mSv 辐射剂量,则可能造成 5% 受照人员出现辐射损伤症状;超过 1 000mSv 辐射剂量,才可能造成 25% 受照人员出现辐射损伤症状。纵观上述各种核医学检查的患者辐射剂量,均远远低于上述安全剂量,因此核医学检查是非常安全的医学检查。根据国际原子能机构相关说明:完成普通核医学 SPECT/CT 检查(包括骨显像、肾脏 GFR 测定、甲状腺显像、肺通气灌注显像、心肌显像等),患者体内仅有微量的放射性,不会对周围的人或者医务人员造成任何伤害,因此无需特别关注和防护。

^{18}F-FDG PET/CT 检查时,患者的辐射剂量来源于 ^{18}F-FDG 和 CT。一次注射 10mCi ^{18}F-FDG 造成的当量剂量大约是 7mSv,而 CT 的辐射剂量最高可达 25mSv,一次 ^{18}F-FDG PET/CT 检查的辐射剂量在 8～30mSv 之间,具体取决于显像的方法、显像的身体部位等。有较多的文献报道,一次从颅底到大腿的 ^{18}F-FDG PET/CT 检查平均辐射剂量是 14mSv 左右,远低于安全剂量。另外,PET/CT 检查从注射显像药物到完成显像一般需要经过 100min 左右,此时患者体内的放射性由于物理衰变和生物代谢已所剩无几,对周围人员所产生的辐射已经非常低。即使是特殊患者在检查过程中需要全程陪护,陪护者所接受的最大剂量约为 0.16mSv,对人体健康几乎不会产生影响。因此,完成 PET/CT 检查后,也无需限制患者的活动,患者可以自由进行其日常活动,不会对周围的人造成任何损害。

核医学工作者因为医疗工作的需要,日常工作中无可避免地需要接触放射性核素和注射过放射性核素的患者。国际原子能机构对于核医学工作人员是这样规定的:对于大多数核医学诊断检查项目而言,即使是怀孕的工作人员也没有必要采取任何的额外防护措施,只要与患者直接接触的时间尽可能缩短即可。

第四节　不同影像技术的辐射剂量比较

除了核医学检查外,其他常规应用电离辐射的医学影像技术主要包括 X 线摄片检查、CT 和 DSA。一般而言,医用射线都比较安全,除治疗用射线需谨慎外,诊断用射线都是安全的、可以接受的。就医学影像检查而言,X 线摄片剂量最低,然后是 CT 和 DSA 造影。

X 射线摄片是临床诊断最常用的筛查影像技术之一。拍摄一张 X 光胸片的曝光率约为 160mSv/h,即约为 0.045mSv/s,可见胸片辐射剂量并不大。以胸部肋骨骨折为例,拍摄一张胸片大约需要 0.5s,因此接受一次胸部 X 射线检查,患者要承受约为 0.023mSv 的辐射剂量。按照 6 次 X 射线检查计算,一个肋骨骨折的患者前后总共要承受 0.138mSv 的辐射剂量。根据国际放射防护委员会制定的标准,电离辐射总的危险度为 0.016 5/Sv,也就是说,身体每接受 1Sv(1Sv=1 000mSv)的辐射剂量,会增加 0.016 5 的致癌概率。以此推算,一个肋骨骨折患者做一次胸部 X 线检查的致癌危险为 3.8/1 000 万。对其他医学检查来说,一般四肢做一次 X 线检查要接受的辐射剂量为 0.01mSv,腹部为 0.54mSv,骨盆为 0.66mSv,腰椎为 1.4mSv,上消化道为 2.55mSv。以此推算,因 X 光检查导致健康人群患癌的风险在 1/1 000 万～1/10 万。

X-CT 扫描已经常规应用于临床疾病的诊断。根据多篇文献报道,一次头颅 CT 扫描的辐射剂量约为 2mSv,胸部 CT 约为 8mSv,腹部 CT 10mSv,骨盆 CT 10mSv。按照我国规定的辐射相关工作人员连续五年的年平均有效剂量限值上限 20mSv,也就是说,人体一年内接受的总辐射量控制在这个数值以内是安全的。

DSA 是 X 线数字减影血管造影术,它是在 DSA 机监视下进行的介入诊疗操作,通常是既有透视,又有多幅 X 线摄片,如果设备性能较差,可能使其成为在所有涉及 X 线的检查中辐射剂量最大的,累积辐射时间往往超过 100s,大约 5% 的患者有效剂量可能超过 100mSv,因此,DSA 造成的高辐射剂量值得重视。但这并不意味着 DSA 诊疗就一定会产生辐射伤害,也不意味着要避免 DSA 介入诊疗操作,国内外因 DSA 诊疗操作而造成辐射伤害的报道极为罕见。因此,如果疾病对身体的损害超过了 DSA 的损害,也大可不必因噎废食而拒绝接受 DSA 介入诊疗。

本章小结

常用的电离辐射剂量单位有照射量和照射量率、吸收剂量和吸收剂量率、剂量当量和剂量当量率、器官当量剂量、个人剂量当量。生活中接触到的电离辐射来源有天然辐射源和人工辐射源两大类,这些电离辐射作用于人体可能会产生确定性效应和随机性效应,而辐射防护的目的就是防止有害的确定性效应的发生,降低随机性效应的发生概率。时间防护、距离防护和屏蔽防护是针对外照射的防护措施,而内照射的防护原则是围封包容、隔离放射性物质防止扩散,除污保洁防止污染,讲究个人防护。包括核医学在内的医学影像诊疗技术对患者、陪护者和相关从业人员都是安全的。随着医学影像仪器装备和技术的不断发展,医疗照射的辐射剂量正逐年降低。

思考题

1. 电离辐射的来源有哪些?
2. 简述放射防护的目的、基本原则及基本剂量限值。
3. 外照射防护及内照射防护有哪些基本措施?

（刘增礼）

推荐阅读

[1] 黄钢. 核医学与分子影像临床应用指南. 北京：人民卫生出版社，2016.

[2] 黄钢. 中华临床医学影像学：PET 与分子影像分册. 北京：北京大学医学出版社，2015.

[3] 匡安仁，李林. 核医学. 2 版. 北京：高等教育出版社，2017.

[4] 李方，兰晓莉. 核医学. 3 版. 北京：人民卫生出版社，2021.

[5] 涂彧，周菊英. 医学放射防护学. 北京：原子能出版社，2010.

[6] 王荣福，安锐. 核医学. 9 版. 北京：人民卫生出版社，2018.

[7] 张永学，高再荣. 核医学. 3 版. 北京：科学出版社，2016.

[8] CAVO M，TERPOS E，NANNI C，et al. Role of ^{18}F-FDG PET/CT in the diagnosis and management of multiple myeloma and other plasma cell disorders：a consensus statement by the International Myeloma Working Group. Lancet Oncology，2017，18（4）：e206-e217.

[9] NARUSE M，UMAKOSHI H，TSUIKI M，et al. The latest developments of functional molecular imaging in the diagnosis of primary aldosteronism. Hormone and Metabolic Research，2017，49（12）：929-935.

[10] OLDAN JD，JEWELLS VL，PIEPER B，et al. Complete evaluation of dementia：PET and MRI correlation and diagnosis for the neuroradiologist. American Journal of Neuroradiology，2021，42（6）：998-1007.

[11] SUN JM，ZHANG WJ，HE T，et al. ^{18}F-FDG PET/CT imaging of pancreatic and adrenal metastases in a patient with mesenchymal chondrosarcoma. Clinical Nuclear Medicine，2021，46（3）：231-232.

[12] SUNDIN A，HINDIÉ E，AVRAM A M，et al. A clinical challenge：endocrine and imaging investigations of adrenal masses. The Journal of Nuclear Medicine，2021，62（Suppl 2）：26S-33S.

[13] WEISSLEDER R，ROSS BD，REHEMTULLA A，et al. Molecular imaging：principles and practice. Heidelberg：Springer-Verlag，2010.

中英文名词对照索引

52检